全国中医药行业高等教育"十三五"创新教材
南京中医药大学研究生系列选修教材

中西医结合疮疡病诊疗学

（供中医外科学、中医内科学、中西医结合临床、创伤医学、感染病学、全科医学、护理学、中医康复学等专业用）

主　编　刘万里　黄子慧

中国中医药出版社
·北　京·

图书在版编目（CIP）数据

中西医结合疮疡病诊疗学/刘万里，黄子慧主编.—北京：中国中医药出版社，2020.1
全国中医药行业高等教育"十三五"创新教材
ISBN 978-7-5132-5997-2

Ⅰ.①中…　Ⅱ.①刘…②黄…　Ⅲ.①疮疡-中西医结合-诊疗-中医学院-教材
Ⅳ.①R268

中国版本图书馆 CIP 数据核字（2019）第 289629 号

中国中医药出版社出版

北京经济技术开发区科创十三街 31 号院二区 8 号楼
邮政编码　100176
传真　010-64405750
河北省武强县画业有限责任公司印刷
各地新华书店经销

开本 787×1092　1/16　印张 21.25　彩插 0.5　字数 488 千字
2020 年 1 月第 1 版　2020 年 1 月第 1 次印刷
书号　ISBN 978-7-5132-5997-2

定价　85.00 元
网址　www.cptcm.com

社 长 热 线　010-64405720
购 书 热 线　010-89535836
维 权 打 假　010-64405753

微信服务号　zgzyycbs
微商城网址　https://kdt.im/LIdUGr
官 方 微 博　http://e.weibo.com/cptcm
天猫旗舰店网址　https://zgzyycbs.tmall.com

如有印装质量问题请与本社出版部联系（010-64405510）

全国中医药行业高等教育"十三五"创新教材
南京中医药大学研究生系列选修教材

《中西医结合疮疡病诊疗学》编委会

序

中医的生命力在于临床疗效，中医学延续几千年，靠的就是临床疗效。近几百年来，西医学在中国的发展和传播，使中国出现了中西医两种医学并存的局面。"中西医汇通"几百年的历史，成为近代中医发展的重要特征，中西医结合对各个学科的发展都产生了深刻影响，中西医结合疮疡病的产生亦是如此。

中医外科学发展历史悠久，《周礼·天官》中有"食医、疾医、疡医和兽医"的记载，其中"疡医"即外科医生，主治肿疡、溃疡、金疡和折疡。中医疮疡病属于中医外科学的范畴，内容丰富，历经多年发展，学科体系日趋完善和成熟。

刘万里教授深得"孟河医派"真传，与他带领的团队一同把该医派的精髓在疮疡病的诊疗领域发扬光大，并为最终促成此书付出了诸多努力。黄子慧教授临证数十载，治疗疮疡病的经验丰富，临床疗效突出，治愈患者甚多，是中西医结合疮疡病研究方面学验俱丰的学者。她集多年临证经验，组织编写《中西医结合疮疡病诊疗学》教材。教材融合了中医疮疡和西医创面理论，系统阐释了中医疮疡理论，对创面诊疗进行了详细的介绍，为中西医结合诊疗疮疡病提供了重要的方法论。

该教材分为总论和各论，以病名为纲，系统介绍了包括创面理论和溃疡、烧伤等在内的临床常见病、多发病，特别是诊疗思路和方法，直面临床疑问，实用性强，创新性强，见解独特，对临床有较好的指导意义。本教材体现了中医与西医在理论与临床上的有机结合，体现了不断深化中医疮疡病学科内涵和外延的担当，也是传承发展中医药事业"传承精华，守正创新"的生动体现。

中医的发展首先要做好传承，并在传承的基础上不断做好创新。我们知道，学科范围的界定不会一成不变，医学的进步将会带动新的学科不断产生和发展，中西医之间的交叉和渗透也会越来越普遍和深刻。我们有理由相信，本教材的出版会使更多人受益。感谢牵头单位南京中医药大学附属南京市中西医结合医院为本教材作出的贡献！

　　本教材可为中西医疮疡病增光添彩，促进中医药事业的传承与发展！有感于此，故乐而为之序！

　　　　　　　　　中华中医药学会外科分会主任委员
　　　　　　　　　北京中医药大学房山医院院长
　　　　　　　　　　　　　　　　　2019 年 12 月

编写说明

疮疡病具有临床常见、范围广泛、患者众多的特点，是中医外科的基础病种。中医自古有"疮者创也，疡者伤也"的论述，把疮疡看作是机体在致病因素作用下产生损伤病变的一种疾病。历代中医外科文献常用"痈疽"概括疮疡疾病。《医宗金鉴·外科心法要诀》认为，"能疗伤寒杂证易，普察痈疽肿毒精"，说明外科诊治疮疡和内科诊治杂病一样，是临床医生必须要重点掌握的基本技能。

近年来，随着临床上中西医结合理念的不断深入与外科技术的快速发展，疮疡病的中西医结合诊疗优势也越来越突出，患者认可度与满意度也越来越高，然而至今没有一部系统的、供学习参考的规范教材。本教材是疮疡病中西医结合诊疗领域的首本教材，也是全国中医药行业高等教育"十三五"创新教材、南京中医药大学等高校的研究生选修教材，由来自北京、江苏、上海、山东等地的三十余位中医药院校、三甲医院专家进行编写。

本教材分上篇、下篇。上篇为总论，包括中医疮疡病概述和西医创面概述两章，对疮疡病的内涵与外延、源流与发展、病因病机、中西医诊断、中西医治疗、病理生理学基础、发展现状与研究进展等做了概述性介绍。下篇为各论，包括感染性溃疡、血管性溃疡、糖尿病性足病、压疮、创伤性溃疡、浆细胞性乳腺炎、其他溃疡七章，对具体疾病的中西医结合诊疗进行了详细阐述。

本教材除供高等中医药院校研究生使用外，还适合中医从业人员、中西医从业人员、相关专科医务人员、"西学中"人员学习参考。期望能对提高其临床思维能力，拓展中西医结合医、教、研创新思路，促进疮疡病中西医结合诊疗水平的整体提升起到一定的促进作用。

本教材是第一部中西医结合疮疡病诊疗的创新教材，不足之处尚需在教学实践中逐步完善。欢迎各院校老师在使用过程中多提宝贵意见，以便再版时修订提高。

刘万里

2019 年 12 月

目 录

上篇 **总 论**

第一章 中医疮疡病概述

疮疡病是中医外科疾病的重要组成部分，各种致病因素所致的疮疡是临床迫切需要解决的问题。《周礼·天官》首次把外科医生独立分科为"疡医"，且明确了"疡医"的诊治范围为肿疡、溃疡、金疡等，后世虽有所增加，但仍不外乎痈、疽、疮、疡这几大类。几千年来古代先哲经过经验积累，不断探索，对各类疮疡进行了详尽的阐述。本章节通过大量中医药文献的检索，整理疮疡病的历史沿革及学术流派，总结疮疡病常见病因病机、内治及外治方法，以期指导临床。

第一节 中医疮疡病学述要

传统医学在周代就已经有了"疾医""疡医""食医""兽医"之分，并规定了各科诊治范围。这里的"疡医"即疮疡病。如《周礼·天官》记载"疡医掌肿疡、溃疡、金疡、折疡之祝药、刮、杀之齐"。明清以前"疮疡"一直作为外科的代称。明·汪机所著《外科理例》记载"外科者，以其痈、疽、疮、疡，皆见于外，故以外科名之"。

传统中医外科学的诊治范围很广，它包括了现代医学的外科感染、皮肤病、肛门疾病、五官科疾病、水火烫伤、跌扑损伤、虫兽咬伤及一些妇科疾病，还包括体表肿瘤和内痈（如肝痈、肠痈、肺痈等），大致相当于现代西医外科学的内容。

随着社会的进步和科学的不断发展，学科间相互交叉和渗透，分科越来越细化，如眼科、耳鼻喉科、口腔科、皮肤科、肛肠科、骨科、推拿科等相继独立分科，中医外科学的内涵与范围也在不断地相应变化和调整，其所诊治的病种多属疮、疡、痈、疽等，西医称之为外科感染（皮肤及皮下组织感染、软组织感染、糖尿病足、放射性溃疡等病种）。近年来，各级医疗机构设置的中医外科诊治病种，基本上以疮、疡、痈、疽为主，如再以中医外科的命名较为欠妥，故沿用疮疡的命名更为妥切，既能代表中医外科学的历史沿革，又能概括主要诊治病种，故使用中医疮疡病学。

一、疮疡病的内涵及外延

中医疮疡病学是依据前人对疮疡病学的命名，既符合中医学科的命名习惯，又涵盖了中医疮疡病学的学科内涵。中医疮疡病学是一门采用传统中医及现代医学的有关理论、思维和方法认识疮疡病的病因病机、诊断、临床治疗与护理特点，研究疮疡病的发生发展、诊疗规律、预防及护理等问题的一门临床学科。

疮疡有广义疮疡与狭义疮疡之分。广义疮疡包括肿疡和溃疡。肿疡为疮疡的初中期，溃疡是肿疡的进一步发展，为肿疡的中后期，两者合为广义之疮疡，属中西医结合外科学的主要组成部分。疮疡虽是一门独立的中西医临床学科，但同时也是建立在中医基础理论、中药学、方剂学、现代医学理论、现代科学技术等学科发展基础上，与其他学科相互交叉渗透的学科。作为中西医结合临床学科的三级学科，外延即运用现代科学理论、技术和方法，与其他学科联合开展与疮疡病相关的皮肤及软组织感染、血管、内分泌、创伤修复、肿瘤及放射等的研究，运用整体观念探讨疮疡病与其他相关系统疾病的联系及相互作用，运用"治未病"理论预防疮疡病的发生发展，做好预防调护。

狭义疮疡即溃疡，是指皮肤及皮下组织缺损等症状的一类疾病。其内涵建设以促进疮疡病愈合为主线进行研究，核心内容是提高中西医防治疮疡病的水平。其更细的分化是疮疡病的专病研究，如感染性溃疡、血管性溃疡、糖尿病性足病、压疮、创伤性溃疡、粉刺性乳痈及其他杂病的诊治研究。本教材所论述的为狭义之疮疡，以及中西医结合诊治方法。

二、中医疮疡病学的源流与发展

在原始社会，人们不可避免地会出现各种创伤，于是产生了用植物包扎伤口、压迫伤口止血等最初的外科治疗方法，经过进一步发展，出现了用砭石、石针刺开排脓治疗疮疡脓肿。殷商时期的甲骨文已有"疾足、疾止、疥、疕"等病名。周代《周礼·天官》中所说的"疡医"，描述的是医者主治肿疡、溃疡、金创和折疡；"凡疗疡以五毒攻之"是最早将五毒药物治疗疮疡的记载。我国现存最早的医书《五十二病方》已有痈、疽、痔疾等许多疮疡病的记载，并叙述了砭法、灸法、熨法、熏法、角法、按摩等疗法。

秦汉时期的《黄帝内经》对痈疽已有专论，载有人体不同部位的痈疽17种，所阐述的痈疽疮疡的病因病机是外科疮疡类疾病证治的理论基础。如《素问·生气通天论》中记载的"膏粱之变，足生大疔"等，《素问·至真要大论》中的"诸痛痒疮，皆属于心""营气不从，逆于肉理，乃生痈肿"，《灵枢·痈疽》中的"热盛则肉腐，肉腐则为脓，脓不泻则烂筋，筋烂则伤骨，骨伤则髓消"。指出化脓后必须及时排出脓液，使毒邪有出路，才不致内攻。书中还记载了针砭、按摩、猪膏外敷等多种外治方法，并最早提出用截趾手术治疗脱疽。

东汉·张仲景所著的《金匮要略》，是我国现存最早的一部诊治杂病的专著，指出从脉症判断痈肿，如"诸浮数脉，应当发热，而反洒淅恶寒，若有痛处，当发其痈"，并运用触诊，从有热或无热鉴别有脓无脓，对后世痈肿辨证有很大启发。

汉末华佗（141—203）擅长外科技术，堪称外科鼻祖，发明的麻沸散及死骨剔除术，有助于疮疡的愈合。

晋·葛洪所著的《肘后备急方》（261—341），提出用狂犬脑组织外敷伤口治疗狂犬咬伤，开创了用免疫法治疗狂犬病的先河。

晋·刘涓子著的《刘涓子鬼遗方》，是我国现存第一部外科专著。书中主要内容是痈疽的鉴别诊断与治疗，载有内治外治处方 140 个。该书最早记载了用局部有无"波动感"辨脓，并指出破脓时，切口应选在下方，使脓液容易流出。若是深部脓肿，要用火针排脓引流，用猪胆汁调诸药合成软膏，敷在布条上插入疮口，使脓易出。

唐代孙思邈的《千金方》、王焘的《外台秘要》等均有痈疽疔疮、发背等证治的论述，不仅总结了前人的经验，又补充了新的内容。

宋·王怀隐所著的《太平圣惠方》（992）记载了痔、痈、皮肤、瘰疬等外科病证论治，确立和完善了判断外科疾病转归及预后的"五善七恶"学说，提出了扶正祛邪、内消托里等内治法则。

宋·东轩居士著《卫济宝书》（1170），内有痈疽方论 22 篇，并首先提出了用吸乳法，防止乳痈化脓。其次，强调"乘其未脓而攻之得宜，以不溃而愈，此上工也"，并对内消、托里等法有了进一步发展。

宋·陈自明著《外科精要》，为传统医学"外科"命名之始，确定了外科范围并沿用至今。本书还论述了痈疽初起、未脓、已脓、已溃，将敛或有兼证的一般处理原则。主张将中医的整体疗法运用于外科，反对单以外治法如开刀或敷药治疗，并对痈疽的病因、证治解释得更为详细，可称之为疮疡中的痈疽专著。金元·朱丹溪的《外科枢要》和《外科精要发挥》的学术观点基本和陈自明相同。

金元·齐德之著《外科精义》（1335），主张从整体观念出发，注重疮疡病因，强调疮疡病是阴阳不和、气血凝滞所致，在诊断上重视全身症状，并将其作为辨证施治的依据，治疗上采用温罨、排脓、提脓拔毒和止痛等法，指出了外科不重脉候，专攻治外的片面性，该书对外科学术思想有了进一步发展。

明代是我国外科发展的全盛时期，疮疡专著尤多，如明·申斗桓的《外科启玄》（1604）强调肿疡宜早期治疗，外治法有所改进，强调某些手术疗法。明·陈实功的《外科正宗》（1617）为代表的正宗派对外科贡献最大，被后世医家评价为"列证最详，论治最精"，系统整理了外科病的诊治，每种病分为概述、诊断、治法、病例、方剂等项进行描述，条理清楚，理论切合实际，对辨别痈疽的阴证、阳证，以及"五善七恶"等论述的尤为精辟，对疮口的处理更有较多创见，主张扩创引流，清除腐肉。本书还收集了自唐代到明代的内服、外敷有效方剂，内容丰富，适用于临床应用。明·薛己著《外科发挥》《疮疡机要》《外科心法》《外科枢要》《外科经验方》等书，对疮疡病机和治法颇有己见。明·汪机在《外科理例》提出"治外必本诸内"的学术见解影响至今。

清代外科专著大量涌现，名医辈出，学术思想活跃。如以清·王洪绪的《外科全生集》为代表的全生派主要学术思想为"阴虚阳实"论，创立了疮疡病以阴阳为核心的辨证论治法则。他指出："红肿乃阳实之证，气血热而毒沸；白疽乃阴虚之证，气血寒而凝。"对阴疽疮疡的治疗有独特见解，提出以"阳和通腠，温补气血"法则，并主张"以消为贵，以托为畏"，反对滥用刀针，创立了阳和汤、阳和解凝膏和小金丹等治疗阴疽名方，至今仍广为运用。

以高秉钧为代表的心得派学术思想为"外疡实从内出论"，其著《疡科心得集》记载了疮疡诊断与鉴别诊断的方法，提出同病异治、异病同治的观点，贯穿着辨证论治的指导思想，对后世中医学的发展影响较大。他指出："夫外疡之发，不外乎阴阳、寒热、表里、虚实、气血、标本，与内证异流而同源者也。"将温病学说引入外科病证治，用三焦辨证揭示了外科病因与发病部位的规律，指出："疡科之症，在上部者，俱属风温风热，风性上行故也；在下部者，俱属湿火湿热，湿性下趋故也；在中部者，多属气郁、火郁，以气火俱发于中也。"

清·陈士铎著《外科秘录》，主张以内服药消散痈肿疮毒，反对滥用刀针，与陈自明学术观点相同。

清·祁广生《外科大成》从疮疡分出痈疽与皮肤病。乾隆年间，朝廷主编《医宗金鉴》的"外科心法要诀"中绘图描写疮疡所发生的部位较为系统实用，之后清·顾士澄的《疡医大全》则强调外治法必须结合内治法。

三、中西医结合疮疡病的发展状况

中华人民共和国成立以后，20世纪50年代起，中西医结合疮疡病学进入了一个新的历史发展时期。各中医或中西医研究机构、医院、院校相继成立，《中医外科学》《外科学》《中西医结合外科学》等教材为学科发展、人才培养作出了重要贡献，著名中医外科专家到高校任教、国家级或省部级名中医药专家师带徒，博士点及博士流动站的建立，为培养学科高层次人才奠定了基础，为学科临床实践及科学研究提供了基地。中华中医药学会外科分会、中国中西医结合学会设有疮疡（疡科）、周围血管、乳房、肛肠及外治法等专业委员会，为广泛开展中西医结合疮疡病学术交流，促进学科繁荣发展创造了条件。在临床方面也取得了很大进步，主要体现在一些特色鲜明、优势明显的专科专病的建设上。

（一）中西医结合治疗感染性溃疡

慢性骨髓炎的中医和中西医结合治疗取得了显著成绩，中医治疗发挥整体观念、辨证论治的优势，可改善局部炎性反应，提高机体免疫，为手术提供良好契机；西医治疗主要控制感染，彻底清创，去除死骨，修复重建骨缺损、皮缺损。中西医结合能取长补短，发挥各自优势。尤其对于已形成死骨、骨腔积脓、形成窦道者，局部以升丹为主的药捻蚀管祛腐，剔除小型死骨，中西药液冲洗，并配合内服清热解毒、祛瘀通络、补髓养血的中药，可将化脓性骨髓炎总有效率提高到80%以上。

中医治疗肛门痔瘘疾病也取得了较大发展，如改进传统挂线疗法解决了高位肛瘘的难治之点，在保留肛门原有功能基础上，避免或大大减轻创伤，提高患者的生活质量。分段齿形结扎疗法基本解决了西医环切术后所导致的肛门狭窄、黏膜外翻等后遗症。

结核性溃疡的中西医结合治疗也取得显著发展，如以切开疗法合局部运用降丹、中药液的综合外治法，配合内服疏肝健脾、滋阴养血中药与西药抗结核治疗，可将结核性溃疡一期愈合率提高至98%以上。

（二） 中西医结合治疗血管性溃疡

1954年应用四妙勇安汤治疗血栓闭塞性脉管炎取得显著效果以来，内治外治相结合的综合治疗血管性溃疡在全国取得显著成绩。如内服中药、静脉注射中药、外敷、药熏、药熨、药浸、药浴、针刺、艾灸等，必要时与手术、现代科学技术等并用，取得了较好的疗效。不仅疾病早期治愈率高，而且对提高疾病后期的治愈率也较为理想，降低了复发率和致残率。如血管腔内闭合术结合中医综合外治法治疗静脉性溃疡等。

静脉性溃疡的病机关键在于"湿热下注，脉道不通"，气滞、寒凝、血瘀的存在为溃疡经久不愈的主要障碍。部分学者提出了"虚、邪、瘀、腐"的发病机制，其中"虚""瘀"为溃疡难以修复的关键，为本；"邪""腐"为迁延难愈的重要因素，为标。也有学者根据"湿郁化热，热灼络脉"的病机特点，提出"因邪致瘀、祛邪为先"的治疗原则。

（三） 中西医结合治疗糖尿病足溃疡

明清时期即确定了糖尿病足溃疡的"化腐生肌药物配合蚕食清创术"中医药基本治疗大法。当代医家对该病的病因病机和治法不断探索和研究，拓展了诊治思路和方法，如强调脾虚失运、湿热内生的病机；认为该病由气阴两虚、瘀毒阻塞、肢端失养等所致；认为本病"以虚为本，以瘀为变，以热为现"，分为阴寒血瘀型和湿热血瘀型两型，分别给予通脉活血汤、四妙勇安汤内服，配合"鲸吞""蚕食"外治法治疗；提出糖尿病足肌腱变性坏死症——筋疽的概念，根据病变部位、程度，将筋疽分为两型、三度、五级，并以"祛腐清筋术"治疗。

中西医结合治疗糖尿病足溃疡收到了良好的效果。对于糖尿病患者，需做好足部护理，早期诊断糖尿病足溃疡，积极控制血糖，改善循环，引流通畅前提下予以适当外科处理。对于轻症感染者，以中医内治外治为主，可不用抗生素；中重度感染者，以中西医结合治疗为主，综合考虑抗生素的使用，重视合适的外治手段和技术。

（四） 中西医结合治疗烧伤

早在战国时期就有治疗烧伤的记载，治疗原则以清热解毒、祛腐生肌为主。20世纪50年代之前，西医学在对烧伤的认识与创伤相同，对烧伤导致微循环的特殊变化尚未充分认识。20世纪50年代，应用中西医结合方法对大面积烧伤患者救治成功，其后在全国各地大面积烧伤的治疗大都取得显著疗效，甚至Ⅲ度烧伤面积达95%的患者也被治愈。20世纪70年代后期，部分学者对烧伤的研究主要体现在中药制痂法和湿润暴露疗法的研究方面。中药制痂疗法使多数病例得以在痂下愈合，为深II度烧伤的治疗提供了简便有效的方法；对烧伤创面的处理由干燥疗法发展为创面湿润疗法，采用中药湿润烧伤膏湿润覆盖烧伤创面，使烧伤创面保持在暴露的、湿润而不浸渍的环境内修复，不仅具有抗感染、减少渗出、消炎止痛的作用，而且由于外敷药形成屏障，可有效防止创面再感染，促进创面愈合和上皮再生，减少疤痕的形成。该学术观点符合中医学"煨脓长肉"的理论，使我国烧伤的治疗发生了很大的变革，大大提高了临床疗效。

（五）中西医结合治疗浆细胞性乳腺炎

近年来，以浆细胞性乳腺炎为代表性的乳腺疮疡的中医药临床研究取得了很大的成就。历经从不知到知之、知之较少到系统认识的过程，从单一瘘管期手术到分阶段综合治疗的不断发展过程。出现了具有代表性的一些医家医派，如上海顾氏外科首次提出"粉刺性乳痈"的中医病名，从最初外治为主，历经数代传承与创新，发展至今形成了内外合治的综合治疗方案，内治法多以疏肝清热、活血消肿为原则，外治则选用切开法、挂线法、拖线法、乳头楔形切开法、乳头矫形法、垫棉绑缚法等。也有学者认为该病属阴证，主张运用阳和汤以温补和阳散寒通滞，亦取得良好疗效。

西医学运用抗生素及激素治疗、手术切除病灶等可取得较好的疗效，但存在创伤面积大的缺点。中医辨证内服结合分阶段外治方法，则大多可以保持乳房外形，但存在疗程偏长的不足。中西医结合能发挥中医缩小病变范围的优势，手术彻底切除病灶，降低复发率，同时应用整形技术使乳房保持很好的外形，取长补短。

在外治法研究方面，2009年"中医外治特色疗法和外治技术示范研究"项目获得国家"十一五""十二五"科技支撑计划支持。通过临床与实验研究，进一步规范中医外治特色疗法，建议中医外治优势病证的临床治疗方案，完善中医外治疗法临床疗效的评价标准，指定中医外治技术操作规范并进行推广运用，提高临床疗效。研究成果已纳入有关疾病临床路径和诊疗指南。

生肌收口药物的研制开发及其作用机理的研究也取得了较大成绩，研究证实了生肌收口药具有增强创面抗感染能力、促进肉芽组织生长、促进表皮细胞增殖分化、促进创面血管再生、改善微循环、改善创面营养状况、调节创面微环境动态平衡等作用，从而促进疮口愈合。

随着中医药现代化、国际化战略的实施，我们相信中西医结合疮疡病学将会与时俱进，取得更大的成就。

（王云飞　靳汝辉）

第二节　中医疮疡病的病因病机

疮疡多发生于外科疮疡病中后期，此时感受的外邪或已入里化毒，或表现为少量余毒尚残留机体，究其病因为六淫之气、特殊之毒、外伤等。相较于外因，内因在疾病的发展转归中尤为重要，所谓"正气存内，邪不可干，邪之所凑，其气必虚"。具体而言，又可分为脏腑失调、经络阻滞、情志内伤、饮食不节、机体劳伤、体虚年老等。

一、外因

（一）感受六淫

天地有六淫之气，分别为风、寒、暑、湿、燥、火，在人体抗病能力下降时，才成为致病因素。外感四时杀厉之气，乘虚从皮毛或口鼻侵入机体，沿经络扩散与宿邪相搏可发为痈肿疮毒。与疮疡发病相关的主要是以下五邪。

火为阳邪，易耗气伤津，易扰心神，易致肿疡。在疮疡疾病中又以阳证疮疡最为多见，表现为红、肿、热、痛、破溃流脓等。火毒搏结在六淫邪气中为最常见的致病因素。清·吴谦在《医宗金鉴·外科心法要诀·痈疽总论歌》曰："痈疽原是火毒生，经络阻隔气血凝。"这种观点对近现代诊治产生了较大的影响，故治法上主张清热解毒，凉血消肿，被称为中医外科学理论中的"火毒致病论"。

寒为阴邪，主收引、凝滞，易伤阳气。《灵枢·痈疽》曰："夫血脉营卫，周流不休……寒邪客于经络之中则血泣，血泣则不通，不通则卫气归之，不得复反，故痈肿。寒气化为热，热胜则腐肉，肉腐则为脓。"由于感受风寒之邪，邪侵入营血，血行凝滞，经络不通，寒邪郁而化热，热腐肌肉而为肿为脓。临床常见阴证疮疡待到寒凝化热后，疮疡会出现微红微热、日渐酿脓的表现。《灵枢·痈疽》还指出："寒气化为热，热胜则肉腐，肉腐则为脓。脓不泻则烂筋，筋烂则伤骨，骨伤则髓消，不当骨空，不得泄泻，血枯空虚，则筋骨肌肉不相荣，经脉败漏，熏于五脏，脏伤故死矣。"营卫之气凝滞，则见寒邪化热，火毒炽盛，令肌肉、筋骨、经脉、髓血、脏腑相继损伤，最终危及生命。这种观点兴盛于秦汉，影响延及唐宋，被称为中医外科学理论中的"寒邪致病论"。

湿为阴邪，湿性重浊凝滞，易伤阳气，易阻碍气机，湿性趋下。由于湿邪性质的特异性，在疾病的传变过程中，表现出起病缓、传变慢、缠绵难愈的特征。湿邪常与火邪、寒邪合而为患。由于湿性下趋，易侵及人体下部，临床可见臁疮、脱疽等病。明·王肯堂《证治准绳·疡医》记载"经云：太阴司天，湿气变物，甚则身后痈"。湿气外伤则营气不行，营气者胃气也，营气为本，营气逆而不行，为湿气所侵袭而发为疮疡也。

燥性干燥，易伤津液。明·王肯堂《证治准绳·疡医》曰："阳明司天，燥淫所胜，民病疡疮痤痈，病本于肝是也。"人体感受燥邪侵袭后，常出现肝肺津液耗伤，肝木失于濡养则气机不畅，肺金失于滋润则津液不行，搏结为痰，久而化火为患。

暑为阳邪，其性炎热，暑性升散，扰神伤津耗气，暑多夹湿致病。清·高秉钧《疡科心得集》曰："如夏令暑蒸炎热，肌体易疏，遇凉饮冷，逼热最易内入……客于肌表者，则为痰、为瘰、为暑热疮、为串毒、为丹毒游火；客于肉里者，则为痈、为疡；客于络脉者，为流注、为腿痈。"又如"暑湿交蒸，内不得入于脏腑，外不能越于皮毛，行于营卫之间，阻于肌肉之内，或发于周身数处而为流注，或发于腿上而为腿痈"。人体在感受暑邪后，邪气可于肌表、肉里、络脉等致病。高氏在《疡科心得集》中还运用温病伏邪理论来阐释某些疮疡的病因，如"亦有暑邪内伏，遇秋而发者。在经则为疟，在腑则为痢，其在肌络则为流注、腿痛等证"。

毒之病名最早见于《素问·五常政大论》，记载了"少阳在泉，寒毒不生，其味辛，其治苦酸，其谷苍丹。阳明在泉，湿毒不生"。隋·巢元方《诸病源候论·毒疮候》曰："此由风气相搏，变成热毒。"可见早期热毒以外感而论。清·沙书玉《疡科补苴》记载了"火毒出脏为疽，疽者，沮也；热毒出腑为痈，痈者，壅也，皆温毒壅沮留结也"，可见热毒亦可由脏腑生成。《金匮要略》曰："毒者，邪气蕴结不解之谓。"以上五气均可化毒。热毒稽留于体表，致营卫不和，气血凝滞，热盛肉腐是多种疮疡疾病的共同病机。

此外，《素问·五常政大论》云："上角与正角同，上商与正商同，其病支废痈肿疮疡。""卑监之纪，是谓减化。化气不令，生政独彰，长气整，雨乃愆，收气平，风寒并兴，草木荣美，秀而不实，成而秕也。其气散，其用静定，其动疡涌分溃痈肿。"外科疾病与运气、节令也有一定的关系。

（二）感受特殊之毒

感受特殊之毒，如虫毒、蛇毒、疯犬毒、漆毒、药毒、疫毒、无名毒等，或其他外来伤害都会诱发疮疡类疾病的发生。常见猝然起病，肿块短期内迅速增大，疼痛明显，溃破，渗出黄绿色脓液，伴口渴、发热、心烦、便秘等。

如痨虫乘袭，毒气从肌肤而入，发于体表，或从骨、肺感染后传至颈部、腋下、腹股沟等处，毒气暴烈，使人体不胜防御，发为瘰疬。清·李子毅《瘰疬法门》指出本病由误食虫蚁、鼠残不洁之物，宿水陈茶内有汗液所致。说明饮食不洁、染毒生痰易患此病。

（三）外伤

如《灵枢·九针十二原》曰："刺之害，中而不去，则精泄；不中而去，则致气。精泄则病益甚而恇，致气则生为痈疡。"又如《灵枢·官针》曰："疾浅针深，内伤良肉，皮肤为痈；病深针浅，病气不泻，支为大脓。"以上均提出针灸针刺过程中因针法使用不当，包括针刺部位和深度不当等损伤皮肤完整性诱因，均可导致疮疡的发生。现代多见于创伤性溃疡、手术相关性疮面等。

二、内因

（一）脏腑失调

1. 心火郁炽

《素问·至真要大论》云："诸痛痒疮，皆属于心。"宋·《圣济总录·卷一百三十》云："痈疽诸疮，虽发于外，而本乎中热之所出，始觉经络壅滞，气血闷郁，特可疏涤风热，通导而去之。"清·王维德《外科证治全生集》中说道："痈疽二毒，由于心生，盖心主血而行气，气血凝滞而发毒。"疮疡包括痈、疽、疔、疖等，主要表现为肿痛。心为阳脏，在五行中属火，主全身上下之血脉，如心火亢盛，火热郁炽于血脉，则肉腐血败发为痈肿疮疡。

2. 肝气郁结

忧思恚怒，肝气郁结，气机失于疏泄，郁而化火，煎熬津液，灼为痰火，结于经络或局部，遂成肿疡。明·王肯堂《证治准绳·疡医》曰："陈无择云：痈疽、瘰，不问虚实寒热，皆由气郁而成。经云：气宿于经络，与血俱涩而不行，壅结为痈疽。不言热之所作而后成痈者，此乃因喜怒忧思有所郁而成也。"

3. 脾胃失运

脾胃与疮疡的关系至关重要。陈实功曾提出"盖疮全赖脾土"的疮疡总病机，认为"气血者，人之所原禀，老者尚或有余，少者亦有不足，人之命脉，全赖于此"，强调脾胃和气血在疮疡发病中的重要作用。一方面，脾土为后天之本，气血生化之源，脾土虚则中气不充，易于感受外邪，脾失健运，胃失受纳，而发病之后气血生化乏源则疮面生长缓慢，缠绵难愈；另一方面，痰邪作为脾胃失运的病理产物，亦可成为致病因素，痰邪留而不去，则气血津液瘀塞不通，日久化火成毒。

4. 肺失治节

肺为五脏六腑之华盖，肺气虚则御邪无力，易于感受六淫之邪。肺主治节，若肺气不足，治节无权，水湿津液失于宣化，则聚而成饮化痰，窜注皮里膜外，倘夙疾痨瘵，肺阴久耗，可内生虚火灼津炼液，凡此皆可结聚为疡。

5. 肝肾不足

素有肝阴不足，肝阳偏亢，灼及肾阴；或肾水亏耗，虚火上炎，灼烁肝阴，势必水亏火旺，炼液为痰、痰火夹杂为患。或见于起病已久，邪气缠绵不去，而正气日衰，肝肾渐亏，此属虚实夹杂。肝肾不足，则精血素亏，虚火内生，在感受外来燥邪或火热毒邪时，易内外之邪相引发病。

6. 脏腑同病

脏腑可因功能失调而单独致病，但临床更为常见的是脏腑同病，如《素问·气厥论》云："五脏六腑，寒热相移者何？岐伯曰：肾移寒于肝，痈肿少气。"指出外科疾病可以脏腑相传。又如《素问·疏五过论》云："不知俞理，五脏菀热，痈发六腑。"《灵枢·脉度》云："五脏不和，则七窍不通；六腑不和，则留为痈。"古人认为，疮疡为多个脏腑运行失和、滞而生热逐渐而发。

（二）经络阻滞

经，是经络系统的主干；络，是经脉别出的分支；经络内联五脏六腑，五官七窍，外联皮肉筋骨，无处不在。《灵枢·经脉》曰："经脉十二者，伏行分肉之间，深而不见；其常见者，足太阴过于外踝之上，无所隐故也。诸脉之浮而常见者，皆络脉也。"经络是人体运行全身气血、联络脏腑、沟通上下内外的通道，无论内因外因，均可引起局部经络阻滞，气血凝滞。如清·吴谦《医宗金鉴·外科心法要诀》言："痈疽皆因荣卫不足，气血凝结，经络阻隔而生。故曰经络阻隔气血凝也。"经络与营卫之气关系尤为密切。营气，是与血共行于脉中的精气。因营气富于营养，故又称为"荣气"。营气生于水谷，源于脾胃，出于中焦，在生理状态下有化生血液和营养周身的作用。在病理状态下，则如《灵枢·痈疽》所言："营气稽留于经脉之中，则血泣而不行，不行则卫气从之而不通，壅遏而不得行，故热。大热不止，热胜则肉腐，肉腐则为脓。然不能陷骨髓，（骨髓）不为焦枯，五脏不为伤，故命曰痈……热气淳盛，下陷肌肤，筋髓枯，内连五脏，血气竭，当其痈下筋骨良肉皆无余，故命曰疽。疽者，上之皮夭以坚，上如牛领之皮。痈者，其皮上薄以泽。此其候也。"又如《素问·生气通天论》云："营气不从，逆于肉里，乃生痈肿。"均提出营卫不和，郁于肌肤，气血凝滞、经络阻塞致病这一观点，沿用至今。中医理论认为，脓水来源于气血，致病气血的由来必是发病部位气血凝滞导致的。当病变在气血停滞于发病部位，未进行有效治疗或控制时，后期则会郁而化热，热气过盛导致血败肉腐，进而腐肉内生，液化为脓。脓水既是病理产物，又可作为感染加剧的原因，促使疮面进一步恶化。

（三）痰浊内生

津液，是机体一切正常水液的总称，包括各脏腑形体官窍的内在液体及其正常的分泌物。在脏腑功能失调的情况下，则形成痰浊，一定条件下，又能作用于某些脏器导致新的病理变化。如素体脾虚，湿浊内生，或过食肥甘厚腻，湿聚生痰，邪毒湿浊留聚于肌肤，郁结不散，可使得营卫不和，气血凝滞，经络阻滞。而痰浊一旦形成，如不及时干预，可影响五脏气机，主要表现为阻滞中土、侮木、碍金、实心、乘水，称为"痰浊害五脏"。如素体阳盛，痰生即为痰火，或发病日久，痰邪郁而化火等均出现痰火交杂，肉腐血败发为疮疡。在疮疡病中，与痰浊关系尤为密切的以结核性溃疡为多，参见瘰疬、流痰、乳痨、子痰等，也可见于某些皮肤软组织感染，如痈、疽、疔等。其中辨证属寒痰者见疮面溢出少许清稀脓液，夹有败絮状物质，日久不愈，伴咳嗽咳痰、痰涎清稀、脘痞腹胀、肢冷畏寒等。辨证属热痰者见疮面大量浓稠分泌物，局部肿胀疼痛明显，皮色变红，皮温偏高，伴心烦、口渴喜饮、大便秘结等。

（四）情志内伤

情志，是人体内在精神活动，包括喜、怒、忧、思、悲、恐、惊，又称七情。一般情况下，多属于在生理活动范围内，并不足以致病。但如果是长期的情志刺激或突然而剧烈的精神创伤，超过了人体所能调节的范围，则易产生疾病。明·陈实功《外科正宗》所言："七情六欲者，盗人元气之贼也……诸病诸疮，尽皆出于此等之情欲也。"七情致病首先影响脏腑气机的变化，如怒则气上，喜则气缓，悲则气消，恐则气下，思则气结，惊则气乱。七情致病的病机有两点，其一是气机逆乱或气血停滞而使得痰血留而为患，如怒、恐、思、惊；其二则是气血耗伤于内而使易于感受外邪致病，如悲、思。

（五） 饮食不节

在《素问·异法方宜论》中"鱼者使人热中，盐者胜血，故其民皆黑色疏理，其病皆为痈疡"论述了过食咸使人致病，即饮食导致外科疾病的病因之一。类似的记载还有明·王肯堂《证治准绳·疡医》曰："又东方之域，鱼盐之地，其民食鱼嗜咸，安其处，美其食，鱼热中，咸胜血，故其民黑色疏理，其病为痈疽。又有服丹石、法酒而致者，亦膏粱之类也。"李东垣曰："膏粱之变，亦是滋味过度，荣气不从，逆于肉理……今富贵之人，不知其节，法酒、肥羊，杂以浓味，积久大过。其气味俱浓之物，乃阳中之阳，不能走空窍而先行阳道，乃反行阴道则湿气大胜，子令母实，火乃大旺……故经言膏粱之变，足生大疔。"即饮食滋味过度，而使荣气逆行，凝于经络为疮疡也。饮食宜忌，与疮疡发生、发展和预后密切相关。辛辣刺激、煎烤、炙煿生热、肥甘厚腻之物，以及鸡肉、羊肉、牛肉、鹅肉、狗肉、鳞鱼、虾、蟹、海参、香椿等疮疡大忌。

（六） 劳伤机体

由于过度劳力、劳神、房事过度等因素，导致脏腑气血受损，阴阳失和，使正气亏损而发生疾病。过度劳力，则耗伤肺脾之气，宣发、运化失司，痰浊内生，见疮面溢出少许清稀脓液，夹有败絮状物质，日久不愈，伴咳嗽咳痰、痰涎清稀、脘痞腹胀、纳差、面色少华等。过度劳神，则耗伤心脾气血，御邪无力，易于感邪发病，此外气血难于化生，而使得疮面生长乏力，见局部溃疡久溃不敛、脓液稀薄外，还伴心烦不安、失眠易醒，或五心烦躁、脉细无力等。房劳太过，耗伤人体元气，耗损肝肾之阴，日久则水亏火旺，炼液为痰、痰火夹杂为患，疮面疼痛不显，肉芽暗红，伴五心烦热、颧红骨蒸、口眼干涩、脉细弦微数等。

（七） 体虚年老

在疮疡的发患者群中又有不少属于体虚年老者，见先天不足，禀赋薄弱；或生后未及时补养，精血素亏；又或年老体虚，正气不足。肾为先天之本，脾为后天之本，此类患者多伴脾肾不足，直接影响疾病的发展与转归。患者更易感邪发病，而治愈后可因体虚而复发。如明·陈实功《外科正宗》所言："凡年壮气血胜毒则顺，年老毒胜气血则险。"临床见臁疮、脱疽等病发于老年患者为多。

第三节　中医疮疡病的诊断

中医疮疡病的诊断包括辨病与辨证两个方面，所谓辨病就是认识和掌握疾病的现象、本质及其变化规律。辨证，就是把四诊所收集的资料、症状和体征，通过分析、综合、辨清疾病的病因、性质、部位，以及邪正之间的关系，概括、判断为某种性质的证。因此，详细、全面、认真的诊察是外科诊断的重要一环。疮疡病属于外科病的范畴，诊断上除了全身辨证外，局部辨证也是非常重要的。外科疾病的最大特点是局部症状与体征，不同的疾病局部表现各异，同一种疾病不同阶段表现不一，因此重点诊察局部特征是正确辨病辨证的关键。

一、诊法

（一）望诊

医者运用视觉，对人体全身和局部的一切可见征象和排出物等进行有目的的观察，以了解健康或疾病状态，称为望诊。

疮疡患者，必先察看其神、色、形、态。疮疡初起，邪气很盛，正气未虚，患者常面红、躁动、形体未衰、精神尚好。若疮病病久，或年老体衰，气血虚弱，则面白、形羸神疲、皮肤枯槁。

医者除察看患者全身情况外，同时需察看患者的舌质、舌苔，以及疮疡局部的形、态、色泽。疮疡的局部辨证是外科辨证的重要组成部分，内容详见局部辨证。

舌质改变是辨别患者病情的寒热、虚实、阴阳的重要依据。若舌尖独红为心火上炎，可见于痈疖疔毒之热证、阳证；若舌质全红甚或舌上已有裂，见于疮毒已伤营血、津液；若疮毒已伤及肾阴，舌质常红嫩而瘦小，常见于天疱疮患者、烧伤患者；若疔疮走黄，邪毒已入营入血，舌质必红绛苔少，若红绛而舌中心干燥者为心胃火盛，劫烁津液，若舌红绛而干枯萎缩，或色干黑如焦炭者，疮毒内陷，肾阴涸竭。若疮疡病久，气血必受耗损，舌质多为淡白不荣，若舌质淡红干燥似镜面无苔者为胃阴不足，津液不能上荣所致。

舌苔的状态表示六淫邪气之所属。若舌苔薄白，多为风热疮疹初发，邪气多在卫表。若舌苔白腻或黄腻是湿气内郁，常见于浸淫疮、流痰、反复复发的痈和疖等。舌苔白腻是湿重于热，黄腻是热重于湿，临床当根据湿热孰重，区别对待治疗。热邪由表入里，里热轻者舌苔淡黄而润，里热重者舌苔黄厚而干。若舌苔黄燥而起黑刺是热毒剧烈损伤阴液，多见于疔疮走黄之重症。若为阴疽、冻疮，舌苔可显现灰黑兼有津液，属虚寒之证。

（二）闻诊

闻诊是指运用听觉和嗅觉，通过对患者发出的声音和体内排泄物散发各种气味的诊察来推断疾病的诊法。

听包括讲话声、咳嗽声、呼吸声、呃逆声。凡气粗声高、重浊的都为寒证；气微声低的都为虚证。

闻就是闻气味，包括口腔气味和各种分泌物的气味。凡是恶臭味重的，多属热症，有腥味或气味不重的多属虚证。

若疔疮走黄或疽毒内陷，病者则壮热神昏、声粗气急谵语狂言，此属阳、热、实证。若疮疡虚证，病者则短气懒言，声低音微。若疔痈未破时酝酿成脓，患者则呻吟呼喊睡不安席。痛苦之声莫甚于患瘰疬、指疔。儿童生疮疡疼痛则啼哭不休。疔疮走黄或疽毒内陷，毒邪传肺，还可闻及患者呼吸喘急，这是预后不良的征兆之一。疮疡初发，即有呕吐、呃逆是热毒炽盛之证，如发生在疮疡后期，则考虑虚阳上逆所致。阳证疮病，热毒犯胃，常可闻患者口中臭热之气。若患者口腔、齿、喉舌等部生疮病，也可闻及臭气，如为走马牙疳更可闻及一种特殊难闻之秽气。疮疡溃破，若脓无异味，属顺证；当溃破后脓气腥臭难闻，则属逆证。如胸、肋、腹部疮疡溃破闻及臭气，一般是穿孔破膜的表现。

（三）问诊

问诊是指中医采用对话方式，向患者及其知情者查询疾病的发生、发展情况和现在症状、治疗经过等，以诊断疾病的方法。看病时医生要仔细询问患者的病情．流传"十问歌"：一问寒热二问汗，三问头身四问便，五问饮食六胸腹，七聋八渴均当辨，九问旧病十问因，妇女尤必问经带。问诊是四诊中比较细致的一诊。临床上很多病情资料都可通过问诊获得，外科疮疡虽然有形可见，但对痛、麻、酸、痒等情况，也只有从患者的叙述中才能得知。

问诊包括询问患者的全身情况及局部情况。

1. 全身情况

全身情况包括多个方面，如寒热、汗出、二便、饮食、发病原因、既往史、口渴、家族史、传染病史、生活习性、经带胎产等。

（1）问寒热　疮疡初起可有恶寒发热，疮肿逐渐增大或疔疮内攻则但热不寒，热毒疮疹外发时则皮肤灼热。疮疡病久，卫阳不固，肌肤可有恶风畏寒。患瘰疬结核可有潮热盗汗。

（2）问汗　痛疮初起，汗出热退，是消散的现象；汗出热不退，是酿脓的表现；暑湿流注，汗出热不退，除酿脓外，还当考虑有复发的可能。日间自汗常是阳虚疮疡；夜间盗汗常见于阴虚瘰疬等。

（3）问二便　疮疡患者大便秘结、小便短赤为火毒湿热内盛之证；大便溏薄、小便清长，为虚寒、寒湿疮病；小便频数、口渴引饮，是为消渴，应考虑有患痈、脱疽的可能。

（4）问饮食　疮疡患者若饮食如常者病轻，不能食者病重。凡疔疮走黄或疽毒内陷可使食欲减退，疮疡溃后，则气阴两虚，脾胃虚弱，也常见纳差。

（5）问病因　如患者长期卧床，应考虑褥疮的可能；如女性患者处于哺乳期，见乳房肿块破溃，应考虑乳痈的可能；又如因受针尖竹木或鱼骨刺伤，每易发生手足疔疮。

（6）问旧病　瘰疬患者可有肺痨病史；疔疮患者如旧有消渴证，病情常反复难愈；附骨疽患者可有疔疮或局部骨骼损伤病史。

（7）问口渴　口渴喜热饮，是热毒疮疡，可见于寒湿疮疡；口淡无味、口不渴，是疮疡之虚证或寒证疮疡。

（8）问家庭 疥疮、瘰疬等可能由于家人相互传染而来。

（9）问妇女经信 外科内服药物一般多用活血祛瘀、疏通经络之药，碍于孕产和月经，用之不慎可造成堕胎和崩漏。

2. 局部疮疡情况

局部疮疡情况包括患者的个人感觉和医者所诊察的疾病体征，本部分详见局部辨证。

（四） 切诊

切诊包括脉诊和按诊，是医者运用手和指端的感觉，对患者体表某些部位进行触摸按压的检查方法。

疮疡多生于体表，然与之相连的脏腑之毒难以触及，因此需要察色诊脉以辨别脏腑的虚实。正如明·陈文治《疡科选粹》所说："痈疽固有形之病，目可得而识也。其真元之虚实，治法之补泻，不脉何以知之。"这就说明脉诊的重要意义。

通常情况下，疮疡病脉象亦有规律可循，"未溃而现有余之脉""已溃而现不足之脉"皆为顺之象，反之则逆，并把浮脉、茏脉、滑脉、实脉等七种脉象归为有余之脉，把微脉、沉脉、缓脉等六种脉象归为不足之脉。

浮脉：肿疡浮脉有力，为风寒、风热在表；浮脉无力，为气血不足；溃疡浮脉，是气从外泄，正虚邪未去。

沉脉：肿疡脉沉，是邪气深闭；溃疡脉沉，是遗毒在内。

迟脉：肿疡脉迟，多是寒蕴，气血衰少；溃疡脉数，为邪热未净，毒邪未化，正气已衰。

数脉：肿疡脉数，为热毒蕴结，其势正盛，或为酿脓；溃疡脉数，为邪热未尽，毒邪未化，正气已衰。

滑脉：肿疡脉滑而数，为热盛，为有痰；溃疡脉滑而大，为热邪未退，或痰多气虚。

涩脉：肿疡脉涩，为实邪壅塞、气血凝滞；溃疡脉涩，为阴血不足。

大脉：肿疡脉大，为邪盛正实；溃疡脉大，其毒难化。

小脉：肿疡和溃疡脉见细小，多为气血两虚。

脉象浮数，发热恶寒，而身体某部位发红作痛，应考虑要发生疖痈。当痈疽已发，从脉象上可推测是属阴证或是阳证，如脉洪数有力，发热而痛者为阳证；如沉细无力，不发热不痛者为阴证。凡疮疡邪气在表，脉多浮数，局部见疮肿焮痛。凡是疮肿患者，疮破后脓血大泄，而脉仍显滑数有力者，是邪毒未尽之表现；如脓血已去，但仍有发热、烦痛等，脉象虚数无力，是正虚邪未尽之证。总之，疮病在初发时至成脓之前，脉象应当表现为浮、数、洪、滑等有余的阳证脉象；若痈疮排脓已净，气血随之亏损，脉象应当表现为沉、缓、细、弱等不足的阴证脉象。若脓未成已见不足之脉，是正气虚而毒气已内陷；若脓已排而仍见有余之脉，是热毒仍盛之证。

二、辨证

（一） 八纲辨证

八纲辨证是根据四诊取得的材料，进行综合分析，归纳为阴、阳、表、里、寒、热、虚、实八类证候，是中医辨证的基本方法，各种辨证的总纲。

1. 表证痈疖初起，发热恶寒，舌质微红苔薄白或薄黄，脉浮数。

2. 里证邪毒入里，高热口渴，小便短少，大便秘结，局部疮病肿痛明显，舌质红绛苔黄燥，脉洪大或沉数有力；或则神昏谵语，烦躁不安，此为疔疮走黄，疽毒内陷，均为里证。导致阴疽、流痰、瘰疬、失荣，或年老体弱，疮疡日久，多属里证。

3. 寒证疮疡，色泽苍白而隐痛，不渴或口渴喜热饮，手足常厥冷，小便清长，大便溏泄，舌淡苔滑，脉沉迟。

4. 热证疮疡，色红掀痛而高肿，口渴引饮，小便短赤大便秘结，舌绛苔黄，脉洪大，此属疮疡之热证。

5. 虚证疮疡，局部绵软，脓液稀薄，饮食减少，呕恶时作，肠鸣泄泻，手足厥冷，小便自利，脉细弱；或疮疡久不收口，疮疡聚肿不赤、不痛，患者寒冷自汗；或四肢沉重，食不知味，声嘶色败，四肢浮肿，疮病多日不溃，病势不好转。上述表现，均宜从虚证辨证。

6. 实证疮肿，坚硬而脓稠，大便干结，小便短涩，胸腹痞满，肢节疼痛，口苦咽干，烦躁作渴，身热，舌苔黄燥，脉沉有力。疮肿局部可见掀肿痛甚，皮肤灼热，疮肿拒按。

7. 阴证疮肿，塌陷不高，皮层如牛领之皮，根底散漫不收收，疮色暗而不红，局部木硬不痛，无灼热感，疮肿难溃难敛，如有脓液则稀薄色淡，或带腥臭味；慢性化脓性感染多属阴证，如寒性脓肿、慢性窦道等，阴证难消、难溃、难敛，预后多逆。

8. 阳证疮肿，形高突而皮薄，疮色红润，疮疼痛甚而灼热明显。一般阳证疮疡，发病急、成脓快、脓色稠黄愈合也快。一般疮疡之实证、热证均属于阳证。在通常的情况下，凡属于急性化脓性感染者多属阳证，如疖、疔、痈等。阳证易消、易溃、易敛，预后多顺。

9. 此外，痈疽疾病还有一种是称为半阴半阳证者，其症状介于阴证与阳证之间。这种痈疽虽漫肿而不高，虽疼痛而不剧，虽热而不甚，色虽红而稍淡。亚急性炎症多属于半阴半阳证，可见于粉刺性乳痈。

（二） 三焦辨证

清·高锦庭在《疡科心得集》中提到："盖疡科之证，在上部者，俱属风温风热，风性上行故也；在下部者，俱属湿火湿热，水性下趋故也；在中部者，多属气郁火郁，以气火之俱发于中也。其中间有互变，十证中不过一二。"

疮疡的发病原因与其发病部位有着一定的联系，根据其发病规律，一般风湿、风热多发于人体上部（头面、颈项、上肢），因为风性上行；气郁、火郁多发于人体中部（胸、腹、腰背），因为气火多生于中；寒湿常发于人体下部（臀、腿、胫、足），因为湿性下趋。

（三） 卫气营血辨证

卫气营血辨证，为清代叶天士所创。即以疾病由浅入深或由轻而重的病理过程各有其相应的证候特点，可分为卫分、气分、营分、血分四个阶段，本法多用于温病辨证，同样可用于外科辨证。清代医家高秉钧引温病理论入疡科，是外科病因病机理论的重大突破和创举，同时也证明了温病学说在中医各科中的普适性。外科疮疡发生发展变化过程符合温病卫气营血的辨证规律，逐步由表入里、由浅入深、由轻到重、因实致虚的次第传变。疾病发展至疮疡阶段，有如《素问·生气通天论》所言："营气不从，逆于肉理，乃生痈肿。"此时多已传入营血，营阴受损、心神被扰，而见疮疡破溃日久，疼痛渐缓，身热夜甚，心烦，渴而不欲饮，斑疹隐隐，舌绛。如正虚邪盛，可因邪毒扩散出现内陷等变证。但临床也可见到卫营同病，如温热之邪侵犯肌表，卫分之邪未解，而邪热内陷心营，肺气失宣，营阴受灼，见局部疮病肿痛日剧，心烦夜间尤甚，斑疹隐隐，苔薄白舌绛，脉浮细数，伴见发热、微恶风寒，或头痛、身痛、鼻塞咳嗽之卫表症状。因感受邪毒，传入气营，燔灼肺胃可出现邪入气营证，表现为疮疡肿势明显，局部灼热疼痛，壮热口渴，烦躁哭闹，周身斑疹，小便短黄，大便秘结，舌质红赤，舌苔黄糙，脉象洪数。正如气血的盛衰直接关系着外科疾病的初起、破溃、收口等，气血对病程的长短也有着一定的影响。一般而言，气虚者难于初起、破溃，血少者难于生肌收口。

（四） 经络辨证

经络辨证是以经络学说为理论依据，对患者的若干症状和体征进行综合分析以判断疾病属何经、何脏、何腑，从而进一步确定发病原因、病变性质、病机变化的一种辨证方法，是中医诊断学的重要组成部分。

头顶：正中属督脉经；两旁属足太阳膀胱经。

面部、乳部：属足阳明胃经（乳房属胃经，乳外属足少阳胆经，乳头属足厥阴肝经）。

耳部、前后：属足少阳胆经和手少阳三焦经。

手、足心部：手心属手厥阴心包经，足心属足少阴肾经。

背部：总属阳经（因背为阳，中行为督脉之所主，两旁为足太阳膀胱经）。

臀部：外侧属足三阳经，内侧属足三阴经。

腿部：外侧属足三阳经，内侧属足三阴经。

腹部：总属阴经（因腹为阴，中行为任脉之所主）。

其他：如疮疡生于目部的为肝经所主，生于耳内的为肾经所主，生于鼻内为肺经所主，生于舌部为心经所主，生于口唇的为脾经所主。

（五）局部辨证

局部辨证包括症状与体征两方面，是疮疡诊断中的重要组成部分。痛、痒、酸楚、麻木是疮疡的主要症状表现，引起这些症状的原因和程度各异，诊断和治疗也就不同。

1. 症状

（1）辨痛　《外科证治全书》曰："诸痛皆由气血瘀滞不通而致。"即不通则痛，痛则不通，扼要地说明了痛的成因是由于气血凝滞、阻塞不通所形成的。疮疡疼痛的辨证可分为以下几个方面。

1）根据疼痛原因辨

热痛：皮色焮赤，灼热疼痛，遇冷则痛减。

寒痛：皮色不红、不热，酸痛，得温则痛缓。

风痛：痛无定处，忽彼忽此，走注甚速。

气痛：攻痛无常，时感抽掣，喜缓怒甚。

化脓痛：痛势急胀，痛无止时，有如鸡啄。

瘀血痛：皮色暗褐，或青紫，胀痛或刺痛，痛处固定而持续。

2）根据疼痛发作情况辨

卒痛：突然发作，疼痛剧烈，多见于急性疾病。

持续痛：痛无休止，持续不减，多见于阳证未溃前；痛势缓和，持续较久，多见于阴证初起。

3）根据疼痛性质辨

刺痛：痛如针刺，病变多在皮肤，如蛇串疮。

灼痛：痛而有灼热感，病变多在肌肤，如丹毒、有头疽、Ⅰ～Ⅱ度烧烫伤等。

裂痛：痛如撕裂，病变多在皮肉，如肛门、手足皲裂。

钝痛：疼痛滞钝，病变多在骨与关节间，如流痰、附骨疽转入慢性阶段。

酸痛：又酸又痛，病变多在关节，如流痰、痹证等。

抽掣痛：痛时有抽掣感伴有放射痛，如石瘿、乳岩、失荣之晚期。

啄痛：痛如鸡啄，病变在肌肉，多为阳证化脓阶段。

4）疼痛与肿结合起来辨

先肿而后痛，其病浅在肌肤。

先痛而后肿者，其病深在筋骨。

痛发数处，同时肿胀并起，或先后相继者，多为暑湿时邪或病后余毒流注。

肿势蔓延而痛在一处者，是毒已渐聚；肿势散漫而无处不痛者，是毒邪四散，其势方张。

肿块坚硬如石不移，不痛或微痛，日久逐渐肿胀时觉掣痛者，常为癌症。

（2）辨痒　痒多属风，与痛有所不同。疮疡初起时可有皮肤瘙痒，是因风热相搏所致。当疮溃后，也可时时作痒，由脓液浸润、疮口不洁所致。又有皮肤搔破后，浸出津液者，多属脾经湿热。至于疮疡将收口时，疮面亦有痒感，乃气血渐充、新肉将生之征。

（3）辨酸楚　外科疮肿，若现酸楚而不痛者，是正不胜邪之征象，多属阴证、虚证、寒证；若寒郁不解，气血凝滞，脉络牵掣，骨节酸楚，虽见疮形肿硬，亦不觉疼痛，多属阴疽或流痰之证；若寒邪乘人体虚弱直入骨髓，以致腰膝酸软，痿弱不仁，或环跳、胯阴经常牵强，漫肿坚硬，酸楚者多，痛者少，此皆属阴证、虚证、寒证。

（4）辨麻木　麻木分麻感和木感，麻者轻、木者重，二者皆属虚证。当疮肿初起未溃之前，因火毒凝滞，致使气血不运，则疮肿周围可出现麻木，此属病势危重之证，常见于疔疮走黄、疽毒内陷等。

2. 体征

从体征的度分析，包括色泽、形态、边界、脓液及肉芽情况等。因疮疡局部病变，溃疡和肿疡可单独出现或夹杂出现。

（1）辨溃疡

1）溃疡色泽：阳证溃疡，色泽红活鲜润，疮面脓液稠厚黄白，腐肉易脱，新肉易生，疮口易收，感觉如常，如疖、痈等；阴证溃疡，疮面色泽灰暗，脓液清稀，或时流血水，腐肉不脱，或新肉不生，疮口经久难敛，疮面不知痛痒，如瘰疬、窦道等。若疮肿虽漫而不高，色微红而不赤，是属半阴半阳证，常见者如湿毒流注病等是。凡疮肿色由白色转红，是阴证转阳证，病势趋于好转；反之，疮肿色由红转淡，可能是疮疡逐渐消退，也可能是由阳证变为阴证，为病势深陷之象。疮顶突然陷黑无脓，四周皮肤暗红，肿势扩散，多为疔疮走黄之象。如疮面腐肉已尽，而脓水灰薄，新肉不生，状如镜面，光白板亮为虚陷之证。

2）溃疡形态：化脓性溃疡，疮面边沿整齐，周围皮肤微有红肿，一般口大底小，内有少量脓性分泌物。

压迫性溃疡（缺血性溃疡），初期皮肤暗紫，很快变黑并坏死，滋水、液化、腐烂，脓液有臭味，可深及筋膜、肌肉、骨膜。压迫性溃疡多见于褥疮。

疮疡性溃疡，疮口多呈凹陷形或潜行空洞或漏管，疮面肉色不鲜，脓水清稀，并夹有败絮状物，疮口愈合缓慢或反复溃破，经久难愈。

岩性溃疡，疮面多呈翻花如岩穴，有的在溃疡底部见有珍珠样结节，内有紫黑坏死组织，渗流血水，伴腥臭味。

梅毒性溃疡，多成半月形，边缘整齐，坚硬削直如凿，略微内凹，基底面高低不平，存有稀薄臭秽分泌物。

（2）辨肿　肿胀的发生多因致病因素引起局部经络阻塞、气血凝滞而成，肿势的缓急、集散常为判断病情虚实、轻重的依据。依肿的成因可分为以下几种：①火肿：肿而色红，皮薄光泽，焮热疼痛。②寒肿：肿而木硬，皮色不泽，不红不热，常伴有酸痛。③风肿：肿势宣浮，或游走无定，来急去速。④湿肿：肿而皮肉重坠胀急，深则按之如烂棉不起，浅则光亮起水疱，破流黄水，浸淫皮肤。⑤痰肿：肿势或软如棉，或硬如结核，不红不热。⑥气肿：肿势皮紧内软，不红不热，喜消怒长。⑦郁结肿：肿而坚硬如石，或形如岩凸，不红不热。⑧瘀血肿：肿而胀急，色暗褐，或青紫。

（3）辨脓 脓是邪正相搏、热盛肉腐蒸酿而成，也由气血所化生。如《灵枢·痈疽》记载"大热不止，热胜，则肉腐，肉腐则为脓"，指出了脓的成因。疮疡的出脓是正气载毒外出现象，临证要辨清脓的有无、脓的部位深浅以及脓的性质、色泽和气味。

若以指端按疮肿，为坚硬，痛势不甚，指起凹而不复乃脓未成。若肿块中央高凸，皮色亮红，指端按之软，重按则痛，指起即复者为脓已成，此时患者当觉局部灼热而有跳痛，如鸡啄一般。若疮肿高凸，皮薄灼热，轻按则痛者脓疡多在浅表；若疮肿散漫坚硬，皮厚不热或微热，不红或微红，重按才痛者脓疡多在深部。必要时可行穿刺或进行超声检查协助判断化脓与否。

从脓的性状可以判断预后，脓色黄而稠且略带光泽，为气血充实，预后相对较好。溃后数日渐变为淡黄脂水且量日减者预后佳，多伴有金黄色葡萄球菌感染。脓中夹有紫血块者为血络受伤，易治。脓似粉浆污水，夹有败絮状物，属流痰，疮口难敛。脓为污浊秽水，味恶臭者，多损及筋骨，难治。脓汁由稀变稠，渐呈淡黄脂水，疮面自愈；反之，日久脓汁由稠变稀为气血已伤，一时难敛。

正常痈疽溃破后，脓毒出尽，余肿未消，必化水外溢，但其水不黏，色淡红且量不多，一般经数天即水尽疮敛，此为顺证。如疮溃多日，脓液始终如稀薄清水，是正气不足所致，治疗宜托里以排脓。

（4）辨肉芽 "腐祛肌生""肌平皮长"是开放性感染伤口愈合的两个阶段，即坏死组织脱净是疮疡愈合的前提，肉芽组织填平伤口缺损又是上皮细胞生长的必要条件。因为创面肉芽组织低凹或高凸都不利于上皮细胞的生长与表皮的成活，所以要辨清肉芽组织情况。

1. 肉芽色殷红、润泽，肉芽坚实，颗粒较小而均匀、平整，触之易出血，分泌物如血浆，为气血充实，较易治愈。

2. 肉芽色淡红或苍白，肉芽水肿，颗粒大且凹凸不平，触之质较软，分泌物稀薄，属气血不足。

3. 肉芽色紫暗（或紫灰）颗粒不明显，不易出血，分泌物少而稀，属血瘀。

4. 疮面明显凹陷，四周皮肤角化、增厚呈堤状，肉芽苍老、晦暗，多系慢性溃疡，可见于褥疮、臁疮。

5. 若术后伤口感染形成窦道，其疮面中可见水肿性肉芽，多因深处有异物存留。非手术后形成的窦道（包括慢性骨髓炎等）伤口若见水肿性肉芽时，可能是引流不畅，内有异物或死骨。

6. 蛇头疔切开引流术后，如痛不减、肿不消，并见紫暗色水肿肉芽露出伤口外，多提示引流欠佳或指骨已坏死。

7. 若创面肉芽苍白板亮，如同镜面，则气血枯竭，预后不良。

8. 创口周围组织坚实，呈环状隆起，状如火山口，肉芽鲜红易出血，有臭味，为癌性溃疡，预后不佳。

三、辨疾病之善恶、吉凶、顺逆

善、吉、顺为佳象，恶、凶、逆为凶兆，据此可以判断预后。

（一）五善

五善包括：①心善：精神清爽，声音清亮，舌润，寝寐安宁。②肝善：身体轻便，不怒不惊，指甲红润，二便通利。③脾善：面色滋润，饮食知味，脓黄而稠，大便调和。④肺善：声音响亮，不喘不喷，呼吸均匀，肤色润泽。⑤肾善，并无潮热，口和齿润，小便清长，夜卧安静

（二）七恶

七恶包括：①心恶：神志昏迷，心烦舌燥，疮色紫黑，言语呢喃。②肝恶：身体强直，目难正视，疮流血水，惊悸时作。③脾恶：形容消瘦，疮陷脓臭，不思饮食，服药呕吐。④肺恶：皮肤枯槁，痰多音哑，呼吸喘急，鼻翼扇动。⑤肾恶：时渴引饮，面色黧黑，咽喉干燥，阴囊内缩。⑥脏腑将竭：身体浮肿，呕吐呃逆，肠鸣泄泻，口糜满布。⑦阳脱：疮陷色暗，时流污水，汗出肢冷，嗜卧语低。

（三）顺证

1. 初起，由小渐大，疮形高凸，焮赤疼痛，根脚收束。
2. 已成，顶高根收，皮薄光亮，易脓易腐。
3. 溃后，脓液稠厚黄白，色鲜不臭，腐肉易脱，肿消痛减。
4. 收口，疮面红活鲜润，新肉易生，疮口易敛，感觉如常。

（四）逆证

1. 初起，形如黍米，疮顶平塌，根脚散漫，不痛不热。
2. 已成，肿硬紫暗，不脓不腐，疮顶软陷。
3. 溃后，皮烂肉坚无脓，时流血水，肿痛不减。
4. 收口，脓水清稀，腐肉虽脱，新肉不生，色败臭秽，疮口经久难敛，疮面不知痛痒。

此外，在判断病情之轻重，预后之好坏时，还需结合全身情况进行判断：①精神状态，神志清楚，神态安详，不怒不惊，不烦不躁为佳兆；反之，神志昏迷，精神错乱，易怒易惊，烦躁不安为凶兆。②语言情况，声音洪亮，语言清楚有序为佳兆；语声低微，言语重复答非所问为凶兆。③呼吸状况，呼吸均匀平稳，不咳不喘为佳兆；呼吸喘急多，鼻翼扇动，呼多吸少为凶兆。④血循环情况，唇色滋润，皮肤及甲床红润，四肢温暖为佳兆；面色发绀，皮肤甲床青紫或苍白，四肢厥冷为凶兆。⑤饮食情况，饮食知味，食量不减为佳兆；不思饮食或食入即吐，或呃逆不止为凶兆。⑥皮肤及黏膜，皮肤润泽，不涩不肿，弹力正常为佳兆；反之，肤色枯槁，粗糙浮肿，或汗出如油，皮肤湿

冷为凶兆。⑦二便情况，小便清长，大便和调为佳兆；小便赤短或无尿或失禁，肠鸣泄泻为凶兆。⑧神经系统情况，身轻体健，动作自如，视物清楚，反应灵敏为佳兆；颈项强直，肌肉拘急或抽搐，两眼上吊或直视为凶兆。

（高金辉　王芷乔）

第四节　中医疮疡病的治疗

明·陈实功《外科正宗》将疮疡分为肿疡和溃疡，认为肿疡多实，宜清、宜泻，记载"肿疡时内热口干，脉实烦躁，便秘喜冷者，此为邪毒在里，急与寒凉攻利，宜内疏黄连汤、四顺清凉饮、内消沃雪汤俱可选用"。而溃疡多虚，多寒，宜温，宜补，曰："溃疡时虽有口干便，脏腑不和，小水不利等症，此因溃后脓水出多，内亡津液，气血虚耗，不能荣润脏腑所致，其人必脉细而数，口和而干，饮食减少，好饮热汤，此乃虚阳之火为病，非前说有余所比，只宜养气血，滋津液，和脏腑，理脾胃。如此治之，则二便自和，亦无变证，常有误行攻利，多致不救者有矣。"在治法上提出："凡疮未破，毒攻脏腑，一毫热药断不可用。凡疮既破，脏腑已亏，一毫凉药亦不可用。"这就将疮疡以破溃与否分为两个截然不同的阶段，随之就有两种不同的治法。疮疡治疗首先必须具有整体观念，不能仅仅看作局部浅表的病，而是与整体营卫气血、脏腑机理有重要联系。因此，在防治上必须强调从整体来看问题，不但要从局部的外治法，更重要的是着重整体的内治法。疮疡溃后的内治之法基本与内科相同，但其中有透脓、托毒等法，以及结合某些外科疾病，应用某些比较独特的方药，则与内科有显著区别，是为外科内治法之特点。古人认为"治外必本诸内，治内亦就治外"。不论内治法与外治法，在具体应用时，都要根据患者的正气强弱、致病因素和疾病的轻重、缓急、阶段的不同，辨别阴阳及经络部位，确定疾病的性质，然后确立内治与外治法则，运用不同方药，才能获得满意的治疗效果。

一、内治法

内治法的主导思想是在中医学的基本理论体系指导下发展起来的，正如清·余听鸿所说："疡科刀针围贴，具有衣钵相传，立法用药，不云内科之理。"以辨证为基础，以三因八纲确定治疗原则，用阴阳、表里、寒热、虚实对疾病作定性、定位和定量分析。把疮疡的初起、成脓和溃后的各个阶段作具体分析，立法时既注意了局部的表现，更照顾到整体的盛衰。

（一）疮疡内治法的治疗原则

1. 消法

消法是运用不同的治疗方法和方药，使初起的肿疡得到消散，不使邪毒结聚成脓，是一切肿疡初起的治法总则。此法适用于尚未成脓的初期肿疡和非化脓性肿块性疾病以及各种皮肤性疾病，本书不予赘述。

2. 托法

托法是中医外科用以治疗疮疡特有的内治法之一，它扶正祛邪并重，运用补益气血、透脓托毒的药物，让毒邪移深就浅，使扩散的症候局限化。从而使邪盛者不致脓毒旁窜深溃；使正虚者不致毒邪内陷，脓出毒泄，肿痛消退。托法适用于疮疡中期，即成脓期，此时热毒已腐肉成脓，由于一时疮口不能溃破，或机体正气虚弱无力托毒外出，均会导致脓毒滞留。托法在临床中应用之多、范围之广、意义之大，正如元·齐德之《外科精义》所说的："凡为疡医，不可一日无托里之法。"治疗上应根据患者体质强弱和邪毒盛衰状况，分为补托和透托两种方法。补托法用于正虚毒盛，不能托毒外达，疮形平塌，根脚散漫不收，难溃难腐的虚证；透托法用于毒气虽盛而正气未衰者，可用透脓的药物，促其早日脓出毒泄，肿消痛减，以免脓毒旁窜深溃。如毒邪炽盛的，还需加用清热解毒药物。

3. 补法

补法就是用补益的药物，恢复其正气，助养其新生，使疮口早日愈合的治疗法则。此法则适用于溃疡后期，此时毒势已去，精神衰疲，血气虚弱，脓水清稀，肉芽灰白不实，疮口难敛。补法是治疗虚证的法则，所以疮疡疾病只要有虚的症候存在，特别是疮疡的生肌收口期，均可应用此法，根据"虚则补之"的原则，应针对其虚损的情况和程度，酌情处理。凡气血虚弱者，宜补养气血；脾胃虚弱者，宜理脾和胃；肝肾不足者，宜补益肝肾。但毒邪未尽之时，切勿遽用补法，以免留邪为患，而犯"实实之戒"。

"以补后备"在疮疡病的后期，由于邪正交争的结果，正气已虚，邪气已衰，此时就需要根据气血阴阳虚衰的情况，补虚益损，扶助正气，使机体阴阳协调，气血恢复。因此，出现面色皓白，神疲懒言，食纳不香，夜寐不安，脉虚，舌淡，疮疡溃后不敛，脓水清稀这些气血两虚的情况时，可用补气养血的八珍汤；若禀赋为阴虚之体，患疮疡病后，津液亏耗或高热后出现形瘦色悴，口干咽燥，耳鸣目眩，脉细数，舌苔光剥，舌质红均为阴虚证候者，如疮疖毒邪内陷，疮疡后期或手术治疗后气阴大伤，则用养阴生津的六味地黄丸；若偏于胃阴虚者，可用益胃汤；若为疮肿软漫，酿脓腐溃迟缓，溃后肉色灰暗，新肉难生，疲倦畏寒，畏冷自汗，大便溏泻，小便频数，舌苔薄，舌质淡，脉细弱这些阳虚证候者，用六味地黄丸加附子、肉桂。

使用补益法应当掌握好适应证，若毒邪炽盛而正气未衰，使用补法不但无益，反而有害，故应用透托法；若火毒未清又有虚象时，应以清解为主，佐以补益。同时还应当注意调理脾胃，以免补后有碍脾胃的消化功能。

（二）内治法的常用治法

中医外科疮疡是指感染因素引起体表的化脓性疾病，临床上常见的有皮肤溃疡、切口感染、褥疮等。许多患者并发有糖尿病、肾功能不全、低蛋白血症、营养不良，有的甚至经久不愈，形成切口疝等。托补两大法则是治疗疮疡疾病溃后的总则。由于疾病的病种、病因、病机、病位、病性、病程等之不同，因此在临床具体运用时，用相应的通里、清热、散寒、泻实、补虚之法纠正机体之偏。根据灵活的辨证，提出了多变的治法，"为医善用方，如将善用兵……其要在知人之强弱，识病之内外，究患者浅深，察时之顺逆，然后可汗，可攻，或吐，或下，或宜和解，或宜补益，又知某汤善汗，某散善攻，某丸善和，某丹善补，因其病而用其方"。现将疮疡常用内治疗法初步归纳为以下几点。

1. 通里法

通里法是用泻下的药物，使蓄积在脏腑内部的毒邪，得以疏通排出，从而达到除积导滞、逐瘀散结、泻热定痛、邪去毒消的目的。疮疡通里法常用的为攻下（寒下）和润下两法。通里化浊，给邪出路。疮疡病破溃后，在正常情况下，疮面应是"脓溃肿消，脓色鲜而不臭"，如果出现"未溃肉黑已腐"或"已溃青黑、腐筋蚀骨"，疮面具有色泽发暗，询问时患者当有腑浊不解或解而不畅。明·薛己《薛氏医案》所说："其邪内在，法当疏其内以下。"此时用一些通里泻下药，使积聚在脏腑内部的毒邪得以疏通排出，使毒邪有路可走。

攻下法，方用大承气汤、内疏黄连汤、凉膈散，常用药包括大黄、芒硝、枳实、番泻叶。润下法，方如润肠汤，包括大黄、火麻仁、郁李仁等，腑气一通，色泽自然由暗变红润，肉芽生长活跃，疗程就可缩短。运用通里攻下法，必须严格掌握适应证，尤以年老体弱、妇女妊娠或月经期者应慎用。使用时应中病即止，不宜过剂，否则会损耗正气，尤其在化脓阶段，过下之后，正气一虚，则脓腐难透，疮势不能起发，反使毒邪内陷，病情恶化。若用之不当，能损伤脾胃，耗伤正气，致疾病缠绵难愈。泻下药物虽然可以直接泻下壅结之热毒，但在使用时可适当加清热解毒之品，以增强清泻热毒之效果。

2. 清热法

清热法起源于《黄帝内经》，是用寒凉的药物，使内蕴之热毒得以清解。张山雷《疡科纲要·论外疡清热之剂》说："外疡为病，外因有四时六淫之感触，内因有七情六郁之损伤……盖外感六淫蕴积无不化热，内因五志变动皆有火生……此世俗治疡，所以无不注重于清润寒凉。"说明疮疡疾病由火热毒邪所致者甚多，火热毒邪应该是疮疡疾病最常见的病因，此即清·吴谦《医宗金鉴·外科心法要诀》所说："痈疽原是火毒生。"由于外科疮疡多因火毒所生，所以清热法是疮疡的主要治疗法则。在具体运用时，必须分清热之盛衰、火之虚实。实火宜清热解毒；热在气分者，当清气分之热；邪在营分者，当清血分之热；阴虚火旺者，当养阴清热。

（1）清热解毒法　用于火毒炽盛，正气不虚。症见发热口渴喜冷饮，便干溲赤，舌红苔黄脉数，如痈、疽、有头疽等病。方用五味消毒饮、清热解毒汤。银花、蒲公英散结泄热解毒；野菊花、连翘清血中郁热、解热毒滞气，散血凝气聚；佐当归、赤芍行血散瘀泻肝热；黄芩苦寒直折火热之本。若病在气分发热汗出者，减黄芩、蒲公英，加生石膏、知母清气分热透营转气，滋阴降火；皮色红、舌红者，加生地、丹皮凉血养阴解毒，泻血中伏火。

（2）清热内托法　明·申斗垣《外科启玄》曰："托者起也，上也"。用于疮已成、脓难成、难溃腐者，症见疮难溃或溃后腐肉不脱，新肉不生脓稀薄者。方如清热内托汤。银花、生黄芪升散透达，清热解毒。二药重用升清气托毒敛疮，透血分毒热壅滞，且现代医学研究黄芪能扩张血管，佐连翘清热解毒以护心，散诸经血结气聚；当归、丹参养血解毒祛瘀生新；皂角刺拔毒穿痈；甘草、白术和中解毒健脾除湿。

（3）清热利湿法　用于湿热并重，局部溃水淋漓，脓水多而黄稠，舌苔黄腻脉弦数。本法多用于下部疮疡及皮肤病，如臁疮、委中毒、丹毒、湿疮等。方用清热利湿汤。忍冬藤通经活络，消经络中风热；马鞭稍、牛膝引药下行直中病所；白花蛇舌草清热解毒，活血软坚消肿；黄柏、苍术治诸疮痛痒，除湿清热解毒；热重于湿者，加地丁、栀子解毒散瘀，行结气，散郁热；湿重于热者，加泽泻、苦参以增强清热除湿之力。

（4）清热育阴法　用于阴虚火旺，症见颧红，消瘦盗汗，舌红少苔脉细数，如疮疡中后期、瘰疬、流痰等。方用育阴清热汤。银花清血分毒壅滞；熟地黄、生地凉血清热，养血滋阴；玄参、知母清肾经虚热泻下焦无根之火，养阴扶正清热解毒；地骨皮、青蒿泻血中之火除阴分伏热，治有汗骨蒸痨热泻肺中伏火；丹皮、甘草治无汗骨蒸痨热，泻血中伏火。气阴两虚者，加生黄芪、太子参益气健脾，固表止汗，托里排脓敛疮；有肿块者，加生牡蛎软坚散结，贝母、花粉益胃生津，开郁结散痈毒，化结痰。

清·吴谦《医宗金鉴·外科心法要诀》云："痈疽原是火毒生，经络阻隔气血凝。"各种致病因素所导致的经络阻隔、气血凝滞如果得不到及时的疏通、消散，就会郁久化热，热盛肉腐成脓而溃破。然气血凝滞乃其病理基础，盖血得温则行，得寒则凝。陈实功《外科正宗》曰："但诸疮原因气血凝滞而成，切不可纯用凉药，冰凝肌肉，多致难腐难敛，必当温暖散滞、行瘀、拔毒、活血药用之方为妥当也。"根据病情表现和发展变化，辨明热之大小，体之盛衰，热在气分、血分还是脏腑，是实热还是虚热，正确运用清热法，把握"热者寒之"之度，适当配伍调补脾胃药物，以防寒凉太过。否则，易出现疮疡初期则肿硬难消，中期则难脓难腐，后期则疮口难敛。疮疡后期清余毒寒凉勿过，以免疮口难敛。阳证疮疡溃后多数患者脓出毒泄，肿消痛减，身热减退，疮面如期愈合。倘若脓液清稀，疮面不鲜，经久不敛，多为正虚余毒未尽；此时切勿寒凉太过，以免影响疮口愈合。这是因为疮口收敛与气血盛衰有密切关系，血运良好新肌生，气血充盛收口快。寒凉影响气血运行，所以即使有余毒需清解，亦不可寒凉太过。

3. 内托法

运用补益气血、透脓托毒的药物，使疮疡疾病的毒邪移深就浅，并使扩散的症候趋于局限化，使邪盛者不致脓毒旁窜深溃，正虚者不致毒邪内陷，从而使脓出毒泄，肿痛消退。寓有"扶正达邪"之意。

临床上根据病情虚实情况，托法可分为透托法和补托法两类。补托法又可分为益气托毒法和温阳托毒法。透托法用于肿疡已成，毒盛正气不虚，肿疡尚未溃破或溃破后脓出不畅，多用于实证；补托法用于肿疡毒势方盛，正气已虚，不能托毒外出者；如见疮形平塌，根盘散漫，难溃难腐，或溃后脓水稀少，坚肿不消，并出现精神不振、面色无华、脉数无力等症状，可用益气托毒法；如见疮形漫肿无头，疮色灰暗不泽，化脓迟缓，或局部肿势已退，腐肉已尽，而脓水灰薄，或偶带绿色，新肉不生，不知疼痛，伴自汗肢冷、腹痛便泄、精神萎靡、脉沉细、舌质淡胖等可用温阳托毒法。

凡疮疡之成，无不因于在各种病因作用下致使经络阻隔，气血凝滞，瘀遏不通，郁久化热，热盛肉腐，酝酿液化为脓而发。病处热毒结聚，渐致局部红肿热痛。若热毒结聚已极，血肉腐败成脓，则需急用透托而使疮溃脓出毒泄，不致毒深旁窜。正如元·齐德之《外科精义》曰："如有气已结聚，不可论内消之法，宜用排脓托里之药。"应用透托使脓液速溃，不致旁窜深溃，是脓已成熟或畏惧刀针者常用的治疗方法。

疮疡初溃，脓液排出，是正气载毒外出的佳象。脓泄必致正气伤耗，如果继用透托之法，恐使正气不支，气血亏虚。正气不支，则不能载毒外出；气血亏少，则脓无化生之源。脓液不生，毒邪不出，变证则起，故宜用补托之法。补则正气旺盛，气血充足，托则使余毒继泄。补与托相辅相成，则正复邪除。明·李梴《医学入门》说："溃后气血大虚，唯恐毒陷，托里之法，一日不可缺也……盖托里则气血壮而脾胃盛，脓秽自排，毒气自解，死肉自溃，新肉自生，疮口自敛。"明·王肯堂《证治准绳》云："不宜缓慢治之，须内实五脏外透皮肤，令软匀和，即透脓，宜用内托实脏气之药，排脓匀气乃可。"又说："当以鬼溃方为主，补填脏腑令实，勿令下陷之邪蔓延，外以火灸引邪透出，使有穴归著则不乱，则可转死回生，变凶为吉。"其用药多以补气养血而又有托里功效的药物为主药，并配合驱除余邪或提毒升陷的药物扶正祛邪，常用方托里消毒散。具有代表性的补托药物为生黄芪，清·汪昂《本草备要》中称其为"排脓内托，疮痈圣药"。

补托法正实毒盛的情况下，不可施用，否则不但无益，反能滋长毒邪，使病势加剧，而犯"实实之戒"。故透脓散方中的当归、川芎，凡湿热火毒炽盛之时，皆去而不用。

4. 温通法

温通法是温法与通法的结合，"温"指温中、温阳，合"寒者热之"之意；"通"为通达、消散，合"结者散之"之意。温通法旨在以药物温热之性去除脏腑经络沉寒痼冷，以通散之性舒通阳气，畅达血脉，以达到温阳、活络之目的。

阴疽因其以虚寒证为主，在阳虚或气血不足的基础上，或喜怒不节，或饮食失宜，或外感六淫，以致寒痰凝结，气血瘀滞，化为阴毒，内损筋骨、脏腑，较难治愈。《灵枢·痈疽》说："夫血脉营卫，周流不休……寒邪客于经络之中则血泣，血泣则不通，不通则卫气归之，不得复反，故痈肿。寒气化为热，热胜则腐肉，肉腐则为脓。"由于感受风寒之邪，邪侵入营血，血行凝滞，经络不通，寒邪郁而化热，热腐肌肉而为肿为脓。清·王德维在《外科证治全生集》中说道："诸疽白陷者，乃气血虚寒凝滞所致。"又"流注，色白肿痛者是也。毒发阴分，盖因痰塞清道，气血虚寒凝结，一曰寒痰，一曰气毒"，皆指出阴疽发病因正虚寒凝，寒毒深伏，气血凝滞，由此可见寒凝血滞是疮疡发病不可忽视的病理因素。《灵枢·刺节真邪》又说："虚邪之中人也……搏于脉中，则为血闭不通，则为痈。"不通又为其发病的中心环节，欲消肿必行气活血，去经络中之阻塞，气血流畅而络通肿消，然气血得温则行，得寒则凝。王德维重视温通，提出以"阳和通腠，温补气血"为治疗阴疽大法。其言"毒之化必由脓，脓之来必由气血，气血之化，必由温也，岂可凉乎"。脓之成必由气血而来，气血虚寒凝滞，无以成脓，此时应以温通之品温血脉行气血，以助成脓。内脓既成，耗伤气血，又当以温补之品温寒补虚，以助溃脓。如王氏所创阳和汤与阳和丸，其中阳和丸中的药物为阳和汤方药组成中的温阳通腠部分，即麻黄、肉桂、炮姜。溃之前用阳和丸，或与二陈汤合用，而较少直接应用阳和汤；而脓溃后多耗伤气血，此时方用阳和汤加入滋阴养血之品，以熟地黄补血滋阴，鹿角胶生精助阳，使之有血以化脓。温通祛寒临床常用药有肉桂、附子、炮姜、川乌、草乌等。代表方有阳和汤、十全大补汤、八珍汤、加味四物汤、紫元丹、抑阴散等，使温通与温补相结合，共达阳和开腠、散解寒凝、温补气血之目的。而症见阴虚有热者，不可施用本法，因温燥之药能助火劫阴，若用之不当，能造成其他变证。临床上应用温通法多配以补气养血，活血通络之品，能提高疗效，因为元气充足，血运无阻，经脉流通，阳气自然畅达。

5. 和营法

和营法是用调和营血的药物，使经络疏通，血脉调和流畅，从而达到疮疡肿消痛止的目的。外科病中疮疡的形成，多因"营气不从，逆于肉理"而成，《黄帝内经》曰："营气不从，逆于肉里，乃生痈肿。"《外科心法·真验指掌》曰："疮势已成而不起，或硬而赤，或疼而无脓，或破而不敛，总宜调和营卫，再以去毒行滞。"张景岳曾说："凡人之气血犹源泉也，盛则流畅，少则壅滞，故气血不虚则不滞，虚者无有不滞者。"只有利用活血和营法改善和促进气血流通，才能使精气充达病所，正气自强，使疮疡向良性转归，扭转病机。

疮疡病到中期，处在化脓与溃破之间，皮肤的张力不断加大，疮面的疼痛是非常难忍的，可出现捶胸顿足、坐卧不安。为了缓解疼痛，活血化瘀更为重要。脓疡溃后，溃疡形成，开始脓液排出，腐肉脱落。此期疮周仍硬且溃脓不畅，仍有瘀滞存在，经络仍然没有完全疏通，脓液排出后，疮周的瘀滞消散、软化，可使原有的瘀血消散并可使新血充填，进而生肌长肉，即瘀血不去，新血不生。唐容川《血证论》曰："即疮科治溃，亦必先化腐而后生肌。腐肉不化。则新血亦断无生理。"化腐必须活血和营。和营法在内治法中应用还是比较广泛的，可分为活血化瘀和活血逐瘀两种治法。活血化瘀法适用于经络阻隔、气血凝滞引起的疮疡疾病，如肿疡或溃后肿硬疼痛不减、结块、色红较淡，或不红或青紫者；活血逐瘀法适用于瘀血凝聚、闭阻经络所引起的外科疾病，如乳岩、筋瘤等。

和营法在临床上有时需与其他治法合并应用，若有寒邪者，宜与祛寒药合用；血虚者，宜与养血药合用；痰、气、瘀互结为患，宜与理气化痰药合用等。和营活血的药品，一般性多温热，所以火毒炽盛的疾病不应使用，以防助火；对气血亏损者，破血逐瘀药也不宜过用，以免伤血。

6. 补益法

补益法是用补虚扶正的药物，使体内气血充足，以消除虚弱，恢复正气，助养新肉生长，使疮口早日愈合的治法。也即《黄帝内经》所说的"虚者补之""损者益之"之意。补益法主要有益气、养血、滋阴、助阳作用。

疮疡经过排脓后，出现肉芽生长，已是"瘀尽生新"时期，病程也迁延较长，体质出现虚象，适时的给予养血是促进"新肉"生长的基础。脓清稀，久不敛，疮面不红活，肉芽不新生，是气血不足之象，治宜大补气血。溃疡，脉大无力而涩者，此为气血虚衰之象，治宜峻补气血，扶正除邪，以十全大补汤加减（八珍汤去川芎，加黄芪、肉桂、金银花）为内服基本方。症见溃疡日久不敛，脓水清稀者，可用调补气血法；如呼吸短气，语声低微，疲倦乏力，自汗，饮食不振，舌淡苔少，脉虚无力者，宜以补气为主；如面色苍白或萎黄，唇色淡白，头晕眼花，心悸失眠，手足发麻，脉细无力者，宜以补血为主；如一切疮疡不论已溃未溃，症见口干咽燥，耳鸣目眩，手足心热，午后低热，形体消瘦，舌红少苔，脉象细数者，均以滋阴法治之；在用补阴药的同时，要注意理气健胃，注重培养胃气，能更好地吸收营。以八珍汤加减（党参、白术、茯苓、甘草、当归、赤芍、熟地黄、金银花）为内服基本方。如一切疮疡肿形软漫，不易酿脓腐溃，溃后肉色灰暗，新肉难生，伴大便溏薄，小便频数，肢冷自汗，少气懒言，倦怠嗜卧，苔薄舌质淡，脉象微细，宜温补助阳之法。

疾病有单纯气虚或血虚，阴虚或阳虚，也有气血两虚，阴阳互伤，所以应用补法，也当灵活，但以见不足者补之为原则。补法在一般阳证溃后，多不应用，如需应用也多以清热养阴醒胃之法，当确显虚象之时，方加补益品。补益法若用于毒邪炽盛，正气未衰之时，不仅无益，反有助邪之害。若火毒未清而见虚象者，当以清理为主，佐以补益之品，切忌大补。若元气虽虚，胃纳不振者，应先以健脾醒胃为主，而后才能进补。

7. 调胃法

调胃法是用调理胃气的药物，使纳谷旺盛，从而促进气血生化的治法。凡疮疡后期溃后脓血大泄，必须靠水谷之营。陈实功曰："盖疮全赖脾土，调理必要端详。脾胃者，脾为仓廪之官，胃为水谷之海。胃主司纳，脾主消导，一表一里，一纳一消，运行不息，生化无穷，至于周身气血，遍体脉络、四肢百骸、五脏六腑，皆借此以生养。"调养脾胃，以助气血恢复，加速疮口愈合；若胃纳不振，则生化乏源，气血不充，溃后难敛。张山雷《疡科纲要》说："外疡既溃，脓毒既泄，其势已衰，用药之法，清其余毒，化其余肿而已，其尤要者，则扶持胃气，清养胃阴，使纳谷旺而正气自充，虽有大疡，生新甚速。"凡在疮疡疾病的发展过程中如出现脾胃虚弱，运化失司，应及时调理脾胃，不必拘于疮疡的后期。古人云："有胃气则生，无胃气则死。"故治疗疮疡疾病，自始至终都要注意到胃气。脾胃为气血生化之源，气血旺盛，养血生肌，皮肉生长迅速，创口才能加快愈合。在疮疡诸证的治疗中，若善于调理脾胃，使后天健旺，临床上就能达到事半功倍的效果。

调胃法在具体运用时，分为理脾和胃、和胃化浊和清养胃阴等法。理脾和胃法用于脾胃虚弱，运化失职，如溃疡兼纳呆食少，大便溏薄，舌淡，苔红，脉濡；和胃化浊法适用于湿浊中阻，胃失和降，如疔疮或有头疽溃后，症见胸闷泛恶，食欲不振，苔薄黄腻，脉濡滑者；清养胃阴法适用于胃阴不足，如疔疮走黄、有头疽内陷，症见口干少津而不喜饮，胃纳不香，或伴口糜，舌光红，脉细数者。理脾和胃、和胃化浊两法之运用，适应证中均有胃纳不佳之症，但前者适用于脾虚而运化失常，后者适用于湿浊中阻而运化失常，区分之要点在于苔腻与厚薄、舌质淡与不淡，以及有无便溏、胸闷欲恶之间。而清养胃阴之法，重点在于抓住舌光质红之症。

8. 理湿法

理湿法是用燥湿或淡渗利湿的药物，祛除湿邪的治法。湿为黏滞之邪，易聚难化，湿邪停滞，能阻塞气机，病难速愈。明·王肯堂《证治准绳》云："此由湿热下注，瘀血凝滞于经络，以致肌肉紫黑，痒痛不时。"其说明湿和瘀为慢性溃疡发病之因。正气不足，湿邪乘虚而入，瘀阻经脉，郁而化热，热盛肉腐，发为溃疡；日久耗气伤阴，脾肾亏虚，气血生成不足，无力推动血运，创面瘀滞，脓腐不去，新肉不生。临床上溃疡早期多表现为创周红肿，肉腐成脓的湿热之象，湿性缠绵不愈。慢性中后期大多表现为疮面灰白，脓液稀少，创周皮肤紫暗等虚和瘀的征象，且常常因瘀致虚、因虚致瘀，互为因果，创面迁延不愈。早期湿邪为患，清热利湿为主；后期脾肾亏虚，瘀血阻滞，创面迁延不愈，以补虚祛瘀为主。湿邪致病常与其他邪气结合为患，最多为夹热，其次为夹风。因此，理湿之法不单独使用，必须结合清热、祛风等，才能达到治疗目的。如湿热两盛，留恋气分，要利湿化浊，清热解毒；湿热下注膀胱，宜清热泻火，利水通淋；湿热蕴结肝胆，宜清肝泻火，利湿化浊。风湿袭于肌表，宜除湿祛风。慢性难愈性创面多为正虚邪恋。湿热之毒明显者，用黄芩、茵陈、金银花、连翘、白花蛇舌草、蒲公英清热利湿解毒，配合黄芪、白术、党参、当归益气健脾，使驱邪而不伤正；创面溃疡热毒明显者，加金银花、黄芩、蒲公英、茵陈，临床治疗中应用广泛。理湿之药，过服能伤阴，故阴虚、津液亏损者，宜慎用或一般不用。

二、外治法

外治这一名词的出现由来已久，早在《素问·至真要大论》中便有"内者内治，外者外治"的说法。目前，对于中医外治法认为是与内治（口服给药）相对而言的治疗方法。

（一）药物外治法

1. 局部贴敷法

把药物研成细末，用水、醋、酒、蛋清、蜂蜜、植物油、清凉油、药液等调成糊状，或用呈凝固状的油脂（如凡士林等）、黄醋等采用切碎、捣烂的方法制成粉末状或者黏糊状软膏、丸剂或饼剂，或将中药汤剂熬成膏，或将药末散于膏药上，对患者的患处或者穴位进行热敷。用来治疗疾病的一种治疗方法。早在《黄帝内经》就有记载，《灵枢·经脉》谓："足阳明之筋……颊筋有寒，则急引颊目移口，有热则筋缓，不胜收放僻，治之以马膏，膏其急者，以白酒和桂，以涂其缓者……"被后世誉为膏药之治，开创了现代膏药之先河。对于慢性下肢溃疡，如疮面腐肉较多，可选用九一丹外用，清·吴谦《医宗金鉴》中指出九一丹对"疮疡溃破，腐肉未脱，脓水不净，疮口坚硬，肉色紫暗者"有效。其成分中升丹为解毒祛腐、消肿止痛之要药。石膏煅后，微温而涩，能祛腐生新、收湿敛疮、消肿止血。两者配合，共奏解毒消肿、提脓祛腐之功效。待腐肉已尽，改用生肌散外用。生肌散中炉甘石具有收敛、止痒、抑菌和轻度防腐等作用，外用可抑制局部葡萄球菌生长，并能部分吸收疮面分泌液。滑石粉外用具有清热收湿之功。冰片清热解毒、防腐生肌，对葡萄球菌、链球菌、肺炎双球菌、大肠杆菌及部分致病性皮肤真菌等有抑制作用。朱砂外用具有清热解毒、祛腐生肌的作用，血竭外用可止血生肌；诸药同用，共奏生肌敛疮之功效。

（1）适用疾病　对于疮疡初期、已成、溃后均适用。可用于痰毒、瘰疬、疖、发颐、颈痈、臀痈、锁喉痈、有头疽、下肢丹毒、乳痈等疾病。

（2）操作方法　对施术局部进行消毒后，将药物贴敷于局部，外层可予敷料及胶带适当固定。

（3）疗法特点　局部贴敷可保护溃疮面，避免外来刺激和细菌感染；使用前加温软化后贴敷患处，可使局部得到较长时间的热疗，改善局部血液循环，增加抵抗能力。总体说来，对肿疡起到消肿定痛，对溃起到提脓祛腐、生肌收口的作用。因组方的不同而有不同的功用。如太乙膏、千捶膏均可用于红肿热痛明显之阳证疮疡，为肿疡、溃疡的通用方。初起贴之能消，已成贴之能溃，溃后贴之能祛腐。膏药摊制的形式有厚薄之分，在具体运用上也各有所宜。如薄型的膏药，多适用于溃疡，宜于勤换。

（4）注意事项　溃疡脓水过多，由于膏药不能吸收脓水，淹及疮口，浸淫皮肤，而引起湿疮。凡见此等情况，可以改用油膏或其他药物。此外，膏药不可去之过早，否则疮面不慎受伤，再次感染，复致溃腐；或使疮面形成红色瘢痕，不易消退，有损美观。过敏体质者或有药物过敏史者禁用。每贴贴敷时间以 6~24 小时为宜，到时需予以更换。每次涂抹前，需用无菌棉签将上次残留药物轻柔地拭去。

（5）外敷所采用的药物有着不同的形状

1）膏剂外敷：膏药古称薄贴，现称硬膏。膏药是按配方用若干药物浸于植物油中煎熬，去渣存油，加入黄丹再煎，利用黄丹在高热下发生物理变化，凝结而成的制剂，俗称药肉；也有不用煎熬，经捣烂而成的膏药制剂，再用竹签将药肉摊在纸或布上。膏剂使得药物和皮肤具有较高亲和力，更利于药物吸收，膏药中的药物直接贴敷于体表穴位上，药性透过皮毛腠理由表入里，透达皮下组织，在人体局部产生相对高的药物浓度，还可通过经络的贯通运行、直达病所，从而发挥最大的全身药理效应。目前，通过剂型改革，有些已制成胶布型膏药。膏药总的作用是因其富有黏性，敷贴患处，能固定患部，使患部减少活动；保护溃疡疮面，可以避免外来刺激和毒邪感染。膏药使用前加温软化，趁热敷贴患部，使患部得到较长时间的热疗，改善局部血液循环，增加抵抗能力。至于具体的功效，则依据所选药物的不同，对肿疡起到消肿定痛，对溃疡起到提脓祛腐、生肌收口的作用。一切疮疡疾病初起、成脓、溃后各个阶段均可应用。膏药在使用中不仅能通过刺激神经末梢及反射，扩张血管，促进局部血液循环，改善周围组织营养，达到消肿消炎的作用，同时药物在局部穴位通过皮肤渗透至皮下组织，通活经络，使病变部分逐渐恢复，达到治疗效果。对各种创伤、溃疡病变的治疗，有防腐消炎止痛等局部作用。此外，有些刺激性强的药物，还能通过神经反射，调节肌体功能，促进抗体形成，进而提高机体免疫力。同时，药物穿通皮肤及黏膜后，经过血管或淋巴管进入体循环，可产生全身性药物作用，达到治疗疾病的目的。在治疗溃疡面时，抗菌的同时，还能保护创面，且经济实惠，具有众多优势：①疗效显著，直达病所，见效迅速。膏药疗效施于局部，局部组织内的药物显著高于血液浓度，所以发挥作用充分、迅速，局部疗效明显优于口服用药，非常适合不便服药者或不愿服药者使用。②价格便宜，使用方便。中药直接加工熬制形成膏剂，较其他剂型省去了很多加工过程，价格相对实惠。③安全稳妥，副作用小。膏药疗法是针对患者的患病部位局部施药的，对人体的整体影响小，从而避免了药物对肝脏及其他器官的毒副作用，因此非常安全可靠。

2）油膏外敷：油膏是将药物与油类煎熬或捣匀成膏的制剂，现称软膏。目前，油膏的基质有猪脂、羊脂、松脂、麻油、黄蜡、白蜡以及凡士林等。在应用上，其优点有柔软、滑润、无黏着不适的感觉，尤其对病灶的凹陷折缝之处，或大面积的溃疡，使用油膏更为适宜，故现代常用油膏来代替膏药。油膏适应于溃疡、皮肤糜烂、肿疡、渗液不多及结痂者，能够明显消除疮面红肿，进一步促进疮面愈合。

2. 箍围消散法

清·徐大椿《医学源流论》曰："外科之法，最重外治，而外治之中，尤当围药。"箍围药具有箍集围聚、收束疮毒、除寒热、调气血的作用。箍围消散法指将具有箍集围聚、收束疮毒作用的药粉和液体调制成糊剂，贴敷于患处，从而使初起疮疡轻者消散，重者疮毒结聚，疮形缩小，炎症趋于局限，早日成脓破溃。即使破溃后，余肿未消者，亦可用它来消肿，截其余毒。早在《周礼·天官》中就有"疡医下士八人，掌肿疡、溃疡、金疡、折疡之祝药、劀杀之齐"的记载，其中祝药即敷药，用药物外敷治疗痈疡。在唐·孙思邈《备急千金要方》中也对本疗法作了详细阐述："凡用药贴法，皆当疮头处，其药开孔，令泄热气……凡痈，无问大小，已觉即取胶如手掌大，暖水浸令软，称大小，当头上开一孔如钱孔大，贴肿上令相当，须臾干急。若未有脓者，即定不长；已作脓者，当自出。若以锋针当孔上刺至脓，大好。至瘥，乃洗去胶。"该书中还列举了许多确有疗效的箍围验方。

（1）适用疾病　凡外疡不论初起、成脓或溃后，或肿势散漫不聚而无集中之硬块者均可使用。临床可用于颜面部疔疮、锁喉痈、糖尿病坏疽等。

（2）操作方法　临床根据病情性质和阶段的不同，选用相应的调制液体。若毒已积聚，或溃后余肿未消，宜敷于患处四周，中央不敷药。敷贴应超过肿势范围，敷药要有一定的厚度，并保持适当的湿度和温度。敷药后可用无菌纱布覆盖包扎。

（3）疗法特点　促进疮疡消散、早日成脓破溃或截其余毒。

（4）注意事项　阳证不能用热性药敷贴，以免助长火毒；阴证不能用寒性药敷贴，以免寒湿痰瘀凝滞不化，即使是阳证也不可过用寒凉，过凉则毒为寒凝，不得消散，变为阴证。凡调敷药需多搅，使药稠黏，并不时用原汁润之，以便更好地发挥药效。此法适宜浅表及肌肉疮疡、深部及脏腑疮疡，已形成道瘘管者禁用。

3. 溻渍疗法

中药溻渍法又称湿敷法，是指将中药煎液煮沸后，先利用产生的蒸汽熏蒸，待药液温度降至常温后再湿敷患处，常用于四肢远端的疾病，具有通调血脉、疏导腠理等效用。敷（溻）方首见于东晋·葛洪《肘后备急方》，该书载："又丹痈疽始发，浸淫进长，并少小丹擒方。"《玉篇·水部》释"塌，湿也"。《辞海》释"渍，浸，泡。"早在东晋·陈延著《小品方》中就有关于"塌渍"的记载，如"塌渍肿毒"用"升麻汤"。此后关于塌渍治疗的记载也举不胜举。元·齐德之《外科精义》中《塌演疮肿法》专论"塌渍疮肿之法，宜通行表，发散邪气，使疮内消也。""疮肿初生经一、二日不退，即用汤淋射之，其在四肢者塌渍之⋯⋯"元·齐德之《外科精义》记载："溻渍法，疮疡初生经一二日不退须用汤水淋射之；在四肢者，溻渍之。"通过中药湿敷，可使药物长时间与疮面接触，达到有效渗透的目的，再以生肌散等外用促其生肌长肉，可缩短疗程，提高疗效。

（1）适用疾病 可用于瘰疬病、下肢丹毒、乳痈、下肢慢性溃疡、糖尿病坏疽等。

（2）用法 常用方法有溻法和浸渍法。

1）溻法：用6~8层纱布浸透药液，轻拧至不滴水，湿敷患处。①冷溻：待药液凉后湿敷患处，30分钟更换1次，适用于阳证疮疡初起，溃后脓水较多者。②热溻：药液煎成后，趁热湿敷患处，稍凉即换，适用于脓液较少的阳证溃疡，半阴半阳证和阴证疮疡。

2）浸渍法：包括淋洗、冲洗、浸泡等。①淋洗：多用于溃疡脓水较多，发生在躯干部者。②冲洗：适用于腔隙间感染，如窦道、瘘管等。③浸泡：适用于疮疡生于手、足部及会阴部患者，亦可用于皮肤病全身性沐浴，以及药浴美容、浸足保健防病等。

用2%~10%黄柏溶液或二黄煎冷溻，有清热解毒的作用，适用于疮疡热毒炽盛、皮肤焮红或糜烂者，或溃疡脓水较多、疮口难敛者。

（3）疗法特点 具有抑制渗出、收敛止痒、消肿止痛、控制感染、促进皮肤愈合等作用。

（4）注意事项 纱布从药液中捞出时，要拧挤得不干不湿，恰到好处。过干效果不好，过湿则药液漫流至他处。药液不要太烫，防止烫伤。用溻法时，药液应新鲜，溻敷范围应稍大于疮面。淋洗、冲洗时，用过的药液不可再用。局部浸泡一般每日1~2次，每次15~30分钟。全身药浴可每日1次，每次30~60分钟，冬季应保暖，夏季宜避风凉。在应用湿敷疗法的同时，还可根据病情适当配合熏洗、药物内服和针灸等疗法，以增强疗效。

4. 熏洗疗法

熏洗疗法是以中医理论为指导，将对症中药煎煮成汤，在一定的温度与条件下对皮肤患处进行熏蒸、淋洗的方法。从中医学的角度来讲，其主要的治疗机制是通过中药的作用与药水的热力共同作用于患者的病灶，透过患者的皮肤、黏膜使气血得疏，瘀滞得通，毒气得解，腐肉得脱，疼痛得减，一般先用药汤蒸汽熏，待药液温时再洗。发挥清洁疮口、解毒排脓、生肌收口、活血止痛、祛风止痒的功效，达到预防和治疗疾病的目的。熏洗疗法历史久远，早在《黄帝内经》中就有"其有邪者，渍形以为汗"的记载"。在马王堆汉墓出土的《五十二病方》已载有熏洗方8首。清·吴谦《医宗金鉴·外科心法要诀》曰："涤洗之法，乃疡科之要药也。"北宋·《太平圣惠方》谓："发背……当用药煮汤淋溻疮上，散其热毒……能荡涤壅滞，宣畅血脉。"明·申斗垣《外科启玄》指出本法有"开通腠理，血脉调和，使无凝滞"之效。其常常应用于疮疡溃疡脓水较多的情况，代表性方剂为复方黄柏液。复方黄柏液由黄柏、连翘、金银花、蒲公英、蜈蚣组成，具有清热解毒、散瘀止痛的作用。

（1）适用疾病 痰毒、瘰疬、颈痈、锁喉痈、臀痈、糖尿病坏疽、下肢丹毒、瘿痈、粉刺性乳痈、乳痈、下肢慢性溃疡、脱疽等。

（2）操作方法 将煎好的药汤趁热倾入木桶或铁桶中，桶内置1只小木凳，略高出药汤面。患者将患处置于桶内木凳上或距离汤面适当距离固定，用布单将桶口周围裹紧进行熏疗。待药汤不烫时，将患处没于药汤中泡洗。熏洗完毕后，用干毛巾擦干患处皮肤，注意避风保暖。

（3）注意事项 熏洗前应先取下敷料，按换药方法清洁疮面。冬季应注意保暖，夏季注意室内通风换气。空腹、饭后不应立即洗。熏洗时间不可过长，一般15~30分钟。熏洗中及洗后应注意补充体液和能量。中药熏洗在干性坏疽中应用时只考虑溃疡面积较小、判断溃疡较表浅者、未延及骨骼及韧带者。熏洗后每日行局部蚕食清创治疗，直至创面腐肉及结痂消失，行中药的祛腐生肌药物，促进创面生长。再次过程中创面如有重复感染，伴渗出增多，可重复进行中药熏洗。

5. 熏蒸疗法

熏蒸疗法是以中医理论为指导，将中药煮沸，通过气雾进行熏蒸，借药力热力直接作用于所熏部位，以达到治病、防病、保健目的的治疗方法。熏蒸疗法最早见于汉代，《五十二病方》已载有用韭和酒煮沸，使热气熏蒸治疗伤科疾病。治疗原理如《外科大全》记载"使气血疏通以舒其毒，则易于溃散其壅滞也"。明·陈实功《外科正宗》云："使气血得疏，患者自然爽快，亦取瘀滞得通，毒气得解，腐肉得脱，疼痛得减。"

（1）适用疾病 痰毒、发颐、瘰疬、疖、颈痈、锁喉痈、有头疽、下肢丹毒、瘿痈、粉刺性乳痈、乳痈等。

（2）操作方法 先用水浸泡原药或直接用中药煎剂，倒入熏蒸锅中加热熏蒸患处。可借助熏蒸床或中草药熏蒸治疗仪。

（3）疗法特点 具有温通血脉、消肿止痛、解毒排脓、杀虫止痒之功效。促进药物渗透，扩张局部血管、促进血液循环。

（4）注意事项 选择适合治疗对象的熏蒸仪器。选择的设备要求能产生恒定的温热作用，温度要控制在40~42℃范围内。患部皮肤熏蒸前要清洁，熏蒸机应先预热，此时不能将喷雾口对着皮肤或面部，喷口应距离皮肤5cm左右，温度不宜太高，以免烫伤。每次熏蒸时间10~20分钟，过程中出现过敏和其他不适时，应立即停止并适当处理。熏蒸治疗期间禁用冷水洗浴。此外，所有急性炎症性渗出明显的皮肤病均慎用。

（二）手术疗法

手术疗法是应用各种器械进行手法操作的一种治疗方法，它在疮疡治疗中占有十分重要的位置。常用的方法有切开法、烙法、砭镰法、挑治法、挂线法、结扎法等，可针对疾病的不同情况选择应用。手术器械必须严格消毒，正确使用麻醉方法，保证无菌操作，并注意防止出血和刀晕等情况的发生。

1. 药线引流法

药线引流法即使用药线、导管、扩创术等方法，使脓液向外畅流的疗法。其中药线引流在古籍中较为常见，又称纸捻，如清·王士雄《归砚录》中就有"以纸捻入药于疮孔"治疗"患乳肿如悬瓠，溃处日流水"的病例记载。

（1）适用疾病　适用于脓腔过深过小，或有袋脓、脓液不易排出者；或脓成但溃脓不畅、脓腐阻塞疮口、状似蜂窝者。适用于疖、瘰疬病、颈痈、有头疽、发颐、锁喉痈、臀痈、窦道、粉刺性乳痈、乳痈等。

（2）操作方法　彻底清创后，取适量药粉直接掺敷疮面上，或制成药捻插入疮口内。清·顾世澄《疡医大全》中的八宝丹可生肌敛疮，用于溃疡脓腐已净而需收口者。清·吴谦《医宗金鉴》中使用升丹，将朱砂、朴硝、白矾、雄黄、水银、皂矾制成药粉，撒布疮口，外加膏药覆盖，用以拔毒祛腐，生肌长肉。回阳玉龙散用于溃疡属阴证，适用于腐肉难脱、肉芽暗红或腐肉已脱、肉芽灰白、新肉不长者，具有温阳活血、祛腐生肌之功效。月白珍珠散、拔毒生肌散用于溃疡阳证，适用于腐肉脱而未尽、新肉不生、久不收口者，有清热解毒、祛腐生肌之功效。拔毒生肌散适用于腐肉未脱、常流毒水、疮口下陷、久不生肌者，有拔毒生肌之功效。黄芪六一散、回阳生肌散用于溃疡虚证，适用于脓水清稀、久不收口者。

（3）疗法特点　探查脓腔的深浅、大小，使脓液向外畅流。

（4）注意事项　药线、导管插入疮口内引流时，应注意留出一小部分在疮口外，再予以膏药或敷料固定。如脓水已尽，不适宜使用药线和导管引流，否则影响收口时间。对于瘰疬即溃之时，在进行引流之前，需先用刮匙将创口及囊壁上附着的干酪样坏死物质刮清。

2. 提脓祛腐法

提脓祛腐法是一种将具有提脓祛腐作用的药物敷于疮面上，以促进脓腐物质脱落的治疗方法。"提脓祛腐"既是一种治疗方法，也是体表溃疡外治法中的一个重要指导原则。《周礼·天官》中载："疡医掌肿疡、溃疡、折疡之祝药，劀杀之齐。"其中提到的"杀"就是指以药蚀其腐肉，相当于后世的提脓祛腐。脓液既为痰凝血瘀毒聚而成的病理产物，又可作为病理因素，阻碍气血津液的运行，是以腐不化而新不生。本法与西医学近年发展起来的"酶学清创"在方法和效果上较为相似。

（1）适用疾病　适用于溃疡日久，腐肉难脱，见于疖、锁喉痈、瘰疬、有头疽、发颐、褥疮、乳痈、下肢慢性溃疡、糖尿病坏疽等疾病。

（2）操作方法　彻底清创后，取药粉适量，直接掺于疮面上；或制成药捻，插入疮口内。清代《疡医大全》中的八宝丹可生肌敛疮，用于溃疡脓腐已净而须收口者。《医宗金鉴》中使用升丹，将朱砂、朴硝、白矾、雄黄、水银、皂矾制成药粉，撒布疮口，外加膏药覆盖，用以拔毒祛腐、生肌长肉。回阳玉龙散用于溃疡属阴证，腐肉难脱，肉芽暗红或腐肉已脱，肉芽灰白，新肉不长者，具有温阳活血祛腐生肌之功；月白珍珠散、拔毒生肌散用于溃疡阳证。月白珍珠散用于腐肉脱而未尽，新肉不生，久不收口者，有清热解毒，祛腐生肌之功。拔毒生肌散用于腐肉未脱，常流毒水，疮口下陷，久不生肌者，有拔毒生肌之功；黄芪六一散、回阳生肌散用于溃疡虚证，脓水清稀，久不收口。前者补气和营生肌，擅治偏气虚；后者回阳生肌，擅治偏阳虚。

（3）疗法特点　改善局部血液循环，降解变性蛋白，参与创面炎症的调节过程，促进脓腐液化脱落，以利于引流，从而达到加速疮面愈合的效果。

（4）注意事项　使用时应根据疮面阴阳属性辨证选药。应用提脓祛腐法时，应严格控制剂量和用法，定期监测肝肾功能，不宜长时间持续使用。如果全身情况较差、气血虚衰者，还应配合内治法，以促进疮面愈合。如出现药物过敏的情况，应停用。

3. 拖线法

拖线法是将祛腐生肌药物掺于丝线或纱条上，用球头银丝探针导引，贯穿于窦瘘中，通过来回拖拉摩擦，将药物置于管腔内，并全方位刺激窦瘘管壁的治疗方法。本疗法是在传统药捻疗法与挂线疗法的基础上创立的。

（1）适用疾病　窦瘘，粉刺性乳痈、乳漏等疾病。

（2）操作方法　以4~10股7号或10号医用丝线引置于管道中，丝线两端要迁折于管道外打结，以防脱落，但丝线圈不宜拉紧，以便每日来回拖拉。每日换药时，用提脓祛腐药物掺于丝线上，来回拖拉后将药物置于管腔内，使管道中脓腐坏死组织得以排出，待脓腐排净后拆除拖线，外用棉垫加压固定，促进管腔黏合痊愈。

（3）疗法特点　调整局部功能，既利于脓腐化脱，又有助于新肌生长，从而达到促使窦瘘创面逐渐愈合的目的。拖线疗法操作简便，以粗丝线或纱条贯穿于窦瘘中，可保持管腔持续充分的引流，促毒外泄；能将祛腐生肌的药物充分均匀地带入整个管腔，使药力直达病灶；通过粗丝线或纱条来回拖拉摩擦，可刺激窦瘘管壁，疏通经络气血；采用分批撤线，能有效避免管腔的假性愈合和遗留支管、残腔，减少复发。本法无须切开或刮开皮肤、管道或过多切除周组织，特别是肌肉组织，避免了手术的风险。

（4）注意事项　一般建议拖线在管道内的长度应以<5cm为宜，如果欲拖线部位管道长度>5cm，则可将管道截断，分别予以拖线处理。关于拖线保留的时间，需将医生经验与超声诊断相结合进行判断，如分泌物及局部肉芽组织的情况等。另可于术后10天行超声诊断，如管腔直径<0.5cm，可予撤除拖线；如管腔直径>0.5cm，应保留拖线引流14天。

4. 生肌收口法

生肌收口法是将具有解毒、收敛、生肌作用的药物掺敷于疮面上，促进疮面愈合的治疗方法。临床上，提脓祛腐法和生肌收口法常配合使用，孙思邈《备急千金要方》曰："夫痈坏后，有恶肉者，宜猪蹄汤洗去秽，次敷蚀肉膏散，恶肉尽后，敷生肌散，及摩四边令好肉速生。"认为痈疽治先祛腐才能生肌。明·李梴《医学入门》曰："创口不敛，由于肌肉不生，肌肉不生，由于腐肉不祛。"意即腐肉未脱，新肉不长则久不收口。

（1）适用疾病　凡溃疡腐肉已脱，脓水将尽时均可使用，见于瘰疬、有头疽、锁喉痈、颈痈、臀痈、褥疮、乳痨、下肢慢性溃疡等疾病。

（2）操作方法　先用0.9%的生理盐水清洗疮面脓性分泌物，清除坏死组织，再根据溃疡大小或疮口深浅裁剪生肌玉红膏，主要成分包括当归、白芷、白蜡、轻粉等。经高压消毒灭菌后保存或凡士林油纱布大小、长短适宜的长度，根据创面脓腐组织的多少和肉芽新鲜程度等选用二号丹、生肌散、和灰黄散等药粉，将纱条填塞入创面，再用消毒敷料包扎固定，隔日换药1次。彻底清创后，取收敛生肌类药物适量或涂抹或覆盖于疮面上。常用的生肌收口药包括生肌散、八宝丹等，不论阴证、阳证均可掺敷于疮面上。

（3）注意事项　脓毒未清、腐肉未净时，若早用生肌收口药，不仅无益，反增溃烂，延缓治愈，甚至引起迫毒内攻之变；若已成漏管之证，即使用之，勉强收口，仍可复溃，此时需配以手术治疗，方能达到治愈目的；若溃疡肉色灰淡而少红活，新肉生长缓慢，则宜配合内服药补养和食物营养，内外兼施，以助新生；若臁疮日久难敛，则宜配以绑腿缠缚，改善局部的血液循环。纱条尽量填塞至创面底部，避免形成死腔或假性愈合。外用丹剂要适量，过少起不到生肌收口目的，过多一则造成浪费，二则会对患者的肝肾功能造成影响。孕期及哺乳期患者、局部皮肤过敏者禁用。

三、其他疗法

其他疗法有垫棉法、药筒拔罐法、针灸法等。

1. 垫棉法

垫棉法是用棉花或纱布折叠成块以衬垫疮部的一种辅助疗法。它是借着加压的力量，使溃疡的脓液不致下坠而潴留，或使过大的溃疡空腔皮肤与新肉得以黏合而达到愈合的目的。本疗法在明·陈实功《外科正宗》中已有记载："痈疽、对口、大疮内外腐肉已尽，唯结痂脓时，内肉不粘连者，用软绵帛七八层放患上，以绢扎紧，将患处睡实数次，内外之肉自然粘连一片，如长生成之肉矣。有患口未完处，再搽玉红膏，其肉自平矣。"

（1）适用疾病　适用于溃疡脓出不畅有袋脓者；或疮孔窦道形成脓水不易排尽者；或脓腐已尽，新肉已生，但皮肉一时不能黏合者，如锁喉痈、瘘道、粉刺性乳痈、乳漏、乳痨等。对于腋部、腘窝部的疮疡，最易形成袋脓或形成空腔，影响疮口愈合或虽愈合而易复溃，故应早日使用垫棉法。

（2）操作方法　使用时将棉花或纱布垫衬在疮口下方空隙处，并用宽带固定。对窦道深而脓水不易排尽者，用棉垫压迫整个窦道空腔，并用绷带扎紧。溃疡空腔的皮肤与新肉一时不能黏合者，使用时可将棉垫按空腔的范围稍微放大，满垫在疮口之上，再用绷带绷紧。具体应用时，需根据不同部位在垫棉后采用不同的绷带予以加压固定。如项部用四头带，腹壁多用多头带，会阴部用丁字带，腋部、腘窝部用三角巾包扎，小范围的用宽橡皮膏加压固定。

（3）疗法特点　借助加压的力量，使溃疡的脓液不致下袋而潴留，或使过大的溃疡空腔皮肤和新肉得以黏合而达到愈合的目的。

（4）注意事项　在急性炎症红肿热痛尚未消退时不可应用，否则有促使炎症扩散之弊。所用棉垫必须比脓腔或窦道稍大。用于黏合皮肉，应5~7天更换1次，如用于袋脓，则应2~3天更换1次。若应用本法未能获得预期效果时，则宜采取扩创引流手术。应用本法期间，如出现发热、局部疼痛加重者，应立即终止使用。

2. 药筒拔毒法

药筒拔毒法是采用一定的药物与竹筒若干个同煎，趁热迅速扣于疮上，借助药筒吸取脓液毒水，具有宣通气血、拔毒泄热的作用，从而达到脓毒自出、毒尽疮愈的目的。

（1）适应疾病　适用于有头疽坚硬散漫不收，脓毒不得外出；或脓疡已溃、疮口狭小、脓稠难出、有袋脓者等。

（2）操作方法　清热解毒类中药以清水10碗煎数十滚备用；次用鲜嫩竹数段，每段长约10cm，径口约4cm，一头留节，刮去青皮留白，厚约0.3cm，靠节钻一小孔，以杉木条塞紧，放前药水内煮数十滚（药筒浮起用物压住），如疮口小可用拔火罐筒。将药水锅放在病床前，取筒倒去药水，趁热急对疮口合上，按紧，自然吸住，待片刻药筒已凉（5~10分钟），拔去杉木塞，其筒自落。视其需要和病体强弱，每天可拔1~2筒或3~5筒。如其坚肿不消，或肿势继续扩散，脓毒依然不能外出者，翌日可以再次吸拔，如此连用数天。

（3）注意事项　必须验其筒内拔出的脓血，若红黄稠厚者预后较好；纯是败浆稀水、气秽黑绿者预后较差。此外，操作时需避开大血管，以免出血不止。

3. 针灸法

针灸疗法治疗下肢溃疡也是中医外治法中一种较为重要的治疗方法。通常情况下，中医会使用艾灸、针刺两种方法对患者进行治疗。《灵枢·九针论》曰："为瘤病者也。故为之治针，必筒其身而锋其末，令可以泻热出血，而瘤病竭。"在宋·窦汉卿《疮疡经验全书》中便有对针灸疗法的记载，记载中说明，可使用三菱针刺周围的方法对臁疮进行治疗，包括针法和灸法，两者各有其适应证。在外科治疗方面，古代多采用灸法，但近年来针法较灸法应用广泛，很多疾病均可配合针刺治疗而提高临床疗效。灸法是用药物在患处燃烧，借着药力、火力的温暖作用，可以温阳祛寒、活血散瘀、疏通经络、拔引蓄毒。如此肿疡未成者易于消散，既成者易于溃脓，既溃者易于生肌收口。

（1）适应疾病　针刺适用于瘰疬、乳痈等。灸法适用溃疡久不愈合、脓水稀薄、肌肉僵化、新肉生长迟缓者。

（2）操作方法　针刺的用法一般采取病变远离部位取穴，手法大多应用泻法，不同疾病取穴各异。针刺及针刺放血疗法，首先需对患者创口及周围的皮肤进行消毒，然后使用三棱针进行为一周的环刺，环刺深度为0.3cm左右、针距在2cm左右，拔出针后，患者的瘀血便会自然流出，患者需每周或是每两周接受1次治疗，治疗效果良好。

使用三棱针沿着患者创面四周的瘀斑处，进行快速、垂直的啄刺，使用针法为密到疏、深到浅的刺法，针距为2mm左右，针拔出后见血滴为宜，平均每周对患者进行两次治疗，针刺后创面使用红纱条进行换药，治疗期间给予患者内服中药进行治疗。但是在使用针刺放血疗法时应注意，应对患者下肢溃疡创面的虚实情况进行辨别，若患者的创面呈塌陷且无青紫色的瘀斑，则不宜适用该针刺疗法。

（3）灸的方法　主要有两类，一种是明灸，单纯用艾绒作艾炷置皮肤施灸，将艾绒为主要成分制成的艾条或艾柱点燃后，借灸火的热力和药物作用，对腧穴或病变部位进行治疗，达到温经散寒，消瘀散结，扶阳托固，防病保健等作用。明·张景岳《景岳全书·本草正》中记载："艾叶，能通十二经，而尤为肝脾肾之药，善于温中、逐冷、除湿，行血中之气，气中之滞。"《金匮要略》曰："艾能温胞以和脉络，而肌肉易长"。有文献报道在压疮、难愈性创面施以艾灸，可温通经络、抑制细菌生长、减少渗出、促进机体组织再生，以加速创面愈合。因此法有灼痛，并容易引起皮肤发生水疱，所以较少应用。另一种是隔灸，捣药成饼，或切药成片（如豆豉、附子等作饼，或姜、蒜等切片），上置艾炷，于疮上灸之。此外，还有用艾绒配伍其他药物，做成药条，隔纸燃灸，称为雷火神针灸。一方面，艾灸疗法可有效对人体中的各腧穴经络进行温热刺激，从而产生除痹、散寒、通络温经的效果，能够使患者机体中的气血运行更加顺畅，对患者局部血液的循环情况加以改善，对其局部的新陈代谢情况进行促进，最终导致下肢腐肉脱落，开始长出新肉，使创面的愈合速度更加快速。通过艾灸疗法，药物可对患者的病变处进行由表至里的作用，能够无损伤液化的情况下将患者的创面分泌物、坏死的组织、微生物和相关的炎症介质排出，从而确保患者的全面不会或是较少受到再次的损伤，同时也会减轻患者感染的概率，既能够对患者的有机组织进行保护，又能在很大程度上加快患者的修复、再生。另一方面，中医可通过对下肢溃疡患者病发部位的观察，来进行对患者病变处所属归经的辨别，从而使用分经论治的指导治疗方法。这种方法主要是以选取经穴的方式对患者的全身进行调理，以此来达到最终的治疗目的。就如清·吴仗仙《吴氏医方汇编》记载"在外臁属胆，在内臁属肝，前臁属脾，后臁属膀胱，外前臁属胃，外后臁属肾"。臁疮的病程相对较长，容易反复发作且很难治愈，长此以往易损耗气血，最终伤及脾胃，所以需从脾胃两经处进行治疗。艾灸局部穴位能使局部毛细血管扩张，血流加速，降低血液黏稠度、红细胞聚集指数和血细胞比容，减少血管内皮素，提升血中一氧化氮，改善局部和全身血液循环，有行气活血、软坚散结之功效，有利于组织修复。同时艾灸燃烧时产生的近红外辐射深入机体组织，被组织活性物质吸收，随血液流到其他部位使机体的新陈代谢加快，产能增加，从而加速坏死组织的脱落并促进新生肉芽组织的生长。

（4）注意事项　凡针刺一般不宜直接刺于病变部位。疔疮等实热阳证，不宜灸之，以免以火济火；头面为诸阳之会，颈项接近咽喉，灸之恐逼毒入里；手指等皮肉较薄之处，灸之更增疼痛。此外，在针灸的同时，根据病情应与内治、外治等法共同施治。

（高金辉　张丹）

第五节　调摄护理

一、饮食护理

饮食护理是在中医药理论的指导下，根据患者病情需要，给予合适的饮食，预防或治疗疾病的一种方法。中医认为合理的饮食和良好的饮食习惯是维持正常机体功能的关键之一。对于患病之人，历代医家在治疗疾病时，除了药物调治外，更重视饮食的调养关系。唐·孙思邈《备急千金要方》明确指出："食能排邪而安脏腑，悦神爽志，以资血气。若能用食平疴，释情遣疾者，可谓良工。"强调了饮食调护与疾病之间的重要关系。

（一）疮疡病患者的饮食调养基本要求

1. 遵循平衡膳食原则

《素问·脏气法时论》中说："五谷为养，五果为助，五畜为益，五菜为充。"这是中医食疗关于全面摄取膳食营养的最早记载。强调的就是在可能的情况下，尽可能食用多种食物，达到种类齐全，数量充足，比例适当，避免偏食。

2. 养成良好的饮食习惯

合理烹饪，饮食清淡，按时按需适量进食，食后漱口。保持大便通畅。

3. 注意饮食宜忌

病中禁忌是指在患病的过程中，不宜食用或禁用某些食物。《素问·生气通天论》说："高粱之变，足生大丁。"说明肥甘厚味易引起痈疽疮疡等疾病。清·许克昌在《外科证治全书》中说："古人治病，虽赖乎药，亦资乎饵。药之所忌，关乎人之死生；饵之宜忌，涉乎病患轻重。饵者饮食之类也，凡病患姿啖无忌，以致证候因循反复，变态无常……"明·陈实功《外科正宗》曰："饮食何须戒口，冷硬腻物休餐。"均强调了饮食禁忌与疾病的关系。

阳证、实证初起者，如痈、疽、疔疮等，饮食宜清淡素净，易于消化，忌食油腻、辛辣、醇酒及鱼腥发物，如肥肉、牛、羊肉、鱼、蟹、虾、笋类、芥菜等，以及煎、炒、炸、烤、爆等方法烹调的食物，以免助热生火加重病情。宜食清淡饮食及瓜果蔬菜，可饮绿豆汤、西瓜汁、黄瓜、莲子、藕等。中期已成脓不溃之时可吃雄鸡，以助化脓托毒外出。后期毒邪已去，气血虚弱，应适当加强营养，扶助正气，可食精肉、鸡蛋、牛奶等，促使疮口早日愈合。

疮疡病邪毒内陷脏腑者，以清淡素净的流质及半流质饮食为主，如米汤、藕粉、绿豆汤之类，但不宜过甜，以免滋腻碍胃。

疮疡病阴证、虚证，如流痰、瘰疬、脱疽等大多因体虚所致，宜食富有营养、清淡易消化之品，如牛奶、鸡蛋、瘦肉、鸡汤等，但也不宜过甜和过于油腻。忌食生冷瓜果等凉性食物，宜食温性食物，可用食补之法，食用高蛋白饮食，如牛奶、瘦肉、蛋等。

偏于阴虚者，可食用乌龟、甲鱼之类；偏于阳虚者，可食用牛肉、牛骨髓、黑鱼等。阴证虚证的患者，除以草木之药物调补外，再加这些血肉有情之品配合，可收到良好效果。

肛肠疾病，如痔疮、肛裂、肛瘘，其发病多与温热燥邪有关，葱、姜、韭菜、辣椒、花椒等辛辣助火之品当属禁忌，以免引起或增加大便干燥、便血、疼痛等，加重病情。

（二）疮疡病患者的食疗方法

《黄帝内经》提出："药以祛之，食以随之。"强调了食养食治的重要性。疮疡病起于内伤、外感等致病因素单独或相兼杂着作用而发病，托法补法，是治疗疮疡疾病溃后的总则。

1. 托法推荐食方

（1）银花甘草茶（《中医食疗》）　金银花 30g，甘草 5g，用沸水泡茶饮用。7 日为 1 个疗程。

（2）山栀粥　山栀 30g，鸡骨草 30g，田基黄 30g，粳米 100g。先煎前三味药，去渣取汁，入粳米煮粥。早晚各 1 次，7 日为 1 个疗程。

（3）苦瓜豆腐汤（《膳食保健》）　苦瓜 150g，瘦猪肉 100g，豆腐 40g，调料适量。瘦猪肉剁末，加料酒、酱油、麻油、淀粉腌制 10 分钟；苦瓜洗净切小丁；豆腐切小块。苦瓜入热油翻炒数下，倒入沸水，推入肉末、豆腐块，煮熟，淀粉勾芡，加调料，淋上麻油，佐餐服。每日 2 次，7 日为 1 个疗程。

（4）生地黄粥（《饮膳正要》）　鲜生地黄 100g（切细），加水煮 30 分钟，取汁，再煮 1 次，取汁约 200mL；粳米 100g 洗净，先武火煮沸，转文火熬制粥成时加入药汁搅拌均匀。

2. 补法推荐食方

（1）首乌小米粥　何首乌 30g，鸡蛋 2 个，小米 50g，白糖少许。将首乌用纱布包裹，与米同煮粥，粥熟前将鸡蛋打入，并加白糖少许，煮熟。每日 2 次，7 日为 1 个疗程。

（2）龙眼红枣木耳羹（《膳食保健》）　龙眼肉、红枣各 15g，黑木耳 25g，白糖适量。木耳冷水泡发 1 夜，加水文火煮 1 小时后，再加龙眼、红枣焖至稠烂，调入冰糖服用。每日 2 次，7 日为 1 个疗程。

（3）乌鸡补血汤（《中国药膳学》）　乌鸡 1 只，当归、熟地黄、白芍、知母、地骨皮、各 10g。乌鸡宰杀洗净，放诸药于鸡腹内，煮熟后去药，食肉饮汤。每日 2～3 次，7 日为 1 个疗程。

（4）黄芪鸡茸粥（《中华现代药膳食疗手册》）　黄芪 9g，乌鸡肉 25g，粳米 50g，食盐适量。黄芪洗净，用水煎汁两次，去渣取汁备用。乌鸡肉洗净煮熟，剁成泥茸加入粳米中同煮成粥，加入黄芪汁略煮，加食盐调味，即可食用。早晚 1 服，7 日为 1 个疗程。

（5）圆肉枸杞蒸鸽蛋（《中国药膳学》）　鸽蛋数枚，龙眼肉 15g，枸杞子 10g，冰糖适量。将鸽蛋去壳，与龙眼肉、枸杞、冰糖同加水适量，蒸熟食用。每日 1 次，7 日为 1 个疗程。

（6）无花果炖猪瘦肉（《饮食疗法》）　干无花果 60g，猪瘦肉 100g。将无花果、猪瘦肉加适量清水，隔水炖猪，调味即可，吃肉喝汤。每日 1 次。

二、情志护理

关于情绪对健康的影响，中医学很早就有记载和论述。中医在"天人相应""形神合一"的整体观念指导下，很重视人的心理活动对机体的影响。《黄帝内经》说："恬淡虚无，真气从之，精神内守，病安从来。是以志闲而少欲，心安而不惧，形劳而不倦，气从以顺，各从其欲，皆得所愿。"反之则"七情动之，内伤脏腑，外形于肢体。"此外，《黄帝内经》各篇对喜、怒、忧、思、悲、恐、惊等，对健康的影响都做过描述，可见情志因素在人体健康中有很重要的影响作用。

人体的健康，不仅是人体的各种器官、脏器正常运转的体现，而且与人的心理精神状态息息相关。护理工作的主要任务，就是全面关照患者，促进患者早日康复。护理工作中很多时间是照料患者的生活，帮助建立生理、心理与环境之间的平衡，这就需要在进行躯体疾病护理的同时，努力做好心理护理。

中医外科心理护理工作，与中医其他各科一样应遵从"保持精神乐观，调和情绪变化，避免七情过激"的基本护理原则，按照心理护理的护理程序进行工作，观察患者的心理反应，搜集患者的心理信息；分析患者的心理，提出护理心理诊断；提出患者心理问题的解决方法，即心理护理措施的制定；心理护理效果的评价。具体的方法可采用心理咨询、开导与启发、个别心理护理与集体心理护理等。外科某些疾病因具体情况不一，因此在心理护理当中，应尤为注意情志指人体内在精神活动，包括喜、怒、忧、思、悲、恐、惊，又称七情。一般情况下，多属于在生理活动范围内，并不足以致病。但如果是长期的情志刺激或突然而剧烈的精神创伤，超过了人体所能调节的范围，则易产生疾病。

（一）怒、惊

当患者突然被烧伤，导致毁容、严重功能障碍或得知必须要截肢时，心理上是愤怒、震惊、抗拒否定的，怨天尤人，可能有自杀倾向。

此时医护人员应该充分理解患者，让患者宣泄情感，家属陪伴，防止自伤和自杀，使患者顺利渡过心理休克期。

（二）忧

当患者出现耐药、疾病控制不理想、疤痕影响容貌或担心影响到生育功能时，患者为自己疾病的预后、爱情、婚姻、事业、家庭深深的担忧。

鼓励患者说出自己的担忧，敞开心扉，让家人也参与进来，得到家人的鼓励，可增强患者战胜疾病的信心。

要鼓励患者，告知最新的治疗手段、临床治愈的标准，因种种原因既然达不到理想的预期疗效，那么就要坦然接受已经取得的疗效。

（三） 悲

对一些病程迁延、治疗效果不满意、疼痛明显或先天性疾病病情反复的患者，显得信心不足，悲观失望甚至是绝望，不能积极配合治疗。

对待疼痛剧烈的患者，在精神上要予以关心，生活中予以全面细心的照顾，减少因精神因素而导致疼痛的加重，疼痛减轻了，情绪亦随之改善。告知患者同一时期治疗效果较好的病例，让患者看得见疗效，提振信心，积极配合治疗。

（四） 思

患者因病程较长、药物的不良反应、长期治疗的经济压力，为病后的家庭生活、工作和学习能力问题担忧，为疾病是否会影响前途而思虑，主要表现为失眠、紧张、害怕、急躁、闷闷不乐。

由主治医生和责任护士负责对患者进行健康教育和疾病相关知识的介绍，解释清楚患者想知道的各种问题，如感染途径、发病机制、治疗方法和疗程、药物常见的副作用和表现、患病期间的注意事项等。避免患者由于不了解病情而产生各种各样的推测和不良情绪，对疾病了解之后，信心增加，积极配合治疗，可以取得较好的效果。

在外科护理当中，很多疾病需要不同的心理护理方法。因此，护理人员需要因人而异地做好情志护理工作，消除患者的恐惧悲观心理，缓和患者的不良情绪，为恢复和增进患者的健康服务。

三、生活起居护理

清洁、安静、新适的病室环境，可使患者心情愉快，为患者创造良好的治疗和护理体养的场所。病室环境的安排和布置都要以患者为中心，充分考虑患者的适应程度，只有这样才能更加有利于疾病的护理与康复。

（一） 病室温度冷暖适宜

适宜的温度有利于患者的休息、治疗和护理工作的进行。明·陈实功《外科正宗》曰："冬要温床暖室，夏宜净几明窗。"外科的病室环境因患者经常需要接受检查、治疗、换药及护理时暴露肢体，故尤其要注意室内温度应冷暖适宜，一般以 18~22℃ 为宜；对于新生儿和老年人来说，室内温度应保持在 22~24℃ 为佳。尤其是寒冷季节应特别注意给患者采取保暖措施，如换药时以屏风遮挡，以免患者受寒。夏季炎热，病室宜打开门窗通风透气，有条件的医院可使用空气清新器去除室内污浊之气，使患者感到神清气爽。此外，还应注意根据气温变化增减患者的盖被和衣服，防止因感受外邪而加重病情。

（二） 病室内外环境宜安静

元·齐德之《外科精义·论将护忌慎法》也指出："于患人左右，止息烦杂。"医护人员对家属做好宣教工作，避免喧哗吵闹和噪声干扰，尤其是医护人员，更应在日常工作当中养成良好的习惯，营造一个安静舒适的病室环境，工作中做到说话轻、走路轻、操作轻、关门轻。

（三） 特殊要求

外科病房的病室环境因某些疾病的不同特点还有一些特殊要求，如破伤风患者所在的病室要注意避光、避声，可用帘避光，避免刺激；狂犬病病患者因有其特殊的恐水症，所以要避免接触水和听到水声。病室内定期用紫外线照射消毒，并严格控制家属探望。麻风病、烂喉痧（丹痧）等，病原微生物经体表或患部排出容易形成接触感染，因此需采用隔离的方法，如床边隔离，每一病床加隔离标记；患者不准互相接触，以防交叉感染，医护人员在治疗或护理工作时应穿隔离衣，已被感染的物品、敷料等须严格消毒处理。

《素问·五常政大论》云："其久病者，有气从不康，病去而瘠……养之和之……待其来复。"其指出了在疮疡患者的治疗和康复期间，如果重治轻护，则患者常可因情绪的波动，或饮食不节，或起居不慎而加重病情，甚至导致死亡。因此对疮疡患者的调护，应予以充分重视。

1. 病室清洁

保持病室清洁有利于患者康复，病室清洁包括诊室、病房、治疗室和换药室的清洁卫生。明·陈实功《外科正宗》曰："先要洒扫患房洁净，冬必温帏，夏宜凉帐，庶防苍蝇蜈蚣之属侵之……"说明古人早就很注重病室的清洁和卫生。病房每天开窗通风，用消毒液拖地，外感盛行期还可以用食醋熏病房。

2. 舒适护理

高热患者注意口腔护理，可用金银花或菊花煎水漱口。注意皮肤清洁，以利卫气的流行，增强机体的抵抗力；注意保持伤口周围皮肤清洁干燥，以免发生湿疹。卧床患者需要预防压力性损伤；肛瘘患者关注排便护理，保持大便通畅和便后肛门部清洁。

3. 注意隔离

外科疮疡病的创面常常存在一些病原微生物，当皮肤或黏膜有破损，直接或间接接触到这些病原微生物时就会引起感染。对于一些具有传染性的疾病，如烂疗、疫疗，皮肤或黏膜皮损处一旦接触这些疮面，还会引起传染。因此，为了防止交叉感染和传染病的发生和传播，必须严格认真做好隔离工作。

（1）不同病种分室居住，若条件不允许需同居一室时，必须做好床边隔离，病床上加隔离标志；对于传染性疾病，最好单独隔离居住，以防传染他人。

（2）患者禁止互相接触，以防交叉感染。

（3）医护人员接触患者时，需做好隔离防护，注意戴橡胶手套和穿隔离衣，医护人员的皮肤或黏膜有破损时，尽量避免进行伤口换药、护理等操作。

（4）凡患者接触过的一切污染物品，如床单、衣物，以及被创口分泌物污染的物品、器械、敷料等，必须严格消毒杀菌处理；对于被芽孢杆菌污染的敷料，应予以焚烧；换药器械必须单独灭菌后再行消毒杀菌处理。

4. 探望须知

《素问·举痛论》曰："喜则气和志达，营卫通利。"室雅人和、心情愉悦有利于气血通利调和，对疾病的康复大有好处。亲朋好友探望时对患者的关心和安慰，可以使患者心情感到愉悦舒畅，增强战胜疾病的信心，有利于患者早日康复。

（1）严格遵守医院探望制度，探望时间不宜过长。不宜选在患者进行治疗和正常休息的时间探望，以免影响治疗或加重患者疲劳。

（2）探望患者时，动作宜轻，语言宜和缓，多表达关心、安慰和鼓励，不宜嗟叹惊怪，也不宜将个人或家中烦恼琐事和患者交流，以免加重患者精神负担。

四、手术护理

（一）术前护理

根据医嘱做好术前准备。合并营养不良者，进行营养支持；高血压者，调控血压；糖尿病者，调控血糖等。总之，宜根据患者自身情况对症处理，使之安全耐受手术。

（二）术后护理

严密观察术后病情变化。伤口疼痛可针刺止痛。颈部手术取内关、合谷、曲池；肛肠手术取承山、大肠俞等。术后发热无汗，可取曲池、大椎穴针刺；发热有汗时，选曲池、复溜穴。恶心呕吐，可按摩或针刺内关、天突、足三里穴；腹胀严重，可行针刺治疗，取足三里、上巨虚、气海、内关、天枢、大肠俞等有良好效果；呃逆，可先针刺天突、膈俞、内关、鸠尾等穴并压迫眶上缘；尿潴留，可艾灸或针刺曲骨、三阴交、水道、肾俞或关元、阴陵泉、复溜、中极等穴，若不能奏效，可行导尿。

（三）功能锻炼

根据病情选择合适的有氧运动方式，如太极拳、八段锦，量力而行。肢体麻木患者主动活动，防止局部受压；肢体萎缩或无力者，协助正确的体位移动，使肢体处于功能位，防止足下垂，并进行肌肉按摩，防止肌肉进一步萎缩。糖尿病神经或血管病变有足部麻木、发凉等不适者，注意足部保暖，可做足部按摩。

五、给药护理

（一）内服汤药

中药遵照医嘱及根据病情和药性服用，否则就达不到较好的疗效。汤剂易于吸收，疗效迅速，一般分头、二汁温服。合剂体积小，浓度高，比汤剂服用方便，有利于贮存。一般1日2~3次，解表药应冲服。散剂不宜加热，一般稍用水调成糊状或不调直接用温开水送服。丸剂吸收慢"丸者缓也"，药效持久，服用方便，一般1日2次，如丸剂较大者，宜捣碎后再吞服。膏剂适于慢性病或体虚者长期服用，一般可冲服或先服膏剂再少开水送下。注意中药丸剂、散剂在梅雨季节有无变质。服药时注意环境卫生，有脓血、痰液等污秽气味易引起呕吐，事先加以清除，以避免将药物吐出；服药后注意观察病情变化。

（二）外治中药

注意观察疗效、不良反应，监测肝肾功能；如使用熏洗、溻渍，应注意空气流通；避免烫伤和发生过敏反应；腐蚀类制剂需严格保管。

（王雪梅　王裕玲）

第二章　西医创面概述

　　创面是机体皮肤在各种内外因素的作用下完整性受损的综合性表现。创面修复是复杂有序的动力学过程，一直是医学界探讨的学术话题。创面愈合是由多种细胞、细胞因子在机体的调控下完成的生物学过程，有其自身的规律与特征。但在某些条件下这一动力学过程受到各种因素的影响，一方面，愈合和修复过度形成增生性瘢痕；另一方面，愈合过程发生困难，形成难愈性创面，从而导致修复过程延迟。恰当的创面处理能有效促进创面愈合，提高创面愈合质量。随着疾病谱的演变，临床上遇到的创面越来越复杂，有时需要医生具有内分泌、心血管、风湿免疫、感染或传染病和皮肤病等相关学科的广阔知识背景才能准确找到病因。另外，很多患者并非单一疾病，而是多种基础疾病共存，或者先后受到多种因素的影响，需要医生对某种疾病可能的相互影响有全面考虑。鉴别创面在最终转归为慢性的过程中，哪些因素只是诱发因素、哪些因素起决定性作用，最后在汇总各方面意见基础上做出准确判断，给出合理的治疗方案。随着科学技术的发展和各种先进治疗技术和方法的应用，创面处理迎来了革命性的变化，创面治愈率明显提高。但各种治疗措施、相关产品使用不当或治疗时机不对，创面会出现迁延不愈，严重者出现并发症甚至死亡。因此科学规范的创面诊疗非常重要。

第一节　创面的定义和分类

一、创面的定义

　　创面是指机体正常皮肤组织在外界因素如外力、热源、电流、化学物质或内在因素如局部血流障碍等共同作用下，导致皮肤完整性受到破坏的综合表现。创面的自然愈合过程分为炎症期、增殖期及组织重塑期，该过程包含多种细胞因子及细胞外基质相互作用，从而有序调控组织修复和创面愈合。创面修复是指在创面愈合的不同阶段根据其特点给予干预，以缩短创面自然愈合时间或改善创面愈合质量。

二、创面的分类

　　创面分类目的是使临床医生能准确地找出病因，并制定出合理治疗方案，因此一个合理的分类方法应当能反映出创面形成的病因或存在的病理生理问题，同时具有临床操作的可能性。目前，有关创面的分类多样，至今尚未统一。常见的分类方法如下。

（一） 根据创面愈合周期进行分类

根据创面愈合周期，分为急性创面和慢性创面。

1. 急性创面

急性创面是指自创面形成的前 1 个月内的所有创面，该型通常有一个或多个较为明确的致伤原因，有的损伤较轻，仅对局部造成影响，有的损伤较重，甚至威胁生命。如严重的碾压伤、撕脱伤、开放性创伤、电击伤和烧伤等发生时，全身会出现四肢湿冷、呼吸急促、意识障碍、脉搏增快等低血容量性休克等表现；创面局部可出现不同程度出血、软组织擦伤、挫伤、污染、坏死、缺损等，若有骨折或脱位，受伤部分出现畸形或功能障碍。

2. 慢性创面

慢性创面是指由于某些不利因素的影响如感染、异物等导致创面愈合过程受阻，使创面愈合时间超过 1 个月。慢性创面定义为：一个无法通过正常有序而及时修复过程达到解剖和功能上完整状态的伤口，临床上多指各种原因形成的创面接受超过 1 个月治疗未能愈合，也无愈合倾向者为慢性创面。慢性创面常常伴有严重基础疾病，如合并血管或神经病变、糖尿病、全身感染、放射性损伤以及免疫性疾病，导致全身或局部抵抗力下降，营养不良，进而影响创面愈合。

（二） 根据创面病因分类

根据导致患者形成创面的基础疾病或存在的主要病理生理问题划分，其中静脉性溃疡、压力性溃疡、糖尿病性溃疡以及创伤感染性溃疡是最为常见的，占慢性创面的 88% 左右，这种分类方法为临床医务人员解除创面产生的病因，干预创面发生发展的病理生理过程提供一定指导，可以分为以下 9 种类型。

1. 静脉性溃疡（venous ulcer）

静脉性溃疡亦称为淤血性溃疡，主要是由各种原因引起的静脉瓣膜功能不全，导致静脉压力升高。持续的静脉高压可致局部血液循环和组织吸收障碍、代谢产物堆积、组织营养不良、下肢水肿和皮肤营养改变，从而导致溃疡的形成。其好发于小腿下 1/3 处，内踝和外踝是最常见的部位，特别是内踝上方。溃疡形态不一、大小不等、边界不清且不规则、伤口较浅、基底凹凸不平、颜色多为苍白或淡红，伴肉芽组织生长，表面可出现纤维蛋白凝胶状坏死，皮肤萎缩变薄、发红、脱屑、有渗液和结痂。这些表现常引起局部的剧烈瘙痒，而疼痛通常并不严重。如果疼痛明显，则提示存在侵袭性感染或其他病因。常常表现为下肢肿痛，晚上尤重，而抬高患肢时可有所缓解。创面较其他大多数的慢性伤口要大。溃疡周围皮肤可出现凹陷性水肿、硬结、色素沉着、静脉曲张、脂性硬皮病、白色萎缩症和（或）淤积性皮炎。

2. 动脉性溃疡

动脉性溃疡主要包括动脉硬化、血栓闭塞性脉管炎引起的溃疡，是由动脉阻塞导致灌注不足所造成的，阻塞多系动脉粥样硬化，或是由多种累及小血管的其他疾病（血栓闭塞性脉管炎、血管炎和硬皮病等）导致。溃疡特点：好发于骨性突起部位和其他可能存在压力和皮肤剪切力的部位，包括趾间、趾尖、外踝或一些遭受反复创伤的部位，如足与鞋的接触部位等。创面呈"穿孔状"，边缘平坦、边界清晰，基底可呈苍白、灰色或黄色改变，很少存在新生肉芽组织生长。溃疡创面可伴有坏死组织或蜂窝织炎，或是肌腱或骨骼等干性坏死焦痂存在，伴少量渗出物。创缘皮肤发白或发紫，疼痛可局限在溃疡处，甚至累及足部。下肢处于重力依赖位置时，疼痛可能缓解，腿抬高时，疼痛可能加重。

3. 压力性溃疡

压力性溃疡亦称压疮，是指在骨性突起间或坚硬的外表面间的软组织结构受压所造成的皮肤软组织坏死。可单独由压力造成，也可由压力和剪切力共同导致。危险因素包括高龄、循环障碍、制动和截瘫等。溃疡的严重程度不一，可表现为局部皮肤淤血变红，压力去除后 48 小时红斑消失（1 期）；也可表现为局部受压部位充血变红，指压不褪色，甚至形成大小不等水泡（2 期）；还可表现为全层皮肤缺损伴广泛软组织坏死（3 期）；全层皮肤、肌肉坏死甚至伴骨骼等深部组织暴露（4 期）。压力性溃疡好发于骨性突起部位，包括内外侧跖骨、跟骨、坐骨结节、腓骨头及骶骨等处。

4. 营养代谢性溃疡

营养代谢性溃疡常见于糖尿病、痛风引起的溃疡。糖尿病足溃疡是最普遍的糖尿病下肢并发症，据估计约 15% 的糖尿病患者会发生下肢溃疡。糖尿病患者由于长期血糖控制不良，导致微血管及中小动脉粥样硬化、狭窄、闭塞，从而导致末梢神经细胞缺血损伤，出现糖尿病性神经性溃疡。外周神经病变、足部畸形、过高的足跖压力、关节活动受限、血糖控制不良、糖尿病病程长，这些都是足部溃疡的促进因素。根据一项大型的前瞻性多中心研究表明，感觉神经病变在糖尿病患者溃疡发生病因中排第一位。典型表现为在反复受压部位形成胼胝后破裂、溃疡。溃疡大小不一，深浅不定，表面坏死组织覆盖、常合并感染或发生坏疽，溃疡边缘常呈潜行性进展，感觉障碍或缺乏，溃疡合并感染后可在短时间内迅速溃烂至深筋膜层，甚至肌层深部，常常伴有恶臭。

5. 感染性溃疡

感染性溃疡通常见于特异性微生物感染引起的创面，常常是指因真菌、结核或非结核分枝杆菌、厌氧杆菌、寄生虫（利什曼原虫）、钩端螺旋体、三期梅毒引起的树胶样肿等特异性微生物感染引起的溃疡。目前，免疫抑制剂及化疗药物应用、HIV 感染、器官移植、同时伴随微生物的研究深入和检测技术的提高，越来越多致病真菌、非结核分枝杆菌被发现可引起慢性溃疡；同时随着外出务工人员的增加，一些输入性寄生虫感染亦被重视。此外，感染性溃疡也包括一般的非特异性致病微生物，如细菌、病毒引起化脓性感染或在其造成的组织缺损和病变基础上发生的感染。

6. 恶性溃疡

恶性溃疡分为癌性溃疡和溃疡癌变两类。癌性溃疡包括原发性皮肤肿瘤，如鳞状上皮细胞癌、基底细胞癌、恶性黑色素瘤、Kaposi 肉瘤和皮肤附属器肿瘤等；转移性皮肤肿瘤，如肺、肝、乳腺癌等或血液系统肿瘤转移至皮肤引起的恶性溃疡；溃疡癌变是指各种类型的溃疡长期不愈，因炎性介质或因子长期刺激而继发癌变，如瘢痕癌是瘢痕溃疡长期不愈而恶变的结果，自瘢痕发生到癌变发生，时间长短不一。

7. 放射性溃疡

放射性溃疡是指机体皮肤或者局部受到放射线照射或者放射性核素沾染时引起的机体局限性缺损、溃烂。放射性溃疡主要包括急性放射性溃疡、慢性放射性溃疡和癌性放射性溃疡三类。急性放射性溃疡是指身体局部受到一次或短时间（数日）内多次大剂量（x、γ 和 β 射线等）外照射所引起的急性放射性皮肤溃疡。慢性放射性溃疡是由急性放射性溃疡迁延而来或由小剂量射线长期照射（职业性或医源性）后引起的慢性放射性溃疡。癌性放射性溃疡是指在电离辐射所致皮肤溃疡的基础上发生的皮肤癌。

8. 创伤性溃疡

创伤性溃疡是指因严重骨折、大面积深度烧伤、冻伤以及皮肤撕脱等或在其造成的组织缺损和病变基础上发生的溃疡。组织缺损大、坏死组织多和（或）创面处理不当是其主要病因。该类溃疡常因皮肤组织损伤严重而出现肌腱、骨质外露，处理不当易并发感染而发展成为慢性骨髓炎，迁延不愈。

9. 其他

如伴有自身免疫疾病、炎症性肠病、免疫缺陷性疾病、高血压、痛风等基础疾病引起的血管炎性溃疡、坏疽性脓皮病、高血压性溃疡等。血管炎是血管壁及血管周围有炎细胞浸润，并伴有血管损伤，包括纤维素沉积、胶原纤维变性、内皮细胞及肌细胞坏死，分为原发性血管炎和继发性血管炎。原发性血管炎是指不合并有另一种以明确的疾病的系统性血管炎；继发性多见于自身免疫性疾病，如系统性红斑狼疮、雷诺综合征、系统性硬化病、白塞氏病等。某些先天性疾患，如鳃裂囊肿、耳前瘘管等感染破溃或手术切除不当后出现反复不愈的窦道，一般幼年起发病，病程较长，可于数十年内反复发作。高血压性溃疡，即 Martorell 综合征，较少见，易与其他慢性溃疡相混淆，常位于小腿前外侧的踝上区域或跟腱处，这类溃疡因微动脉、小动脉闭塞的动脉中层钙化所引起，类似于钙性尿毒症性小动脉病。组织灌注减少可导致局部缺血和溃疡形成。溃疡开始早期表现为红斑，随后创面变为青紫，并形成疼痛性溃疡，伴缺血性创面。坏疽性脓皮病（pyoderma gangrenosum）常常见于炎症性肠病，如溃疡性结肠炎、克罗恩病等，是一种慢性、坏死性、溃疡性、瘢痕性、疼痛性皮肤病。诊断主要依赖于临床表现，炎性丘疹、脓疱、结节，迅速形成潜行性溃疡，剧烈疼痛。

（三）根据创面颜色分类

基于对慢性创面的病理愈合过程认识，不同颜色对应不同的病理状态，可以将创面分为黑色、黄色和红色等。如黄色对应存在较多脓性分泌物或血清样渗出的湿性创面，黑色对应的是表面覆盖坏死痂壳或失活组织的干燥创面，而红色是指干净、肉芽新鲜的创面，该方法直观描述慢性创面愈合过程不同病理状态存在的主要问题，能够很好地指导医生在不同时期选择不同创面的处理方法，特别是在敷料选择的问题上，有很好的指导意义，比如黄色创面应当使用具有较好引流、干燥性能强的敷料，不适宜使用油性或者密封性敷料，以避免浸渍感染加重；而黑色创面可以使用油性或者密封性敷料促使痂皮软化，便于清创。

（四）　根据创面深度分类和分期

通常针对具体类型的创面深度进行分类分期，如根据临床表现，压疮分为 1~4 期、深度组织损伤和不可分期压疮；又如通常根据瓦格纳（Wagner）系统，糖尿病性创面分为 0~5 级。

（五）　根据影响创面愈合的主要局部因素分期

以糖尿病性足创面为例，与 Wagner 分类重点关注创面深度不同，由于该病的发生发展与局部血供、神经病变以及感染关系密切，为反映这些影响因素以及严重程度而开发了更多的分类和分期方法，如 Liverpool 分类和 Brodsky 分类。Liverpool 分类将糖尿病足溃疡分为原发性和继发性，前者分为神经性、缺血性和神经—缺血性，后者分为有无并发症（如蜂窝组织炎、脓肿或骨髓炎）等。由于血运是决定糖尿病足溃疡是否截肢的最重要因素，所以 Brodsky 分类将糖尿病足溃疡血运情况进行细分，即 A 级无缺血，B 级有缺血、无坏疽，C 级前足部分坏疽，D 全足坏疽。

以上分类只是目前应用各种分类方法的一部分，纷繁复杂，各有优缺点，比如美国国家压疮咨询小组（national pressure ulcer advisory panel，NPUAP）的压疮分期对护理人员管理高危患者具有很好的指导意义，但对于手术医生选择手术方案的参考价值不够，随着我们对创面认识加深，各种分类方法不断发展，必然能更真实反映疾病本质。

（刘芳）

第二节　病理生理学基础

在致伤因素的作用下，机体迅速产生各种局部和全身性防御性反应，目的是维持机体自身内环境的稳定。局部反应和全身反应往往同时存在，但不同的损伤，机体的反应也不相同。如局部软组织轻微损伤，一般以局部反应为主，全身反应较轻或持续时间短，而严重的局部损伤，特别是战伤，局部组织损伤较重，且往往有坏死组织存在，此时不仅局部反应重，全身反应也较明显且持续时间也长，两者还可相互加重以形成恶性循环。所以，对局部伤口的早期正确处理将有利于全身反应的减轻，并可促进局部反应的消退。伤后局部和全身反应是机体稳定自身内环境的需要，但过度的反应往往可对机体造成损害。

一、全身反应

全身反应是指致伤因素作用于人体后引起的一系列神经内分泌活动增强并由此而引发的各种功能和代谢改变的过程，是一种非特异性应激反应。其表现呈综合性的复杂过程，不仅包括神经内分泌系统和物质能量代谢，还涉及凝血系统、免疫系统、重要的生命器官和一些炎症介质及细胞因子等。伤后机体的应激反应首先表现为神经内分泌系统的改变，它起着调节各组织器官功能与物质代谢间相互关系的主导作用。通过下丘脑-垂体-肾上腺皮质轴和交感神经-肾上腺髓质轴产生大量的儿茶酚胺、肾上腺皮质激素、抗利尿激素、生长激素和胰高血糖素；同时，肾素-血管紧张素-醛固酮系统也被激活。上述三个系统相互协调，共同调节全身各器官功能和代谢，动员机体的代偿能力，以对抗致伤因素的损害作用。由于神经内分泌系统的作用，伤后机体总体上处于一种分解代谢的状态，表现为基础代谢率增高，能量消耗增加，糖、蛋白质、脂肪分解加速，糖异生增加。

二、局部反应

急性创面的局部反应是由于组织结构破坏，或细胞变性坏死、微循环障碍，或病原微生物入侵及异物存留等所致。主要表现为局部炎症反应，其基本病理过程与一般炎症相同。局部反应的轻重与致伤因素的种类、作用时间、组织损害程度和性质，以及污染轻重和是否有异物存留等有关。对创伤，特别是外伤由于局部组织细胞损伤较重，多存在组织结构破坏及邻近组织细胞严重变性坏死，加之伤口常有污染、异物存留、局部微循环障碍、缺血缺氧及各种化学物质生成而造成的继发性损伤，从而使局部炎症反应更为严重，血管通透性及渗出更加明显，局部炎症细胞浸润更为显著，炎症持续时间可能更长，对全身的影响将更大。创伤性炎症反应是非特异性的防御反应，有利于清除坏死组织、杀灭细菌及组织修复。

（一）创面愈合分期

目前根据创面愈合的过程，可分凝血期、炎症期、修复期、成熟期。四者之间不可截然分开。

1. 凝血期

创面形成后，机体首先出现自身凝血反应，这是一系列复杂的生物学反应，包括伤口周围的小血管、毛细血管等反应性收缩，局部血流量较少。暴露的胶原纤维吸收血小板聚集形成血凝块，随后血小板释放血管活性物质，如5-羟色胺、前列腺素等，使血管进一步收缩，血流减慢，同时释放的磷脂和二磷酸腺苷（ADP）将吸引更多的血小板聚集，最后内源性和外源性凝血过程也将启动，凝血过程结束后，机体即开始进行创面的愈合。

2. 炎症期

在创面形成后2~3天进入炎症期，表现为充血、浆液渗出及白细胞游走，创面由于凝血期血管收缩，导致局部组织缺血，引起组胺和其他血管活性物质的释放，使创面局部的血管扩张。同时，由于创面坏死组织以及可能的致病微生物的存在，引发机体的防御反应，免疫细胞（粒细胞和巨噬细胞）向创面移动和集中。一方面，粒细胞防止和吞噬入侵的细菌；另一方面，巨噬细胞吞噬消化坏死的组织细胞碎片，组织细胞破坏后释放出来的自身蛋白溶酶也可以消化溶解坏死的组织碎片，使创面清洁，以便启动组织的修复过程。巨噬细胞除了吞噬消化组织细胞碎片外，同时也会刺激成纤维细胞增殖分化，这是合成胶原蛋白的关键因素，这一过程也被称为清创阶段，伤口中的血液和渗出液中的纤维很快凝固成块，有的凝块表面干燥形成痂皮，凝块和痂皮起着保护伤口的作用，同时创面会出现反应性收缩，从而减少创面面积。

3. 修复期

修复期亦称细胞增生期，这一时期可以分为两个阶段，肉芽组织形成及上皮再生，这个过程发生在创面形成后 2~3 天，这时从伤口底部及边缘长出肉芽组织，填平伤口。基底细胞的增生可以刺激肉芽组织的生长，同时巨噬细胞释放的生长因子，如血小板衍生生长因子（PDGF）、转化生长因子-β（TGF-β）和转型生长因子，均可加速肉芽组织形成。肉芽组织形成有重要生物学意义，具有填补组织缺损、保护创面、防止细菌感染、减少出血、机化血块等。肉芽组织由新生薄壁的毛细血管和增生的成纤维细胞构成，并伴有炎性细胞浸润，肉眼表现为鲜红色，颗粒状，柔软湿润，形似鲜嫩的肉芽而得名，其实质为幼稚阶段的纤维结缔组织。健康的肉芽组织对表皮再生十分重要，因为它可以提供上皮再生所需的营养生长因子，如果肉芽组织长时间不能将伤口填平，容易形成疤痕，则上皮再生将延缓。另外，由于异物和感染等刺激而过度生长，水肿的肉芽组织高出皮肤表面也会阻止表皮再生，因此临床常将其削平以利于表皮生长。纤维母细胞于 5~6 天后产生大量胶原纤维，其后 1 周胶原纤维形成甚为活跃，随着肉芽组织不断形成，创面组织的缺失被填充，上皮细胞便从创面周缘向中心移动，于是伤口迅速缩小，直到 14 天左右停止。其意义在于缩小创面，若伤口过大（一般认为直径超过 2cm），则再生表皮很难将伤口完全覆盖，往往需要植皮。皮肤附属器（毛囊、汗腺及皮脂腺）若遭到完全破坏，则不能完全再生，而出现疤痕愈合。肌腱断裂后，初期也是疤痕修复，随着功能锻炼而不断改建，胶原纤维可按原来肌腱纤维方向排列，达到完全再生。

4. 成熟期

当创面被再生的上皮细胞完全覆盖后，创面的愈合过程并没有完全结束，接下来进入创面的成熟期，因为新生的肉芽组织和上皮细胞还需要进一步分裂、分化、转型，使其力量增强。这一过程主要表现为两个方面，新生的上皮细胞不断分裂分化，表皮层增厚，肉芽组织成熟分化，形成的胶原纤维排列发生改变，新生的结缔组织机械力量增加，同时毛细血管数目减少，使创面局部红色消退，接近正常色，这一过程需要很长时间，常常超过 1 年。在创面愈合未完成成熟以前，创面容易被再次损伤，由于表面上创面已经完全愈合，这一时期常被患者和医务人员忽视。

（二） 创面愈合类型

创面愈合类型主要取决于损伤的程度和创面局部有无感染等，基于临床的需要，根据创面的不同特点，创面愈合的类型可分为一期愈合、延迟一期愈合、二期愈合。

1. 一期愈合

一期愈合为最简单的创面愈合方式，是因组织缺损少、创缘整齐、无感染和异物、组织层能严密对合的创面等。由于创面血凝块少，局部炎症反应较弱，创缘的细胞损伤轻，因此在受伤后创面两侧表皮基底细胞即发生反应性分裂与增殖，并向创面中心移行。同时，表皮基底细胞的增生刺激肉芽组织生成，并迅速填满创面，一般伤后 5~6 天新的胶原纤维形成，可以拆线，但创面完全愈合需要 2~3 周，这类创面愈合的特点是愈合过程中肉芽组织形成较少，完全愈合后仅留下一条线状疤痕，而且不会导致明显的功能障碍。

2. 延迟一期愈合

延迟一期愈合是因创面被污染或感染，或有异物需要彻底清创。由于创面组织丢失量不多，经过 3~5 天的创面局部处理，创面仍可以一期愈合，特点与创面一期愈合相似，只是时间延长了 3~5 天。

3. 二期愈合

由于创面过大，或伴有感染、坏死组织较多，新生的基底细胞不能迅速覆盖创面，需要肉芽组织填补伤口，这类愈合类型特点表皮再生时间延迟，原因是创面局部感染或坏死组织的阻碍。因此只有当感染被控制以及坏死组织被彻底清除，表皮细胞才能开始分裂增殖，启动创面的愈合过程，肉芽组织形成过多，创面愈合后遗留的疤痕较大，有时伴有正常功能丧失，愈合时间延长，且过程反复。

（三） 慢性创面病理生理

慢性创面发病机制复杂、覆盖多学科、病情迁延、容易复发，对患者有深刻的影响。慢性创面治疗时间长、易致残、大部分慢性创面患者行动不便、部分或全部生活自理能力下降与丢失。慢性创面不仅使正常皮肤外观产生不良改变，而且散发着异味或恶臭，导致患者产生严重的社交心理障碍，难以融入社会，严重影响其生活及工作。因此，慢性创面已成为患者个人、社会、医疗的沉重负担。

1. 血液循环系统功能状态

创面的修复包含成纤维细胞的激活与血管生成过程，多肽生长因子如血管内皮细胞生长因子（vascular endothelial growth factor，VEGF）、转化生长因子-β（transforming growth factor，TGF-β）、成纤维细胞生长因子（fibroblast growth factor，FGF）和肿瘤坏死因子（TNF）在该过程中发挥重要作用。缺氧通过上调 VEGF 从而刺激血管的生成，I-型胶原早期升高，随后降低，其原因可能是在活体条件下，由于血管生成提高了运载氧能力，导致羟基化和胶原合成增加。Brogi 研究发现，低氧时碱性成纤维细胞生长因子（basic fibroblast growth factor，bFGF）与 VEGF 在血管形成过程中有密切的时相关系。氧是创面愈合过程中至关重要因素，血管生成，纤维结缔组织增殖和上皮化过程中，细胞增殖在高氧状态下明显加快，吞噬细胞的噬菌能力也呈现出氧依赖性，当组织氧分压<40mmHg 时，氧依赖组织愈合过程中出现异常，而氧分压<30mmHg，生长因子不能引导创面相关细胞完成组织修复，从而影响愈合。但是组织缺氧不仅仅与局部缺血相关，局部组织氧分压同时受到动脉血流、动静脉压差、毛细血管密度和局部组织消耗量等相关。组织缺氧后局部细胞释放炎症因子，包括白细胞介素、趋化因子及补体等，吸引中

性粒细胞，进而清除坏死组织和病原微生物，同时可以释放炎症细胞因子和酶。

创面血管新生分为内皮祖细胞（endothelial progenitor cells，EPCs）参与新生血管及在原有血管基础上以出芽方式新生血管两种类型。EPCs聚集后分裂、分化成有功能的血管；血管内皮生长因子（VEGF）、转化生长因子（TGF）、成纤维细胞生长因子（FGF）等刺激原有血管以出芽方式新生血管。创面的血管新生可为创面肉芽组织的形成提供氧气及营养物质，为创面的再生修复打下了坚实的基础。因此，在慢性难愈合创面修复过程中，血管新生受限可能是其迁延不愈的病理机制之一，通过对血管新生机制的研究探索，寻求促进创面血管新生的方法应该能够为解决创面修复问题提供重要的参考依据。EPCs因具有血管新生功能而被研究学者发现，并从人的外周血中分离而出，后经研究发现，EPCs可分为骨髓源性内皮祖细胞和非骨髓源性内皮祖细胞两种，其中尤以骨髓源性内皮祖细胞最为多见，而来源于外周血、脐带血及原位组织的非骨髓源性内皮祖细胞次之；根据在体外培养过程中出现的时间和功能，EPCs可分为早期内皮祖细胞和晚期内皮祖细胞两种；根据细胞的表面特征，内皮祖细胞早期可分为能够表达CD33、CD34及VEGFR2的祖细胞三种，但在后期外周血中CD33的表达水平逐渐降低、CD34的表达水平始终维持稳定、VEGFR2的表达水平逐渐增加，而且同时出现血管内皮钙粘素及血管性血友病因子的表达，凸显了新生血管的活性及能力。细胞衍生因子（stromal cell derived factor-1a，SDF-1a）可促进EPCs自骨髓向外周血动员。研究发现糖尿病小鼠创面应用内皮祖细胞治疗后，创面组织内的VEGF及碱性成纤维细胞生长因子（bFGF）的表达水平明显升高，创面肉芽组织中血管的新生速度明显加快；二甲双胍可通过激活一磷酸腺苷活化蛋白激酶/内皮型一氧化氮合酶（adenosine mono-phosphate-activated protein kinase/endothelial nitric oxide synthase，AMPK/eNOS）信号通路改善内皮祖细胞的血管新生机制。EPCs体外培养的外分泌液可增加VEGFA、VEG-FR2、eNOS等血管生成相关因子的表达水平，促进血管新生，加快糖尿病大鼠创面的再生修复；体外培养的骨髓源性内皮祖细胞可在培养基中形成血管管道，并且在与胃内皮细胞共同培养时，内皮祖细胞镶嵌在胃内皮细胞中，形成的血管管道明显增宽。因此，创面的修复过程实际上是成纤维细胞、血管生成过程以及多肽生长因子的协同作用。

2. 创面感染

创面常常被细菌等微生物污染，但不一定会导致感染，正常皮肤有一些正常菌群生长，当形成创面时，这些正常菌群会移行至创面，如果条件成熟且机体抵抗力下降，则会引起感染。感染可通过多种机制抑制创面愈合过程，引起创面持续性炎症反应，并使组织中蛋白酶含量增加进而导致创面周围组织损伤，以及延缓上皮化和胶原沉积，最终损伤急性组织修复过程中炎症、增殖和修复过程，阻碍创面愈合，其中包括前列腺素E和血栓素等炎症介质及中性粒细胞的持续增加，进而释放细胞毒性物质和氧自由基，导致局部血栓形成，继发的感染促发机体免疫反应，导致炎症反应持续，创面愈合延迟并损伤自身组织。通过刺激组织蛋白酶过度活跃，消化创面愈合过程中必要的生长因子和膜受体，体外实验发现创面上常见的细菌能剪切创面愈合过程中的生长因子符合物并使生长因子降解或失活，在组织细胞和成纤维细胞出现的情况下，细菌的这种降解能力表现更加明显，在慢性创面中，很多生长因子的受体表达也呈现降低的表现。此外细菌生物膜（bacterial biofilm，BF）的产生，生物膜其实是保护性多糖衣包被的菌落，极易抵抗抗生素作用，这种膜在创面愈合受损甚至溃疡复发中起重要作用。

3. 细胞因子与生长因子

细胞因子与生长因子是不同细胞型分泌物的小多肽物质，作为一种分子信号调控细胞的增殖、分化、迁移与代谢，由 7 种主要家族，即表皮生长因子（EGF）、转化生长因子（TGF）、胰岛素样生长因子（IGF）、血小板源性生长因子（PDGF）、成纤维细胞生长因子（FGF）、白细胞介素（IL）和集落刺激因子（CSF）组成。细胞因子刺激血管生成和细胞增殖，影响细胞外基质（ECM）的产生和降解，是炎性细胞和巨噬细胞的化学趋化物质，因而能促进创面的愈合。在各种慢性创面组织中，某些大分子、甚至生长因子被"扣押"在组织中，从而导致一些关键的生物调节因子（包括细胞因子）无法利用或异常分布，生长因子、细胞因子因被胞外基质的"扣押"，触发病理性连锁反应，影响其下游调节因子的功能。"漏"到真皮层的大分子如白蛋白、纤维蛋白原、β_2-巨球蛋白束缚生长因子的活性，从而破坏创面的正常愈合过程。$\alpha2$ 巨球蛋白是生长因子的"猎食"者，有研究显示，慢性创面组织中具有多种重要功能的转化生长因子 $\beta1$ 被毛细血管周围的纤维蛋白"扣押"。内皮生长因子、转化生长因子等生长因子可以刺激细胞增长，抑制蛋白酶活性、促进蛋白酶抑制剂的表达，同时，其具有调控成纤维细胞等功能，与创面愈合关系密切。在慢性创面中，上述生长因子数量下降、无法被利用或分布异常，导致慢性创面迁延不愈。

4. 细胞周期停滞

创面局部坏死组织经细菌与各种酶的分解，产生大量的生物胺，这些胺类物质以二胺毒性最为突出，其中腐胺含量最高。局部高浓度的腐胺不仅对创面愈合呈现明显的毒性作用，而且能引发全身性炎症反应，诱导肝、肾等生命器官的细胞凋亡。损伤、缺血、感染、持续的炎症反应、过多的中性粒细胞、蛋白酶、基质金属蛋白酶（matrix metalloproteinases，MMPs）及生长因子的减少是如何导致创面愈合呈现慢性化，近期才逐渐清晰。在创面修复过程中，从细胞增生、细胞迁移等均包含有细胞周期活动，细胞周期犹如一个调节细胞分裂及增殖的时钟，在正常情况下，完整的皮肤中大部分的细胞处于相对的不活跃状态，即静止的 G_0 期，在损伤情况下，修复的级联反应被活化，血小板生长因子的释放刺激炎症细胞及其他结缔组织细胞的增殖和迁移，为了激发这个过程，生长因子的释放必须达到一个适当的水平。目前所知的促进因子包括胰岛素样生长因子（IGFs）和表皮样生长因子（EGF），在这个过程中，如果生长因子的产生不足以达到必要的阈值，便不能触发 G_0 期的静止态细胞向活跃状态转化。

5. 角质蛋白细胞迁移

残存在表皮基底层的角质形成细胞是上皮化的主要源泉，这些细胞对于损伤反应产生一系列功能变化，即分离、迁移、增殖、分化和分层。损伤任何一个步骤都会影响上皮化的形成，慢性创面中上皮化受损的机制还不是很清楚，上皮化损害到什么程度将会对愈合产生影响，目前尚不明确。而在不同创面中上皮化损害也不尽相同，因此缺乏上皮化不仅是由角质形成细胞有丝分裂不佳所致，有时角质形成细胞并没有表现出迁移，这是一个普遍的现象。另外，通过压力性溃疡也可以说明这个现象，这种类型的溃疡通常缺乏结缔组织基质一旦有良好的肉芽组织，上皮化并不困难。

6. 基质金属蛋白酶

基质金属蛋白酶（matrix metalloproteinase，MMP）是一组锌依赖性肽链内切酶，它们能够降解细胞外基质成分和非基质蛋白。可由多种基质细胞、炎症细胞或其他细胞产生，迄今为止在人类中共发现 23 种 MMP 和 4 种金属蛋白酶组织抑制剂（tissue inhibitor of metalloproteinases，TIMP）家族成员。MMP 和 TIMP 在正常皮肤组织中的基础含量对皮肤结构的维护起了一定作用，创伤后在细胞因子、生长因子、细胞-基质的相互作用以及细胞与细胞间的接触改变等因素影响下，MMP 和 TIMP 的表达发生了改变。在创伤早期的炎性浸润阶段，向创面迁移的中性粒细胞、巨噬细胞、淋巴细胞等炎性细胞能分泌 MMP，为修复细胞和炎性细胞的迁移清除障碍；在增生期，角质形成细胞、成纤维细胞和内皮细胞等修复细胞分泌 MMP，以促进细胞的迁移、创面的上皮化形成和新生血管形成；在重塑期，MMP 影响着胶原的合成与分解的动态平衡，以及伤口的收缩和瘢痕重塑过程。不同的 MMP 降解的底物有所不同，如 MMP-1、MMP-8 能降解 I、II、III 型胶原，MMP-2 能降低明胶、IV 型胶原和弹性蛋白，对蛋白多糖也有一定的降解作用；MMP-3 能降解蛋白多糖、纤维粘连蛋白、层粘连蛋白以及 III、IV、V、VI 型胶原，但不降解 I、II 型胶原。TIMPs 是阻断 ECM 降解，抑制 MMP 活性的一组分泌糖蛋白，它参与组织结构的建立与维持，可间接影响依赖 ECM 的细胞信号的传递链。目前，TIMP 家庭有 4 个成员，TIMP-1、TIMP-2、TIMP-3 及 TIMP-4，前三者的研究较为深入。TIMP-1 是 29KDa 糖蛋白，它可以优先抑制 MMP-1；TIMP-2 是 22KDa 糖蛋白，抑制所有 MMPs，主要抑制 pro 与活性形式 MMP-2。TIMP-3 的特点是与周围基质相连紧密，很难分离，可以抑制 MMP-1、MMP-2、MMP-3、MMP-9 及 MMP-13。TIMP-2、TIMP-3 是 MMP-14 的有效抑制剂，但 TIMP-3 有一特性是 TNF-β 转化酶的有效抑制剂。TIMP-4 是从心脏组织中克隆出来的，分布广，人类皮肤样本中只有中等程度 TIMP.4，在真皮创伤中作用较小。

7. 创面细胞的表型改变

创面的正常愈合过程经历炎症、增生与塑型期，但慢性创面的愈合似乎没有确定的时间框架。越来越多的研究显示，慢性创面的细胞表型发生改变，从而损害了其增殖、迁移能力，细胞对刺激的敏感性降低到哪种程度还不清楚；另外，细胞外基质 ECM 的合成与降解平衡方面出现偏移也是一个值得关注的因素，在慢性创面中出现的结缔组织基质不足的原因可能由于基质成分合成不足，也可能由于过度降解或降解酶抑制剂的减少。有实验证实，慢性创面中基质降解酶增加而抑制剂减少，纤连蛋白降解增加说明在 ECM 中含有升高的蛋白溶解活性，在慢性创面创伤渗液中许多蛋白酶，如明胶酶、基质金属蛋白酶 MMP-9、血浆酶原激活剂等的数量与活性增加，血浆酶原激活剂、尿激酶在压力性溃疡中丰富，与急性创面相比，压力与静脉性溃疡中含有较高的 MMP，更重要是的含有升高的胶原溶解活性。

（周济宏）

第三节 创面的诊断

对患者进行临床评估诊断时，应包括完整的病史采集、全面的体格检查、血管评估和创面的综合评估，明确损伤部位、性质、程度、全身性变化和并发症，特别是原发损伤部位相邻或远处内脏器官是否损伤及其程度。因此，需要详细地了解受伤史，仔细地全身检查，并借助辅助检查等措施才能得出全面、正确的诊断。

一、病史采集

（一）现病史

详细采集病史对了解创面病因、发病机制和评估创面发展有重要价值。若患者因昏迷等原因不能自述，应在救治的同时向护送人员及家属了解，并详细记录。仔细询问患者发病情况以及目前创面发生可能的病因，了解创面形成的时间、经过、症状及既往疾病情况等，创面大小、分泌物等情况是否随时间的推移而发生过质变，创面疼痛以及疼痛严重程度如何等，伴随症状如发热和治疗经过，从而明确创面类型、性质和程度。

（二）既往史

询问患者既往是否存在类似溃疡情况，溃疡的位置以及曾经采用过哪些影响创面愈合的治疗措施。确定患者是否存在任何可能导致创面愈合困难的相关基础疾病，如糖尿病、外周血管疾病和慢性肾病、高血压病等，应根据原有血压水平评估伤后的血压变化。

全身因素主要有营养不良，如蛋白质、维生素、铁、铜、锌等微量元素缺乏或代谢异常。营养状况的好坏，将直接或间接地影响创面的愈合。蛋白质缺乏，尤其是含硫氨基酸缺乏时，常导致组织细胞再生不良或缓慢，肉芽组织形成受阻。维生素缺乏，特别是维生素 C 缺乏将使成纤维细胞合成胶原的功能发生障碍，同时还会影响其转化为纤维细胞。维生素 A、维生素 B_2 和维生素 B_6 等缺乏时会导致纤维化不良，微量元素锌缺乏时，组织细胞的再生能力和速度都会减慢，从而使创面愈合迟缓。

大量使用细胞增生抑制剂（如糖皮质激素等），易致免疫功能低下及全身性严重并发症（如多器官功能不全）等。细胞毒性药物能抑制细胞的分裂增殖，从而对创面愈合产生严重影响，类固醇能抑制免疫反应，而且还会阻止成纤维细胞的分裂和增殖，从而延缓创面的愈合，这一作用在蛋白质营养不良时更为明显。免疫抑制剂一方面降低白细胞活性，使创面的清创过程受阻。另一方面，免疫抑制剂增加感染机会，伤后就较易并发感染或延迟愈合，应作为诊治时的参考。对药物过敏史也应了解，非特异性消炎药物，如阿司匹林、吲哚美辛等，因能阻断前列腺素的合成从而抑制创面愈合过程的炎症反应，而使其愈合缓慢。青霉素因能在体内转化为青霉胺，后者会阻碍胶原蛋白交联而使新形成的胶原纤维强度下降，影响创面的愈合。

放射治疗，离子射线不仅对恶性肿瘤细胞具有杀伤性，同时对正常组织细胞液具有强大的破坏性，同时放疗所带来的副作用，如恶心、呕吐和消化道功能障碍（腹泻）会引起营养吸收障碍，从而影响创面的愈合过程。肿瘤组织的快速生长与坏死、坏死组织易于感染、营养平衡破坏（负氮平衡）以及治疗时药物（化疗及放疗）的影响等均可造成恶性肿瘤创面难以愈合。

压抑、紧张、焦虑会使机体的免疫系统功能受损，从而间接影响创面的愈合，相反积极的心态会有利于创面的愈合。既往史中还应了解是否有手术治疗史，如是否通过手术处理过不愈合的创面，如皮肤移植、动脉血运重建或静脉消融等。

（三）个人社会史

患者是否有吸烟、酗酒史，对于创面的处理，是否有支持性社会环境，创面是否会对他们的日常生活带来影响。

二、体格检查

首先应从整体上观察患者状态，判断一般情况，区分伤情轻重。对于生命体征平稳者，可做进一步仔细检查；伤情较重者，可先着手急救，在抢救中逐步检查。体格检查的重点在于创面的细致评估，创面的位置和数量应详细标记，并记录每个创面大小、深度、渗出、分泌物性质和量、是否存在潜行病变，以及创面颜色和气味等情况。创面拍照是持续客观评估的一个重要部分，客观的创面拍照可减少观察者间的差异，并对创面面积随时间的变化做出直观而准确的评估。

（一）全身情况评估

可采取临床的一般检查步骤，应注意患者的精神（心理）状态，适当劝慰以缓解其紧张情绪，取得医患间的合作。注意呼吸、脉搏、血压、体温等生命体征，以及意识状态、面容、体位姿势等。对于体温过低、意识失常、呼吸急促或困难、脉搏微弱、脉率过快或失律、收缩压或脉压过低、面色苍白或口唇等必须进一步深入检查。头部需检查头皮、颅骨、瞳孔、耳道、鼻腔、神经反射、肢体运动和肌张力等；胸部伤需注意肋骨叩痛、双侧呼吸音是否对称，有无摩擦音、呼吸音等；心脏需检查心音、心律、各瓣膜听诊以及是否有摩擦音；腹部伤需观察触痛、腹肌紧张、反跳痛、移动性浊音、肝区浊音和肠鸣音等；四肢创面需检查肿胀、畸形或异常活动、骨擦音或骨导音、肢端脉搏等。

（二）血管评估

在采集病史和体格检查的同时，仔细、准确地评估患者局部或全身血管状况十分关键。心力衰竭或者动脉硬化会导致周围组织血供不足，从而影响创面愈合。潜在性或伴发疾病，如糖尿病、贫血、类风湿性关节炎、自身免疫性疾病、恶性肿瘤、肝衰竭及肾功能不全。糖尿病时，巨噬细胞功能受损，致使患者罹患感染性疾病，同时由于糖尿病患者也易于并发周围神经病和血管性疾病，导致血液供应障碍。因此，糖尿病患者容易出现创面，创面难以愈合；贫血时因为血液携氧能力下降，导致周围组织缺氧而影响创面的愈合。完整的血管检查，包括桡动脉、股动脉、腘窝动脉和足背动脉等搏动情况。动脉阻塞的体征包括外周动脉搏动缺失伴毛细血管再充盈欠佳、皮肤变薄萎缩和指甲肥大变形。

（三） 创面评估

1. 创面评价

了解创面的深度、软组织损伤和坏死程度、感染微生物种类等。创面拍照能提供创面局部评估最直观和客观的依据，创面测量对监测慢性创面的愈合过程和评价治疗效果具有重要意义。传统评估创面的方法，如目测或手工测量，结果可能并不准确，还可能会引起患者的不适或创面感染，米钱的平面或三维成像技术为创面测量开辟了新途径。研究者利用手机拍摄的二维溃疡照片测量伤口面积，结果显示具有较高的可靠性。而使用创建的静态伤口模型和动态伤口模型来评估三维伤口测量设备性能，结果表明三维伤口测量能够准确且动态评估伤口愈合轨迹。此外使用三维-WAM 相机测量不同大小和病因的伤口的表面积周长和体积，与传统测量结果高度一致。此外，有研究利用三维成像技术为伤口生物打印提供几何图形，结果表明，与实际的伤口尺寸达到 96.56% 的相似度。

2. 创面类型

通常 1 月内的创面为急性创面，超过 1 月以上的创面为慢性创面，国际上通常定义为无法通过正常有序修复过程达到解剖和功能上完整修复的伤口。

3. 创面位置及临近组织情况

创面位置及临近组织情况对于创面选择皮瓣覆盖有指导意义，同时创面的位置会影响医生对创面覆盖方式的思考，决定植皮、皮瓣或肌皮瓣手术的选择。

4. 创面感染的范围和程度

创面感染的范围和程度决定了医生手术方式的选择，如果创面感染广泛扩散，大量毒素吸收可导致危及生命的严重的干扰，最好选择截肢手术；反之选择扩创术清除坏死、失活组织，尽可能保留健康和间生态组织，选择一期或二期修复创面。

5. 创面组织坏死的范围和程度

创面组织感染常伴有不同程度的软组织坏死，其程度和范围影响治疗方式的选择，如果坏死组织少，可通过积极的扩创和抗感染治疗取得创面愈合，而坏死组织广泛，且涉及深部的肌肉、血管、神经组织及骨组织，往往需要多次的扩创，并结合负压吸引装置治疗准备创面床，必要时行二期手术植皮或皮瓣转移覆盖创面。

（四） 影响愈合因素的评估

影响创伤愈合的因素主要有局部因素和全身因素两个方面。局部因素是伤口感染是最常见的原因。细菌感染可损害细胞和基质，导致局部炎症持久不易消退，甚至形成化脓性病灶等，均不利于组织修复及创伤愈合。损伤范围大、坏死组织多，或有异物存留的伤口，伤口边缘往往不能直接对合，且被新生细胞和基质连接阻隔，必然影响修复。局部血液循环障碍使组织缺血缺氧，或由于采取的措施不当（局部制动不足、包扎或缝合过紧等）造成组织继发性损伤也不利于愈合。常见的因素如下。

1. 创面的局部处理措施

不适当的局部处理措施将极大影响创面的愈合，需了解创面愈合的病理生理，清楚各种因素对愈合过程影响，掌握不同种类创面护理产品的特点及作用机制，对选择合理的局部护理方案至关重要；同时，良好的个人卫生及生活习惯，以及避免交叉感染也非常重要，必须强调每一处创面需要个性化治疗。

2. 创面的湿度和温度

传统的观点认为，保持创面干燥可以预防创面感染，因此临床实践中常常尽可能使创面干燥。然而，1962 年研究者在动物实验中证实了创面在湿性环境下愈合速度比干性环境快 1 倍，随后在人体创面也得到了同样的结果。研究证实了保持创面局部温度接近或恒定在 37℃，细胞的有丝分裂速度增加 108%，传统创面护理时频繁更换敷料和用冷溶液冲洗创面，常常使局部温度降低，从而阻碍创面的愈合过程。

3. 局部血液供应状态

血液供应不足会导致组织细胞再生时所需的营养供给不够，从而阻碍创面愈合进程。局部血液供应不足的主要原因是局部压力、摩擦以及剪切力增加；另外，局部血管的炎症引起的血栓形成或者小动脉硬化而导致的血管变窄，也会产生同样的后果，如下肢静脉性溃疡和糖尿病性足溃疡。吸烟也会导致血液循环系统障碍，主要表现为以下两方面：①尼古丁作用于小动脉管壁的平滑肌，使血流减慢。②吸入的一氧化碳会竞争性与血红蛋白结合，从而使血液携氧能力下降，影响外周组织的氧供给。

4. 创面异物

任何异物残留在创面都会阻碍愈合过程，这些异物包括坏死组织碎片、外科缝线、外界颗粒性物质（灰尘、毛发或其他物体）、创面敷料残留物（纱布纤维）等。对难以愈合的所有创面都有必要进行检查以排除异物的可能，如采用 X 线照射检查。在清洗创面时，既要要完全彻底，又要避免残留异物和对创面有损害的溶液。

（五） 创面评分

创面评分是一种相对量化的分类方法，是以计分的形式估计创伤的严重程度。一般用量化和权重处理的方法，选择生命体征、解剖部位的损伤严重度和其他指标（年龄、既往疾病、生化指标等）作为参数，经数学计算而得，并以分值大小反映伤员伤情的轻重。创面评分在国内外临床实践中已得到广泛应用，其目的是估计损伤的严重程度，指导合理的治疗，评价治疗效果，还可用于创伤流行病学研究和比较不同救治单位的治疗水平等。

1. 创伤指数（TI）

TI 评分是在受伤现场作为评价伤情严重程度的量化标准，目前 TI 评分系统相对完善、成熟，广泛应用于急性创伤，具有快速、便捷的优势，具有一定的分辨力，作为临床中首选的评价指标。TI 评价包括损伤类型、受伤部位、意识、呼吸、循环等 5 个部位，有利于及时掌握患者的病情，提高治愈率，用于伤情分级并指导下一步治疗，是研究患者院前、院内急救必不可少的客观指标。在创伤院前急救中运用 TI 评分能反映创伤患者的伤情严重程度，伤情越重，TI 的分值越高；TI 评分更能预测创伤患者去向，TI 评分的分值越高，患者越需要接受更高级的救治。同时，TI 评分标准简单，在院前急救现场容易获得，具有客观性和可操作性，使医务人员能在短时间内对患者做出较为准确的评估，为后续的救治提供较多有用的信息。

2. 损伤严重度评分（injury severity score，ISS）

ISS 损伤严重程度评分是依据简明损伤定级标准（abbreviated injury scale，AIS），计算 6 个损伤部位中损伤最严重 3 个部位中的 AIS 分值的平方和。ISS 评分在多发性创伤的综合评定中被广泛应用。1997 年根据 ISS 建立了新损伤严重度评分（NISS），并逐渐取代以往 ISS 评分标准，成为严重多发伤患者评价病情的主要方法。NISS 可为临床医生提供准确可靠的病情评估资料，提高了临床多发伤救治的效率。NISS 的提出为解剖学评分领域增添了新的活力，值得推广应用。

3. 综合评分法

Falanga 在伤口床准备（wound bed preparation，WBP）理论的基础上，将创面深度、颜色等多个影响创面床的因素整合后发展一套创面床评分体系，以便全面进行评估，将评分包括黑痂、创面周围的皮肤湿疹、创面深度、创周皮肤纤维化和硬结形成、创面床颜色、创周水肿和肿胀、创面上皮化、创面渗出量 8 个方面，但该评分应用便利性和评估准确性存在矛盾。临床分级标准根据 CEAP 分类法（clinical etiological anatomical pathophysiological classification），即根据临床、病因、解剖和病理生理将下肢静脉溃疡分为 C0~C6 级：C0 为无静脉疾病体征，C1 为有扩张或网状的静脉，C2 为有静脉曲张，C3 为出现水肿，C4 为有皮肤改变，C5 为皮肤有已愈合的溃疡，C6 为有活动性溃疡。

（六）创面感染评估

1. 创面感染的临床表现

创面感染的临床表现创面表现和全身的反应，导致感染的病原菌较多，早期感染多为局部性，后期严重感染可扩散至全身，除一些特殊的病原菌（破伤风杆菌、厌氧菌等）所致破伤风、气性坏疽，大多数创面感染的临床表现大致相似。

（1）创面感染的局部表现　创周皮肤发红、发热、肿胀，局部有压痛，创面充血、肿胀、覆盖有不同数量和颜色的脓性渗出物或坏死组织，伴有不同程度的功能障碍典型症状。局部症状因感染程度、位置、深浅、受累范围等不同而又一定差异，不同致病菌所致局部症状也不尽相同，金黄色葡萄球菌的感染脓液较多，呈浅黄色或白色，一般无臭味，感染有局限倾向，但易发生迁徙性浓重；若为耐药金黄色葡萄球菌，则创面感染难以控制；大肠埃希菌的感染脓液黏稠，创面主要是坏死组织、感染组织成灰褐色，被覆一层污秽的假膜；铜绿假单胞菌的感染脓液呈绿色，有生姜味，创面外观呈坏死性溃疡，被覆浅绿色分泌物，肉芽松弛，渗液较多，如伴有厌氧菌感染创面可闻及恶臭味。

（2）创面感染全身症状表现　表现为寒战、体温升高，并伴有头痛、全身不适、乏力、恶心呕吐、食欲减退、脉率增快等，由于细菌入血可激活凝血、纤溶系统，产生出血倾向，患者可出现皮疹或出血点，创面感染扩散后导致创面脓毒症，可出现败血症的临床表现。

2. 创面感染相关检查

在创面感染中根据创面局部出现炎症反应、脓液、创面愈合延迟等临床表现，不难做出诊断。实验室检查中可能出现白细胞总数增加、中性粒比例增加、C-反应蛋白增加、血沉增快和降钙素升高，可提示感染的存在。部分创面早期感染或创面感染较局限、全身炎症反应不明显的患者，没有上述实验室异常。因此，创面细菌学检查和组织学检查是诊断创面感染的重要诊断标准。

细菌学检测组织载菌量是指创面菌落形成单位的数量，菌落形成单位（colony forming units，CFU）是计算细菌数量的一种方法，含义是形成菌落的菌落个数，不等于细菌个数，其值越高，表示样品中所含的细菌越多，细菌负荷越大，感染可能性增加。通常情况下，菌落总数采用平板计数法，经过培养后数出平板上长出的菌落个数，从而计算出每毫升或每克待检样品中可以培养出多少菌落，于是以 CFU/ml 或 CFU/g 报告，通常在创面组织培养时，当细菌负荷限制在"临界菌量"（10^5 CFU/g 组织）以下，这类感染属于非侵入性感染，如何细菌负荷大于 10^5 CFU/g 组织，可诊断为创面侵袭性感染。创面脓毒症细菌符合常大于 10^5 CFU/g 组织，细菌负荷、感染和坏死组织互为因果，创面渗液和坏死组织不仅充当细菌良好的培养基，构成细菌逃避宿主免疫反应的屏障，增加感染机会，并释放蛋白酶类和毒素降解生长因子，侵害创周相邻的正常组织，形成阻止参与创面修复细胞移动和再上皮化的物理屏障，细菌负荷能增加炎症毒素和蛋白水解酶，延长炎症反应，增加坏死组织。

（七）　创面检查的注意事项

及时正确的创伤诊断对后续治疗具有重要的意义，但病情危重者，诊断和救治的程序上有时会出现矛盾。此时，应注意以下事项：①发现危重情况，如窒息、大出血、心搏骤停等，必须立即抢救，不能单纯为了检查而耽误抢救时机。②检查步骤尽量简捷，询问病史和体格检查可同时进行。检查动作必须谨慎轻巧，切勿因检查而加重损伤。③重视症状明显的部位，同时应仔细寻找比较隐蔽的损伤。例如，左下胸部伤有肋骨骨折和脾破裂，肋骨骨折疼痛显著，而脾破裂早期症状可能被掩盖，但其后果更加严重。④一时难以诊断清楚的损伤，应在对症处理过程中密切观察，争取尽早确诊。

三、辅助检查

（一） 血液检查

血常规检查（血细胞计数和分类计数等）、生化检查（肝功能检查、白蛋白、前白蛋白和糖化血红蛋白等）可以评估患者全身炎症反应、是否存在营养不良等情况；电解质检查可分析水、电解质和酸碱平衡紊乱的情况。对疑有肾损伤者，可进行肾功能检查，疑有胰腺损伤时，应做血或尿淀粉酶测定等。

（二） 组织病理学检查

组织病理学对于创面的诊断和鉴别诊断具有重要价值，对于了解疾病的发生、发展、转归以及对于治疗的选择有重要意义，如一些特异性感染、良恶性肿瘤、血管炎等，是常用的辅助检查手段。通常标本经过固定、包埋、切片，最后染色后可于显微镜下观察。组织标本常规以苏木紫-伊红（HE）染色，染色的结果：细胞核为蓝色，细胞质及结缔组织、肌肉、神经为红色。同时，一些病例需要做特殊的染色，如过碘酸雪夫染色（periodic acid-schiff stain，PAS）、阿申蓝染色、吉姆萨染色、抗酸染色，一些肿瘤性疾病需要进行免疫组化检测。

（三） 微生物检测

1. 细菌

几乎所有的难愈性创面都存在细菌定殖，而感染是影响创面愈合最常见的原因，获取慢性难愈性创面的微生物培养结果（创面分泌物、血液、深部组织等样本），并根据药物敏感试验结果，有针对性的局部或全身应用抗生素，对于创面治疗具有重要的指导意义。需要指出的是，创面感染是一项临床诊断，而创面细菌培养并不能替代临床判断；在细菌培养时，样本应在创面彻底清洗和清创后获取，推荐采集深部组织进行细菌培养，而不推荐擦拭创面基底部取样或者收集分泌物的方法。

2. 真菌

真菌检查包括真菌镜检、培养、聚合酶链式反应（polymerase chain reaction，PCR）检测、药物敏感试验，根据情况取痰、尿液、粪便、脓液、血液、脑脊液各种穿刺液或者组织等送检。染色可以很好地显示真菌形态和结构，白念珠菌、孢子丝菌可以用革兰染色法，组织胞浆菌可用瑞氏染色法，隐球菌及其他有荚膜的真菌用墨汁染色法等。真菌培养能够提高真菌检查率，确定菌种，标本常需要接种于沙氏葡萄糖蛋白胨琼脂培养基（Sabouraud's glucose agar medium with chloramphenicol，SDA），置于25℃或35℃培养1~4周，菌种鉴定可以根据肉芽下的菌落形态、菌丝、孢子判断，还可以配合其他鉴定方法，如分子生物学。

3. 结核及结核分枝杆菌

对病原微生物进行培养鉴定是最好的诊断方法，可以借助硝酸还原实验、尿素酶实验。近年来，科研工作者运用分子生物学方法从皮损组织中检测病原菌特定基因片段也得到广泛应用，结核 T-spot 试验和结核菌素试验也有一定的诊断价值；

4. 寄生虫检查

以利什曼原虫感染为例，可以将组织液进行镜检，组织液置于 NNN（NOVY-MCNeal-Nicollemedium）三恩氏培养基培养查找原虫，还可以配合其他鉴定方法，如分子生物学 PCR 检测等。

（四）超声多普勒

通过超声多普勒、经皮氧分压检测等手段获得慢性难愈性创面病因学依据；多普勒超声、双向扫描容积描记和空气容积描记（air plethysmography，APC）用于检测静脉瓣功能是否有逆流及程度。

（五）影像学检查

X 线平片检查对骨折伤员可明确骨折类型和损伤情况，以便制定治疗措施；怀疑胸部和腹腔脏器损伤者，可明确是否有气胸、血气胸、肺病变或腹腔积气等；还可确定伤处某些异物的大小、形状和位置等。对重症伤员可进行床旁 X 线平片检查。CT 可以诊断颅脑损伤和某些腹部实质器官及腹膜后的损伤。超声检查可发现胸、腹腔的积血和肝、脾的包膜内破裂等。利用血管介入方法对严重血供障碍的慢性难愈性创面患者进行诊疗，选择性血管造影可帮助确定血管损伤和某些隐蔽的器官损伤。影像学和病理学手段则直接广泛应用于深部皮下组织病变、骨髓炎及恶性溃疡患者的诊断。

（六）诊断性穿刺

诊断性穿刺是一种简单、安全的辅助方法，阳性时能迅速确诊，但阴性时不能完全排除组织或器官损伤的可能性。一般胸腔穿刺可明确血胸或气胸，腹腔穿刺或灌洗，可证实内脏破裂、出血；心包穿刺，可证实心包积液和积血。值得指出的是，虽然各种辅助检查技术水平不断提高，但手术探查仍是诊断闭合性创伤的重要方法之一，不仅是为了明确诊断，更重要的是为了抢救和进一步治疗，但必须严格掌握手术探查指征。

（刘芳）

第四节 创面的管理和治疗

随着对创面愈合机制认识深入和对创面治疗的经验积累，由于急性创面愈合的过程与慢性创面愈合的病理生理过程是不同的，因此处理原则也不同。创伤修复与组织再生面临的问题很多，近年来主要关注两个方面：①创面愈合的速度问题，即怎样在短时间内使创面迅速地封闭以减少并发症的发生。外科治疗手段的改进和各种综合治疗措施的应用，包括胶原酶用于小面积创面的清创、基因工程生长因子药物应用于加速创面愈合等，已经使急性创面（主要包括浅二度烧伤、深二度烧伤和供皮区等）的愈合时间较传统的治疗方法提前 2~4 天。与此同时过去一些传统治疗方法难以愈合的慢性创面的愈合率也由过去的 60% 左右上升至 90% 左右。因此可以说愈合速度的问题已被较好解决。②创面愈合的质量问题，即怎样使受创的组织解剖结构和功能恢复到损伤前的状态。较前一个问题，愈合质量问题值得更多关注。如我国烧伤的半数致死烧伤面积（LA_{50}）已经达到 98% 以上，但是绝大部分大面积的烧创伤都是瘢痕愈合，由于瘢痕的存在，使患者后期的生活质量受到严重影响。

一、急性创面的处理原则

不同的创伤处理方法有所不同，但基本原则是一致的。如创伤病情比较危重，其处理是否及时和正确直接关系到伤员的生命安全和功能恢复。因此，必须十分重视创伤的处理，特别是早期急救处理。急救的目的是挽救生命，在处理复杂伤情时，应优先解除危及伤员生命的情况，使伤情得到初步控制，然后再进行后续处理，并尽可能稳定伤情，为转送和后续确定性治疗创造条件。当严重碾压伤、撕脱伤、开放性创伤、电击伤、烧伤等发生时，会出现失血性休克、低血容量性休克、急性肾功能衰竭，有时可见急性呼吸窘迫综合征。此外，常伴有发热，为局部出血或坏死组织分解产物吸收所致，体温升高应注意有无感染，若开放性伤口深及脏器或深部的血管可有出血，若此时一味追求创面修复，不考虑全身情况，则容易造成严重后果。创面修复要以生命体征平稳，全身情况平稳为前提条件，必须优先抢救的急症主要包括心跳、呼吸骤停、窒息、大出血、张力性气胸和休克等，有些必须在受伤现场进行急救。及时正确的住院前创伤救治和急诊室（车）抢救，能挽救不少危重伤者生命。

擦伤、表浅的小刺伤和小切割伤可用非手术疗法治疗；其他的开放性创伤均需手术处理，目的是为了修复断裂的组织，但必须根据具体的伤情选择方式方法。伤口可分清洁伤口（cleaning wound）、无菌手术切口、污染伤口（contaminated wound，有细菌污染而尚未构成感染）和感染伤口。清洁伤口可以直接缝合；开放性创伤早期为污染伤口可行清创术，直接缝合或者延期缝合；感染伤口先要引流，然后再做其他处理；较深入体内的创伤在手术中必须仔细探查和修复；伤口或组织内存有异物，应尽量取出以利于组织修复，但如果异物数量多，或者取出可能造成严重的再次损伤，处理时必须衡量利弊。另外，开放性创伤者应注射破伤风抗毒素治疗，在伤后 12 小时内应用可起到预防作用。污染和感染伤口还要根据伤情和感染程度考虑使用抗菌药。

二、慢性创面的处理原则

在慢性创面的愈合过程中因为某些原因，导致了愈合进程的停滞和受阻于愈合过程的某个阶段，使创面经久不愈，愈合受阻的原因非常复杂和繁多，有皮肤软组织缺损过大、大量坏死组织、压迫、剪切力、摩擦、神经病变、水肿、糖尿病、异物、循环障碍、创面感染和营养等因素，因此慢性创面治疗的总体目标是在力求慢性创面治疗中，令患者生命得以延长，生活更有质量，内容大致包含：①消除局部坏死物。②减轻异味对患者和周围人群的影响。③消肿止痛。④提升全身营养水平。⑤促进局部微血管网的再生与重建。⑥封闭创面。⑦恢复功能。⑧改善外观。

由于慢性创面涉及多学科领域、其发病机制错综复杂。同时，慢性创面患者常常合并各种全身性、慢性疾病，这给临床治疗慢性创面带来不少障碍，所以慢性创面的治疗往往不能一步到位，需要采取有目标、分阶段的治疗策略，循序渐进地进行。根据患者的主诉和需求，以及病情的轻重缓急而拟定治疗方案。首先，在做针对性基础疾病治疗的同时，及时有效的清创是非常重要的，它不仅去除清除坏死局部的各种毒性风险，而且能为伤区微循环的重建供给创造条件，同时为进一步的局部治疗（抗感染治疗、负压吸引治疗、高压氧疗）奠定基础。其次，应千方百计地提高伤区血液供应，包括各种血管再通技术，促进创面肉芽组织生长，保证局部微循环的重建。同时，全身的营养状况也十分重要。最后在评估上述治疗确实有效后，尽早封闭创面，减少营养丢失和降低再感染风险，避免创面再次恶化。此外，减轻患者疼痛、去除患区异味，对于缓解患者主观不适、提高患者生活质量、克服患者心理障碍也具有积极的意义。在创面的处理过程中，必须遵循"TIME"原则，其是一个系统的创面处理方案，主要考虑影响创面愈合的四个方面问题，即坏死组织（tissue，T），感染和炎症（infection or inflammation，I），湿性平衡（moisture balance，M），伤口边缘（edge，E），慢性创面的具体治疗原则如下。

（一）病因诊断

有些创面的形成可以找到明确的病因，在去除病因后，创面能够得到完全愈合，如去除异物或坏死组织、控制感染、改善循环等；有些创面的形成也可以找到明确的病因，但病因无法去除，只能缓解或通过治疗减轻病因，为创面提供一个适合愈合的基础条件，如糖尿病、压疮等；有些创面的形成找不到明确的病因，这时应多考虑少见、罕见病种，力求寻找病因。长期以来，科研工作者一直致力于寻找某种方法或药物缩短正常创面愈合时间，同时促进或加速某些慢性难愈合创面的修复。

（二）创面床的准备

2003 年，Douglass 提出了创面床准备（wound bed preparation，WBP）的概念，后将其定义为通过纠正可能延迟创面愈合的全身和局部因素，从而促进创面愈合的系统治疗方法。创面床准备，包括对全身、局部的系统评估；处理创面，包括去除坏死组织、引流渗出液和恢复菌群平衡；应用敷料、酶和药物等创造相对适宜的创面微环境，确保形成优质的肉芽组织。其重点在于调整慢性创面的分子环境，将其转变为对治疗有反应的创面，慢性伤口愈合时间长，给患者带来严重生理、心理及经济负担。所以通过创面床准备理论在慢性伤口中的实施，对缩短慢性伤口愈合的时间、减轻患者的痛苦、缩短平均住院时间、节约医疗资源、缓解就医压力有重要的作用。

对创面床准备理论的认识及创面的分期、评估是正确实施创面床准备理论的关键。创面床准备理论强调对创面的全面评估，包括全身及局部评估；涵盖纠正引起延期愈合的全身因素、创面的清创及生长因子的应用等，这是一个全新的体系型概念。该体系既考虑了一般创面病理性愈合的整体过程，又兼顾了创面愈合各期所需的条件，强调创面床的外观和达到愈合所需的状态。

慢性伤口管理的原则是清除刺激源和坏死组织、控制感染、保护伤口和周围组织，为伤口提供湿润环境、管理渗液和促进创面愈合，它与欧洲伤口管理协会提出伤口床准备"TIME"原则一致。

T（tissue），是指清除创面坏死组织、失去或缺乏活力的创面坏死组织（包括坏死细胞和碎片），为细菌提供良好的培养基。细菌生长和繁殖会导致感染、慢性创面细菌的蓄积、可能会使炎症反应迁延持久、阻碍创面收缩和再上皮化，慢性创面的清创应去除已经失活或坏死的组织、减轻创面的污染程度，尽可能减少无功能细胞的数量，消灭无效腔，从而有助于刺激生长因子、细胞因子分泌，变慢性不愈性创面为急性可愈合性创面，促使其进入正常的愈合过程。慢性创面的坏死组织通常没有明确的界限，清创时要注意操作时要仔细、尽量将边缘和基底完整切除并保留肌腱、神经等重要组织。

I（infection），是指控制炎症、减轻感染。所有的慢性伤口都有细菌，有细菌并不一定表示感染已经发生或阻碍创面愈合，但创面一旦感染就会通过加剧炎症反应导致伤口迁延不愈。创面的细菌水平可分为污染、菌落聚集、局部感染或感染扩散四个等级。污染是指创面虽然存在微生物，但没有繁殖，并不阻碍愈合；菌落聚集是指创面有微生物繁殖，但菌落并没有引起宿主细胞的损伤，因此不阻碍愈合；局部感染是指细菌负荷处于菌落聚集和感染之间，严重菌落聚集的创面亦无法愈合或愈合非常缓慢，但不表现出感染征象，如红、肿、热、痛和功能障碍，严重的菌落聚集创面如出现愈合延迟、疼痛对痛觉敏感、渗出增加，创面颜色变化、质脆、肉芽组织异常、有脓或异常气味等临床表现，说明局部感染已经发生；感染扩散是指发生范围不仅超过了创面，需要全身使用高效抗生素。

最重要的且最常见的革兰阳性菌为金黄色葡萄球菌，其对苯唑西林敏感性为42.6%，说明大部分金黄色葡萄球菌为耐甲氧西林金葡菌（MRSA），这与其他国内近年报道 MRSA 占金黄色葡萄球菌总数的 40%~80% 相符，而其对万古霉素敏感率为97.2%、对利奈唑胺敏感率为91.7%，万古霉素、利奈唑胺仍然是目前临床治疗金黄色葡萄球菌感染最有效的药物。替加环素作为新型甘氨酰四环素类抗生素，各类球菌包括MRSA 在内对其敏感性均较高，并且其具有副作用较小、不易产生耐药性等特点，应用前景较为广阔。其他用于治疗革兰阳性菌的抗生素中，红霉素、青霉素敏感率差，临床早已不再使用。喹诺酮类抗生素曾用于治疗革兰阳性菌尤其是金黄色葡萄球菌取得了良好的效果，但近年来环丙沙星、左氧沙星、莫西沙星的药物敏感性均下降，效果不佳。而克林霉素因有较长的使用史，且其具有口服给药方便的特点，广泛应用于基层诊所和社区医院，导致其药物敏感性较差。

头孢菌素类抗生素尤其是第二、第三、第四代头孢菌素类抗生素曾是抗革兰阴性菌的一线药物，其中头孢他啶曾作为治疗铜绿假单胞菌的首选药物，但伴随着抗生素使用不规范的情况，铜绿假单胞菌已广泛出现耐药菌株，故选择头孢菌素类抗生素治疗铜绿假单胞菌感染应慎重，但头孢菌素类抗生素对其他革兰阴性菌感染仍具有良好的治疗效果，为临床治疗首选。亚胺培南曾作为治疗革兰阴性菌感染尤其是铜绿假单胞菌的高度敏感药物，但报道其敏感性近年呈急剧下降趋势。分析其原因为伴随头孢菌素类抗生素对铜绿假单胞菌敏感性的下降，以亚胺培南为代表的碳青霉烯类抗生素被大量的不规范应用，进而导致耐亚胺培南铜绿假单胞菌（IMPRPAE）的大量出现。而包括 IMPRPAE 在内的革兰阴性菌对氨基糖苷类抗生素尤其是阿米卡星仍具有广泛的较高敏感性。现临床多联合使用抗生素治疗 IMPRPAE 的感染。

M（moisture），是指保持创面正常的湿度平衡为肉芽组织生长和创面上皮化创造条件，起初人们认为干燥的创面有利于避免细菌繁殖，1987 年 Eaglistein 等研究发现，在湿润环境下创面愈合速度比暴露在空气中快 40%，早期的研究也表明上皮细胞更容易在湿润的创面上爬行。如果创面液体过多也会导致创缘和周围皮肤浸渍影响愈合，创面过于干燥会减慢创缘表皮细胞的爬行，并限制表皮再生，干燥的创面会结成一个坚硬的痂，内在的胶原组织和创缘周围组织变得干燥并发生坏死。

E（epidermis），是指去除创缘迁移受损的表皮。肉眼观察健康愈合的创缘通常有清晰均匀的边缘，上皮生长是从创面床的周围向中央逐渐爬行展开，创面床呈红色．相反，不健康的创缘可能水肿、肥厚，甚至还可能伴有感染，肉芽组织暗红、没有弹性、易脆，清创时切除多宽的边缘，要根据创面的具体情况而定，一般为 2~3mm。创缘皮下袋的处理首先要探查其有多深，若较浅，则可以沿囊袋底部直接切除囊袋组织，将复杂创面变成一个比较简单的创面，优点是可以大大缩短病程时间、缺点是创面变大；若较深，则可以沿创缘，选择多点做三角形切除囊袋组织，封闭式负压引流，肉芽组织从底部生长并填满整个腔隙需要更长时间，将创面愈合与创周更好地结合在一起，有助于减少创面和创周淤滞的液体，减轻水肿，从而减轻因创面和创周组织水肿造成的组织细胞间距离增大，有利于组织细胞间组织交换，使创面有害物质能够得到及时清除，同时减轻因创面和创周组织水肿引起的微血栓形成，减轻了创面微血管的后负荷，促进创面微循环通畅，增加创面愈合营养供给。

（三）　创面辅助治疗手段

1. 负压创面治疗技术（negative pressure wound therapy，NPWT）

负压创面治疗技术是指利用可控制负压的真空敷料促进急慢性伤口愈合的治疗系统，由伤口敷料、封闭伤口的医用半透膜、负压传导和调节器材、负压动力源组成。将负压装置与伤口敷料连接，通过吸引使伤口保持负压状态，NPWT 其他类似的名称包括吸引创面闭合疗法（suction wound closure therapy，SWCT）、真空辅助闭合（vacuum assisted closure，VAC），真空封闭引流（vacuum sealing drainage，VSD）和表浅负压疗法（topic negative pressure，TNP）等。该技术于 1992 年首创，并于 1994 年引入中国。其基本原理基于带有引流管的无菌敷料覆盖创面，并用透明密封贴膜封闭，形成相对密闭的环境，接上专用负压泵进行持续或间歇地负压吸引。

与传统敷料比较，NPWT 具有减少皮瓣受区创面渗出、避免术后感染、延长术后第一次换药时间、提高转移皮瓣成活率、缩短创面愈合时间等显著优势。综合既往 NPWT

应用于皮瓣的相关文献，针对 NPWT 在皮瓣成活方面的安全性和有效性进行了统计分析，显示 NPWT 治疗后皮瓣成活率为 97.1%（102/105），并发症发生率为 5.7%（6/105）。乳腺癌根治术后即刻利用假体重建乳房是传统经典的重建方式，术后皮瓣有 6%~20% 的坏死率，导致假体外露、感染，甚至需将假体取出，致使二次乳房重建困难，采用 NPWT 覆盖皮瓣可明显降低术后并发症及皮瓣坏死发生率。由此可见，NPWT 可安全有效地促进皮瓣成活、降低高危因素对皮瓣的影响，但目前的研究多为回顾性分析，仍需大量的前瞻性研究继续验证该观点的正确性。

（1）NPWT 的作用机制　包括：①具有良好的抽吸作用，可有效促进创面渗出液的排出，降低创面血肿、血清肿的发生率。②将创面与外界环境隔绝，同时有效清除创面细菌，避免细菌定植，抑制细菌生长，有效降低创面污染，为创面肉芽生长提供良好环境；封闭式负压引流不仅能够防止交叉感染，而且还可以通过持续的负压吸引将存留于创面的一些坏死组织、分泌物及细菌一并自创面吸出，减少细菌生长的培养基，密闭的环境和持续的负压吸引，使创面形成微酸性环境，从而抑制创面微生物的生长，同时能够刺激信号启动，促使机体纤溶蛋白激活物以及其他酶释放、形成，加快纤维蛋白溶解的环境，创面内发生纤维蛋白溶解，进行自溶性清创，提供了创面愈合的基本条件。③可封闭死腔，有效固定移植物。④改善创面基底血液循环，显著促进新生肉芽组织形成。封闭式负压促进血流灌注和肉芽组织生长，产生一个湿润的愈合环境。研究者用激光多普勒血流仪检测猪全层皮肤新鲜缺损创面血流量，结果发现持续在 16.67kPa 负压下局部血流量迅速增加，峰值可达到基线血流的 4 倍，在持续负压吸引组及间歇负压吸引组，其肉芽组织形成率均有明显增加，且间歇负压吸引作用更好。研究者通过对 300 例各类创面的治疗结果发现，在 16.67kPa 负压下能较快清除慢性水肿，增加局部血流，促进肉芽组织生长。国内研究也发现真空辅助闭合（vacuum assisted closure，VAC）不仅能提高创面微循环血流速度，扩张微血管，而且能显著增加急性创面毛细血管密度，从而改善创面血液循环。VAC 通过多种途径促进创面血流量增加，血流灌注的增加有利于创面湿润，加上 VAC 又是封闭的环境，更由于创面湿润环境的维持。⑤减少闭合切口周围约 50% 的侧向张力，并改变传统切口张力分布，降低切口局部张力，从而降低切口裂开风险。有研究证实，NPWT 可促使敷料周围细胞增殖，通过泡沫敷料体积形态的改变，产生的应变力作用于创面基底，导致细胞受到牵拉，而与细胞基质紧密连接的整联蛋白起到应变传感器作用，可触发机械感受器的信号通路。通过此信号通路上调 myc、c-jun 和 Bcl-2 基因的表达，增加细胞有丝分裂比率，同时对细胞外基质（ECM）的合成和重塑进行基因编码。

NPWT 可通过降低创面局部氧分压、上调低氧诱导因子（hypoxia inducible factor-1d，HIF-1d）mRNA 的表达，促进血管内皮生长因子（VEGF）的合成，增加血管内皮细胞的分化和新生毛细血管的形成，有利于创面愈合。NPWT 作用下，基质金属蛋白酶-1（MMP-1）和 MMP-13 表达水平下降，同时 MMP-2 表达有降低趋势。研究表明，NPWT 可使细胞表型向抗炎表型转化，增加白细胞介素-8（interleukin-8，IL-8）和 IL-10 在创面基底的表达，并减少肿瘤坏死因子的表达和巨噬细胞的招募，减轻急性炎性反应，然而对其他趋化因子及受体的表达尚未可知。血管生成和血管成熟主要是通过血管生成素（angiopoietin，Ang）系列调控，其中 Ang-1 在调节血管成熟、内皮细胞迁移、黏附及存活方面起重要作用，Ang-2 与毛细血管出芽、分支形成、重塑、成熟及稳定有关。研究发现，在伤口愈合早期，NPWT 可增加 Ang-2 的表达水平，降低 Ang-1 表达水平和 Ang-1 与 Ang-2 比值；在伤口愈合后期，NPWT 可增加 Ang-1 与 Ang-2 比值以及酪氨酸激酶受体的磷酸化水平。可见，NPWT 在伤口愈合早期可促使微血管不稳定和衰退，从而促进新生血管形成。随后，在创面愈合后期，通过血管生成素/酪氨酸激酶受体信号通路促进创面新生血管成熟，促进微血管稳定。总之，NPWT 可通过调节对抗炎性反应起调控作用的细胞因子，以及机械和化学感受器介导的细胞信号通路，调控新生血管生成、细胞外基质重塑和肉芽组织合成，最终实现加速创面愈合的作用。

（2）NPWT 适应证　包括：①各种急性创面，如开放性创伤、撕脱伤、电击伤创面、面积较小的烧伤创面、穿通性创面、筋膜减张切开创面、胸骨切开术创面、开放性腹部创面。②各种慢性创面压迫性溃疡、糖尿病足和溃疡、静脉淤滞性溃疡、愈合不佳的术后伤口。③周围潜行的窦道、放射性创面。④受皮区或供皮区。⑤骨髓炎。⑥术后高张力缝合伤口。目前，其适应证逐渐扩大，多项研究将其应用于皮瓣修复治疗中，NPWT 在促皮瓣成活、挽救危象皮瓣、促进供皮瓣区愈合方面均有积极作用。Bannasch 和 Goldstein 等研究证实，将 NPWT 应用于下肢皮瓣、肌皮瓣可通过减轻静脉淤血等作用促进皮瓣成活，同时有效提高肌瓣表面的皮片成活率。

（3）NPWT 禁忌证　包括：①直接暴露的血管、神经和器官，以及被放射线照射或缝合的血管。②有癌变的创面。③伴有厌氧菌感染的深部创面和湿性坏疽。④较大血管的活动性出血和凝血功能异常。

（4）NPWT 应用基本步骤　包括：①清除异物及变形坏死组织，但可以保留间生态组织。②选择引流包、裁剪海绵块，以适应创面形状。③自粘性薄膜覆盖并封闭创面，超出创缘正常皮肤 3~5cm。④导管一端连接创面，另一端连接可控负压泵和一个收集引流液的收集瓶。要点是清创一定要放在首位，并保证创面的密闭性，以便进行有效的负压吸引；更换时注意根据创面情况及接触创面的海绵性质不同，换药间隔期有所不同。

2. 氧疗

通过改善局部组织血液循环及氧气供应从而促进创面愈合，氧疗作用机制：氧是决定胶原合成、成熟、上皮化、伤口挛缩等修复结局的重要因素，实际上低氧和高氧对创面修复和组织再生都有影响，只是在不同的修复阶段产生的作用有一些差别。研究显示，人迁徙到空气充足的地区后，伤口愈合速度明显加快；慢性溃疡患者自高纬度转移到低于海平面的地区，通过提高氧张力，从而促进创面愈合。研究者通过对慢性压疮患者进行氧疗，从而改进上皮化速度及伤口收缩，通过研究发现，纯氧对于开放性创面的影响主要集中于代谢活动的增强和上皮迁移速度的提高两个方面。

包括局部氧气治疗及高压氧舱治疗。

（1）局部氧气治疗（topical oxygen therapy，TOT）　用塑料袋、吸氧面罩、保鲜袋或人工肛门袋等罩住创面后用绷带或胶带封闭袋口，通过插入的塑料管或去除针头的输液管释放纯氧治疗创面，TOT 常与其他方法结合，通过药物或物理疗法联合饮用，缩短了创面愈合时间，有效提高了创面愈合率。

（2）高压氧舱治疗（hyperbaric oxygen therapy，HOT）　即全身氧疗，使用纯氧加压氧单人舱或压缩空气加压的多人舱，局部组织缺氧也是创面难以愈合的基本原因之一。创面愈合所需要的适宜氧分压为 50~100mmHg（1mmHg＝0.133kPa），然而大部分慢性创面氧分压仅仅达到 10~30mmHg。高压氧治疗是指将身体置于大于 1.4 倍绝对大气压的纯氧气之中。高压氧治疗慢性创面已经有长久的历史，最主要的原理是增加血液和局部组织的氧分压，从而改善组织缺氧。压氧治疗能增强粒细胞对细菌的杀伤作用，促进胶原合成细胞外基质、新生血管的生成。有文献报道，高压氧治疗可增加组织内皮干细胞的含量。

3. 敷料

敷料是指应用于创面覆盖，填充创面或创面治疗的一类物质的总称。传统敷料在创面治疗中发挥重要作用，其设计理念主要在于覆盖创面，使创面与外界隔离，避免其受到外界进一步污染等。随着对伤口愈合研究的深入，医学工作者认识到使用敷料的目的远远不止是为了覆盖创面敷料，还必须能帮助伤口愈合。以前的观点认为应尽可能地为伤口创造一个干燥的环境，以减少感染机会，有利于伤口的愈合。但是近年来的研究表明，在湿润的环境中伤口愈合的更快。随着材料学及工业学的进步，伤口敷料发生了革命性的变化。从传统纱布敷料，经合成敷料和生物敷料，再到新型医用生物合成敷料的应运而生，它也被称为活性敷料或革命性敷料。

（1）传统敷料　仅仅是覆盖创面、起到保护和隔绝创面的作用，虽然其具有较强吸收能力，但同时具有更换敷料时易损坏新生肉芽组织或上皮、透气性差、渗出物易引发细菌感染等多种缺点。因此人们采用各种方法来提高这类辅料的性能，如浸渍涂层、化学、物理改进方法等。

（2）合成敷料

1）薄膜类敷料：薄膜类敷料是在生物医用薄膜的一面涂覆上压敏胶而形成。制作薄膜的材料大多是一些透明的弹性体如聚乙烯、聚氨基甲酸乙酯、聚己酸内酯、聚四氟乙烯、硅氧烷弹性体等。其内层亲水性材料可吸收创面渗液，外层材料则具有良好的透气性和弹性。该类辅料外观透明，便于观察。使用后可维持创面湿润，促使坏死组织脱落。对气体和水蒸气有一定通透性，但敷料吸收饱和后易致膜下渗液积聚，可能诱发或加重感染，故只适用于相对清洁的创面，不适于渗出性和感染性创面。

2）水胶体敷料：水胶体敷料是在湿性愈合原理指导下发展起来的一类新型伤口敷料，是由弹性的聚合水凝胶与合成橡胶和黏性物混合加工而成的敷料，最常见的凝胶成分是羟甲基纤维素。该敷料可吸收创面少量渗液，吸收渗液后敷料中的亲水性颗粒可形成类似凝胶的半固体物质附着于伤口基部，提供并维持有利于创面愈合的湿性环境；同时，水胶体敷料有一定的黏附性，可与伤口周围皮肤贴合，与皮肤的顺应性好；可形成密闭环境，形成的密闭湿性愈合环境可促进微血管的增生和肉芽组织的形成；可促进伤口愈合时多种生长因子释放，刺激细胞增殖，有利于保持细胞活力；创面少许渗出液中成纤维细胞生长因子、表皮生长因子和血小板衍生生长因子等含量高于非湿润环境，并且这些渗出液本身也能促进成纤维细胞、角质细胞和内皮细胞的生长。患者使用片状水胶体换药后，因为敷料的密闭特性，敷料能够保护伤口，可避免接触细菌所感染。对于预防术后切口污染可起到较好的隔绝作用。糊状水胶体敷料因其可塑性多用于空洞形伤口、潜行腔隙等。

3）泡沫型合成敷料：泡沫型合成敷料结构具有多孔性，对液体具有较大的吸收容量，对氧气和二氧化碳几乎能完全透过。合成原料有聚乙烯丁醛聚、氨基甲酸乙酯、聚氨酯、聚乙烯醇等。对伤口渗出液的处理是靠海绵型的水蒸气转运和吸收机制来控制渗出物的。该类辅料可制成各种厚度，对创面具有良好的保护作用，保温、保湿能力较强；敷料轻，患者感觉舒适；有边型泡沫可直接贴于伤口，用于压力性损伤预防或作为二层固定敷料。有的敷料因粘贴性较差，需外固定材料；有的材料易碎，创面残留敷料成分将影响愈合；敷料普遍不透明，难以观察创面情况；敷料孔隙大，创面肉芽组织易长入造成脱膜困难，且易受细菌污染。

4）喷雾型合成敷料：喷雾型合成敷料原料是高分子聚合物和溶菌酶。将该类敷料直接喷于创面，溶菌酶蒸发后即形成薄膜敷料。使用方便，适用于早期清创后的创面、浅二度烧伤创面和供皮区。大多柔软透明，可直接观察创面，对细菌有良好的屏蔽作用。黏附性和抗张力强度较差；创面水分蒸发量大，保湿性差；无控制感染作用，用于污染创面易发生膜下感染。

5）藻酸盐类合成敷料：该敷料具有极强的吸收性能，吸收相当于自身重量20倍的液体，能有效控制渗液，从而延长使用时间；并能在伤口表面形成一层稳定的网状凝胶，有助于血液的凝固。缺点：无黏性需要外层敷料固定；有异味；敷料本身有脓液样外观，易与伤口感染混淆；如伤口没有足够的渗液，表面会形成硬痂易导致伤口再损伤。适用于术后需促进止血的伤口及高渗出的慢性创面，如压疮。代表产品有褐藻胶、藻酸盐伤口敷料和填充条等。

6）水凝胶型合成敷料：水凝胶型合成敷料是在可渗透的聚合物衬垫上使用了水凝胶材料，可以形成水凝胶的天然高分子主要有胶原和明胶、透明质酸及其盐、纤维蛋白、藻酸盐和壳聚糖等。该类敷料含水量达96%，可保持创面的湿润环境，与组织接触时可发生反复的水合作用连续吸收伤口的渗出物。水凝胶自身温度只有5℃，故有温和的冷却作用，可显著减少术后的疼痛和炎症。半透明利于观察伤口的愈合情况。该敷料无黏性，需要外层敷料固定；对细菌的隔离作用不强；可选择性允许革兰阴性细菌生长，易污染，需勤换药。适用于皮肤擦伤、激光和化学损伤等表层伤口。

7）亲水纤维敷料：亲水纤维敷料属于具有网状结构的新型敷料，对渗出液有良好的吸收作用，能预防渗出液浸入周围皮肤，有效缓解周围创面压力，改善血液循环，促进上皮组织愈合，敷料外层由防水材料构成，内层由动物胶、果胶和羟甲基纤维素钠组成，具有良好的防水功能。这种独特的结构能有效阻挡病原菌进入，防止伤口渗液污染，内层凝胶结构能具有较强的吸水能力，可在创面形成无氧密封湿润环境，可促进肉芽组织生长，有利于细胞爬行生长，并能避免敷料与新生肉芽粘连，减轻患者更换敷料时的疼痛感。

8）抗感染敷料：包括：①银离子敷料：银离子敷料杀菌原理主要依赖其正电荷及重金属特性，通过与细菌内带负电荷的含巯基蛋白结合，使细菌变形、失活，从而实现抑菌、杀菌的目的，杀菌效力可持续7天，且低浓度释放的银离子对人体正常细胞没有任何不良反应，不经过体内代谢，相对于所有抗生素，用银离子敷料，细菌病株不会发生耐药性改变。②溶菌酶敷料：以纱布浸润复合溶葡萄球菌酶生产而成，其有效成分是复合溶葡萄球菌酶，主要由溶葡萄球菌酶和新溶菌酶采用复配技术复配而成。溶葡萄球菌酶是一种含锌的金属蛋白酶，可专一降解细胞壁具有甘氨酸肽键结构的微生物，通过裂解其细胞壁达到杀菌的目的。新溶菌酶能直接裂解肽聚糖中的 $\beta-1$，4糖苷键，使多糖支架松散，促进细菌或酵母菌与霉菌细胞壁溶解，导致微生物死亡。新溶菌酶系经基因改变酶结构，可促进酶分子进入革兰阴性菌内膜，而导致革兰阴性菌死亡。由于是来源于枯草杆菌 YT-25 的溶菌酶，其粗酶溶液中含有天然的细胞溶解因子，能增强溶菌酶对细胞壁的渗入，可以溶解包括铜绿假单胞等多种革兰阴性菌。溶葡萄球菌酶和新溶菌酶各自从两个环节裂解细菌的细胞壁，不仅大大增强了酶的杀菌效果，可以高效杀灭耐甲氧西林金黄色葡萄球菌等耐药菌，而且拓宽了杀菌谱。弥补目前全身抗生素使用受限和常用消毒剂耐药等问题的不足。③亲水纤维银离子敷贴：在亲水纤维中添加了银离子，既有良好的渗液处理作用（垂直吸收，没有浸渍），又有银离子的杀菌作用，有利于创面愈合。当创面渗出液被敷料吸收后即与敷料中银离子进行接触，银离子被释放入渗液中，杀死和抑制细菌繁殖生长。银离子抗菌作用可在30分钟内起效，长达14天。银离子能与菌体中酶蛋白的巯基迅速结合，使部分酶丧失活性，从而达到杀菌作用。银离子敷料能持续有效的释放银离子破坏细菌细胞膜，使其通透性增加，导致细胞死亡；银离子能破坏 DNA，阻止创面细菌菌落形成；破坏细菌物质传递导致细菌死亡。一部分银离子从死亡菌体上游离出来，再与其他细菌接触，又杀灭其他细菌，周而复始，因此其杀菌性能可保持持久。同时，亲水纤维银敷料还具有双重锁定的功能，即可以将细菌牢牢锁定在敷料内并杀灭细菌。体外研究资料显示，银离子对110种细菌和芽孢有杀菌作用，耐药菌仅两种，银离子抵抗基因极少见，故银离子可以有效地防止和减少伤口感染，不损伤新生肉芽组织，且不易产生耐药性。④泡沫银敷料：能持续有效的释放银离子，迅速杀菌的同时快速大量吸收渗液，有效减少皮肤浸渍。当涂抹患处后，从敷料上释放出来的银离子能迅速渗透至皮下，在被吸收进细胞后可以影响细胞内的电解质浓度，并且由于它和钙调蛋白、金属硫蛋白等一些可与金属结合的蛋白质相结合而影响微量元素的新陈代谢，使伤口局部钙、锌离子浓度增加从而加快了伤口上皮化的过程，发挥广谱抗微生物、促进创伤愈合等作用，可有效控制创面感染并促进创面愈合。

（3）生物敷料　生物敷料是一种接近于理想要求的敷料，可将其分为以下两类：

1）天然生物敷料：包括：①自体皮：覆盖创面最理想的方法是移植自体皮，能够避免免疫排斥反应的发生，但大面积烧伤的患者（>50%体表面积）会出现自体皮源不充足需要进行皮肤培养。②异体皮：主要是尸体皮，一种较为理想的创面覆盖物。③异种皮：由于同种皮的来源极为有限，因此动物异种皮取代自体皮和异体皮移植的研究取得了一定的进展。因为猪与人有较高的同源性，且来源广泛，价格低廉故应用猪皮加工制成的创面敷料被广泛应用。青蛙皮是一种活性物质，本身具有抗细菌和促进结痂的作用，其与大蒜等作基料合成的敷料可用于烧伤创面，但必须低温保存。羊膜无血管神经组织，因为单层羊膜质脆易裂，不耐压、低温、保水性差等不足，临床上将其制成复层辐照羊膜或经戊二醛浸泡处理无免疫原性附着性和透气性也较好。

2）人造生物敷料：其主要基质是胶原，故又称为胶原生物敷料，近年来该类敷料研究得到很大发展。胶原蛋白是由成纤维细胞产生的人体中最丰富的蛋白质，可生物降解且具有生物相容性，主要存在于结缔组织中。胶原蛋白参与伤口愈合级联反应的所有阶段。它刺激细胞迁移并有助于新的组织发育。胶原基生物材料刺激和招募特定的细胞，如巨噬细胞和成纤维细胞沿着愈合级联反应，以增强和影响伤口愈合。在慢性伤口中，新生胶原的沉积被许多因素延迟或阻止。在这些因素中包括两类酶：基质金属蛋白酶（MMPs）和弹性蛋白酶。研究发现这两类酶的浓度在慢性伤口中异常升高。

MMPs 与天然胶原和部分降解胶原片段的蛋白水解有关。胶原成分的动态生成和破坏是急性创面愈合中的正常事件，MMPs 在正常的皮肤代谢过程中也起着一定的作用。然而，在慢性伤口中，MMPs 水平异常升高，同时 MMPs 的抑制剂却低于正常水平。基质金属蛋白酶与基质金属蛋白酶抑制剂的比例升高导致细胞外基质降解过多。

弹性蛋白酶是一种相对非特异性的蛋白酶，将 PMP-MMPs（天然 MMPs 前体）转化为活性 MMPs。它的主要底物是细胞外基质弹性蛋白，而弹性蛋白有助于真皮组织的弹性。弹性蛋白酶可以与胶原结合，降解实验结果表明，弹性蛋白酶对天然胶原三螺旋结构的亲和性是相当大的，因此含有天然胶原蛋白的敷料将发挥作用，可以作为弹性蛋白酶和 MMPs 的底物，从而抑制弹性蛋白酶和 MMPs 对机体自身胶原的降解作用。由于慢性创面的特征是胶沉积减少和胶原破坏增加，弹性蛋白酶活性高，弹性蛋白酶在维持伤口恶性循环中起着关键作用。去除弹性蛋白酶基本上消除了这种恶性循环的中枢，潜在地终止了伤口的慢性状态。

而外源性的胶原敷料可以作为弹性蛋白酶和 MMPs 的底物，从而减轻他们对伤口胶原的消耗，因此胶原敷料可以起到促进伤口愈合的作用。体外研究使用胶原/氧化再生纤维素（ORC）敷料与标准治疗纱布进行比较。发现胶原蛋白/ORC 敷料能减少糖尿病足溃疡（DFU）伤口液中存在的所有蛋白酶，包括中性粒细胞衍生的蛋白酶、纤溶酶和MMPs。ORC 在伤口液中结合并灭活弹性蛋白酶和其他丝氨酸蛋白酶，而胶原充当MMPs 和弹性蛋白酶的底物。在另一项研究中，胶原蛋白和去端肽凝胶敷料促进伤口的血管增生，并在第 15 天伤口达到 78% 的愈合。常见有：①膜型胶原生物敷料：将提炼纯化的胶原用戊二醛紫外线等方法进行交联后制成膜状，其止血效果较好、外观透明。只适用于相对清洁的创面，不适用于渗出性和感染性创面。②海绵型胶原生物敷料：该类敷料的多孔结构可诱导修复细胞在敷料中浸润和增殖，可较长时间的用于创面覆盖，并具有明显的促进创面愈合作用，并可以在敷料中加入某些活性物质或抗生素等。③复合型胶原生物敷料：该类敷料含多种成分，如有人将橡胶加入尼龙网中制成敷料，在

Ⅱ～Ⅲ度烧伤创面上使用。Biobran 支架为高分子聚合物，其中加入了由猪皮胶原提取的多肽适用于供皮区和Ⅱ度创面。Intrgra 和 Pelanac 均由胶原等构成真皮，表皮为硅橡胶薄膜，真皮可逐渐降解，自体内皮细胞和成纤维细胞长入形成新的真皮结构，可用于覆盖Ⅲ度烧伤创面等。

（4）组织工程创面覆盖物

1）角质形成细胞膜片：角质形成细胞膜片用于创面覆盖开创了其在临床上的应用。通过刺激创面残余的角质细胞增生而促进创面愈合。缺点是薄而易碎、在深度创面上很难存活。创面愈合后瘢痕挛缩明显、易破溃、抗感染能力差。

2）真皮替代物：①活真皮替代物：在胶原支架上由真皮基质培养成成纤维细胞。如 Dermagraft™ 是将新生儿的成纤维细胞种植在可降解的聚乳酸纤维网上形成，可用于治疗难愈的糖尿病性溃疡。但其培养需要大量成纤维细胞，培养条件要求严格，移植效果只能达到真皮重建。②无细胞的真皮替代物：是去除了真皮和表皮细胞的全厚皮肤如 AlloDerma。由于除去了抗原性移植后不会发生免疫排斥反应，并可显著减少自体皮的需要量，其效果相当于全厚皮片移植。③复合皮肤替代物　即在培养的成纤维细胞表面覆盖一层角质形成细胞。如 Apligraf 是将角质形成细胞接种于含有成纤维细胞的Ⅰ型牛胶原上组成。但其细胞培养期较长，难以大量生产，并且成本昂贵。

（5）新型生物合成敷料　该敷料是根据生物敷料和合成敷料的特点，将两者相互结合而研制的一种新型生物合成敷料。其主要原料是由醋酸杆菌属中的木醋杆菌在人为的操纵下产生的一种微生物合成纤维素。醋酸杆菌属广泛存在于自然界中，是一种简单的革兰阴性细菌。在特定条件下它能产生大量和高纯度的纤维素，生产成本较低，价格低廉。细菌合成纤维素敷料与其他临床常用敷料相比，具有以下特点：①可与活性组织特别是血液相兼容无免疫原性和免疫反应性。②调节创面氧张力促进毛细血管形成从而加速伤口愈合。③潮湿微酸的环境有利于中性粒细胞发挥作用增强局部杀菌能力，降低感染发生率。④对于水分和电解物有良好的通透性，并能与不平整的创面紧密贴，但不粘连，减少细菌滋生的机会。⑤机械强度和可塑性强，根据创面需要可制备成各种形状和大小。⑥外观柔软透明感觉舒适，可直接观察伤口的愈合情况等。应用范围非常广泛。

4. 物理治疗

（1）超声波疗法　超声波疗法发展后，欧美国家已将其广泛引用于治疗慢性溃疡创面和急性污染创面清洗，超声清创具有清创快速、保护正常组织、高效除菌、为创面愈合创造良好条件等特点，有助于创面愈合，降低手术清除难度。通过超声的"空化效应"和"碎裂效应"有效去除坏死组织，杀灭细菌，超声波发生器产生的电能通过高精度压电陶瓷片转换为超声频率的机械振动，后者通过特制的钛合金手柄放大，手柄喷射液体接触创面产生"空化效应"即微小气泡周围性内爆，瞬间可产生高达几十帕甚至上百兆帕的压力，形成高速微射流，具有高效深层穿透杀菌和清除创面坏死组织的特性，集合高压脉冲冲洗实用大流量，适当压力的喷射水流冲洗创面，适用于面积较大、污染较严重的创面，利用负压吸引快速回收清洗废液，防止创面二次污染，但是孕妇腹部、血友病患者、头部和眼部手术患者、装有电力驱动装置如心脏起搏器患者禁用。

（2）光疗法　利用各种光源的辐射能治疗疾病的方法，主要利用光的化学效应和光生物学效应促进创面修复和机体功能康复，目前已经成为物理治疗学重要组成部分，临床可用的光疗法有红光、蓝光，不可见光疗法有红外线疗法和紫外线疗法，在创面治疗如氦氖激光（波长 632.8nm，输出功率 10nW），其生物学效应包括扩张血管、加快血流、改善皮肤微循环、增加细胞膜的通透性、激活酶的活性，从而促进组织代谢，通过减低末梢神经的兴奋性和减少炎症介质 5-羟色胺（5-HT）来镇痛、增加巨噬细胞的吞噬作用、抑制粒细胞移动、增强溶菌酶活性，从而达到抗炎、增强血中免疫球蛋白和补体含量、促进淋巴细胞转化、增强细胞和体液免疫、调节机体免疫功能的作用。氦氖激光穿透组织的深度可达到 10~15mm。红光治疗具有照射均匀、穿透深度深、操作方便、安全性强等优点，每日 10 分钟，连续 14 天。远红外线治疗以热辐射效应为主，照射时间 10 分钟/次，短期红光治疗有促进创面愈合和缓解疼痛的作用，新型敷料或外生长银离子类制剂等对于难愈合创面的修复起促进作用。

光动力疗法（photo dynamic therapy，PDT）是一种日趋成熟的新型治疗技术，其作用机制是组织中光敏剂分子在特定波长的光或激光照射后，在有氧条件下，通过光化学反应产生单线态氧、氧自由基、羟自由基、过氧化氢等多种活性氧物质（ROS），从而特异性损伤靶组织和靶细胞，导致其发生凋亡或死亡。在慢性创面的治疗中，PDT 的抗菌效应受到更多关注。与其他方法不同，PDT 效应是基于光、光敏剂和氧三种因素协同作用的氧化损伤机制，其作用的非特异性导致细菌难以形成耐药性。临床研究显示，PDT 联合使用抗生素能促进创面愈合，减轻痂下组织细菌感染，改善创面病理组织学变化，其机制可能与增加创面组织 bFGF 合成和释放、促进创面微血管生成、抑制炎性介质 TNF-α 和 IL-6 的释放等有关，同时提示 PDT 与抗生素类药物联合应用是可行的。研究发现，使用以卟啉为主要成分的新型光敏剂材料后，可见光诱导的 PDT 可使慢性下肢溃疡创面的疼痛评分下降 71%，治疗后创面细菌增殖受到抑制，其机制可能是 PDT 所产生瞬时性 ROS 物质作用的结果。而且这种作用不会干扰正常的愈合过程。另一项临床随机对照试验（randomized controlled tria，RCT）研究结果显示，下肢慢性溃疡和糖尿病足患者对 PDT 治疗的耐受性好，没有明显疼痛或不良反应。

（3）电刺激治疗（electro magnetic therapy，EMT）　目前，已经用于创面愈合超过四十年，其刺激源从直流电到非直流电，后者又包括脉冲电流和交流电。临床和动物研究表明，电刺激能够促进创面愈合，增加成纤维细胞 DNA 和蛋白质合成，在特定电流条件下，微电流对表皮细胞增殖有刺激作用。

1）外源性电场作用：当皮肤出现损伤或创面时，由于其结构完整性受到破坏而刺激细胞内钙离子通道开放增加或细胞去极化增强而形成内源性电场（endogenous electric fields，EEF）和"损伤"电流，即"皮肤电池"。EEF 的存在可改变细胞膜电位，增强细胞膜的通透性，刺激细胞的趋电性，进而促进创面周围的成纤维细胞和角质形成细胞等在 EEF 发生定向性的迁移，而创面愈合后，这种电流将会消失。EMT 所提供的外源性电场不仅可增强细胞的趋电性反应，而且可对细胞内多种金属离子依赖酶如胆碱酯酶、单胺氧化酶、组胺酶以及细胞因子的活性产生影响。

2）促进细胞增殖和细胞因子释放：EMT 可促进角质形成细胞增殖和血管内皮生长因子释放，刺激新生血管形成。

3）改善循环效应：低频脉冲电流，尤其是 50Hz 的电流促进局部组织血液循环改善效应明显，其机制包括：①轴突反射：EMT 刺激皮肤感受器引起轴突反射，可刺激小动脉壁，使微小动脉扩张。②生物活性物质释放。③EMT 刺激皮肤释放 P 物质、乙酰胆碱等物质，引起小动脉扩张，而组胺的释放增加可致毛细血管扩张，引起更为持久的充血。

4）镇痛效应：镇痛作用比较好的低频电流频率约为 100Hz，其机制包括：EMT 经感觉神经粗纤维传至脊髓后角胶质细胞引起非痛性刺激，通过竞争性抑制，使疼痛感觉传入受阻，进而达到镇痛效果；EMT 刺激神经系统释放内源性的吗啡样神经介质如脑啡肽、内啡肽而引起镇痛效应。

5）抑菌效应：EMT 对细菌生长的抑制作用也被提出作为其促进伤口愈合效果的机制之一，研究显示阴极电流的抑菌效果更为显著。目前，电刺激促进慢性创面的临床效果已经被初步证实，研究者针对下肢慢性创面的临床研究显示，12 周的 EMT 能够缓解创面疼痛，改善创面状态，加速创面的愈合过程；多中心的临床研究亦显示，应用 EMT 治疗后，慢性创面的面积显著缩小，创面肉芽生长明显，治疗的有效率和耐受性均较理想，提示 EMT 是一种安全、有效的治疗慢性和复杂创面，且耐受性和依从性较好的治疗方法。

（4）高频电场疗法　高频电场疗法是指利用频率>10 万 Hz 的脉冲电流治疗疾病的方法，即高频透热（high frequency diathermy，HFD）疗法。高频电场作用于人体时，主要产生热效应和非热效应两种生物学效应。

1）热效应：高频电场可造成组织的电解质离子和电介质粒子发生高频震荡或移动而产热，称为内生性热效应。内生性热效应可改善深部组织微循环，增加静脉、淋巴的回流，促进渗出液的吸收，减轻组织肿胀引起的张力性疼痛，达到止痛、促进组织修复作用。与外源性透射热效应比较，内生性热效应的作用深度明显增加，对深部组织的慢性创面有着其他治疗方法难以企及的优势。

2）非热效应：是指在高频电场作用下，在组织温度未明显升高的状态下，出现组织中的电解质离子、带电胶体和偶极子的振动，从而产生一系列病生理改变的效应。非热效应可刺激炎症细胞功能，加速神经纤维再生，进而促进炎症吸收及组织法可分为：①短波疗法（short wave therapy，SWT）：短波的波长为 10~100nm，频率为 3~30MHz，国外较多应用波长为 11nm（频率 27.12MHz），国内较多应用波长为 22nm（频率 13.56MHz）。短波可促进血液循环及炎症的吸收，作用部位较深，对慢性创面的愈合效果较为明显。②超短波疗法（ultrashort wave therapy，USWT）：超短波的波长为 1~10nm，频率为 30~300MHz，国内应用更为广泛。超短波的治疗效应与短波大致相同，但其非热效应比短波更为显著。对于慢性创面的治疗，采用微热量或温热量 USWT 效果更好。③微波疗法（microwave therapy，MWT）：微波的波长为 1~1000mm，频率为 300

~300 00MHz，临床中分为分米波（波长 100~1000mm）、厘米波（波长 10~100mm）、毫米波（波长 1~10mm）。对于慢性创面的治疗，其作用机制与温热效应更为相关，可使局部组织温度升高，深部血管扩张，促进血液、淋巴循环，从而促进炎症渗出的吸收，加快组织修复过程。

（5）高压电位疗法 利用高压交变电流所产生的电场治疗疾病的方法称为高压交变疗法（high voltage alternating current therapy，HVACT），也称高压电位疗法（high voltage pulsed current therapy，HVPC）。HVACT 治疗作用主要是基于高压交变电场的作用，同时也有空气负离子流、臭氧和二氧化氮的作用。首先，高压交变电场能产生明显的血管反应：初期促进皮肤毛细血管收缩，后使其扩张，从而改善局部血液循环，增强营养代谢过程，加速创面愈合。其次，高压交变电场产生的电离空气对皮肤感受器是一种微小的机械刺激，可通过神经末梢反射影响中枢神经系统；同时在高压交变电场中，空气中的氧更易于被氧化成臭氧，可提高氧合血红蛋白的浓度，并兼具杀菌作用，亦能促进创面的愈合。研究发现，30kV 交变电场治疗肢体皮肤化脓性感染创面，有效率可达 71.5%。研究发现，HVACT 通过刺激 I 型胶原蛋白、肌动蛋白和转化生长因子的 mRNA 的表达，进而促进糖尿病大鼠的慢性创面的愈合。多项临床研究亦证实，HVACT 可显著提高 1~4 期压力性溃疡、下肢静脉性溃疡和糖尿病溃疡等慢性创面的愈合率。

5. 生长因子

从创面愈合时间和质量上考虑，不仅需要控制创面外部微环境，还要充分考虑创面内部微环境。其中生长因子就是很好的例子，广义上的生长因子还包括细胞因子。目前，在临床上使用的有 FGF、EGF、粒细胞巨噬细胞集落刺激因子、血小板源性生长因子。我国是局部使用生长因子最早且最多的国家，临床安全性可靠。需要重视的是使用方法、适当的浓度和作用时间，显然不宜在有较多坏死组织和感染的情况下使用。不适当的使用方法不仅效果不明显，而且甚至可能诱发感染和增加医疗费用。外用生长因子促进创面愈合，创伤愈合的全过程实质上是许多细胞因子参与和调控的，生长因子不仅直接参与创面的炎症反应，同时还影响组织修复细胞周期的转变等一系列生物学过程。研究表明，一些慢性难愈合创面之所以经久不愈，一方面因创面缺乏炎症反应，缺乏内源性生长因子的释放和生长因子刺激作用，另一方面其组织修复细胞，包括成纤维细胞银子、表皮细胞生长因子、血小板生长因子、粒-巨噬细胞集落刺激因子和生长激素等多种多肽类物质。生长因子是一系列具有多种功能的活性肽类组织，具有促进或抑制细胞增殖和分化、介导细胞间相互作用，影响细胞迁徙、增殖、分化，调控细胞生长速度，引起和调节创伤愈合反应。创伤修复的基因治疗主要是将细胞因子和生长因子通过转染的方式注入组织修复细胞，使其在修复细胞内表达，产生一定量的生长因子或细胞因子从而促进创面愈合。

6. 凝血酶原激活剂

研究发现，凝血酶除了其血液凝固作用外，还可刺激成纤维细胞、表皮细胞增生，促进创面愈合，其特点是对与创面愈合有关的"修复细胞"的分裂增殖起"击发"作用。因此，单次小剂量应用即有明显效果。对促进大鼠缺血创面愈合和皮瓣存活均有显著作用。促进大鼠缺血创面愈合的机制主要是促进人表皮细胞的增生与移行，抑制成纤维细胞释放 TGF-β1、TGF-β2 和 VEGF。对 TGF-β1 释放的抑制作用，可能有助于减少疤痕形成，提高愈合质量。在创面联合使用透明质酸和磺胺嘧啶银，可明显抑制炎症发生，加速愈合进程的作用。

（四）清创技术

清创是通过干预创面，实现污染创面向相对清洁创面转化，由对治疗无反应创面向治疗有反应创面转化的过程。清创要分步多次进行，并遵循以下原则：先易后难、先边缘后中心、先血运好的部位后血运差的部位；清除坏死组织，先深层（骨、肌肉、肌腱）、后浅层（脂肪、皮下组织）；清除坏死组织和保护肉芽同步；准确判断失活组织。清创技术有很多，包括物理、化学、生物等技术，目前以外科手术清创最为有效、彻底，常用的清创方法有以下几种。

1. 酶清创

酶清创包括两类，自溶清创和酶促清创。自溶清创是通过自身内源性酶的作用来进行的，这些酶包括弹性蛋白酶、胶原酶、髓过氧化物酶、酸性水解酶和溶酶体酶等。所有创面都存在程度不同的自溶性清创，且自溶清创只会清除失活组织，对创面周围健康组织无影响，是目前认为最安全的清创技术。酶促清创是指采用某些具有蛋白水解作用的外源性酶类，将坏死或失活的组织分解清除，同时又不损害临近正常组织，从而达到清创目的的一种方法。目前用于酶促清创的蛋白酶包括枯草菌酶、胶原酶、菠萝蛋白酶、木瓜蛋白酶，磷虾酶、弧菌血溶素等，它们的共同作用为水解蛋白和胶原。酶促清创疗效肯定、无出血、痛苦小、无明显全身及局部毒副作用，尤其适用于不适合手术清创的患者。菠萝蛋白酶可以清除焦痂、保护周围未损伤的皮肤、抗炎抗菌、抑制毒素分泌，以及促进细胞增生等多渠道、多靶点的综合作用，为创面修复提供必要环境。

2. 机械清创

机械清创又称物理清创，是指通过水流冲洗、器械搔刮、湿-干敷料更换等方法去除伤口中的腐肉、组织碎片、异物和杂质等，使伤口床洁净。近些年兴起的超声水动力清创系统是以高压水流对人体组织进行切割，其水流的速度在精准切割人体组织的同时不产生任何热损伤，避免了目前常用的电刀在切割组织过程中产生的广泛组织损伤。同时，通过水流的超声处理为创面提供一个湿润的环境，超声波空化效应可造成水滴雾化，有效去除创面上的各种细菌和微生物。超声清创术被认为是一种理想的伤口处理方法，可以代替传统的锐性清创术以修复复杂伤口，其中低频超声同时具有杀菌功能，主要通过破坏细菌与坏死组织形成的生物膜相关。同时，可以提高组织内氧分压，改善组织血液循环，从而缩短创面愈合时间，具有杀菌、减少出血等特点。水动力清创系统利用文丘里效应，由极小的喷嘴中以可调节的超快速度喷射出 0.9% 氯化钠溶液，使创面局部产生真空效应和吸附作用，从而将局部坏死组织、细菌和生物膜切除并从创面上回吸收至集液桶内，具有易操作、高效精准清创、有效控制创面感染、减少瘢痕增生等特点。文丘里效应是指液体或气体通过管道狭窄处，流速增加，压力减弱，产生吸附作用。水动力清创系统清创主要应用于头面部、颈部、手指、足趾、会阴部等解剖结构复杂、血管神经密集的特殊部位创面，优势明显。

3. 生物清创

生物清创，即蛆虫疗法又称幼虫疗法，是一种在不影响有血运的活体组织前提下，利用蛆虫将创面的坏死组织吞噬清除，且通过多种机制促进创面愈合的生物疗法。蛆虫早在多年前就已被用于创面的清创与治疗，随着抗生素的发现及应用，蛆虫疗法逐渐淡出医学界。近年来，由于抗生素的滥用及细菌耐药性增强，蛆虫疗法再次引起临床医师的广泛关注。蛆虫疗法的清创作用可分为机械清创作用与酶学清创作用。在创面治疗中，蛆虫可发挥创面清道夫的作用，通过食用坏死组织、细胞碎片和创面渗出物，从而加快创面愈合。大量临床随机对照试验表明，蛆虫疗法运用次数越多，创面愈合速度越快。蛆虫进食时紧密贴附于创面，不仅可发挥吞噬、消化坏死组织及病原微生物的作用，同时蛆虫在创面上的爬行蠕动，作为一种物理刺激，促使创面产生浆液性渗出，创面的液体增加，使附着于创面上的坏死组织与病原微生物被敷料吸附，在换药时一并被清除，进而发挥机械清创作用。蛆虫分泌物、排泄物中含有胰酶、胰凝乳蛋白酶和胶原酶等各种蛋白水解酶。这些酶可以有针对性地将创面坏死组织通过降解作用分解成半液状泡沫，达到有效的清创作用，对健康组织不产生任何不利的影响。此外酶学清创作用对加快创面坏死组织的溶解和清除有重要意义。

4. 手术清创

手术清创的原则清洁创面、清除坏死组织，一般主张对溃疡及周围病变组织尽可能的切除，并超过周围正常皮缘 1cm 以上，深度则根据具体情况而定，当累及重要器官可"姑息性清创"。一旦确诊为恶性，立即手术，切除范围要大，直至正常组织为止。当恶性程度较高时，应做高位截肢以保全生命。

（五）手术治疗

各种原因导致全层皮肤缺损是创面修复治疗中重点、难点之一，传统修复方法一般是使用全厚、中厚、刃厚皮皮片以及皮瓣移植闭合创面，皮片移植是目前修复全层皮肤缺损创面最常用方法，但是皮片成活后在色泽、质地和供区愈合等方面仍然存在一定弊端，在伴有肌腱和骨外露等深部组织缺损创面中，皮片移植难以存活，在这种情况下选择皮瓣移植，特点是在局部组织缺损的部位，通过增加组织量的方法到达局部功能恢复兼外观丰满的目的。然而皮瓣的选择具有一定的局限性，并非所有的创面都能够选用皮瓣进行覆盖，需要其他的方法来进行创面修复。

1. 皮肤移植

皮肤移植在创面修复中是一种常见而重要的方法，如在深度烧伤创面、肉芽组织创面、大面积皮肤缺损所遗留创面等，植皮手术往往是必不可少的治疗方法，皮肤移植是将自体皮肤由某一部分切下部分或全层厚度，完全游离，移植到另一处，重新建立血液循环、并继续保持其活力和生理功能，以达到修复创面的目的。其中，提供皮源的部位称为供皮区，受皮区的部位称为受皮区，按移植皮肤厚度不同分为刃厚皮片（表层皮片）、中层皮片（又称断层皮片）、全厚皮片及含真皮下血管网皮片四种。

（1）**刃厚皮片**　平均厚度为 0.2~0.3mm，组织学上包含皮肤的表皮层及少许真皮乳突层，其主要优点是生命力强、较较长时间地依靠血浆渗透维持生存，故在血运不良的创面或有轻度感染的肉芽创面上较易成活，同时刃厚皮片切取方便，供皮区不受限制，同一供皮区可以反复切取，供皮区愈合迅速，不遗留疤痕。缺点是质地较弱、缺乏弹性、不耐磨压，以及后期容易挛缩、色泽沉暗、外形不佳。主要适用范围如下：①感染的肉芽创面，如由于创伤后感染或感染造成的创面、慢性溃疡或烧伤后的肉芽创面，移植刃厚皮片较易成活；②大面积缺损，如皮肤撕脱伤或表浅肿瘤切除后遗留的大创面，非重要功能部位者，常可用刃厚皮片移植；③口腔、鼻腔或眼窝黏膜缺损时，可选用刃厚皮片修复。

（2）**中厚皮片**　平均厚度为 0.3~0.6mm，包含表皮和部分真皮，相当于全层皮肤厚度 1/3~3/4，根据其厚度可分为：①薄中厚皮片，厚度为 0.3~0.5mm。②厚中厚皮片，厚度为 0.5~075mm。中厚皮片的厚度介于全厚和刃厚皮片之间，兼有两者优点，易于成活、挛缩小、柔软、耐磨、功能较好，供皮区又能自行愈合，应用范围广泛，但供皮区常遗留增生性疤痕，适用于修复面部、关节处的皮肤缺损、切除疤痕或肿瘤切除遗留的创面；修复功能部分的新鲜创面。但有肌腱或骨外露时，应先设法用附近的软组织将其覆盖，再进行植皮。健康的肉芽创面，要求功能与外观较高的部位可植中厚皮。

（3）**全厚皮片**　包含表皮与真皮，但不含有脂肪组织，因为富含真皮层内的弹性纤维，腺体和毛细血管等组织结构，存活后弹性较好，柔韧，耐磨压和负重，后期挛缩小，色泽与正常皮肤近似，功能和外观均较满意。缺点是存活较困难，仅能再新鲜创面生长，有感染的创面不易成活，且供皮区需直接拉拢缝合，因此在使用面积上常受到限制。主要适用于颜面部器官皮肤的缺损修复，如眼睑外翻，皮肤癌等肿瘤切除术后功能组织部位的修复，修复手掌足底等新鲜无创面。含真皮下血管网皮片移植，亦称为超全厚皮片，富有弹力纤维、腺体、毛细血管和少许脂肪组织，完全存活后较全厚皮片更加柔然，富有弹性，耐受磨压，挛缩小，有类似皮瓣效果，但对于受区创面条件要求更高，止血必须完善，制动固定要确实，加压包扎固定时间需要 2~3 周，若有愈合不良，则晚期功能并不好。

（4）**人工皮、异体异种皮、动物的羊膜或腹膜**　20 世纪 80 年代后，真皮在体表组织修复中重要性逐渐被重视，并开始运用组织工程学的方法和技术制备各种真皮替代物，人工真皮复合自体表皮移植构建准皮肤结构，正被越来越多人掌握，广泛用于修复和覆盖全层皮肤缺损甚至深部组织缺损，骨、肌腱外露等创面。常见的创面覆盖物包括异体皮、异种皮、动物的羊膜或腹膜、各种人工合成皮等，从烧伤救治的临床经验来看，具有良好活性的异体皮仍然是首选。与其他敷料相比较，有活性的异体皮，如新鲜异体皮或冷冻异体皮柔软度好，能够与创面建立血运，暂时存活，封闭创面，从而减少创面渗出、控制创面感染、诱导创面肉芽组织生。1898 年，研究者将人体上皮储存在无菌的腹水中，开始探索皮肤储存。1903 年，将皮肤浸在生理盐水内或用生理盐水浸润的纱布包裹后置于 0℃ 冰盒，储存 3 天或 14 天后行皮肤移植，均取得成功。1912 年，研究者将皮肤浸于生理盐水、全血、血浆或凡士林中，储存两周后仍可成功进行皮肤移植。1945 年，有学者将皮片用生理盐水纱布包裹后置于 3~6℃ 的密闭容器内，3~8 周后进行皮片移植，取得良好的植皮成活率。1949 年，研究者在生理盐水中加入体积分数 10% 的兔血清储存兔皮。随后于 1985 年报道应用含有体积分数 10% 的胎牛血清细胞培养液 4℃ 储存猪皮。若要取得满意的移植效果，浸在生理盐水内或用生理盐水浸润的纱布包裹、4℃ 保存的皮肤最好在 3 天内使用完，最长不要超过 7 天，应用营养液加血清储存的皮肤最好在两周内使用完毕。1881 年，Girdner 首先采用异体皮覆盖烧伤创面后，人们开始研究异体皮的保存方法，以期建立皮库，随需随用。1944 年，Websterll 最早描述了冷冻保存异体皮，世界上首家皮肤保存中心是 1949 年成立的美国海军皮肤保存中心。1968 年，Cochrane 报道了冷冻异体皮在临床的成功应用。20 世纪 70 年代后，我国多家烧伤中心陆续掌握了异体皮储存方法。玻璃化方法可避免冰晶形成从而减轻对细胞的损害，异体皮活性较程序性降温法提高约 20%，为储存前的 60%~70%，移植后的异体皮成活率平均达 94% 左右，移植后 3~5Tina 与异体皮基底建立良好血运，表面呈红色，按之发白，很少有水疱形成，被认为是生物材料保存的最佳方法。冷冻异体皮经过相关的检验检疫可降低传染病风险及感染风险，而单纯冷冻过程不能降低传染病或感染的风险。一般认为冷冻可降低异体皮的抗原性，为最终用自体皮修复创面提供机会。

2. 局部皮瓣与肌皮瓣

皮瓣具有血液供应的皮肤及其附着的皮下组织组成，皮瓣在形成过程中有部分与本体连接，称为蒂部。皮瓣的血液供应与营养在早期完全依赖蒂部，转移至受区后，再与受区创面重新建立血液循环后，才能完成皮瓣转移全过程。肌皮瓣是一种复合组织瓣，利用身体某块肌肉连同其浅层的皮下组织和皮肤一并切取，用于较大创面的修复及肌肉功能的重建，主要用于骨、关节、大血管等组织暴露的创面，或者面颊部、鼻部等部位的洞穿性缺损、放射性慢性溃疡、压疮、局部营养缺乏难愈合创面；修复有深层重要组织、器官暴露的创面；修复局部血运差的创面，修复可能需要二期。由于显微外科技术的发展和临床广泛的应用，尤其是采用吻合血管和带血管蒂的皮瓣的应用，使各类创面的修复、重建、整形和再造技术发生变革，过去无法实施的手术现今均获得成功，而且皮瓣的供区已发展 70 余种，可以说是遍布全身各部，让医生有更多的选择余地。科学总是在不断地发展，就皮瓣而言，将来的发展可能具有以下特点。

（1）薄型化　由于皮瓣血供的解剖学研究更加深入细致，尤其是皮肤血供的层次基本清楚，在目前已经熟知的轴型血管、非轴型血管、真皮下血管网和深筋膜层血管网的基础上，期待解构学家进一步从解剖学方面研究将真皮下血管、皮肤与浅筋膜层的血管、皮肤与深筋膜层的血管及其逐层个血管支干血管的关系研究清楚，以便将来切取皮瓣时可以按解剖层次需要窃取，不必像当前携带较厚的皮肤脂肪。临床显微外科学家在除了皮瓣、肌皮瓣等移植外，还可以进行像半月板、手指关节、半关节、关节软骨、骨膜等小型组织瓣移植修复缺损和病损。

（2）小型化　随着解剖学尤其是细小血管的解剖学等深入细致的研究，分清了各层次各部位组织血管形式，尤其直径为 0.12~0.14mm 以上小分支血管的情况，临床显微外科学家可以缺什么补什么，缺多少补多少的手术方式，切取小型组织瓣进行带血管蒂的移位或吻合血管的移植术进行修复，如此可以大大减少组织的损伤。根据不同部位，不同组织的缺损程度切取不同的组织块，然后经过细小血管的吻合形成一个组合的组织瓣进行修复，更接近伤缺组织的解剖功能与外观，如切取股前外侧皮瓣与趾间关节经过吻合血管组合修复与手背皮肤和某掌指关节缺损。细胞组织工程的临床运用，当前组织缺损的修复需要自身组织移植，自身还要遭受一次损伤，伤者只能无奈接受，细胞组织工程的研究发展为组织缺损的修复展现了美好的前景，将来细胞组织工程研究成功，可以制备皮肤、肌腱、肌肉、神经、血管、骨骼等组织培养制造工厂和储备库，需要什么组织即可取来进行修复，既提高了疗效，又减少了自身损伤。

3. 游离皮瓣移植术

皮瓣按血供来源分为随意皮瓣和轴型血管皮瓣，轴型血管皮瓣是指皮瓣供区内，有与皮瓣纵轴平行的轴心动脉和轴心静脉构成区域性循环系统，游离皮瓣是指通过显微外科技术将供皮区皮瓣的轴心动脉和轴心静脉同受区的动脉和静脉吻合，即时建立血供，将供区皮瓣转移至受区，修复受区缺损。

4. 皮肤扩张术

皮肤扩张术又称皮肤软组织扩张术，是指将皮肤软组织扩张器植入正常皮肤软组织下方，通过注射壶向扩张囊内注射液体以增加扩张器体积，使其对表面皮肤软组织产生压力，促进皮肤和软组织的细胞分裂增殖及组织间隙扩大，从而增加皮肤面积或通过皮肤外部机械牵张力使皮肤软组织扩张延伸，利用新增加的皮肤软组织进行组织修复和器官再造的一种方法。扩张后局部表面面积的增加一般认为由三部分组成，第一是局部组织细胞的增殖，即细胞绝对值的增加；第二是细胞间隙的扩大和增宽；第三是邻近皮肤组织被牵拉移位到扩张区。研究结果显示，皮肤表皮细胞的有丝分裂增加可以得到证实，但真皮层细胞的增殖则没有足够的证据，在扩张后皮肤纤维组织又重新排列和向外扩张的现象，细胞间质也有明显增多。关于临近皮肤组织牵拉移位的研究，因实验动物的不同，结果差异也较大。扩张术对皮肤软组织血流动力学影响，主要体现在毛细血管血流量，流速及充盈时间等指标上，当扩张压力高于局部毛细血管灌注时，局部血流即被阻断，因不同部分和时间的扩张压力对微循环的影响存在争议，故扩张压力究竟多高才会影响毛细血管灌注压，目前尚无绝对值。

5. 血管再通介入治疗

血管再通技术主要包括经皮穿刺动脉内成形经皮单纯球囊扩张术和在球囊扩张的基础上支架成形术、直接的动脉腔内支架成形术、动脉介入药物灌注术。此外，还有激光血管成形术和经皮旋切、旋磨血管成形术，但由于后两种术式技术尚未成熟，手术费用高，临床上未广泛应用。研究表明，综合治疗的同时使用介入治疗，能使糖尿病足患肢截肢率减少 50%。血管再通介入治疗适用于出现间歇性跛行、静息痛、缺血性溃疡或坏疽，内科保守治疗无效的糖尿病足患者。缺点是由于下肢血管闭塞通常累及广泛血管，支架难以完全覆盖闭塞血管，而且血管再通介入治疗费用较高。血管再通介入治疗前应行动脉造影明确血管病变部位。

6. 显微外科

近年来，随着显微外科技术的不断发展，推动了临床医师治疗理念的转变和技术水平的提高。面对新型医学技术的不断变迁，正确分析新型理念以及技术方法，并不断丰富医务工作者自身的认知，有利于提高临床慢性难愈性创面的治疗效果。今后，对慢性难愈性伤口研究，侧重点应将临床与实验相结合作为未来研究的主要方向，为后期慢性伤口的治疗提供依据。显微外科技术应用于难治性伤口，是恢复患者功能的有效且可行的治疗方法。复合组织缺损的修复单纯皮肤缺损的伤口可通过皮瓣移植治愈，可治愈一期闭合伤口，患者预后良好，同时能缩短病程，减少对患者伤害。若同时伴有肌肉、肌腱、血管、神经等多种组织缺损创面组织，可根据组织瓣移植修复血管蒂或吻合血管，获得一期闭合伤口修复和其他组织缺损恢复功能的目的。

现代组织修复的基础探究和临床观察表明，组织修复的效果取决于结构的重建和修复的程度。因此，对其修复组织应尽量符合损伤或缺损部位的组织结构特征。在显微外科技术的帮助下，选择具有重要功能的贴合组织，例如神经，肌腱，骨骼和关节，以修复受损严重和缺损的部位。显微外科技术用于修复吻合血管、神经等，使得组织或组织修复供体区域有更大的选择自由度。根据相应的组织特征，血管分布，可远离损伤部位的身体非暴露区域，或受功能影响较小的躯干部分，选择合理的组织特征区域作为供体区域，以修复患者的面部、颈部和四肢的暴露部分或功能要求较高的部分。避免对毁伤严重或复杂难治性创面及其创周局部组织进一步损伤。同时，可选择血流较为丰富组织加以移植，利于修复组织局部血液供应，能控制存在的感染以及患处愈合，加快愈合过程。在手术重建过程中，手术可控性强，因此，修复准确度较高，可靠性大，临床修复质量较高。对损伤严重的组织，应一次性修复完成，以避免肢体固定和组织转移引起的新创伤，减少转移过程中对组织损伤，降低临床并发症的发生率，缩短住院时间，降低医疗费用，提高修复率。对于临床伤口范围广泛、治疗过程中困难的患者。在应用显微镜技术之前，大多数患者使用凡士林纱布覆盖生长的肉芽皮肤的伤口表面。由于疾病持续时间长，皮肤移植表面弹性较小，不耐磨损、易损坏。显微外科技术开展应用后，可采用血管蒂皮瓣或吻合术皮瓣移植修复，促使一期封闭创面愈合。研究显示，游离组织瓣移植修复腕部电烧伤创面，可见减少手术次数，同时术后患者抗感染效果明显，晚期并发症发生率下降，手腕和手部功能恢复明显。

最初，对不同部位的不同组织和移植修复同一部位中的多种组织缺陷，例如小腿大面积的皮肤肌肉缺损，并且伴有肱骨大块损伤，可采取胸部或前外侧皮瓣，切断胫骨和腓骨血供，吻合血管组合式移植后，修复小腿软组织创面，修复胫骨缺损。对手部创伤严重并且伴有腕掌大面积软组织损伤，拇指缺失，可切取第二足趾携带足背大型皮瓣，并对患者股前外侧部皮瓣加以手掌侧创面修复，肌瓣用于修复手腕背部的伤口，并利用足背皮瓣做虎口部成形同时再造拇指等，多种组合式移植是一种处理手部严重损伤的创新方法，可降低残疾和截肢率。目前显微技术的发展进步快速，常应用于临床上各类感染伤口创面治疗，可达到较高的手术治愈率，是治疗感染伤口的重大进步。对于软组织感染的伤口，当伤口局限化时，伤口肉芽组织相对新鲜。可予以患者皮瓣、肌皮瓣更换或修复吻合皮瓣。骨关节感染作为创伤性骨科难以处理创面，过去常使用大量抗生素来控制疾病急性期的症状，并使用中药泡洗，中药生肌膏涂层等，任由生长并经历长期的自我修复过程，大多数患者多年没有愈合。目前，治疗骨和关节感染，基于扩张手术实施的基础上，可以使用皮瓣、筋膜皮瓣以及具有血管蒂移植物或吻合血管移植物的肌皮瓣，一次封闭创面，从而达到愈合。病变部位覆盖血管丰富的肌皮瓣和筋膜瓣，抵抗病菌侵袭能力强，能改善患者的局部血液供应，并促进病变位置的愈合。

7. 创面修复的疼痛管理

创面修复手术造成组织损伤，导致炎性介质大量释放，激活外周伤害性感受器，引起伤害性信息向中枢神经系统传导，引起脊髓和皮层反应，最终导致疼痛。一般小创面修复手术后疼痛不强，大手术或反复多次创面处理的疼痛感较明显，给予镇痛治疗。术后镇痛能够提高患者舒适度和满意度，有利于功能恢复。

（1）**伤口疼痛的评估**　询问患者疼痛情况，倾听患者对疼痛感染，再结合临床表现来判断疼痛类型。

（2）**疼痛程度**　通过各种疼痛评分表评估患者伤口疼痛程度视觉模拟评分表，语言评价量表，数字评价量表，Wong-Banker面部表情量表。

（3）**疼痛处理方案**　采取措施减少或消除对伤口组织的压迫，降低因组织缺血导致的疼痛如骶尾部压疮，可采取适当的措施减少对损伤组织压迫，减少或清除损伤处组织水肿情况，如静脉性溃疡给予压力治疗，同时抬高患肢，严密监测感的症状、体征，如有感染发生及时处理，给予患者心理护理，提供心理支持，对于轻微疼痛可给予非甾体抗炎药，对于非甾体抗炎药无法控制的中重度度疼痛可采用阿片类镇痛药物。

（4）**术后镇痛的全身药物治疗**　口服镇痛药是临床常用的术后镇痛方法，对于术中度疼痛均有效，而且此用口服给药患者容易接受，包括非甾体抗炎镇痛药，如阿司匹林、布洛芬等，但是容易导致胃炎、血小板功能异常和肾损伤，因此对于有胃炎、胃溃疡、肾功能异常者应禁用，阿片类口服镇痛药有美沙酮等。阿片类药物通过对中枢神经系统阿片受体的激动机制产生镇痛作用，其副作用是呼吸抑制，因此需选择合适最小剂量，同时监测患者意识和呼吸，其他副作用还包括恶心、瘙痒等。肌肉注射镇痛药，口服镇痛效果不佳，可以开了肌肉注射镇痛药，主要是阿片类药物如吗啡、哌替啶、曲马多等。患者自控静脉镇痛（patient controlled intravenous analgesia，PCIA）是临床常用术后镇痛方法，对于无法口服和不能耐受肌注患者来说是较好选择，可以维持稳定的血药镇痛浓度，能达到满意的镇痛效果，主要以麻醉性镇痛药为主，如芬太尼，一般手术结束后即接上镇痛泵开始输注镇痛药，在输注之前，给一次负荷剂量。应监测患者生命体征，密切观察及时处理并发症术后镇痛的局部药物治疗，包括患者自控硬膜外镇痛，蛛网膜下腔镇痛术后，神经阻滞镇痛。

8. 创面修复的营养管理

营养是正常细胞统合以及组织修复和再生所不可或缺的因素，必须有足够的糖类、蛋白质、脂肪、矿物质、维生素和液体，方能满足这些基础程序的营养需求。个人需求视其营养状态、代谢速率和相关生物需求（糖尿病、肾脏疾病、心脏衰竭等）而异。伤口愈合是一种需要特殊养分驱动愈合生化程序。营养在伤口预防和治疗中均起到关键作用。良好的营养状况可以改善患者对创伤的耐受能力，对提高患者伤口的愈合、减少创伤或并发症有着重要的意义。

（1）营养筛查 是识别与已知的营养问题相关特征的过程。通过筛查可以准确找出具有营养不良或有营养不良危险的个体，并根据发现的情况确定适当的干预措施。

1）可以使用的营养筛查工具有多种，如营养风险筛查工具（nutritional risk screening 2002，NRS 2002）、微型营养评价（mini-nutritional assessment，MNA）、营养不良通用筛查工具（malnutrition universal screening tool，MUST）、营养不良筛查工具（malnutrition screening tool，MST）、营养主观全面评定（subjective global assessment，SGA）。

2）识别有营养不良危险和有发生压疮危险的常见因素，如糖尿病、肾脏疾病、痴呆、癌症、精神状态改变、咀嚼或吞咽困难、食欲减退、厌食症，以及臀部骨折、脊柱损伤、脑卒中导致的不能移动和不能活动。糖尿病患者并发症发生率较高，包括感染，这是既能形成伤口能影响伤口愈合的并发症。高血糖会损害白细胞的功能，导致炎症过程和感染消退的延长。有肾脏疾病的患者常伴有多种疾病，如糖尿病或心脏病，这些疾病使者的饮食营养参数变得复杂。例如，肾脏病饮食限制能量、蛋白质、钾、磷、钠和液体摄入，常导致饮食摄入不足，无法达到有伤口患者的营养需求；老年性痴呆常导致体重减轻、吞咽困难、营养不良和压疮，如果患者无法在医护人员的协助下获取充足的营养，则可能导致无意识的体重减轻和营养不良，进而增加其发生压疮的危险；精神状态改变常常会限制患者独立进食的能力，或影响其对平衡饮食重要性的理解；功能受限，如咀嚼或吞咽困难，影响患者摄入充足能量和液体的能力；有伤口的肥胖患者应摄入充分的蛋白质和能量以达到伤口愈合的需要，而不能采用减肥的低能量饮食；不能移动会影响患者自行调配饮食或到餐馆就餐的能力，导致其饮食中缺乏适当的营养素，如臀部骨折和脊柱损伤限制活动，且臀部骨折常伴有剧烈疼痛，使患者难以专心调配和（或）进食健康饮食；听觉和视觉损害会影响患者交流的能力，常导致进食量减少。

（2）营养评估 是一个获取数据、验证和解读数据，以确定营养相关问题的实质和原因的系统过程。通过评估患者的病史、体格检查、人体测量结果和实验室检查数据评估患者的营养状态。

1）营养不良的体征：评估患者的皮肤状态，通过四肢皮肤的松弛程度检查皮下脂肪的损耗。观察患者是否有神倦怠、肌肉萎缩，以及在无心脏疾病或循环疾病的情况下发生周围性水肿。毛发暗淡、干燥和稀疏，表明可能存在蛋白-能量缺乏。

2）人体测量：包括身高、体重，头围（仅限儿童）、手臂肌围及皮褶厚度。

体重：最近 6 个月减轻<5% 为轻微减轻，5%~10% 为中度减轻，>10% 为严重减轻，<90% 理想体重为营养不良。

体重指数（body mass index，BMI）可以在一定程度上避免身高差异引起的偏倚。BMI <18.5kg/m² 为体重过轻，18.5~24.9kg/m² 为体重正常，25.0~29.9kg/m² 为体重过

重，≥30kg/m² 为肥胖。

儿童的头围：用来评估其生长状况，长期营养不良会造成头部生长迟缓，务必厘清并治疗。

皮褶厚度测定：皮下脂肪含量约占全身脂肪总量的 50%，通过皮下脂肪含量的测定可推算体脂总量的贮备和消耗，并间接反映能量的变化。三头肌皮褶厚度（TSF）测定是最常测量的部分。TSF 的正常参考值男性为 8.3mm，女性为 15.3mm。

上臂围和上臂肌围：上臂围（AC），被测者左前臂下垂，上臂松弛，取上臂中点用软尺测量。软尺误差每米不得大于 0.1cm。上臂围包括皮下脂肪是间接反映热量的指标。上臂肌围（AMC）可间接反映体内蛋白质储备水平，与血清白蛋白的含量具有相关性。当血清白蛋白<28g/L 时，87%的患者出现 AMC 值减小。AMC（cm）= AC（cm）-3.14×TSF（cm）。AMC 正常参考值男性为 24.8cm、女性为 21.0cm。实测结果相当于正常值的 90%以上时为正常，80%~90%为轻度营养不良，60%~80%为中度营养不良，小于 60%则为重度营养不良。

3）生化数据：血清蛋白质（白蛋白、前白蛋白、转铁蛋白、视黄醇结合蛋白）的浓度最常用来作为营养不良的生化指标。白蛋白可能是最常检测的项目，具有长久的半衰期（17~21 天），对营养状态的快速变化不敏感，浓度仅在长期饥饿和病前饥饿的晚期才会下降。前白蛋白半衰期较短（2 天），能快速反映营养状况和能量状况，在临床上常作为评价蛋白能量营养不良和反映近期膳食摄入状况的敏感指标。转铁蛋白半衰期较短（8~10 天），在高蛋白摄入后，血浆转铁蛋白的浓度上升较快。转铁蛋白能反映营养治疗后的营养状态和免疫功能的恢复率，是较敏感的指标，比血清白蛋白、人体测量学等指标发生变化要快。视黄醇结合蛋白是一种半衰期非常短（12 小时）且血清浓度极低的血浆蛋白，参与维生素 A 的运输，其反应跟随在前白蛋白的反应之后（表 2-1）。

表 2-1　血清蛋白质评定标准

内脏蛋白	正常值	轻度缺乏	中度缺乏	重度缺乏
血清白蛋白（g/L）	35~50	28~34	21~27	<21
前白蛋白（mg/L）	167~296	100~150	50~100	<50
转铁蛋白（g/L）	2.5~3	1.5~2	1~1.5	<1
视黄醇结合蛋白（mg/L）	2~76			

（3）愈合的营养需求

1）热量：一般的热量需求为 20~35kal/kg，长期挨饿的慢行病患者采取低的估算法，而代谢过盛及重伤者则采较高的估算法。受伤时，比未受伤的状态需要更多的热量和物质才能愈合。个人的热量需求中 50%~60%由碳水化合物提供，而 20%~25%是由蛋白质提供，其余有脂肪提供。

2）碳水化合物：提供能量和防止蛋白储备异生为糖原。碳水化合物补充不足会导致肌肉萎缩、皮下组织损耗和伤口愈合不良。

3）蛋白质和氨基酸：负责修复和合成多种酶以参与促进伤口愈合、细胞增殖，以及胶原和结缔组织的合成，是免疫系统发挥功能所需抗体的一种成分。受伤后对蛋白质的需求会不成比例地增加，蛋白质不足可能会延长患者的愈合时间。年龄增长通常引起骨骼肌减少以及蛋白质新陈代下降，在70岁之前降至20%或更少。在70岁之前蛋白质组织占全身新陈代谢量30%，这一下降可能改变躯体对抗感染和促进伤口愈合的能力。精氨酸、谷氨酰胺、蛋氨酸、胱氨酸、脯氨酸等就直接参与了胶原的合成。机体蛋白质缺乏可减慢新生血管形成、成纤维细胞增殖和胶原合成，同时影响细胞吞噬功能，降低免疫力，肉芽组织形成障碍，伤口不易愈合。

4）脂肪：对于细胞膜的发育和稳定非常重要，也参与受伤引发的炎症反应及后续愈合。脂肪酸ω-3可形成参与炎症、血管收缩、血小板凝集的前列腺素E_3和白三烯。脂肪酸ω-6则可产生优势的前列腺素E_1（PGE_1）与PGE_2、血管扩张剂和抗炎物质，提升保护避免发炎和免疫抑制。

5）维生素：组织修复与再生需要每一种维生素。抗氧化剂维生素A、维生素C、维生素E主要参与胶原合成和交联环节，从而对促进伤口发挥积极作用。其中，维生素A通过溶酶体膜的作用提高炎性反应，可促进伤口单核吞噬细胞及淋巴细胞等炎症细胞聚集，并调节胶原酶活性，利于胶原蛋白合成、上皮再生和血管形成；维生素C是中性粒细胞产生过氧化物杀灭细菌所必需的，并有利于巨噬细胞吞噬和游走，促进细胞间质及胶原纤维的合成，如机体缺乏维生素C，会降低抗休克和抗感染的能力，影响糖、蛋白质的代谢，还可造成毛细血管性增加，发生出血倾向。

6）矿物质：矿物质是患者康复所需要的。锌在蛋白质合成、免疫能力以及胶原蛋白生成过程中有重要作用，不足时，伤口的成纤维细胞增生减少，胶原合成量降低，愈合延迟。铜不足可能会使疤痕组织变得脆弱，并使抗张力下降，造成伤口容易裂开。铁参与胶原转运和氧运输，无法以增加血液循环速率弥补低血氧的贫血者，可能会出现胶原蛋白生成受阻而吞噬活动失效等情形。

7）水：成人体重的60%是由水构成的。水可以协助伤口部位的水合和氧气弥散；作为矿物质、维生素、氨基酸、糖和其他小分子溶剂，并使其能够在细胞内外弥散；给细胞运输养料并将废物从细胞排出。依照涵盖最大承受液量每公斤体重30mL的公式，液体通则为每24小时最少1500mL，对于心脏病或肾脏患者，建议液量为25mL/kg，或补充流失的液体量。有正在引流的伤口、呕吐、恶心、体温升高或出汗增多、卧于悬浮床上的患者，需额外的液体来补充丢失的液体；有脱水危险的患者，需要接受密切监视。

（4）营养支持　如果营养筛查或评估发现患者有营养不良或有营养不良风险时，应该由多学科团队对患者进行全面的营养评估，以便提供营养支持方案。营养需求视年龄、性别、身高、体重、严重消瘦或肥胖、病情、疾病严重程度等多种因素而定。当患者有伤口时，就会有额外的营养需求，因为伤口会流失蛋白质和液体，而且伤口愈合所需的支持也会使需求增加。若为营养不良或有压疮形成风险的患者，必须增加养分的摄取或补充。

蛋白质的摄取量应足以支持肉芽组织的生长，危险患者或已经有伤口的患者，其营养支持的目标为提供每日每公斤体重至少 30~35kal，每日每公斤 1.25~1.5g 蛋白质，每日每千卡 1mL 的水分，1600~2000 视黄醇当量的维生素 A，100~1000mg 的维生素 C，15~30mg 锌，200%每日建议摄取量的维生素 B 群，20~30mg 铁，每日每公斤 0.3~0.4g 的麸酰胺酸，日常综合维生素及矿物质补品。

当患者通过正常进食无法满足其营养需求时可采用营养支持，营养支持的策略包括提供额外的加餐，在患者的饮食中添加强化食品或餐间零食，通过胃肠道置管喂食，或在胃肠道功能丧失时通过静脉系统提供营养素进行全胃肠外营养。动态监测营养状况的变化以及营养干预效果。

（周济宏　吴玲　羊丽芳　刘芳）

第五节　发展现状与研究进展

创面诊疗管理如何尽快促进慢性难愈性创面的修复，是近年来困扰外科医师的一个难题。其发病机制复杂、病程长、治疗费用高、疗效不稳定、长期重视不足、医疗需求与服务缺失的矛盾突出，随着对其病因学及病理生理机制的深入研究，目前针对慢性难愈性创面的治疗措施主要以外科清创换药、创面负压封闭引流、应用外源性生长因子等技术为主，而随着干细胞移植、组织工程皮肤移植、光子治疗以及基因治疗等新治疗技术的应用和开展，也为慢性难愈性创面的治疗带来了新的曙光，取得了基础研究和转化应用成果，同时确立了多学科，专业化、特色模式的临床学科建设思路，建立创面修复学科网络，形成一批兼备和研究思维和临床技能的人才团队，并积极引进国际上创面诊疗的先进思路和方法，从而改善慢性创面的治疗原则，建立完善的诊疗路径和指南。

一、发展现状

（一）伤口专科护理发展

专科护士（clinical nurse specialist，CNS）是指在某一特定专科领域、具有熟练的护理技术和知识、完成了专科护士所需要的教育课程、考试合格者被认定为专科护士。伤口、造口、失禁（wound ostomy continence，WOC）护理是指以证据为基础、多方面的护理实践，将大量专业知识整合于临床工作，从而在疾病预防、健康维护、治疗干预、康复护理等方面为具有胃肠道、泌尿系、皮肤系统等结构功能紊乱的患者提供优质的照护。

1968 年，美国伤口造口失禁护士协会（WOCNS）负责培养认证全美和北美国家伤口造口和失禁护理护士资质。1988 年，召开第一年度的高级伤口护理论坛（symposium on advanced wound care，SAWC），成为全球第一个发起伤口护理教育的组织。1991 年，英国成立了全球第一个伤口护理研究性的协会——伤口愈合研究协会（wound healing research unite，WHRC），推动伤口护理的进一步发展。1958 年，国际慢性伤口委员会（initiative chronische wunden，ICW）成立，并随后在 26 个国家机构成员的参与下，从

2008 年开始执行慢性伤口的国际专家标准。该标准于 2009 年 2 月制定，并为国际伤口治疗师的认定奠定了基础。随着伤口护理学科的发展，多学科团队合作模式的探索，专业的伤口护理学术团体得以长期发展，如欧洲压疮顾问委员会（EPUAP）、加拿大伤口护理协会（CAWC）、美国高级伤口护理协会（AAWC）、欧洲伤口管理协会（EWMA）、美国国家压疮咨询顾问委员会（NPUAP）、世界造口治疗师协会（WCET）等真正起到了引领和推动专业发展的目的。

1982 年，我国香港地区于创办了造口治疗师培训课程，开始培养全职和兼职造口治疗师。1993 年，中国大陆两名护士在国际友人的帮助下，在澳大利亚参加了造口治疗师教育项目，成为国内首批美国伤口造口失禁护理学会（wound，ostomy and continence Nursing，WOCN）学员。2001 年，WCET 与中山大学合作创建了中国第一所国际造口治疗师培训学校；之后，在北京、上海、南京和温州等地相继开办 13 所造口治疗师培训学校。2003 年，中华护理学会造口伤口失禁专业委员会成立，推动引领着我国伤口造口失禁护理事业的蓬勃发展。2010 年，国际慢性伤口协会（ICW）与四川大学华西医院共同建立了中国第一所国际伤口治疗师培训学校，同时其培训质量由欧洲官方授权的监督机构德国莱茵集团（TUV）开展第三方认证和监督。EWMA 作为伤口培训的重要教育资源，在南京、天津、北京建立了 EWMA 伤口护理学校，常年致力于国际伤口治疗师的培养。

造口伤口专科护士基于循证实践，进行伤口管理与教育，如压疮、糖尿病足、肿瘤伤口、淋巴水肿等伤口管理及风险干预，特别是通过开设造口伤口专科门诊，实现了护士在伤口处理中的独立自主性。随着人类预期寿命的延长，可以预见老年人中伤口的患病率会增加。慢性疾病发病率的增加，如糖尿病、周围血管疾病和肥胖等，直接导致了慢性伤口发生率的增加。伤口护士联系着护理、医疗和其他医学专科，其产生和发展过程与国际密切接轨，是多学科团队的一个不可或缺的部分，必将发挥更加重要的作用。

（二）多学科协作诊疗团队（muti-disciplinary team，MDT）

由于社会的高速发展，疾病谱发生变化导致各种急慢性创面形成的原因复杂多样，病因涉及烧伤、创伤、感染、老年性疾病、内分泌代谢性疾病、血管性疾病和医源性因素等，由于特殊类型导致的创面，在诊疗上面临诸多棘手问题与挑战，涉及多个学科，单一学科的专业知识难以满足修复需求。MDT 模式是近年逐渐被推广的医学诊疗模式，旨在集中各学科的力量，为患者提供全方位、多方面的综合性治疗护理，从而提高医疗水平。

发达国家早在 20 世纪就已经建立了多个以专科医师为主要力量的伤口中心，这些中心均有同意的规范化模式，特别是美国、德国，专科伤口中心已经发展的较为规范，如美国综合性医院的伤口诊疗中心普遍与高压氧中心相结合，如美国乔治敦大学医院于 1999 年成立了伤口诊疗中心，他们着重治疗有缺血问题的伤口患者，尽量避免截肢，成功的伤口治疗中心应具备两点，即运用规范诊疗工具的多学科合作团队和利用自身各种资源更好地为患者治疗。德国 Stephan Coerper 教授早在 1994 年就将国内 10 个伤口诊疗中心联合起来，并建立了规范化的电子病历，通过定期的会议制定规范化诊疗指南和临床路径，成效显著。尤其值得提出的是丹麦已经成立专科伤口治疗医院，包括门诊和病房的综合伤口诊疗专科，对于急性慢性创面的诊疗相当重要，他们提出的"急性创面修复的成功与否关键在于外科是否介入"已经达成共识，由于外科医生在慢性创面修复中起到重要作用，涉及创面清创术及各种修复手术包括植皮、皮瓣转移以及血管外科手术等。

目前，我国创面治疗需求日益突出，由各种原因引发的体表慢性创面患者面临病程长、涉及学科多、治疗难度大、医疗费用高等多方面问题，严重危害其身心健康和生活质量，同时也给家庭和社会造成巨大经济负担。为了使患者能享受一站式、个体化诊疗服务的目标因此，MDT 联合诊疗模式已经成为大的趋势，MDT 明确制定分工合理的多学科诊疗人员职责，建立明确的创面诊疗规范路径及诊疗范围，运行科学化慢性创面多学科诊疗流程等。由于创面涉及的疾病范畴广泛包括血管病变、免疫系统疾病、代谢性疾病、肿瘤等疾病造成的血液循环障碍、血糖变化、营养不良、免疫受损等情况均严重影响着创面的愈合，所以在处理创面的同时需要及时对全身疾病进行干预，因此 MDT 通常涵盖了重症医学科、烧伤整形科、内分泌科、风湿免疫科、血管外科、肿瘤科、感染科、营养科、皮肤科、伤口护理中心等多个部分，其中重症医学科主要负责对症治疗及针对基础性疾病、尽可能纠正各项异常指标，满足创面修复所需的条件，烧伤整形科主要负责创面修复，营养师根据患者既往史、全身营养状况和创面修复需求给予有针对性的营养支持方案，责任护士需观察及交接敷料、引流及创面负压情况等等。在 MDT 诊疗模式中，需要制定慢性创面多学科诊疗的工作制度及人员职责；明确慢性创面诊疗规范及诊疗范围；制定运行慢性创面多学科诊疗流程；通过联合各专科优势实施以患者为中心的个性化管理模式，有效利用资源，最终达到成本效益和质量兼顾的目标。有助于提升创面诊疗质量，改善患者就医体验，有助于促进医护合作，提高医护满意度。但是多学科协作在国内已有诸多报道，但深入的相互融合和规范的流程、体系建设还有待研究及探索。

（三） 临床大数据的应用

电子病历作为医疗大数据的基础数据库之一，允许以一种可方便按需访问的方式存储无限量的数据，也能够以易于阅读的形式在患者往后的就诊中呈现和分析数据。许多回顾性数据分析的研究正是在基于数百万患者数据上进行的，纳入患者数多，随访时间长，积累的数据量大。目前临床已经越来越多地使用慢性伤口个性化电子病历，以便追踪和管理患者伤口的每个变量和并发症。

通过对 2012~2013 年英国健康促进网络（THIN）数据库进行分析，估计国家医疗服务体系的伤口流行率及伤口管理总成本，他们认为 THIN 数据库为英国的临床实践提供了真实世界研究的最佳证据之一，利用大数据分析能够帮助护士和医师向患者提供优化的护理和治疗。2009~2014 年美国高级医疗保健数据库的一项研究量化了医院获得性压疮（HAPU）的医疗负担，确定了 HAPU 的危险因素，并通过识别高危患者提供最佳预防实践来改善医院内部流程。利用决策树分析 2014 年韩国住院患者样本和评估服务数据，探讨了老年入院患者压疮的相关因素，其中有 8 个变量显示出良好的预测性（准确度为 0.804）。人工智能辅助诊疗也涉及对电子病历等文本信息的处理。基于卷积神经网络（CNN）的临床智能决策模型，不需要人为构建规则或知识库，自动提取电子病历的高级语义信息进行诊断，结果表明这种辅助决策方法能够达到 95.94% 的精确率和 9.67% 的准确率，意味着极低的误诊率和漏诊率。目前，开发的自动化应用程序，可以从临床的文本资料中提取伤口相关信息如伤口类型、压疮阶段、伤口大小、解剖位置和伤口处理措施，系统整体性能良好。

（四）　基于系统评价及 GRADE 分级的指南制定

在创面各领域专家的努力和协作下，近年来我国制定并更新了多种常见疾病的诊疗指南，如皮肤创面外用生长因子的临床指南（2017 版）、糖尿病足处置和预防实用指南（2007 版）、烧伤康复治疗指南（2013 版）等。这些指南的发表对疾病的规范化诊断和治疗起了巨大的推动作用。但不可否认的是，我们发表的指南距离国际标准还有不小差距。在我国尚缺乏像英国国家卫生与临床优化研究所（national institute for health and clinical excellence，NICE）这样专门的指南制定机构，以及类似世界卫生组织（world health organization，WHO）指南评审委员会的监督部门。应用指南研究与评价工具（appraisal of guidelines for research and evaluation，AGREE）对指南质量评估发现，中文指南的质量尽管逐年上升，但在 AGREE 包括的六个评价指标（范围与目的、参与的人员、制定的严谨性、表达的清晰性、应用性、独立性）方面均低于国际平均水平。我国创面专家已经意识到这方面的重要性，以 2017 版的《皮肤创面外用生长因子的临床指南》为例，采用证据质量和推荐强度分级（GRADE 分级）方法，针对外用生长因子对皮肤创面的有效性、应用方式、剂量、浓度和疗程、可能存在的不良反应和注意事项等，提出推荐意见。但是我国目前仍存在诸多问题，主要有未注重在国际实践指南注册平台注册以及评审、未清楚说明决策制定过程及使用的共识方法、未对 GRADE 分级进行分级、未说明利益冲突的处理方法等，且在患者指南制定方面仍是空白的。临床医生也应该认识到在指南中应用 GRADE 系统的必要性和重要性，并积极与 GRADE 工作组中国中心、AGREE 工作组等国内外组织合作开发质量更高的指南。

二、研究进展

（一）　机制

随着各项相关技术的发展，人类对创面修复的机制有了更加深入的认识，如炎性细胞尤其是巨噬细胞在创面愈合中的作用和地位，生长因子加速创面修复的调控作用，干细胞以及创面微环境对创面修复的影响，各种修复细胞在创面修复过程中的角色问题，逐渐得以明朗化，创面愈合机制的神秘面纱正在逐渐被揭开。

1. 巨噬细胞

巨噬细胞在皮肤软组织创伤愈合中发挥着重要作用，M2 型巨噬细胞的主要功能为促进创面愈合，但过多、过久聚集停留在创面会产生瘢痕组织。研究表明，创面中巨噬细胞的耗竭会导致小鼠再上皮化延迟，胶原蛋白的形成减少，阻碍新生血管的生成。这些效应随着 TNF-α 水平的升高而发生，并逐渐降低 VEGF 和 TGF-β1 的水平。此外，在没有巨噬细胞的情况下，中性粒细胞存在时间延长，影响伤口收缩。当巨噬细胞失调时会造成创面愈合的多种并发症，如形成慢性创面或过度增生的瘢痕组织。慢性创伤中的巨噬细胞对已死亡的嗜中性粒细胞的吞噬能力降低，从而积累和促进炎症环境。糖尿病患者由于高血糖和晚期糖基化终产物，使巨噬细胞吞噬凋亡细胞的活性下降，巨噬细胞清除中性粒细胞的行为可诱导 M1 型巨噬细胞向 M2$_h$ 表型转换，导致炎症消退。这就是为什么慢性伤口可能有大量 M1 巨噬细胞的原因之一，关于单核细胞募集和巨噬细胞分化的细节仍然存在疑问，特别是单核细胞是否注定会成为一种特定的表型（M1/M2 型），或者巨噬细胞本身是否会在组织内从 M1 变为 M2 表型，以及 M1 和 M2 型巨噬细胞在创面愈合中发挥作用的时间节点等，仍有待今后进一步的深入研究。

2. 内皮祖细胞

血管新生是创面修复过程中的重要过程，加强创面血管新生程度可明显提高创面的愈合率，降低慢性难愈合创面的发生。血管新生包括内皮祖细胞参与新生血管和在原有血管基础上以出芽方式新生血管两种类型，其中内皮祖细胞参与的血管新生在创面修复过程中发挥着重要作用，同时也受到多种因子的干预及抑制，可直接影响创面的愈合研究显示，内皮祖细胞诱导血管新生的过程包括动员、游走、聚集及血管新生。创面形成后，其缺氧环境可增加缺氧诱导因子（hypoxia inducible factor，HIF）的表达水平，而HIF 又可诱导 VEGF、FGF 等多种细胞生长因子的高表达，进而激活内皮祖细胞动员的关键因子金属蛋白激酶，动员内皮祖细胞向局部创面游走、聚集，最终转化为内皮细胞并形成新生血管。另外，在内皮祖细胞的动员过程中，表达水平明显升高的基质细胞衍生因子-1$_\alpha$（stromal cell derived factor-1α，SDF-1$_\alpha$）可促进内皮祖细胞自骨髓向外周血动员。与通过药物激活 VEGF 等细胞因子的作用而促进原有血管以出芽方式新生血管相比，内皮祖细胞是通过被动员后游走、聚集于局部创面而形成新生血管的，若在后期研究过程中能够将两种方式结合起来，即通过药物调节 VEGF 等细胞因子的释放，激发创面组织以出芽方式新生血管的同时，改善内皮祖细胞的数量及功能，促进内皮祖细胞向缺血创面的聚集，理论上可明显加快血管的新生，提高创面的愈合率，有待进一步深入研究探讨。

3. 创面 pH 值

创面 pH 值对创面愈合的影响主要体现在其对创面微环境的影响上。创面微环境是指由在创面愈合过程中起作用的细胞、调节这些细胞活动的因子及创面表面的环境状态形成的动态环境，在慢性创面的整个愈合过程中发挥着重要作用。在创面愈合过程中，成纤维细胞在细胞因子的作用下增殖和迁移，分泌大量的 ECM 并在细胞外积聚，与新生毛细血管等共同形成肉芽组织，填补组织缺损。研究表明，pH 值对成纤维细胞的增殖和迁移均有影响，pH 值较低的环境更有利于其增殖。创面中酶的活性依赖于创面 pH

值。慢性创面中存在大量的蛋白酶，这些蛋白酶可以破坏创面中正常组织、细胞因子及ECM。pH值能影响细菌的活性，很多细菌适宜生长的环境都处在一个很窄的pH值范围，细菌繁殖过程中会通过自身分泌的蛋白质、脂类和多糖形成ECM将自身包裹，即细菌生物膜。细菌生物膜是一种与细菌浮游状态完全不同的群落。其是一种受包裹的细菌调控、持续分泌并且不断变化的复杂物质，能够形成自己独特的微环境。慢性创面是细菌生物膜形成的理想环境，60%的慢性创面都有细菌生物膜的存在，而酸性环境能有效抑制细菌生物膜的形成；由于氧参与创面愈合的各个阶段，调节细胞迁移、黏附、增殖、凋亡及血管新生，在酸性环境能够促进创面组织中氧气的释放。创面pH值是方便易得的数值，在评估创面方面也有重要意义。目前慢性创面pH值的管理仍处于探索阶段，通过改变创面pH值促进创面愈合的方法仍有待探索，此方面的研究可为慢性创面的治疗提供理论依据。

（二）　检查手段

随着人工智能（artificial intelligence）医疗人工智能系统取得了突破性的发展，并获得了医院和医生的广泛认可。在未来，人工智能系统很可能会改变诊疗模式，提高医疗服务供给能力并提升诊疗水平，促进整个医疗健康行业运营模式的转型。例如目前发展的基于人工智能的风险预测能够帮助创面患者评估特定时间发展为慢性创面的可能性。从个人角度来说，预测模型有助于患者更加了解自身病情，从而更好依从生活方式干预或药物治疗。从社会角度来看，通过高危人群筛查，使有限的卫生资源合理化应用，能够降低发病率和病死率。又如自动化压疮风险评估系统，其预测性能与Braden评估量表相当，通过收集常规护理信息，用现代机器学习方法和特征工程开发伤口延迟愈合的预测模型，该模型对于伤口延迟愈合预测的曲线下面积为0.842，Brier可靠性评分为0.00018分。基于人工智能的医学影像辅助诊断和临床辅助诊疗能够帮助医师做出更快、更精准的临床决策。卷积神经网络（CNN）可用于识别生物医学图像中的复杂结构，对压疮中的不同组织类型（肉芽组织、腐肉、坏死组织）进行自动分类，准确率达到92.01%，通过新的深度学习方法可以学习伤口图像特征，进行伤口评估、伤口感染检测和愈合进度预测。

（三）　材料与治疗手段

生物技术的发展及在基因制领域的应用，是创伤修复由被动转为主动干预的重要里程碑，从而加快了创伤修复治疗的进程，新技术和新材料的应用，为创面修复提供了更多的选择，使患者受益。

1. 胶原蛋白

对于胶原这一热门课题，国外有大量的研究报道，近几年国外学者研制出许多使用胶原治疗慢性创面的新方法。也有部分国外学者进一步研究胶原在创面中作用的特性。有研究者通过对胶原基浓度从5～40mg进行了测试，观察胶原材料的结构、力学性能、膨胀能力及在体内的稳定性的变化。测试中发现，随着胶原基浓度增加，胶原材料的韧性增加；增加胶原蛋白浓度，也能增强材料在体内抵抗酶的消化，维持稳定的能力；当胶原基浓度为 40mg 时，胶原材料膨胀能力大大增加，可吸收大量创面渗液，还能作为抗生素载体。同时，并未显示出胶原对人类成纤维细胞的细胞毒性。这些结果表明在开发医用伤口敷料治疗慢性伤口中，致密的胶原蛋白基质是理想的材料。近年有研究频繁应用一种非纺织胶原蛋白敷料（新胶原蛋白敷料）来治疗慢性创面，观察创面愈合情况，发现加倍应用非纺织胶原蛋白敷料，可以加速慢性创面的愈合。通过研究改性胶原蛋白凝胶敷料（MCG）治疗慢性创面的效果，通过在猪模型上人工制作慢性缺血性创面和严重变形创面进行实验，观察使用 MCG 的不同创面中炎症因子、炎症细胞、成纤维细胞及血管内皮细胞的变化。结果显示，MCG 能够帮助建立强大的炎症反应防御系统，及时控制炎症，促使组织增生重构及血管生成，从而使创面达到愈合。国外还有些学者将自体脂肪基质细胞播种到人类胶原蛋白基质以治疗慢性创面。脂肪基质细胞属性可以改善伤口环境，同时能促进血管床生成和免疫调节等功能，在该研究中，从人脂肪组织中分离脂肪基质细胞，然后将脂肪基质细胞播种在胶原蛋白敷料上，研究发现脂肪基质细胞可以在胶原蛋白敷料中维持播种 18～20 天，含有脂肪细胞的胶原蛋白敷料用于创面修复时，可明显促进创面局部血管及成纤维细胞增生，加速创面愈合。胶原蛋白有着许多实际的和潜在的应用前景，相信随着我国科学技术的进步以及科研学者的进一步的研究，胶原蛋白的应用也将更加广阔，并还可以改良其他生物材料的生物学性能，使胶原被应用于更广阔的领域。

2. 丝素蛋白

丝素蛋白具有良好的生物相容性和独特的力学性能，已广泛应用于生物医学领域。丝素蛋白经加工处理可制备成丝素蛋白膜、丝素蛋白水凝胶、丝素蛋白多孔三维支架、丝素蛋白纳米纤维等多种形态。当皮肤受到严重损伤时，临床通常采用皮肤移植的方法对损伤进行修复，皮肤组织工程为皮肤移植提供了新方向。丝素蛋白生物支架能为创面皮肤的细胞增殖和迁移提供有序的三维空间结构，促进皮肤组织再生，有助于创面愈合。丝素蛋白生物支架有望有成为理想的皮肤三维仿生支架。丝素蛋白具有许多优秀的特性，能满足皮肤组织工程生物材料所需的基本要求。皮肤组织工程的主要目的是让细胞生长在三维仿生支架上，植入到患者受损部位的支架可诱导皮肤组织再生，并随时间的推移支架又慢慢被降解。支架的降解速率必须与组织的生长、发育速率相匹配，以确保宿主细胞或植入的组织在体内有适宜的机械性能和生物相容性。此外，皮肤组织工程支架材料应该对伤口有屏障作用，低抗原性、可控降解，同时能模拟细胞外基质，为细胞的生长和增殖提供适宜的微环境。理想的皮肤组织工程支架应具有以下优点：①黏附创面，防止体液与水分流失。②具有透气透湿性，可吸收渗出液，改善创面微环境。③提供生物屏障，防止创面感染、细菌侵入。④降解时间与创面愈合或再生时间相符合。⑤无炎症反应、毒性反应、免疫排斥反应等。⑥在组织愈合期间保持其功能和形态。随着科研技术的创新和实验方法的成熟，丝素蛋白支架的安全性与实用性会进一步提高，相信将来会制备出符合皮肤组织工程实际所需的理想的丝素蛋白生物支架。

3. 3D 生物打印技术

3D 生物打印技术在制造工程学领域内异军突起，并开始向生物医学领域延伸。3D 生物打印技术以计算机三维模型设计为基础，即在组织器官三维模型指引下，通过软件分层离散和数控成型的方法来定位装配生物材料或活细胞，实现制造人工组织和器官等生物医学产品。皮肤是最早应用于临床的组织工程产品，相对于其他人工器官，人工皮肤仿生和研发积累了更多的经验。同样，3D 皮肤打印技术在各种打印器官的制备中仍处于引领地位。3D 生物打印技术能提高构建皮肤组织的速度，缩短临床等待时间，具有容易塑形、伸展性好、再生能力强、高产量等优势，并能有效解决皮肤移植的来源问题，具有广阔的发展前景，正在日渐成熟和完善：随着细胞和分子生物学的发展、材料科学与人工智能的不断完善及多种技术的联合运用和探索，3D 生物皮肤打印技术会不断智能化并制造出更具理想人体仿生效果的皮肤组织，造福患者。

4. 干细胞应用

干细胞的应用是促进创面愈合的技术。干细胞涉及生长发育、创面愈合和组织工程等多个方面，主要包括骨髓间充质干细胞、脂肪来源间充质干细胞、羊水干细胞、胎盘间充质干细胞等。不仅具有自我更新和分化形成多种细胞修复组织的潜能，同时可以分泌大量细胞因子从而调节免疫功能、抗细胞凋亡、促进血管形成、抗瘢痕形成等多种作用。间充质干细胞在体内和体外经过诱导分化，可转变为表皮细胞、血管内皮细胞等，从而直接参与创面修复过程。其来源广泛，可来自骨髓、脐带、脂肪等。其中脂肪间充质干细胞取材方便、来源丰富，还具有免疫调节和炎症抑制等作用，常被用于创面修复和功能重建等，具有科研及临床价值。已有研究表明，脂肪间充质干细胞的胞核内部有多种促细胞生长、血管上皮生长及细胞外基质形成的重要基因，这些基因在细胞核内转录后于胞质内形成相应的功能蛋白，最后以自分泌或旁分泌的方式作用于其自身和周围细胞，促进细胞生长及细胞外基质形成。Honda 等将脂肪间充质干细胞注射在创面上，发现注射组食管狭窄及黏膜挛缩发生率明显低于对照组，同时固有肌层萎缩和纤维化程度低于对照组，而新生血管组织却明显高于对照组。将脂肪间充质干细胞制备成细胞膜片移植至创面是近年来研究的热点。不同于传统胰酶消化收集细胞的方式，细胞膜片技术完整保留了体外培养过程中细胞分泌的胞外基质以及细胞间连接等结构，有利于构建创面组织修复的微环境。间充质干细胞因具有自我更新和多向分化的潜能，成为再生医学领域常用的种子细胞，虽然人们初步的工作已经证实通过表皮干细胞或脂肪干细胞的诱导分化是再生汗腺的一条重要途径，但是存在的巨大难题是在严重烧创伤条件下由于皮肤的损毁，依靠残存的表皮干细胞或脂肪干细胞来再生汗腺会发生严重困难，因而需要考虑其他的干细胞来源。研究发现骨髓间充质干细胞（MSCs）经过诱导分化是再生汗腺细胞的有效种子细胞，并且在严重的烧创伤条件下由于骨髓位于体内，不容易遭到直接破坏，并且还有动员效应，因此从 MSCs 诱导分化的角度来建立汗腺再生的新理论与新方法可能是一条有效的途径。

5. 富血小板血浆（platelet-rich plasma，PRP）

富血小板血浆（platelet-rich plasma，PRP）是自体全血经离心后得到的富含血小板的血浆浓缩物,其主要成分是高浓度的血小板、纤维蛋白和白细胞。20 世纪 90 年代初,Whian 和 Maxrx 率先将其应用于骨组织的临床修复。由于其富含多种生长因子,且来源于自体,无免疫排斥反应,制作简单,安全无副作用,目前已被广泛应用于骨科、神经外科、整形美容科、口腔颌面外科等。

(1) 促进创面愈合的机制　研究表明,PRP 中含有的血小板一旦被激活,α 颗粒会释放出大量血小板源性生长因子(PDGF)、转化生长因子(TGF-β)、胰岛素样生长因子(IGF)、血管内皮生长因子(VEGF)、表皮生长因子(EGF)和碱性成纤维细胞生长因子(β-FGF)等多种生长因子,以调控创面组织的修复过程;同时,PRP 中含有的纤维蛋白和白细胞等成分,还可有效降低创面组织的炎症反应和细胞凋亡率,促进组织再生。研究表明,当组织缺血、缺氧或受损时,PRP 中的 PDFG 在诱导间充质细胞、纤维母细胞等的迁移和增殖,刺激胶原蛋白合成的同时,还可促进血管内皮细胞和平滑肌细胞的迁移和增殖,加快创面局部血管及神经系统的重建;VEGF 及 bFGF 可增加血管内皮细胞的通透性,调控血管内皮细胞的增殖及分化,从而加速新生血管的生长,促进肉芽组织的形成;TGF-β 可通过对 Smad 蛋白的调控而加快血管化进程。动物实验表明,采用皮瓣移植治疗创面时应用 PRP 可促进移植皮瓣新生毛细血管的形成,加快创面局部血运重建。研究发现,PRP 可促进糖尿病溃疡创面新生血管的形成。PRP 内含有的白细胞可协助机体清除创面局部病原体及坏死组织,从而增强创面局部抗感染能力,加快损伤组织的再生修复。同时 PRP 内所含的高浓度白细胞被局部炎症细胞因子激活后,可有效对抗创面感染,抑制局部炎症反应。另外,部分研究学者认为,PRP 内含有的血小板被激活后所释放的血小板杀菌蛋白(PMPs)内含有血小板因子4、纤维蛋白肽等一系列抗菌活性物质,可改变细菌细胞膜的通透性,抑制其大分子的合成,防治创面感染;激活后的血小板还可间接趋化白细胞发挥杀菌、灭菌作用。此外,PRP 在感染中也发挥着重要作用,和不同生长因子之间相互作用,重建受损组织。难愈创面组织内的修复细胞、炎性细胞及细胞外基质等严重受损,导致了成纤维细胞的功能及增殖趋化能力明显下降,凋亡增加,致使创面长期不愈,而 PRP 可显著加快细胞新陈代谢,降低细胞凋亡率,从而刺激未成熟细胞合成胶原纤维,促进创面再生修复。

(2) 促进创面愈合的临床应用　大量研究表明,PRP 可有效促进压疮、静脉行溃疡、感染性溃疡及糖尿病溃疡等慢性难愈性创面的愈合。此外,PRP 可有效抑制难愈性静脉性溃疡创面的炎症反应,促进创面愈合,且治疗过程中无感染等并发症发生;通过对比不同剂量 PRP 治疗压疮的临床疗效发现,PRP 治疗的患者创面修复效果较好;PRP 还可有效促进脊髓损伤患者压疮创面的愈合,创面可明显缩小;PRP 还可有效地促进脊髓损伤患者瘘管的愈合,瘘管分泌物明显减少,瘘管完全愈合组患者的急性创伤创面组织平均再生时间明显短于对照组患者的创面组织平均再生时间。通过 PRP 对人工全髋关节置换术后创面愈合影响的研究发现,PRP 治疗组患者术后创面明显优于对照组患者,即 PRP 可有效减少术后创面引流量,减轻创面炎症反应,促进创面愈合。

综上所述,PRP 在促进创面修复方面有着独特的优势和效果,随着 PRP 在临床上的不断应用及对 PRP 研究的不断深入，其在创面修复方面将有着更为广阔的应用前景。目前，PRP 中各种生长因子之间的相互作用及其对创面的调控机制尚不清楚，PRP 中白细胞的作用仍存在争议；在制作过程中，由于离心次数及离心时间的不同，制作出的 PRP 浓度也不同，而不同浓度的 PRP 与创面修复之间存在何种量效关系等问题仍需进一步深入研究和探索。

6. 基因疗法

基因疗法是在基因水平通过基因转移方法，应用基因工程和细胞生物学技术，将遗传物质导入某类患者特定细胞内，使导入基因表达，以补充缺失或失去正常功能的蛋白质，或者抑制体内某种基因过量表达，使得基因替代，基因修正或增强，最终达到治疗疾病的目的。

（1）*基因诊断*　基因诊断是运用现代分子生物学和分子遗传学方法检测基因结构及其蛋白质，在基因和蛋白质水平上对疾病进行诊断。基因诊断具有高度的特异性、检测灵敏度及精确性。目前，基因诊断技术在创面修复中的使用不是很广泛，主要应用于皮肤替代物中的异体、异种角朊细胞和异体、异种真皮基质转归的研究包括指纹图谱、扩增片段长度多态性基因位点、核酸分子杂交、人类白细胞抗原、类基因基因位点、扩增寡核苷酸探针反向打点杂交分型、扩增染色体特异性、随机引物、扩增指纹图谱等方法。传统的基因诊断技术无法满足大规模、高通量的杂交要求，于是基因芯片技术已成为一项新的技术手段。该技术多用来研究瘢痕与溃疡发生的分子病理机制基因工程，作为分子生物学的核心部分已经渗透到生命科学研究的每一个学科。难愈性创面的修复仍是医学界的棘手难题，基因工程技术作为一种新技术、新方法，必定会给创面修复带来划时代的突破。

（2）*基因治疗*　基因治疗目前主要在遗传性疾病和恶性肿瘤的治疗中开展，但目前基因只能暂时表达，很难长期稳定表达，因此在基因长期表达的遗传性疾病治疗中结果并不令人满意。皮肤是容易接受基因转移的靶器官，上皮与真皮细胞易于获取，易于转基因操作，可把转染基因后的细胞回移到皮肤，因此基因治疗适用于皮肤创面。在慢性创面愈合的过程中，基因转移技术将治疗性基因插入细胞，使系统内基因持久或短暂的表达，合成并传递特异性的蛋白进入伤口。对于慢性创面的治疗，可以采取的基因治疗分为两大类，即病毒性载体系统和非病毒载体系统，前者包括逆转录病毒载体、腺病毒载体，后者包括裸 DNA、阳离子脂质体、微种植技术。目前，基因治疗前景可期，但尚需注意实用性及安全性。据报道，通过基因芯片技术，可以观察到大鼠胚胎发育前期和后期皮肤基因表达的差异有 53 个，占 5700 多基因的 0.9%。这些差异表达基因包括上调的成纤维细胞生长因子基因、卵泡素抑制素基因和下调的环连蛋白基因等。应用改良的消减杂交技术，已经筛选出 14 条与胎兔皮肤无瘢痕愈合密切相关的基因片段，发现基因片段 BU581985 可能与胎兔皮肤无瘢痕愈合密相关。采用基因芯片对烧伤患者瘢痕与正常组织进行扫描，发现了同体对照的差异基因为 365~447 条，瘢痕两两对比差异表达基因有 203~271 个，有差别的 82 条，差异表达基因涉及 13 类功能组，设计细胞的功能和代谢的各个方面，特别是平滑肌动蛋白基因在瘢痕愈合中起主导作用。对瘢痕和正常皮肤进行检测发现，在 8400 种人基因中差异表达的基因有 402 条，主要涉及胞外基质基因、运输蛋白基因、细胞信号和传导蛋白基因、细胞骨架和运动相关的蛋白基因等。生物信息学分析显示，这些差异表达基因与瘢痕的发生可能存在相关性。这些初步的研究为从基因水平探明瘢痕的发生机制提供了有益的资料。

　　（3）基因工程药物　基因工程药物是指人体健康所必需、起着重要调节作用、体内含量极微，用基因工程技术生产的蛋白质。通过体外重组技术可产生大量高度纯化的蛋白质。基因工程药物中最热门的就是细胞因子而在创面修复中应用最多的就是重组的生长因子。现在的研究表明创面愈合这一复杂过程涉及了内环境炎症反应、细胞增殖及重新塑型，炎症细胞、修复细胞、细胞因子及细胞外基质的相互作用、相互调节。在整个修复阶段生长因子的参与至关重要，它能够刺激血管内皮细胞、角朊细胞及成纤维细胞的增殖分化，加速血管化和再上皮化，它是炎症细胞的有丝分裂原和趋化因子，而炎症细胞的聚集脱粒则是创面修复的重要始动因素，它还可调节细胞外基质的合成。对于某些难愈性的创面，有人认为是生长因子分散在细胞外基质中以及蛋白水解酶活性增强造成生长因子的不足。因此，在创面愈合过程中外源性的补充某些生长因子，以弥补内源性生长因子的不足，或通过外源性生长因子刺激内源性生长因子的活性，或上调因子受皮肤的角朊细胞和成纤维细胞是进行基因治疗的理想的靶细胞。这是因为它们具有以下优点：易获取和体外扩增、易受外源基因的转染并且能够稳定的表达、携带外源基因后仍能稳定地植回体内并表达等；通过逆转录聚合酶链反应技术，从人脐静脉内皮细胞获得血小板衍生生长因子的基因克隆得到，使用脂质体包埋的质粒及空载体转染至鼠的成纤维细胞。体外实验证实及其蛋白明显增多，用酶联免疫吸附法检测稳定分泌至少比阴性对照组高 4 倍。研究证明，用逆转录病毒技术将胰岛素样生长因子基因转染至角朊细胞，然后再将基因转染的角朊细胞移植到去胸腺小鼠的表皮层，病理切片发现基因转染组与阴性对照组相比，愈合创面可形成分化的表皮结构；表皮明显增厚，细胞成分、血管含量及纤维连接蛋白均有增加，而转染基因组除了可形成较多层次的表皮外，细胞增殖分化更加活跃，伤口愈合速度加快等。使用非病毒载体质粒也进行了基因转换的研究，得出相似的结论。通过基因工程技术转染角朊细胞或成纤维细胞使其产生大量细胞因子及生长因子。促进内皮细胞角朊细胞及成纤维细胞增殖分化，促进细胞外基质的合成，可在一定程度上解决上述问题。以逆转录病毒为载体将基因转染至角朊细胞，然后将其移植至事先处理过的脱细胞真皮基质中培养，在体外检测到，然后再将其移植至无胸腺小鼠创面，发现真皮中细胞数量及型胶原含量与阴性对照组具有显著性差异，创面收缩情况也有明显改善。

　　近年来，尽管创面修复的基因治疗得到很大的发展，但与临床应用尚存在很大的距离，仍存在着许多尚未解决的问题，首先需要解决的是基因治疗的安全性问题。病毒载体进入宿主细胞后整合至宿主的部位是随机的因此存在着插入突变的可能性，而且当外源基因引入宿主细胞后会产生大量原来缺乏的蛋白质有可能引起免疫反应，而外源基因是否会产生恶性转变也不得而知。另外在动物实验和临床应用中都发现基因治疗会引起局部的炎症反应及流行性感冒样综合征。其次，还要提高基因转染效率和表达水平与实验室的情况不同，临床应用发现基因治疗后基因产物的表达通常是比较低的，如果增加载体和目的基因的剂量则会增加基因治疗的危险性。现行的基因疗法大多是先体外后体内的方案，涉及受体细胞的分离、培养、修饰及回输等技术，这种操作既费时又耗费财力，因此如何提高基因治疗的经济性和实用性也至关重要。

　　虽然新兴技术能够为创面诊疗管理带来突破性变革，但目前还存在不少问题和挑战：①新技术的集成解决方案大多处于研发阶段，还需要更多的技术积累和临床试验。②医疗大数据要打破数据壁垒，实现医联体内数据互通共享，在目前的医疗体制下时机尚不成熟。③医疗数据的储存安全、隐私安全、伦理框架和法律约束还未能规范。④技术培训和普及不足。各医院特别是基层医疗单位的参与积极性还有待提高。⑤新技术的应用费用昂贵，不具备大范围推广应用的条件。

（周济宏　吴玲　刘芳）

下篇　各　论

第三章　感染性溃疡

　　感染性溃疡是指病原体发生在体表或体表深部的感染，主要因一般化脓性感染或在其造成的组织缺损和病变基础上发生的破溃形成感染性溃疡，分为非特异性感染创面、特异性感染创面、急慢性骨髓炎、瘘管及窦道等。因各种细菌、真菌、病毒侵入皮肤或组织形成感染灶，自身抵抗力低下时局部形成炎性破溃、组织坏死缺损，形成感染性溃疡。

第一节　皮肤软组织非特异性感染

　　皮肤软组织非特异性感染性溃疡是外科常见的感染创面，称为化脓性感染创面，最常见的有痈、疖、毛囊炎、丹毒、急性蜂窝织炎感染等，这一类感染可致皮肤黏膜或皮下深部组织器官缺损。常见的致病菌有金黄色葡萄球菌、溶血性链球菌、大肠埃希菌、铜绿假单胞菌、变形杆菌等，可由单一致病菌导致感染创面，也可由多种致病菌同时作用于同一创面，因致病菌无特异性，所以此类创面属于常见的一般性感染，机体先有急性炎性反应，之后局部化脓、破溃缺损形成非特异性感染创面。

　　此类感染的病理变化是因致病菌入侵在局部引起急性炎症反应。致病菌侵入组织并繁殖，产生多种酶与毒素，可以激活凝血、补体、激肽系统以及血小板和巨噬细胞等，导致炎症介质的生成，引起血管扩张与通透性增加，白细胞和吞噬细胞进入感染部位发挥吞噬作用，单核-巨噬细胞通过释放促炎细胞因子协助炎症及吞噬过程。病灶内含活菌、游离血细胞及死菌、细胞组织的崩解产物，引起炎症反应的作用是使入侵微生物局限化并最终被清除，同时局部出现红、肿、热、痛等炎症的特征性表现。部分炎症介质、细胞因子和病菌毒素等还可进入血流，引起全身性反应。病变的演变与结局取决于病原菌的毒性、机体的抵抗力、感染的部位以及治疗措施是否得当。当机体抵抗力占优势，感染呈局限性，组织细胞崩解物和渗液可形成脓性物质并积聚于创面或组织间，或形成脓肿。在有效的治疗措施下，炎症病变或小的脓肿可以吸收消退；较大的脓肿破溃或经手术引流脓液后，感染好转。局部肉芽组织生长，形成疤痕组织。病菌毒性大、数量多或（和）宿主抵抗力明显不足，感染可迅速扩展，定植于血液出现菌血症；机体对于感染的过度反应还可引起全身炎症反应综合征（system icinflammatory response syndrome，SIRS）成为脓毒症，对宿主造成很大的损害。

此类感染在中医被归为疔、疖、痈、疽、发等范畴。病因多为外感风、寒、暑、湿、燥、火六淫邪毒；或外伤后再感毒邪，湿热火毒交蒸，凝聚肌肤；或因肝气郁结，脾胃升降失调，内郁湿热火毒，致使营卫不和，经络阻塞，气血运行不畅，蕴蒸肌肤而成，热毒内壅而发；或因平素体质虚弱，劳伤精气，肾气亏虚或过食肥甘厚味，脾胃运化失调，湿热火毒内蕴，加之感受风温湿热之毒，凝滞于肌表以致经络阻塞，营卫不和，气血凝滞而成。正如《外科启玄》云："天地有六淫之气，乃风寒暑湿燥火，人感受之则营气不从，变生痈肿疔疖。"《素问·生气通天论》说："高粱之变，足生大丁"。《外科正宗》云："火能克万物，故百病由火而生……发于外者，成痈疽、发背、对口、疔疮，此皆言其大略也。"此类疾病在病因病机及治疗原则上大致相同，故归为进行一类论述，但其在临床表现上又各有所差异。

一、头部脓肿性穿掘性毛囊周围炎

（一）概述

头部脓肿性穿掘性毛囊周围炎（perifolliculitis capitis abscedens et suffodiens，PCAS），又称头部毛囊周围炎或头皮分割性蜂窝织炎，是一种少见的头皮部慢性化脓性皮肤病。本病系多数聚集的毛囊炎及毛囊周围炎在深部融合后相互贯穿后形成的脓肿。病程缠绵，愈后易复发。中医学根据皮损形态命名，皮损未破如曲蟮拱头者，称为"蟮拱头"；皮损破溃后形似蝼蛄串穴者，称为"蝼蛄疖"。

（二）病因病机

中医学认为，本病多由暑疖治疗不当、疮口过小、脓液引流不畅，从而导致脓毒潴留，或因护理不当、搔抓，以致脓毒旁窜，相互蔓延，腐蚀肌肉，头皮窜空。日久脓肿破溃，脓液排出，而正气偏虚，正不抵邪，毒邪恋结，因而疮口破溃不敛，或时有新起的脓肿。由于湿性黏腻，与毒邪互结，导致本病常反复发作，迁延数年。

（三）发病机制

目前，PCAS确切的病因及发病机制尚不明确。多数学者认为主要与毛囊闭锁、感染、外用刺激物等多种因素相关。

1. 毛囊闭锁

毛囊闭锁是本病的主要病因，主要可能与毛囊结构及功能基因学异常有关，性激素、微生物及白细胞介素等可能也参与其角化异常过程。当毛囊皮脂腺中缺乏必需脂肪酸时，亚油酸含量降低，导致毛囊皮脂腺导管角化过度、阻塞或闭锁，使皮脂等代谢物潴留于毛囊内，继发感染，引起慢性、反复发作性毛囊炎及毛囊周围炎，最终形成脓肿、窦道及瘢痕。本病常与聚合性痤疮、化脓性汗腺炎或藏毛窦同时并发，统称毛囊闭锁三/四联征。

2. 细菌感染

本病是否为原发性细菌感染尚有争议，多数学者认为是继发性的，通常细菌培养呈阴性，同时也有培养后呈阳性的情况发生，但细菌种类数量多、复杂且不稳定，常随部位不同而不同。最常见的病原菌为金黄色葡萄球菌、表皮葡萄球菌，其被认为是嗜中性粒细胞趋化的主要因素。

3. 其他因素

本病主要好发于青年男性，且多为油性皮肤，提示雄激素水平与发病有关。也有报道称，吸烟及外用化学刺激物等可能是致病或加重的因素。

（四） 诊断与鉴别诊断

1. 诊断

（1）临床表现

1）PCAS 多见于成年男性，易发于头顶及枕部。皮损此起彼伏，可迁延数年乃至数十年。

2）初起为头部的数个毛囊炎及毛囊周围炎，此后皮损逐渐增大、变深，形成半球状或细长的结节，病损处毛发脱落，表现为淡红色表面光滑紧张的隆起，结节可以融合成脑回状的嵴突，随后结节软化形成脓肿，破溃后于脓肿表面形成多数瘘孔，有脓液外溢。脓肿之间，由于皮下组织侵蚀破坏，互相沟通形成窦道，因此压迫结节，可在邻近或距离较远的瘘孔中排出脓液（筛状溢脓）。本病呈慢性经过，常常是一处病损痊愈形成疤痕，他处又发生新的病损，疤痕间可有窦道，病损处毛发脱落，呈不可逆性，长期慢性炎症刺激可能导致鳞状细胞癌发生。本病无明显的全身症状。

（2）辅助检查

1）实验室检查：血常规提示白细胞总数及中性粒细胞比例多正常；脓液培养多为阴性，亦可见金黄色葡萄球菌或表皮葡萄球菌、链球菌生长。

2）病理学检查：病理检查在急性期可见真皮层有大量淋巴细胞、浆细胞、嗜酸粒细胞等炎性细胞浸润，并向下浸润至皮下脂肪组织，部分可见坏死组织以及破坏毛囊组织，引起脱发；慢性期可见多核巨细胞及朗格汉斯细胞，引起炎性肉芽肿反应，可见角化物形成。覆盖在引流窦道的复层鳞状上皮可能存在脆性增加、分化不全及过度增生等特征。愈合区的皮损可见广泛纤维化，陈旧性皮损可见瘢痕疙瘩样纤维组织增生。

2. 鉴别诊断

（1）黄癣 发于儿童，由真菌感染引起，头部可见以毛发为中心的碟形黄癣痂，边缘翘起，中心黏着，伴鼠臭味，皮损中央有稀疏、失去光泽的头发。去除黄痂，可见鲜红色潮湿糜烂基底，严重的有较深溃疡。患者自觉剧烈瘙痒，日久痂处皮肤萎缩，毛囊破坏，而成永久性脱发。黄癣除侵犯头发、头皮外，尚可侵犯光滑的皮肤和指甲。

（2）项部瘢痕疙瘩性毛囊炎　皮肤损害一般局限发生于颈后发缘处或枕部。病原菌主要为金黄色葡萄球菌、表皮葡萄球菌，先出现局部散在性针头大毛囊的丘疹和脓疱，进而互相融合，逐渐形成不规则的瘢痕硬结或硬块，其上可见小凹陷，有束状头发穿出，脓液很少，可导致局限性永久性脱发。

（3）秃发性毛囊炎　伴有丘疹、脓疱及脱发，但皮损散发于整个头部，也不融合成斑块。

（五）治疗

1. 中医治疗

（1）辨证论治

1）火毒壅盛证

证候：数个毛囊和毛囊周围炎，后增大变深而形成结节，淡红色表面光滑隆起，软化后形成脓肿，破溃后有脓液流出；舌质红，苔黄，脉滑数。

治法：清热解毒。

方药：五味消毒饮加减。金银花、野菊花、紫花地丁、蒲公英、天葵子具有清热解毒、散结消肿之功效；热重者，可加黄连、连翘清泄热毒；血热毒盛者，可加赤芍、丹皮、生地黄等以凉血解毒。

2）正虚毒恋证

证候：疮口破溃有脓液流出，久不收口，或时有新起的脓肿；反复发作，迁延数年；舌淡红，苔薄，脉沉细无力。

治法：益气养阴，扶正托毒。

方药：托里消毒散加减。人参、白术、茯苓、甘草补益气血而利生肌；当归、川芎、白芍、生黄芪补益气血，托毒排脓；金银花、白芷、桔梗清热解毒，提脓生肌收口；皂角刺消肿排脓，托疮毒促其早溃。

（2）外治

1）脓肿成熟未破者，进行皮肤消毒，从脓肿波动最明显的部位向内直刺，深入脓腔即止，沿皮纹方向将刀向上或向下轻轻延伸切口，以脓出流畅为宜。及时有效地切开排脓可使脓液迅速排出，使毒随脓泄，避免病灶向周围扩散加重病情。切开应选择有利的时机，确已成脓，予以切开最为适宜。切口应选在脓肿稍低的位置，切口大小合适，深度以得脓为度，使排脓流畅，不致有袋脓之弊。

2）对于脓肿破溃引流不畅，或疮口久不愈合者，采用药线引流的方法。将九一丹、八二丹做成药线插入疮口中，以起到引流祛腐的作用。待脓尽、疮面肉芽新鲜后，改为生肌散外用。

2. 西医治疗

（1）药物治疗

1）局部和/或全身应用抗生素：目前，首选的治疗方法仍然是系统应用抗生素，尤其对急性发作的患者来说，可快速控制严重的炎性皮损，通过细菌培养药敏试验选择敏感药物，给药时间一般为 4~6 周。局部使用抗生素可不同程度地减轻其继发性感染所引起的脓肿、溢脓、溃疡等。

2）糖皮质激素：重症者应用抗生素联合糖皮质激素口服，主要是由于其具有非特异性的抗炎作用及快速控制症状的作用，全身应用低中等剂量的激素（醋酸泼尼松 40~60mg/d，逐渐减量，不超过 3 周）可较快降低炎症反应并能更快的愈合；也可局部皮损内注射曲安西龙（去炎松）或泼尼松龙混悬液，每周 1 次，共 3~4 次。

3）维 A 酸类：早期应用维 A 酸类对本病具有积极的治疗作用，它对毛囊皮脂腺有多种作用，既能抑制皮脂腺的分泌，促进上皮细胞分化，又能调节免疫及抗炎，阻止病情的发展。维 A 酸类是目前公认的长期缓解 PCAS 最有效的治疗方法。每日 1~2mg/kg，连续口服 5~6 个月。

（2）手术治疗

1）对有波动的脓肿切开引流，如脓肿破溃引流不畅，则扩大创口，脓肿间的窦道也要切开，清除窦道壁，或用苯酚或 2% 碘酊烧灼窦道的内壁组织，碘仿纱条填塞换药。

2）对于严重、顽固、难治的患者来说，广泛的根治性切除术是彻底治愈的一种方式，但该种手术的创伤性较大。术前可应用抗生素及维 A 酸类药物控制炎症，对于顺利实施手术有重要意义。此外，对继发的鳞状细胞癌应尽早行广泛手术切除。

（3）其他疗法

1）5-氨基酮戊酸光动力治疗。光动力治疗毛囊炎理论基础是局部患处外用 5-氨基酮戊酸可以被上皮细胞吸收，用红光照射后即被红光激活，代谢为原卟啉并聚集在上皮细胞和皮脂腺，受到红光照射后，原卟啉受激与氧气反应产生单态氧，破坏胞膜导致细胞死亡，因此可引起局部毛囊炎组织破坏，使病变的毛囊坏死。另外，红光照射后巨噬细胞会释放一系列细胞因子，刺激纤维原细胞增生和生长因子合成，因此可达到杀灭葡萄球菌的作用。治疗后可配合使用清热解毒之中药洗剂，提高疗效。

2）红外线与紫外线理疗有一定的疗效。

（六）护理措施

1. 情志护理

患者常因治疗效果不佳，病情反复发作，病灶不断扩散，迁延数年而对治疗信心不足，或病损处毛发脱落形成斑秃，影响容貌而产生自卑心理。护士要理解患者，使患者充分表达自己的情绪，起到宣泄的作用。

2. 疮面护理

（1）病灶切开引流之后，保持伤口敷料清洁干燥。

（2）进行负压引流时，保持负压在有效范围，每天测量引流量并记录。卧床期间，配合患者主动运动，预防静脉血栓的形成。

（3）配合医生进行窦道造影工作。

3. 用药护理

（1）部分患者对使用激素治疗产生的副作用而心存疑虑，护士应耐心地向患者讲解激素治疗是一重要的治疗手段，短期少量的使用不会发生严重的副反应。

（2）观察使用抗生素有无过敏反应及疗效；维 A 酸软膏不能用于皮肤破溃处；用药部位如有烧灼感、瘙痒、红肿等情况应暂停使用，告知医护人员。

4. 健康指导

鼓励患者加强营养，锻炼身体，增强体质，补益正气，扶正固本。

（七）研究进展

1. 免疫调节治疗

本病可与坏疽性脓皮病、脊柱关节病等免疫性疾病并发，且部分病例予以糖皮质激素治疗后有效，提示本病可能是与免疫异常有关的一种抗原抗体反应。研究表明，注射免疫球蛋白或用胸腺肽和转移因子等提高细胞免疫功能的药物对于治疗该病有效。

2. 生物治疗

研究表明，TNF-α 在肉芽肿的形成中至关重要，这为抗肿瘤坏死因子治疗 PCAS 提供了新的途径，近年来已经有抗肿瘤坏死因子迅速缓解病情及治疗顽固 PCAS 成功的案例报道，对严重和顽固性皮损的快速缓解提供了新的治疗选择。

二、痈

（一）概述

痈是指多个相邻毛囊及其周围组织的急性化脓性感染，也可由多个疖融合而成。发病迅速，局部红肿疼痛，表面有多个脓头，伴有全身中毒症状。常发生于抵抗力低下者，如贫血、营养不良、糖尿病、长期使用皮质类固醇激素者等。

本病属于中医学"有头疽"的范畴。有头疽在古代文献中常以疽和发共同命名，根据发病部位不同有多种病名，如生于头顶部，称为百会疽；生于项部，称为脑疽，包括对口疽、偏脑疽；发于脊背部正中，称为背疽，又称发背；生于背部两侧，称为搭手；生于胸部膻中穴，称为膻中疽；生于少腹部，称为少腹疽；生于四肢部，称为太阴疽、石榴疽（又名肘疽），臀疽，腿疽等。根据发病原因不同亦有多种病名，如过饮药酒兼厚味积毒蕴发者，称为酒毒发；湿痰郁结而成者，称为痰注发。还有以形状命名，如莲子发、蜂窝发等。然其病因病机、临床表现和治疗方法基本相似，故并作有头疽论述。

（二）病因病机

有头疽的发生包括内因和外因。内因系脏腑蕴毒，或情志内伤，恼怒伤肝，思虑伤脾，肝脾郁结，气郁化火；或房事不节，恣欲伤肾，劳伤精气，肾水亏损，相火炽盛；或恣食膏粱厚味，脾胃运化失常，湿热火毒内生所致。外因系外感风温，湿热邪毒，以致经络阻隔，气血运行失常，毒邪凝聚于肌表皮肉而成。

《外科正宗·脑疽论》云："湿热交蒸从外感受者轻；五脏蕴结从内发外者重。"

《疡科心得集·脑疽候》云：“外感发者，多生于正中属督脉所主……气血交会毒气得之乃能外发，故易于高肿溃脓生肌收口……从内发者多生于偏旁，属太阳膀胱经所主，太阳膀胱主司寒水，性质多沉，此处发疽，气血与疮毒交会下流，故疮多平塌，根角走散……难以成脓，难溃、难敛。”

消渴患者素体阴虚，水亏火炽，则热毒蕴结更甚；或年迈体弱，气血不足者，因正虚毒滞难化，不能透毒外出，均可使病情加剧，甚至发生疽毒内陷。

本病根据局部症状可分为四候，每候约 7 天。《疡科心得集·辨脑疽对口论》云“对疽、发背必以候数为期，七日成形，二候成脓，三候脱腐，四候生肌。”本章节所阐述的有头疽其病程为三候、四候。

（三）　发病机制

本病致病菌以金黄色葡萄球菌为主。感染常从毛囊底部开始，沿阻力较小的皮下组织蔓延，再沿深筋膜向外周扩展，感染上传入毛囊群而形成多个脓头，形状似蜂窝。由于有多个毛囊同时发生感染，故炎症浸润范围较大，深层皮下结缔组织受累，使其表面皮肤血运发生障碍甚至坏死。自行破溃较为缓慢，全身反应较重。随着时间的迁延，其他细菌可进入病灶形成混合感染，甚至发展为脓毒血症。感染与皮肤不洁、擦伤、机体抵抗力不足相关。

（四）　诊断与鉴别诊断

1. 诊断

（1）临床表现

1）多发生于中年以上人群，老年居多；好发于皮肤较厚的部位，如项部和背部。

2）初起为炎性弥漫性浸润硬块，直径为 3~10cm 或更大，皮损具有红、肿、硬、痛等特征，表面呈紫红色、紧张发亮，其上可见数个凸点或脓头。随后皮肤硬肿范围增大，周围呈现浸润性水肿，引流区域淋巴结肿大，局部疼痛加剧。病变部位脓点增大、增多，继而出现化脓及组织坏死，脓液由多个毛囊口排出，形成蜂窝状脓头，其中有坏死性脓栓，最后脓栓脱落与血性脓液同时排出。有的坏死组织全部脱落，形成深在性溃疡，以后肉芽组织生长，结瘢而愈（彩插图 3-1），可伴有局部淋巴结肿大。本病全身症状较重，患者有发热、畏寒、头痛、恶心、食欲不振等症状，患处有搏动性疼痛，在局部组织化脓坏死停止后，全身症状也随之减轻，严重者可出现虚脱甚至因败血症而死亡。

（2）辅助检查

1）实验室检查：血常规提示白细胞总数及中性白细胞比例明显增高，脓液培养多见金黄色葡萄球菌生长，糖尿病患者血糖水平常较平时明显升高。

2）影像学检查：①B 超：皮下软组织内低弱回声，形态不规则，边界不清，后壁回声稍强。脓肿形成后，脓腔内可见条状强回声及细点状回声，探头加压后可见腔内细点状回声，有流动感，并有压痛。彩超检查脓腔内未见确切血流信号，周边软组织可见较丰富的血流信号，脓腔的分隔处也可见稀疏的点条状血流信号。②CT 及 MRI：可判定病灶的范围及深度，以利手术时尽可能地清除病灶。

3）病理学检查：多数相邻近的毛囊、毛囊周围组织及皮下组织的急性化脓性炎症变化，部分组织坏死，形成互相沟通的脓肿，脓肿周围组织充血、水肿以及中性粒细胞浸润。

2. 鉴别诊断

（1）蜂窝织炎　常继发于外伤、溃疡，或局限性化脓性感染，多为金黄色葡萄球菌，有时为溶血性链球菌。好发于四肢、面部、外阴和肛周等部位。初起为弥散性、浮肿性、浸润性红斑，界限不清，局部皮温增高且伴有疼痛，皮损中央红肿明显，严重者可形成深部化脓和组织坏死。急性期常伴有高热、寒战和全身不适，可有淋巴结炎甚至败血症的发生，慢性期皮肤呈硬化萎缩，类似于硬皮病。

（2）脓癣　由真菌引起，皮损初起为成群的炎性毛囊丘疹，渐融合成隆起的炎性肿块，质地软，肿块表面毛囊孔呈蜂窝状排脓小孔，可挤出脓液。皮损处毛发松动，易拔出。常伴有耳后、颈、枕部淋巴结肿大，轻度疼痛和压痛，继发细菌感染后可形成脓肿。

（五）治疗

1. 中医治疗

（1）辨证论治

1）火毒凝结证

证候：多见于壮年正实邪盛者。局部红肿高凸，灼热疼痛，根脚收束，迅速化脓脱腐，脓出黄稠；伴发热、口渴、尿赤等；舌质红，舌苔黄，脉数有力。

治法：清热泻火，和营托毒。

方药：黄连解毒汤合仙方活命饮加减。黄连、黄芩、黄柏、山栀、金银花清热解毒；当归、赤芍、乳香、没药、陈皮行气活血通络，消肿止痛；贝母、花粉清热化痰散结；穿山甲、皂角刺通行经络，透脓溃坚；恶寒发热者，加荆芥、防风；便秘者，加生大黄、枳实；溲赤者，加泽泻、车前子。

2）湿热壅滞证

证候：局部症状与火毒凝结相同；伴全身壮热、朝轻暮重、胸闷呕恶等；舌苔白腻或黄腻，脉濡数。

治法：清热化湿，和营托毒。

方药：仙方活命饮加减。金银花清热解毒；当归、赤芍、乳香、没药、陈皮行气活血通络，消肿止痛；白芷、防风透解热毒；贝母、花粉清热化痰散结；穿山甲、皂角刺通行经络，透脓溃坚；胸闷呕恶者，加藿香、佩兰、厚朴。

3）阴虚火炽证

证候：多见于消渴患者。肿势平塌，根脚散漫，皮色紫滞，脓腐难化，脓水稀少或带血水，疼痛剧烈；伴发热烦躁、口渴多饮、饮食少思、大便燥结、小便短赤等；舌质红，舌苔黄燥，脉细弦数。

治法：滋阴生津，清热托毒。

方药：竹叶黄芪汤加减。人参、黄芪、麦冬、石膏清热除烦，益气生津；竹叶、灯心草清热利尿；生地黄、白芍、当归、川芎清营凉血；半夏燥湿化痰，益脾和气。

4）气虚毒滞证

证候：多见于年迈体虚、气血不足患者。肿势平塌，根脚散漫，皮色灰暗不泽，化脓迟缓，腐肉难脱，脓液稀少，色带灰绿，闷肿胀痛，易成空腔，伴高热，或身热不扬、小便频数、口渴喜热饮、精神萎靡、面色少华等；舌质淡红，舌苔白或微黄，脉数无力。

治法：扶正托毒。

方药：八珍汤合仙方活命饮加减。金银花清热解毒；当归、赤芍、乳香、没药、陈皮、川芎行气活血通络，消肿止痛；白芷、防风透解热毒；贝母、花粉清热化痰散结；穿山甲、皂角刺通行经络，透脓溃坚；人参、熟地黄益气养血；白术、茯苓健脾渗湿，助人参益气补脾。

（2）外治

1）有头疽脓成自行破溃，但疮口过深过小，脓水不易排出，脓腐阻塞疮口者。根据疮面长度的大小，可用五五丹药线或八二丹药线多枚插入疮口，药线尽量填塞至疮面底部，避免形成死腔或假性愈合，但应留出一小部分在疮口之外，便于换药时取出。如脓水已尽流出淡黄色黏稠液体时，即使脓腔尚深，也不可再插药线，否则影响收口。

2）如疮口过小，脓出不畅，有袋脓现象，经其他引流、垫棉法无效。做"+"或"++"形切口切开引流，注意切口要深达筋膜，切口线应超出病变边缘皮肤，清除已化脓和未成脓且已失活的组织，填塞油纱条，外加干纱布包扎；如大块坏死组织一时难以脱尽，可分次去除，以出血量少为度。术后注意疮面渗血情况，必要时更换填塞敷料重新包扎。术后24小时更换敷料，将八二丹等提脓祛腐药粉均匀地撒在油纱条上，填塞入疮面，根据局部情况每日或隔日换药，待脓腐大部分脱落，疮面渐洁，改掺九一丹，外敷红油膏。脓腐较多的时候，油纱条填塞宜紧，使药粉与脓腔壁充分接触，促使脓腐组织脱落；脓腐已尽，油纱条填塞宜松，促进肉芽生长。

3）收口期，疮面脓腐已净，新肉渐生，以生肌散掺疮口，外敷白玉膏。若疮口有空腔，皮肤与新肉一时不能黏合者，可用垫棉法加压包扎。

2. 西医治疗

（1）药物治疗

1）使用抗生素防止创面感染加深、扩散，避免出现菌血症等情况。先根据经验用药来选择抗生素治疗，首选半合成耐青霉素酶的新青霉素，青霉素过敏者可选用红霉素类、喹诺酮类等，以后根据细菌培养及药敏试验结果选药，切不可因等待药敏培养结果而延误治疗。感染控制后即停药，防止因过度使用抗生素而导致细菌耐药或菌群失调。

2）患者如有基础疾病，要同时治疗，糖尿病患者要控制血糖及控制饮食，高血压患者要控制血压，全身营养状况不佳者要加强支持疗法。全身情况良好才更有利于创面感染的控制及创面的愈合。

（2）手术治疗

1）脓肿切开引流清创术：肿块表面出现多个脓点、皮肤呈紫褐色或已破溃流脓时，需行脓肿切开引流术及清创术，术中探查脓肿的范围及深度，如合并糖尿病或全身营养状况较差，局部血运障碍，则可采取蚕食、多次清创处理，避免过度清创导致感染继续加深，清创见新鲜出血即可。如脓肿范围较大，有潜腔形成，大块坏死组织附着紧密难以脱落，手术可切开脓腔间隔，切除坏死组织，确保创面充分暴露及引流通畅，清创时需小心操作，避免损伤重要血管及神经，引起大出血或功能障碍。

2）负压封闭引流技术治疗：负压封闭引流技术（vacuum sealing drainage，VSD）是一种处理各种复杂创面和用于深部引流的方法。具有抑制细菌繁殖、改善创面血运、避免死腔形成及缩小创面，从而达到创面快速愈合的目的。负压参数为 100～120mmHg，持续 24 小时吸引，一般 5~7 天更换 1 次负压引流装置。针对不同的创面，也可在冲洗液中加入生长因子、抗生素等药物。

3）植皮：创面后期肉芽组织生长较好，而上皮组织生长缓慢或创面面积较大时可选择性采取内穿刺点柱状植皮、微粒皮种植、自体皮移植及皮瓣技术封闭创面。

（3）银离子抗菌敷料的应用　银离子抗菌敷料能够有效促进慢性感染伤口愈合，减轻患者的疼痛程度，换药方便且能够减少换药次数。银离子抗菌敷料消炎、护创、止痛、止血效果明显，可尽量避免瘢痕形成，有助于加快组织修复和再生速度。

3. 其他疗法

（1）灸法　《外科精要》乃以外科命名之痈疽专著，书中多处专论灸法治疗痈疽，曰："凡灸法，未溃则拔引郁毒，已溃则补接阳气。"应对"脓成而不溃"，可采用"艾于当头灸数炷以出之"。应对"痈疽重症"，著中载有"顽疮痼疾，脾胃虚弱，营气不能滋养患处，以致寒邪内袭而不愈，宜用小艾炷频灸疮口，以祛寒邪，补接营气"。

（2）针法　陈实功所著《外科正宗》在对"痈疽"的治疗上，除了使用中药内服、外敷、灸法外，也重视针法的应用，认为"用针之法，妙在脓随针出而寂然无所知觉也"。《外科正宗》曰："凡疮毒既已成，当托其脓；脓既已成，当用针通，此举世自然之良规也。"即认为使用针法的最佳时机为"脓成"。然而使用针法时"必当验其生熟、浅深、上下而针之"。如果使用针法的时机不当，不仅不会起到治疗效果，反而会造成不良后果。如"若脓生而用针，气血既泄，脓反难成；若脓熟而不针，腐溃益深，疮口难敛"。因此，辨别清楚脓的生熟、浅深非常重要。

（3）高频电针　高频电针用作"外痈"的引流术，是利用电针高温（高达 500℃）的电灼、凝固、气化、碳化原理，使脓肿表皮破开，达到引流的目的。该法的应用类似于古代的"烙"法，高频电针的原理明显地融合了中医外科"燔、针、焠、刺"的治法体系，它借电针高温的灼烙作用，来代替开刀，从而达到脓肿溃破引流，并同时防止表皮出血的目的，得到临床疗效的肯定。但在脓液尚未完全形成时不能运用此法，运用时灼烙的范围不宜超过脓肿的范围，以免引起邪毒扩散。

（六）护理

1. 一般护理

（1）评估疼痛，必要时时遵医嘱使用止痛药。

（2）观察体温、脉搏、呼吸、血压及血象，如有糖尿病，监测血糖的数值。

（3）高热时卧床休息，出汗多时及时更换衣被。

（4）遵医嘱使用抗菌药，观察有无过敏反应及疗效。

2. 饮食护理

（1）如果患有糖尿病，饮食指导、合理运动。

（2）高血压患者低盐低脂饮食，将血压控制在正常范围。

（3）忌食辛辣等刺激性发物。发热时多饮水，饮食清淡易消化，多补充优质蛋白质。

3. 疮面护理

（1）病灶切开引流后，保持伤口敷料清洁干燥，及时更换潮湿的敷料。

（2）外用药膏贴敷，注意观察皮肤有无发红、水疱等过敏反应。

（3）应用封闭式负压引流（VSD）时，保持负压在有效范围，每天测量引流量并记录。卧床期间，主动运动，预防静脉血栓的形成。

4. 情志护理

当血糖控制不佳致病灶迁延不愈时，患者对治愈疾病信心不足，告知血糖控制在正常范围是疾病痊愈的基础和必要条件，鼓励患者树立战胜疾病的信心。

5. 健康指导

平日注意锻炼身体，增强体质；饮食宜清淡，营养均衡；积极治疗基础病。

（七）研究进展

本病的研究进展主要体现在感染性创面的治疗上，总论对此已有详细论述，现就适用于本病的新型治疗方法做简单介绍。

1. PRP/PRF 治疗

富血小板血浆（PRP）已被广泛应用在临床上修复各种皮肤、骨和软组织损伤。PRP 可在不同的病理微环境下，通过不同的再生机制，包括止血、炎症、血管生成和细胞外基质的合成等促进创面愈合，缩短创面愈合的时间。此外，PRP 还能减轻水肿、瘢痕和疼痛，降低感染率。富血小板纤维蛋白（platelet-rich fibrin，PRF）的适应证是局部微环境血供较丰富且有较小的骨与软组织缺损，或对凝血酶过敏的患者。

2. 细胞治疗和基因治疗

细胞治疗包括了骨髓干细胞治疗、脐带间充质干细胞治疗、脂肪干细胞治疗和成纤维细胞治疗等。目前，关于创面的干细胞治疗尚缺乏统一的标准和指南，随着技术的发展，干细胞在创面治疗中扮演的角色将越来越重要。基因治疗在慢性创面治疗中具有天然的优势。转化生长因子、表皮生长因子和胰岛素样生长因子等可以早期促进细胞趋化和有丝分裂，因而早期通过病毒高表达这些因子或特定 MicroRNA 可以改善创面的愈合。

3. 生物敷料在慢性难愈性创面修复中的应用

创面损伤严重，借助现代生物敷料可使治疗疗程缩短、伤口修复质量提高。例如，近来应用较多的异体脱细胞或异种真皮基质属于无活性生物敷料，其三维结构对创面修复细胞发挥趋向功能具有"模板样"引导作用，在诱导修复细胞长入的同时通过改善创面皮肤组织的力学状态，使新生皮肤组织得到重塑。

三、蜂窝织炎

（一） 概述

蜂窝织炎是由溶血性链球菌和金黄色葡萄球菌所致的皮下疏松结缔组织急性弥漫性化脓性炎症。病变不易局限，常迅速扩散，全身症状明显。

本病属于中医学"发"的范畴。"痈疽之大者，谓之发"。发者，痈疽毒邪聚于肌腠，突然向四周散发而成；或痈、疽（有头疽）、疖、疔，毒邪未能控制，向四周发展所致。《外科精义》云："夫五发者谓疽发于脑、背、肩、髯、鬓是也。"发病部位不同，有各种名称。如生于耳部的称耳发，生于脑后的称脑后发等。常见的发生于结喉处的锁喉痈、生于臀部的臀痈、生于手背部的手发背、生于足背的足发背等。

（二） 病因病机

发病与湿热、火毒关系最为密切，发于上者，多风温、风热；发于中部者，多气郁、火郁；发于下者，多湿火、湿热。

1. 外感风温，客于肺胃；或患痧痘、麻疹之后，体虚余毒未清；或素体虚弱，口唇齿龈生疮、咽喉糜烂等感染邪毒，导致痰热上蕴结喉，气血凝滞，热胜肉腐。

2. 情志内伤，七情郁结，气郁化火；或横逆脾土，脾失健运，生湿为患；饮食不节，脾胃乃伤，湿热火毒内生，相互搏结，营气不从，逆于肉理，结毒而成。

3. 局部外伤染毒，或从局部疮疖发展而来，导致湿热毒邪壅阻肌肤，气血凝滞，热盛肉腐而成。

本章节论述为病程中后期。湿热火毒内蕴，留于肌肉腠理之中，气血凝滞，经络阻塞，蕴热蒸酿，热盛肉腐则为脓；气郁化火，导致胃阴耗伤，胃失濡养；溃后疮面久不愈合，脓水淋漓，耗气伤血，导致气血两虚。

（三） 发病机制

致病菌多为溶血性链球菌，其次为金黄色葡萄球菌，以及大肠杆菌或其他类型链球菌等。可由皮肤或软组织损伤后感染引起，亦可由邻近化脓性感染灶直接扩散或经淋巴、血流播散而发生。由于受侵组织质地较疏松，病菌释放毒性强的溶血素、链激酶、透明质酸酶等，可使病变扩展较快。病变附近淋巴结常受侵及，可有明显的毒血症。由金黄色葡萄球菌引起者，则比较容易局限为脓肿，脓液黏稠。

（四）　诊断与鉴别诊断

1. 诊断

（1）临床表现

1）蜂窝织炎可发生在身体的任何部位。在成人中，好发于下肢、面部和上肢；儿童则最常见于面部和肛周。

2）初起局部为弥漫性红肿，并有显著的凹陷性水肿，向四周迅速扩大，与周围正常皮肤无明显分界，严重患者的皮损表面可有水疱。疼痛剧烈，多为持续性，有时可有跳痛。全身症状有高热、寒战、头痛、全身无力、食欲减退等。早期或炎症较轻的皮损经积极治疗可不溃破而消退。如不积极治疗，重者局部可化脓出现波动、组织坏死、溃疡，经半个月左右愈合，局部留有瘢痕。口底、颌下和颈部蜂窝织炎可引起喉头水肿和压迫气管，导致呼吸困难，甚或引起窒息（彩插图3-2）。发生于会阴部、腹部伤口，由类白喉杆菌、厌氧链球菌和多种肠道杆菌混合感染所致的蜂窝织炎，表现为进行性皮肤坏死，脓液恶臭，全身症状严重。蜂窝织炎患者有时可并发坏疽、迁移性脓疡和败血症。

（2）辅助检查

1）实验室检查：血常规提示白细胞总数及中性白细胞比例明显增高；脓液培养多见溶血性链球菌、金黄色葡萄球菌生长，也可为厌氧菌生长。

2）影像学检查：①B超。回声减弱型：病变区软组织肿胀，边界不清，内部呈弥漫非均质性回声减弱区，肌肉条纹增宽模糊或不显示，多伴有团絮状稍强回声。无回声型：病变区全部呈无回声，其边界多较清楚，若仅为中心区呈无回声，肿块虽可查及轮廓，但周边常缺乏界线回声。位于四肢、胸腹壁处多呈圆盘状，面积较大，其内有时见细弱的线片状模糊回声。位于腋窝及口底部等位置深的无回声肿块，多呈类圆形，外周常有环状强回声区，内缘模糊，外缘向周围组织呈移行状态。混合型：在炎性病变区内的软组织中，既有实体性的强回声，又有液化的无回声，有时可在大面积的无回声区中见到条带状强回声呈纵行分布，探头晃动时光带有明显的漂动现象。②CT 及 MRI 可以判定病灶的范围及深度，以利于手术时尽可能的清除病灶。

3）病理学检查：真皮及皮下组织有广泛急性化脓性炎症改变，有中性粒细胞、淋巴细胞浸润，血管及淋巴管扩张，有时可见血管栓塞，毛囊、皮脂腺、汗腺皆破坏，后期可见由成纤维细胞、组织细胞及巨细胞所形成的肉芽肿。

2. 鉴别诊断

（1）多发性肌肉深部脓肿　好发于四肢、躯干肌肉丰厚处的深部，发病急骤，局部漫肿疼痛，皮色如常，容易走窜，每此处未愈、他处又起，溃后易敛。

（2）急性化脓性淋巴结炎　好发于颈部、腋窝及腹股沟，初起局部淋巴结肿大，伴疼痛或触痛，与周围组织界限清楚，皮色正常，炎症加重时肿大淋巴结逐渐化脓，疼痛加重，表面皮肤发红，皮温升高。

（五） 治疗

1. 中医治疗

（1） 辨证论治

1） 热胜肉腐证

证候：肿势限局，按之中软应指，脓出黄稠，热退肿减；舌质红，舌苔黄，脉数。

治法：清热化痰，和营托毒。

方药：普济消毒饮合透脓散加减。黄芩、黄连清热泻火，祛上焦头面热毒；牛蒡子、连翘、薄荷、僵蚕、升麻、柴胡疏散风热；玄参、马勃、板蓝根清热解毒；甘草、桔梗清利咽喉；黄芪益气升阳，托毒外泄；当归、川芎养血活血；穿山甲、皂角刺软坚溃脓。

2） 热伤胃阴证

证候：溃后脓出稀薄，疮口有空壳；或脓从咽喉溃出，收口缓慢，胃纳不香，口干少津；舌质光红，脉细。

治法：清养胃阴。

方药：益胃汤加减。生地黄、麦冬养阴清热，生津润燥；北沙参、玉竹益胃养阴；冰糖润养肺胃，调和诸药。

3） 气血两虚证

证候：溃后腐肉大片脱落，疮口较深，形成空腔，收口缓慢，面色萎黄，神疲乏力，纳谷不香；舌质淡，舌苔薄白，脉细。

治法：调补气血。

方药：八珍汤加减。人参、熟地益气养血；白术、茯苓健脾渗湿，益气补脾；当归、白芍养血和营；川芎活血行气；甘草益气和中，调和诸药。

（2） 外治

1） 发形成脓肿自行破溃后，如疮口过小、脓水不易排出者，或已形成窦道、瘘管者，将八二丹、五五丹等祛腐的药物做成药线或撒在油纱条上，插入疮口、窦道或瘘管内，引流祛腐，药线或纱条应留出一小部分在疮口之外，当疮面脓水已尽、腐肉已脱时，应停止塞入引流物，否则影响伤口愈合。脓成破溃，但周围余肿未消，可将金黄散、玉露散敷于患处四周，破溃处不要敷药，起到箍集围聚、收束疮毒的作用。

2） 如脓肿破溃，疮口过小，插入药线或油纱条仍无法引流通畅，形成袋脓者，应立即行切开引流术，做"+"或"++"形切口，保持引流通畅。换药初期，伤口脓水稀薄，腐肉未脱时，用五五丹、七三丹撒在油纱条上纳入伤口，注意避开血管及正常组织，同时要使药粉充分与病变组织接触。换药数日后，炎性坏死组织逐步脱落，脓水稠厚，肉芽新鲜板实，予以九一丹换药以提脓生肌。勿用力擦拭新鲜肉芽上少许脓汁，否则肉芽出血影响愈合，中医所谓"煨脓生肌"正体现于此。换药期间如见肉芽松浮，翻出疮缘，色苍白水肿，则疮面内必有坏死组织，或有窦道形成，则需将苍白肉芽刮除，清除窦道内坏死组织，此时应注意，勿收口过急造成关门留寇之弊。另外，伤口填塞油纱条时勿过紧，应留有肉芽生长空间。换药期间还应注意观察，如伤口周围出现皮疹或全身出现皮疹瘙痒、发热，则考虑丹剂过敏，应停止外用丹药。有些患者先出现发热，2~3天后出现皮疹，故凡是丹剂换药期间出现不明原因发热，均应及时抽出伤口内丹剂纱条，予以生理盐水清洗干净。

3）切开引流后如出现袋脓者，用棉垫或纱布折叠成块垫衬在疮口下方空隙处，对窦道深而脓水不易排尽者，用棉垫或纱布压迫整个窦道空腔，加压固定，对于脓水已尽，但空腔面积大，皮肤与新肉一时不能黏合者，使用时将棉垫按空腔的范围稍微放大满垫在疮口上，再予以固定。

4）换药后期，伤口脓水少而稠厚，肉芽生长新鲜，伤口边缘有白色"皮线"出现，则予以生肌玉红膏或生肌散收口。

2. 西医治疗

（1）全身治疗

1）抗感染治疗。一般先用新青霉素或头孢类抗生素，疑有厌氧菌感染时加用甲硝唑。根据治疗效果或细菌培养与药敏试验调整用药。

2）注意改善患者全身状态和维持内环境的稳定，高热时可选额头、颈侧、腋下和腹股沟等大血管经过的部位作冷敷物理降温；进食困难者输液维持营养和体液平衡；呼吸急促时给予吸氧或辅助通气等。

（2）手术治疗

1）脓肿切开清创引流术：脓肿形成后应及时切开引流，口底及颌下急性蜂窝织炎则应争取及早切开减压，以防喉头水肿、压迫气管。切开皮肤发红、有波动感的部位较为容易，如局部肿胀呈弥漫性或有广泛性水肿，而且脓肿在深层组织内很难确定脓肿部位时，也可借助B超定位，或先行穿刺，确定脓肿部位后，再行切开。切口应足够大，直至与正常组织交界处，深达脓腔基底部（深筋膜层），清除脓液，彻底切除全部坏死组织，直至露出健康组织。用过氧化氢、无菌生理盐水反复充分冲洗脓腔，冲洗后留置引流条或引流管，注意维持引流管引流通畅。按照引流情况与脓液定期更换引流条，一般每天更换1~2次或者隔天更换。如果有必要行多个切口引流，应该使各个切口之间相通，破开脓腔间隔。清创引流的优点：①通过清创，评估创口的大小、深度以及感染轻重程度。②去除坏死组织，清除大量滋生的细菌和炎症介质。研究发现，每克组织中所含的细菌数若大于10^5 CFU（colony forming units）则预示创口愈合延迟。③去除静止的成纤维细胞和创缘不具爬行能力的上皮细胞，激活细胞。

2）超声引导下多点穿刺引流法：在超声下定位，可准确地将引流管贯穿所有的脓腔，使其引流充分。每天给予甲硝唑、生理盐水冲洗脓腔，保证了局部消炎和引流管的通畅，避免了切开引流术后瘢痕的形成。

（六）护理

1. 一般护理

（1）评估疼痛，必要时遵医嘱使用止痛药。

（2）观察体温、脉搏、呼吸、血压及血象，高热时卧床休息；出汗多时及时更换衣被。

（3）遵医嘱使用抗菌药，观察有无过敏反应及疗效。

2. 饮食护理

（1）忌食辛辣等刺激性发物，多饮开水。

（2）饮食选择易消化、富含维生素和优质蛋白质的食物。

3. 疮面护理

（1）病灶切开引流之后，保持伤口敷料清洁干燥，及时更换，充分引流。

（2）外用药膏贴敷，注意观察皮肤有无发红、水疱等过敏反应。

（3）口底、颌下和颈部蜂窝织炎可引起喉头水肿和压迫气管，导致呼吸困难，即锁喉痈。床旁备齐气管切开箱，防止发生窒息。

（4）如果发现进行性皮肤坏死、发黑、脓液恶臭，按之有捻发音，高度警惕气性坏疽，及时向医生报告，按要求处置换药器械和敷料。

4. 情志护理

发生在头颈部的蜂窝织炎，因肿胀导致容貌改变，易致情绪低落，嘱患者外出时适当遮挡，告知经过治疗后肿胀消退，容貌会恢复正常的。

5. 健康指导

（1）注意皮肤卫生，增强抵抗力，及时治疗疖，防止感染扩散。

（2）经常参加体育锻炼，增强体质，有糖尿病应积极治疗。

（七）研究进展

本病的研究进展主要体现在感染性创面的治疗方面，见"痈"章节。

【小结】

痈、疖、毛囊炎、丹毒、急性蜂窝织炎感染等，可致皮肤黏膜或皮下深部组织器官缺损，形成溃疡创面。常见的致病菌有金黄色葡萄球菌、溶血性链球菌、大肠埃希菌、铜绿假单胞菌、变形杆菌等。此类感染的病理变化是因致病菌入侵在局部引起急性炎症反应。局部出现红、肿、热、痛等炎症的特征性表现，感染早期或轻微时可无全身症状，感染较重时可出现发热、全身乏力、恶心、呕吐、烦躁等全身症状。实验室检查白细胞总数、中性粒细胞比例和C-反应蛋白明显升高，脓培养可见致病菌生长。西医选用敏感药物抗感染治疗，局部清创引流。中医遵循清热解毒、托里透脓的原则，中药内服，局部换药祛腐生肌。

（薛倩一　王雪梅）

第二节　结核性溃疡

一、概述

结核性溃疡（tuberculosis ulcer，TU）是指结核分枝杆菌（mycobacterium tuberculosis，MTB）和牛分枝杆菌、卡介苗（bacillus calmette-guerin，BCG）经各种传播途径侵犯机体局部组织，引起病灶周围软组织、皮下和皮肤的坏死，最终液化破溃所形成的创面。常见于体内器官或组织中已存在的结核病灶（如淋巴结核、骨结核等）病变中后期破溃后所形成的皮肤损害，也见于皮肤受损后由体内潜伏或外源的结核杆菌经血液、淋巴引流再度感染，以及接种卡介苗区域反复破溃不愈等。结核性溃疡属于肺外结核，占全部肺外结核的30%～40%，其构成比要高于糖尿病足及褥疮的发生率。本病春季多发，病程数月至数年不等，多见于年轻女性，18～45岁为集中发病年龄段。临床表现为创面脓水淋漓，易形成窦道，难以愈合，或假性愈合后反复发作。

结核性溃疡没有明确的中医命名。根据其症状特点，隶属于中医学"瘰疬""流痰""乳痨""子痰"的范畴，相当于这些疾病的中后期。《河间六书·瘰疬》曰："脓白而稀如泔水状，治者求水清可也。"《谦益斋外科医案》曰："发穿拐痰疬，溃久不敛，脂流液枯。"《外科大成·乳痨》曰："乳房结核……串延胸胁，破流稀脓白汁而内实相通，外见阴虚等证。"《外科启玄·卷七》记载"外囊破裂漏水腥臭，久治不愈……"描述了其创面脓水淋漓，极难愈合的临床特点。宋·陈无择《三因极一病证方论》中，称之为"瘰疬漏"，"瘰疬漏根于肾，得之新沐发"，指出瘰疬的发病与肾的密切关系，并提出气滞为主的观点，"痈疽瘰疬，不问虚实寒热，皆由气郁而成"。明·江瓘《名医类案》记载"瘰疬久不愈……余以为肝经气血亏损，当滋化源，用六味地黄丸、补中益气汤，至春而愈"，指出病程后期，当以补益肝肾为要。《医宗金鉴》记载"吹乳结核不散者，当早消之，久则成痈，宜用栝蒌散，即栝蒌实、乳香、没药、当归、甘草，酒熬服也。若服后不散者，加皂角刺，名立效散，脓成者溃，未成者消。外用南星、半夏、僵蚕、白芷、皂角刺、草乌为末，用葱汁合蜜调敷"，丰富了本病的外治方法。古籍的相关记载和描述，对临床有深远的指导意义。

二、病因病机

结合古人对"瘰疬""流痰""乳痨""子痰"等疾病的认知，本病病因如下：①外感六淫。外感寒、湿、燥、火，四时杀厉之气，乘虚从皮毛或口鼻侵入机体，沿经络扩散与宿邪相搏，倘郁滞不散，久则内溃成痈。明·陈实功《外科正宗》曰："夫瘰疬者，有风毒、热毒、气毒之异……"②痨瘵侵淫。痨虫乘袭，毒气从肌肤而入，发于体表，或经从骨、肺感染，毒气暴烈，使人体不胜防御，发为本病。清·梁希曾《疬科全书》曰："疬之成症，原与痨瘵相表里。"③肝气郁结。忧思恚怒，肝气郁结，气机失于疏泄，郁而化火，煎熬津液，灼为痰火，结于脉络，遂结块成核。如宋·陈无择

《三因极一病证方论》曰："痈疽瘰……皆由气郁而成。"徐灵胎评《外科正宗》所谓："忧思过度，久发成痨，左乳结核如桃。"④肝肾不足。先天不足，禀赋薄弱，生后未及时补养，精血素亏，或久病体弱，或房事过度，肾精亏损，虚火上炎，灼烁肝阴，势必水亏火旺，肉腐成脓。清·高秉钧《疡科心得集》曰："附骨痰者……先天不足，三阴亏损，又或因有所伤致使气不得升，血不得行，凝滞经络，隐隐彻痛，遂发此疡……脓水清晰，或有豆腐花块随之而出。"

本病病机特点：患者为瘰疬邪毒侵袭，局部气血凝滞，郁而化热，热盛灼阴，津液暗耗，虚火旺生，热盛酿脓，蕴蒸成疮，溃破成漏；病久腐肉郁结，脓水淋漓，耗气伤血，正气亏损，无力托毒外出，难以生新，导致创面缠绵难愈。正如清·顾世澄《疡医大全》曰："凡破漏之证，多因气血亏损……亦有脓血去多，阴分受亏，阳火亢盛，梦泄遗精，或不慎房欲，多成九漏之候，最为难治。"

三、发病机制

结核分枝杆菌（MTB）是胞内致病菌，其在人体内的主要宿主细胞为巨噬细胞（Macrophage，M）。巨噬细胞可通过先天性免疫过程中吞噬体与溶酶体融合、细胞因子和自由基对结核分枝杆菌杀伤、细胞凋亡以及抗原呈递启动适应性免疫等机制来杀灭胞内的结核分枝杆菌。同时，结核分枝杆菌为了逃避巨噬细胞对它的杀伤，进化出了多种相应的逃逸和潜伏机制。结核分枝杆菌成功感染需多个阶段：①在巨噬细胞中成功繁殖。②结核分枝杆菌能够修饰宿主的免疫反应，使宿主能够控制但不能根除细菌。③能够在宿主中相对不活跃的持续存在而保留被激活的潜力。根据传播方式和获得途径，结核性溃疡分以下 3 型：内源性结核病蔓延、外源性结核分枝杆菌感染、卡介苗强反应。其中内源性结核病蔓延临床最为常见，约占 90%。

内源性结核病蔓延，即由体内器官或组织中已存在的肺外结核病灶直接蔓延至附近皮肤组织，或者通过血行转移、淋巴管播散到皮肤组织所致的溃疡性的皮肤损害。由原发病灶进入血液的结核杆菌形成大量的细菌栓子，这些菌栓通过血流到全身各组织中去。其中绝大多数被机体的防御机制所消灭，少数未被消灭的结核杆菌在有利的条件下开始繁殖，形成既有局部症状，又有全身反应的病灶。常见肺外结核病灶有淋巴结结核、骨与关节结核、乳腺结核、附睾结核等。

外源性结核分枝杆菌感染是结核分枝杆菌通过破损的皮肤进入从未感染过结核分枝杆菌的机体而引起感染，形成结核性溃疡。其通过皮肤屏障的途径包括未经彻底消毒的针头、纹身、穿刺、伤口等。

卡介苗强反应是卡介苗（BCG）疫苗接种后在接种部位引发的皮肤变态反应。BCG疫苗是源自牛分枝杆菌减毒株的活病毒疫苗，被广泛用于新生儿的结核预防接种。但因疫苗的接种深度、疫苗的毒力强弱、菌量和活菌数的多少、使用剂量、注射技术和接种对象的自身免疫状态等相关因素的影响可导致并发症，表现为接种部位的皮肤强反应或引流区淋巴结化脓破溃。

四、诊断及鉴别诊断

（一）诊断

1. 病史

有结核病史或接触史，或有皮肤外伤史，或近期内有明确的卡介苗接种史。部分患者合并有糖尿病、人类免疫缺陷病毒（human immunodeficiency virus，HIV）、恶性肿瘤等疾病。

2. 临床表现

（1）全身症状　典型的结核中毒症状：患者起病缓慢，有低热、乏力、盗汗、心悸、失眠等；也有起病急骤者，有高热及毒血症状。病程后期多伴有面色无华、食欲不振、消瘦及贫血。

（2）局部表现　因结核杆菌特殊的毒理作用，此种溃疡具有特异性的临床表现：①创周皮色暗红，肉芽苍白水肿，脓水淋漓稀薄，分泌物无明显恶臭。②病变组织呈干酪样坏死，或夹有败絮样坏死组织。③皮肤破溃口一般较小，但皮下组织侵犯范围较大、层次较深，呈潜行性空腔或哑铃形脓肿。④有深层明确的病灶，多伴有窦道形成，迂曲细长。⑤创面易形成假性愈合，反复发作，病程迁延（彩插图3-3、彩插图3-4）。

此外，根据溃疡感染的获得途径不同会出现相应的特有症状：①源于淋巴结结核的创面多位于颈部、腋窝、腹股沟，其创面周围常可触及病变淋巴结，或不易推动、边界不清的融合性肿块。②源于骨与关节结核者在创面附近或远处会出现继发的脓肿，或伴有活动功能障碍、肌肉萎缩、动则疼痛加重等。③乳房结核所致的结核性溃疡一般出现在乳房外上象限，创面深层可扪及肿块，与周围皮肤粘连，偶伴有乳头溢液和溢血。④附睾结核形成的创面多在附睾尾部，疮口凹陷，与阴囊粘连，输精管可有串珠样改变，或变硬、变粗。⑤在注射、穿刺、纹身或皮肤破损处出现暗红色脓肿，破溃流脓（彩插图3-5）。⑥卡介苗接种引起的强变态反应多见接种部位—圆形突起的丘疹，中间可见破溃，同侧腋下、锁骨上可伴淋巴结肿大（彩插图3-6）。

3. 辅助检查

（1）实验室检查

1）一般检验：包括血常规、红细胞沉降率、淋巴细胞亚群测定等。少数病程较长者会出现轻度至中度贫血。如继发其他感染时，白细胞总数可增高。结核活动期，红细胞沉降率常显著增高，病变趋于静止时逐渐正常。部分患者外周血 $CD8^+T$ 细胞增高，而 $CD3^+T$ 细胞、$CD4^+T$ 细胞及 $CD4^+/CD8^+$ 比值降低，说明其免疫力低下，使结核分枝杆菌易于繁殖而发病。

2）细菌学检查：①抗酸杆菌涂片染色镜检：采取创面脓液行抗酸杆菌涂片染色，按玻片的制备方法分有直接涂片法、漂浮集菌涂片法、离心沉淀集菌涂片法，按染色方法主要有姜尔-尼尔逊氏（Ziehl-Neelsen，Z-N，简称姜-尼氏染色）染色和金胺O荧光染色法等。抗酸杆菌阳性说明样本中的抗酸杆菌存在。②结核分枝杆菌药敏试验：分枝杆菌药敏试验最常采用的是绝对浓度法和比例法，在含一定药物浓度的固体培养基上接种一定量的分枝杆菌，当分枝杆菌能在该培养基上生长时被界定为耐药菌株，反之则定为敏感菌株。目前，国内外着重对快速药敏和鉴定方法进行了研究，临床上得到较多使用的是 BACTEC MGIT960 仪测定法、显微镜观察药敏检测法（microscopic observation drug susceptibility，MODS）法、和耐药基因检测。

3）免疫学诊断：①结核抗体检测。结核抗体检测试剂盒主要有酶联免疫吸附试验、斑点金免疫渗滤试验、免疫层析试验和蛋白芯片法四种。阳性结果提示待检标本中结核抗体含量升高，近期可能有结核感染或结核病存在。②结核菌素皮肤试验。结核菌素试验（PPD 试验）是基于 Ⅳ 型变态反应原理的一种皮肤试验，用来检测机体有无感染过结核杆菌。在 48~72 小时内，局部出现红肿硬节的阳性反应，提示结核感染。③γ-干扰素（IFN-γ）释放试验。目前，IFN-γ 释放试验是唯一的细胞免疫产品，其特异性和敏感性优于其他检测方法，通过测定 IFN-γ 可判断体内是否存在结核特异 T 淋巴细胞，进而说明是否存在结核分枝杆菌感染。

其他检测手段还有结核分枝杆菌病原学诊断、结核分枝杆菌耐药性检测诊断以及分枝杆菌菌种鉴定等结核病病原学分子诊断技术等。

（2）影像学检查　用于了解病灶范围，一些特征性的影像学表现有助于疾病诊断。

1）B 超：结核性溃疡深部的寒性脓肿大小形态多变，边界模糊不清，内部透声极差，充满细密回声、低回声光点，受压可移动，部分内部可见杂乱絮状回声及点状或片状钙化，无血流信号。脓肿穿透周边组织及皮肤形成窦道，窦道内回声不均，走行多变。

2）CT：可以更清晰地显示病灶周围寒性脓肿的部位及窦道或皮肤破溃累及范围。如 CT 提示在淋巴结结核性溃疡的病灶中央见大片融合的干酪样坏死区，周边多表现为明显的淋巴结周围炎，与周围组织有粘连，平扫表现为多发中心低密度区，增强表现为分房样强化或环形融合状强化，各淋巴结间脂肪浑浊，脂肪间隙消失，创口经久不愈形成窦道。多平面重建技术（multi-plane reformation，MPR）及三维（three-dimensional，3D）重建技术在骨与关节结核性溃疡中骨与软组织结构显示得更加清晰直观。特别是显示病灶部位、死骨和空洞，对椎管内病灶显示较清楚，尤其对脓肿的诊断更具价值。

3）MRI：可以明确寒性脓肿形状、大小和流注方向。脓肿病灶周边厚壁或是薄壁，内缘较为光滑，可见分隔与液平面。多发脓腔之间可彼此互通，表现为中高低混杂信号，可见不规则的低信号条状、突起状结节或团块影，高信号的液体渗出信号可分布于混杂信号间。如乳腺结核性溃疡可见多发脓腔之间可彼此互通，也可于皮下或是乳头下产生瘘管，呈"轨道化"增强。

（3）病理检查　可采用粗细针穿刺、小切口活检、手术探查等手段采取标本。

1）细胞学检查：细针穿刺细胞学检查（fine-needle aspiration cytology，FNAC）简单快捷，安全系数较高，具有很好的实用价值。结核性溃疡镜下可见大量坏死组织及细胞碎屑，杂乱无章，可见少数残核碎影，偶见退化类上皮细胞及残碎结核结节，潜伏在藏蓝浊蓝背影中，抗酸菌（+++）。

2）组织病理：典型的干酪型结核，中央为红染无结构的颗粒状，周围绕以结核性肉芽组织（上皮样细胞、Langhans 巨细胞及淋巴细胞）。结核结节主要由类上皮细胞构成，其间散布数量不等的郎汉斯巨细胞，结节周边布有多少不等的淋巴细胞及少量反应性增生的成纤维母细胞构成，结节中央有干酪样坏死。

3）免疫组织化学诊断：免疫组织化学（immuno-histochemistry，IHC）是基于抗原-抗体相互识别，在光学显微镜的水平上利用抗体特异性结合，对组织或细胞内的特异性抗原进行定位的一种方法。结核分枝杆菌分泌蛋白 Ag85B 抗体、淋巴细胞激活基因 3（LAG3）蛋白、胸腺素 β_4（$T\beta_4$）、组织细胞特异性抗原（CD68）等可在上皮样细胞、结核肉芽肿、组织细胞中强阳性表达。

4）分子病理：结核病分子病理诊断主要是通过核酸扩增技术在组织标本中检测是否存在结核分枝杆菌的特异性基因片段，可以有效提高利用组织标本诊断结核病阳性率。对利用传统的组织形态学及病原学方法很难鉴别的结核病和非结核分枝杆菌病，可予以有效区分。

以上检查手段中，以脓液涂片抗酸杆菌阳性及病理诊断为判断结核性溃疡的金标准。

（二）鉴别诊断

1. 皮肤和软组织非特异性感染性溃疡

临床最为常见的化脓性感染创面多见于痈、疖、毛囊炎等，可致皮肤黏膜或皮下深部组织缺损。常见的致病菌有金黄色葡萄球菌、溶血性链球菌、大肠埃希菌、铜绿假单胞菌、变形杆菌等。一般起病较急，局部出现红、肿、热、痛等炎症的特异性表现，化脓迅速，脓液稠厚，溃后创面易愈合。实验室检查白细胞总数偏高，患者多伴有发热、畏寒、头痛、恶心、食欲不振等。

2. 静脉性溃疡

静脉性溃疡多见于长期从事站立的工作者。多有下肢静脉曲张或下肢深静脉血栓形成病史。溃疡多发生于小腿足靴区，内踝处最常见。患处初起潮红、漫肿，继而湿烂、脓水淋漓，形成溃疡。溃疡边缘坚实削直，或是内陷。呈圆形、椭圆形、斜形。溃疡面上有暗红、紫红，或红色肉芽组织，其上覆盖着污灰色腐物及发臭的脓液，不易收口。

3. 恶性溃疡

患者有恶性肿瘤病史，常见的癌性溃疡包括皮肤原发恶性肿瘤，如基底细胞癌、鳞状细胞癌，另有各种恶性肿瘤中晚期破溃所形成的皮肤缺损性创面，或慢性溃疡长期不愈恶变。其溃疡特点为创面污秽，脓液稀薄腥臭，形如岩穴，轻触易出血，边缘卷起，质地坚硬如石，疼痛明显，极难愈合，或伴有消瘦、乏力、贫血、发热等晚期肿瘤恶液质表现。

五、治疗

治疗包括内科抗结核化学、中医药、外科及免疫等多学科联合的措施，其中抗结核化学药物是基础治疗方案。治疗目的是杀灭局部结核分枝杆菌，清除坏死组织及瘘管，促进创面愈合。

（一）中医治疗

1. 辨证论治

（1）肺肾阴虚证

证候：脓肿破溃，流出稀薄脓液，夹有干酪样、败絮状物，周边皮肤暗红，可扪及结块，疼痛不显。兼证：午后潮热，盗汗，遗精，两颧潮红，心烦失眠，口燥咽干，小便短黄，大便干结；舌质红，少苔，脉细数。

治法：滋阴降火，托毒透脓

方药：六味地黄丸合清骨散加减。方中熟地黄、山茱萸、山药滋阴补肾，填精益髓，健脾补虚，涩精固肾；银柴胡、胡黄连、知母、青蒿、鳖甲、地骨皮、秦艽清虚热退骨蒸；结块质硬，局部疼痛或刺痛等瘀结甚者，可加白芷、地鳖虫、皂角刺等行气止痛散结；伴有湿热者，加泽泻、丹皮、白茯苓利湿泄浊、清泻相火、淡渗脾湿。盗汗甚者，加浮小麦；疲乏无力者，加生黄芪、当归、太子参益气补托；脓水不畅者，加生黄芪、穿山甲、皂角刺、白头翁脱毒溃脓。

（2）气血亏虚证

证候：创面流出稀薄白脓，脓水淋漓，疮面肉色不鲜，肉芽组织苍白，腐肉不脱，极难收口，形成空腔或窦道，经久不愈。可见体质羸弱，神疲乏力，面色苍白，气短懒言，语声低微，常自汗，头晕目眩，心悸，舌质淡，苔薄白，脉细弱。

治法：治宜扶正托里透脓，

方药：方用托里消毒散、八珍汤加减。党参、白术、茯苓益气健脾；熟地黄、当归、白芍养阴补血；陈皮、贝母清热化痰散结；桔梗、川芎、香附清热活血透脓；脓水不尽者，加生黄芪、白及益气托毒，祛腐生肌。午后潮热者，加地骨皮、青蒿、鳖甲、丹皮；余毒未清、毒热再发、肿痛新起者，加连翘、夏枯草；气血甚虚者，加熟地黄、何首乌。

2. 中医外治

外用中药具有软坚散结、化积消瘰、活血消肿、拔毒敛疮、提脓祛腐、生肌收口等作用，疗效明显。结核性溃疡的常用外治法包括局部贴敷治疗、切开法、提脓祛腐法、生肌收口法、垫棉法、中药灌注法、药线引流法、拖线法等。根据创面不同时期的表现，进行分期治疗。

（1）脓成破溃　可见脓液稀薄，夹有败絮样物质，疮口呈潜行性空腔，创面肉色灰白，疮周皮肤紫暗，疮口久不收敛，且溃口周围出现肿胀者，用提脓祛腐药如五五丹或九黄丹直撒疮面破溃组织内，使用时需注意避开溃口。疮口外敷红油膏或冲合膏。脓尽后改用生肌散、生肌玉红膏，可用厚棉垫加压，以利疮口愈合。

（2）腐肉未清或胬肉增长　腐肉未尽时不宜过早使用生肌收口药，应先用刮匙搔刮清理腐肉后，外敷五五丹、七三丹、八二丹或者复方拔瘰丹（拔瘰丹、轻粉、血竭等），掺于药棉、药线、纱条等引流物后纳入溃口。

（3）形成窦道　可先用探针插入窦道，探其深度及范围，然后用刮匙伸入窦道内，彻底搔刮窦道内壁及顶部，刮除其腐肉及豆渣样坏死组织，使其形成新的创面。然后用探针将蘸有五五丹的凡士林纱条充填于内，用纱布败盖，包扎固定。待脓汁减少，疮面由暗红转为潮红后，改用纱条蘸泽漆膏充填，直至疮面愈合。

（4）脓出不畅、形成袋脓　脓肿破溃后创口附近皮肤与肿块相连，颜色紫红，有时伴有较大范围的坏死，应在扶正托里透脓的基础上，扩创引流。尽量打开所有分隔，清除败絮状坏死组织，保持脓液引流通畅。亦可辅助药线、拖线等引流方式，促进脓液及坏死组织流出。

（5）腐肉已脱、脓水将尽　如肉芽红活，脓腐已尽，新肌难生时，用生肌散、白玉膏或生肌玉红膏外敷患处。每日或隔日换药 1 次，以促进新肉生长。如脓腐已尽，肉芽新生，皮肉一时不能黏合者，选用垫棉加压包扎促进疮口愈合。如生肌困难者，可用阿魏麝香膏外用。若溃疡肉色灰淡而少红活，新肉生长缓慢，则宜配合内治，使脾胃健壮，气血充足，内外并施，以助愈合。

（6）换药注意事项

1）"腐"是结核性溃疡创面之所以长期不愈的主要因素，因此"祛腐"务必彻底。药棉填塞时必须松紧相宜，大小适中，与病灶一致，切忌失度。因过松过小，药液与病变组织接触不完全，不利祛腐；过紧、压迫病灶四壁的血运，引流不畅，也不利新肉生长。

2）换药过程中，可借助刮匙刮扒，将脓腔、窦道内的坏死物刮除干净，既可加快腐肉脱落的步伐，又可为病变组织与药物接触创造良好条件，缩短疗程。操作时动作需轻柔，掌握解剖层次，做到心中有度，方可有的放矢，切忌将坏死物硬性修剪或夹除，以免误伤血管或其他组织器官，造成大患。

3）换药一段时间后，发现创面虽无异常坏死组织，然伤口仍迟迟不愈；或创周组织外观饱满有压痛，提示需谨慎有新的结核性病灶形成，此时务必及时处理，以免拖延病程。

4）收口宜缓不宜急，若肉芽色泽新鲜致密，毛糙如缸边，脓液黏稠如丝，提示拔脓彻底，此乃向愈之征可考虑渐行收口；反之若肉芽色白质脆外翻，脓液清稀，则提示脓毒尚未清净，腐肉未净，不可草草收口，以免"闭门留寇"，假性愈合，有复发之虞。

5）丹剂有较强的祛腐能力，可促使腐肉脱落。内含水银、火硝、明矾，其化学成分为汞化合物如氧化汞、硝酸汞等，汞离子能和病菌呼吸霉中的硫氢基结合，使之固定而失去原有活力，终致病菌不能呼吸而死亡；硝酸汞是可溶性盐类，加水分解而成酸性溶液，对人体组织有缓和的腐蚀作用，可使与药物接触的病变组织蛋白质凝固坏死，逐渐与健康组织分离而脱落。但换药时患者会有明显的疼痛不适，所以临床使用时可使用陈丹，并酌情添加赋形剂，以减少对创面的疼痛刺激。在丹剂使用过程中，需密切观察有无高热、皮疹等过敏反应，并监测肝功能、肾功能、血汞、尿汞。

3. 其他疗法

（1）针灸疗法　常用穴位气冲、曲骨、会阴、蠡沟、血海、中脘、丰隆等，均用泻法。另取肝俞、三阴交、肾俞、太溪，采用补法，诸穴持续行针数分钟后出针。如结核性溃疡腐肉难去者，针灸偏流针大椎、心俞、曲池、曲泽、外关、阳池、腋门、劳宫、局部先针后灸。中等刺激，用雀啄术，置针 40 分钟，局部针后选择三四点各灸五壮。隔日针灸 1 次。

（2）火针疗法　将特制针的针尖烧红，迅速刺入人体的一定腧穴或部位，以治疗疾病的方法，其具有针和灸的双重作用。结核性溃疡属寒性疮疡，施以火针疗法，乃取"寒者热之"之意。火针借助火力灼烧及针刺穿透之力。施梅花式刺法、三角式刺法，达到温通经络、行气散结的目的。火针治疗可以直接去除溃口腐肉，活血化瘀，祛腐生新。

（二）西医治疗

1. 药物治疗

结核性溃疡的基础治疗方案。抗结核化学治疗的原则：早期、联合、规律、适量、全程。临床制定个性化的抗结核方案。

（1）药物分类　为了方便结核病化学治疗药物的选择和方案的设计，世界卫生组织（WHO）根据药物的杀菌活性、临床疗效、安全性，将抗结核药物划分为 5 组（表3-1）。

表 3-1　不同组别抗结核药物一览表

组别	药物分类	药物名称
1	一线口服药	异烟肼（H）、利福平（R）、乙胺丁醇（E）、吡嗪酰胺（Z）、利福喷丁（Rft）、利福布汀（Rfb）
2	注射用药	链霉素（S）、卡那霉素（Km）、阿米卡星（Am）、卷曲霉素（Cm）
3	氟喹诺酮类	左氧氟沙星（Lfx）、莫西沙星（Mfx）、加替沙星（Gfx）
4	二线口服药	乙硫异烟胺（Eto）、丙硫异烟胺（Pto）、环丝氨酸（Cs）、特立齐酮（Trd）、对氨基水杨酸钠（PAS）、对氨基水杨酸异烟肼（Pa）
5	其他种类药	氯法齐明（Cfz）、利奈唑胺（Lzd）、阿莫西林克拉维酸钾（Amx-Clv）、克拉霉素（Clr）、亚胺培南西司他丁（Ipm-Cln）、美罗培南（Mpm）、氨硫脲（Thz）、贝达喹啉（Bdq）、德拉马尼（Dlm）

（2）疗程　推荐化学治疗疗程至少 1 年，一般 12~18 个月，推荐化疗方案 3HREZ/9~15HRE 或 3HRSZ/9~15HRE。

（3）化疗药物常见的副作用　不同的抗结核药物会发生一定的毒副作用，常见的如下：肝功能损害（ALT、AST 升高）；胃肠道反应（恶心呕吐、腹胀、腹泻、胃痛、胃酸、胃灼热等）；肾功能损害（肌酐、尿素氮升高）；血液系统损害（白细胞及粒细胞减少、血小板减少、溶血性贫血）；药物过敏反应（药物性皮疹，药物热、嗜酸性粒细胞增多等）；另有如高尿酸血症、肌肉肌腱疼痛、听力和前庭功能受损、视神经炎、神经精神症状、甲状腺功能减退、光毒性等。副作用发生后，可酌情停药，或调整抗结核方案，积极对症处理。

2. 手术治疗

（1）结核性脓肿切开引流术　局麻下在皮损破溃处行脓肿引流，可适当扩大切口，脓液引流尽后，以刮匙仔细探查脓腔、窦道，将坏死物尽量刮除干净，以油纱条紧密填塞空腔、窦道。术后第二天可行局部换药至创面愈合。适用于患者全身情况差，或有严重基础病不能耐受全麻手术者；或寒性脓肿广泛流注并出现继发性感染、周围炎症明显、全身中毒症状明显、短期内不适合行病灶清除术者；或卡介苗强反应之患儿。

（2）结核性病灶清除术　旨在一次性清除干净结核性脓肿以及周围所累及的组织，使得手术切口一期愈合。其手术方式包括结核性脓肿病灶广泛清除术、结核性窦道扩大切除术。

1）结核性脓肿病灶广泛清除术：适用于结核性病灶脓肿形成破溃期。影像学提示病灶局部液化坏死，形成脓腔，部分融合，易合并周围组织炎症反应，皮下组织及皮肤受累，局部皮损。术中需梭形切除受侵的皮肤，彻底清除脓腔、干酪坏死物质、肉芽组织及受累的软组织。术腔严格止血、杀菌及冲洗，逐层缝合，尽量缩小残腔，必要时可游离带蒂肌瓣填充，溃破处的皮肤行梭形切除，如皮损面积过大，可行游离皮瓣移植。术区常规放置多孔负压引流管，切口加压包扎。

2）结核性窦道扩大切除术：适用于结核性病灶破溃后窦道形成期。影像学资料提示病灶内脓液较少，皮肤破溃口穿破肌肉组织形成一条窦道或数条窦道，窦道内回声不均，走行多变，窦道周围可见周边不规则厚壁环形强化之坏死病灶。术中进行窦道切除，并对窦道周围的坏死组织进行清扫，务必清除溃疡深部的干酪坏死物质和肉芽组织，同时切除周围受累的蜂窝结缔组织，仔细探查有无残留病灶，以免日后复发之隐患。术区常规放置多孔负压引流管，切口加压包扎。

（3）其他手术方式

1）负压创面治疗技术（negative pressure wound therapy，NPWT）：沿皮损、窦道进入深部病灶，沿窦道向深层探查，彻底刮除皮损、窦道壁干酪样肉芽组织直至渗血。根据皮损、窦道的大小及深度修剪带引流管的敷料并填塞至深处，最后封闭切口及引流口。

2）皮瓣联合真皮瓣填充治疗术：彻底清除坏死组织后，皮损范围及空腔过大。用皮瓣覆盖创面，皮瓣远端部分去掉真皮制成真皮瓣，反折真皮瓣用以填充空腔。

3）若结核性溃疡侵犯到骨与关节，根据骨与关节的稳定程度，可选择关节成形术、关节融合术或人工关节置换术等。

3. 免疫治疗

结核分枝杆菌感染宿主后，不仅可被吞噬细胞吞噬、杀灭或抑制，还可在免疫吞噬细胞内寄生，这一特殊性决定了结核病免疫中抗原处理和抗原识别的特点。目前，结核病免疫治疗的机制涉及以下方面：增强 Th1 型免疫反应、抑制 Th2 型免疫反应及抑制 B

细胞免疫反应的免疫调控因子替代治疗，分枝杆菌及其提取物的疫苗治疗，基因疫苗或基因工程疫苗治疗，增强非特异性免疫力的免疫制剂治疗，干细胞免疫重建等。针对相关免疫机制的免疫治疗如下阐述。

（1）抗原为基础的免疫治疗　结核分枝杆菌抗原进入机体首先被巨噬细胞所识别、捕获，随后在吞噬体溶酶体内通过变性、降解和修饰等处理转变为可被辅助性 T 细胞识别的抗原肽段形式。最后，巨噬细胞将多肽与 MHC Ⅱ 类分子相连接形成复合物，转运到细胞膜上并呈递给辅助性 T 细胞，使其与 T 细胞受体（T cell receptor，TCR）结合进而激活 T 细胞开始特异性免疫应答。DNA 疫苗为细胞内表达的内源性抗原，不仅能有待体液免疫和 Th1 型细胞免疫应答，还能诱导特异性 CTL 应答，对于巨噬细胞内寄生的分枝杆菌疾病更有意义。

（2）抗体为基础的免疫治疗　治疗性抗体主要包括免疫血清、单克隆抗体和基因工程抗体，抗体治疗的原理包括中和毒素、介导溶解靶细胞、中和炎症因子活性、作为靶向性载体等。目前，在结核方面的应用仍存在争议，有部分研究认为抗体不能进入细胞内作用于细胞内致病菌，以抗体为基础的免疫治疗有待进一步研究。

（3）细胞因子及其拮抗剂为基础的免疫治疗　IFN-γ 是 Th1 辅助 T 细胞的细胞因子，在抗结核分枝杆菌感染免疫反应中起着关键作用，它可通过促进 T 细胞的增殖和分化，激活巨噬细胞，参与结核病的肉芽肿免疫反应等多方面发挥抗结核免疫作用，是抗结核免疫中重要的细胞因子。

（4）细胞为基础的免疫治疗　将自体或异体的造血细胞、免疫细胞或肿瘤细胞经体外培养、诱导扩增后回输机体，以激活或增强机体的免疫应答。通过自体干细胞移植技术将自身可塑性免疫原始细胞输入体内，补充免疫细胞、恢复或增强患者细胞免疫功能的免疫治疗方法称为免疫重建。有研究表明，在难治性、耐药性结核病化学治疗中联合应用干细胞治疗，可改善临床症状。

（5）免疫调节剂　免疫增强剂如胸腺肽或胸腺因子 D 能诱导和促进 T 淋巴细胞的分化、增殖和成熟，增强巨噬细胞的吞噬功能，提高 NK 细胞的活力，提高 IL-2 及其受体的表达水平，增强外周血单核细胞 IFN-γ 的产生，增强血清中超氧化物歧化酶的活性，具有调节和增强细胞免疫和体液免疫功能的作用。免疫抑制剂如肾上腺皮质激素为临床上应用最普遍的经典免疫抑制剂。有效减少外周血 T 细胞、B 细胞的数量；明显降低抗体水平，尤其是初次应答抗体水平；通过抑制巨噬细胞活性抑制迟发型超敏反应。

六、护理

（一）伤口处理

脓水淋漓较多浸渍皮肤者需及时换药，敷料和污染物按要求消毒处理，做好保护性隔离。中药换药治疗时，注意观察有无过敏性皮炎、局部疼痛、坏死组织脱落、出血等情况。疼痛较甚者可行针刺内关、合谷等穴位或耳穴埋籽止痛。

（二）　术后护理

每隔 2~3 天伤口换药 1 次；关注切口处加压包扎的力度是否适当、引流管负压吸引的引流情况；循序渐进地练习颈部伸展，注意肩部、肢体活动。

（三）　膳食指导

制定膳食计划，宜食用高热量、高蛋白、富含维生素的易消化食物。忌食辛辣刺激、助火生痰、海鲜发物，如烟、酒、辣椒、葱、蒜、韭菜、公鸡、老鹅、虾、蟹、鲫鱼、鲤鱼、猪头肉等。气血两虚证，宜食瘦肉、奶制品、蛋类、猪肝、新鲜蔬菜水果等。

（四）　情志护理

予以心理健康教育，提供心理支持，进行放松训练，如呼吸训练、冥想、渐进性肌肉放松以及积极的想象训练等，帮助患者应对恐惧、焦虑、孤独、抑郁、沮丧等心理反应。情绪紧张或失眠者，可予耳穴埋籽或穴位按摩。

（五）　健康指导

起居有常，劳逸结合，调畅情志，适当锻炼，增强体质。坚持规律、全程、合理的抗结核治疗。定期随访，监测抗结核药品不良反应。育龄期女性，治疗期间作好避孕措施；疾病治愈的 2~3 年后方可怀孕；停药备孕时，要注意调整好体质。

七、研究进展

（一）　机制研究

近年来，随着结核性溃疡动物模型的建立，有学者对其发病机制做了初步探索，取得一定成果。对结核性溃疡家兔模型以及 MTB 感染巨噬细胞模型研究发现，通过高通量测序及生物信息学分析，发现 A20 相关信号通路参与了结核性创面免疫相关信号轴的表达，巨噬细胞极化相关基因 IL-1、IL-6、IL-23、TNF-A 表达偏高。通过对 M1 型、M2 型巨噬细胞的表型指标 iNOS、Arg-1 观察发现，在创面脓液高峰期 iNOS 异常增高，而 Arg-1 明显损耗不足。因而推测巨噬细胞极化异常、失衡可能是结核性溃疡难以愈合的根本原因。在对海分枝杆菌感染致斑马鱼结核性溃疡的研究中发现，肌肉蛋白相关基因表达下调，炎症相关基因表达上调，穿孔素基因表达下调，推测结核性创面中窦道形成的机制可能是肌细胞于抗结核免疫中发生凋亡、坏死。

（二）　检验手段

近年来，基于 PCR 基础上的分子生物学诊断技术得到不断的改进和发展，对结核病的诊断及耐药基因的检测更高效、精准。这些分子生物学诊断技术主要集中在 Xpert

MTB/PIF 技术，另外在焦磷酸测序技术、熔解曲线分析技术、质谱分析技术等得到进一步验证。

Xpert MTB/RIF 技术是集标本处理、DNA 提取、核酸扩增、结核分枝杆菌特异核酸检测、利福平耐药基因 rpoB 突变检测于一体的结核病和利福平耐药结核病快速诊断方法。

焦磷酸测序（pyrosequencing）技术是一种以检测 DNA 合成过程中所产生的焦磷酸为基础的实时 DNA 测序技术，该技术采用测定 IS6110 的方法用来进行结核分枝杆菌复合群的菌种鉴定，其检测结核分枝杆菌复合群的敏感性达到 98.4%，耐药结果的敏感性为 95.8%。

熔解曲线分析基因突变技术有了进一步的发展，主要有三个方面的内容：一是利用恒温扩增联合熔解曲线分析技术（RIARD-MCA）进行分枝杆菌菌种鉴定，主要是胞内分枝杆菌的鉴定；二是 PCR 探针熔解曲线法（PMAA）进行病原菌的耐药基因突变检测；三是高分辨率熔解曲线法（HRM）检测耐药基因突变，该方法目前已经在 INH、RFP、SM、FQ 和 PZA 中得到验证。

质谱分析技术的一个重要内容是对结核患者的血清蛋白组进行分析，用于结核病的诊断。新的研究进展关注的是肺外结核病的诊断。

（三） 药物研究

随着耐药结核病（drug-resistant tuberculosis，DR-TB）甚至广泛耐药结核病（extensively drug-resistant tuberculosis，XDR-TB）的患者日益增多，针对耐药结核的药物研究为学者所关注。利奈唑胺（linezolid，Lzd）是唑烷酮类抗菌药物，最新研究发现具有较强的抗分枝杆菌的作用，对于敏感菌株、耐药菌株具有同等的抗菌活性，治疗耐多药和广泛耐药的结核病取得令人满意的临床效果。2018 年中华医学会结核病学分会制定了"利奈唑胺抗结核治疗专家共识"，用以指导临床。

近年来，针对结核病治疗的免疫调节西药和相关中药的研究已成为热门。免疫增强剂是指具有促进和调节具有免疫应答功能的制剂，对免疫功能低下者有促进作用，包括胸腺肽、左旋咪唑、母牛分枝杆菌菌苗和其他微生物制剂。免疫抑制剂是通过影响机体免疫细胞的增殖、代谢和分布，抑制机体的免疫应答，如肾上腺皮质激素。另外，多数补益类（滋阴、补气、补血）中药及其提取成分一般都有免疫增强或免疫调节作用，尤其是这些药物的多糖类成分或苷类成分，可非特异性地调节人体免疫的分泌，明显地提高机体的细胞免疫和体液免疫功能，可用于结核性溃疡的辅助治疗。如黄芪多糖能增强单核-吞噬细胞系统的吞噬功能，促进淋巴细胞转化，诱导 IFN-γ 分泌，提高非特异性免疫功能，起扶正固本作用；党参、白术可使吞噬细胞数量增加，网状内皮系统的吞噬功能增强，提高机体的免疫水平；三七能明显改善免疫抑制小鼠的机体防御功能，提高巨噬细胞吞噬率和吞噬指数，提高 T 淋巴细胞、B 淋巴细胞数量及 IL-2、补体 C3、C4 水平；沙参具有调节免疫平衡的功能，可以提高淋巴细胞转换率。

【小结】

结核性溃疡为临床最为常见的一种特异性感染性创面。表现为创面肉芽苍白，脓水淋漓，缠绵难愈，或假性愈合后反复发作，属临床难治痼疾。中医学认为其形成总因气血不足，邪毒外侵。治疗强调全身与局部治疗相结合，抗结核药物化疗为基础治疗，中医辨证内治以扶正驱邪为原则，中医外治手段发挥极大的作用，手术渐成为主流的治疗手段，根据不同临床表现可选用适当的手术方式。调摄护理有助于患者康复。目前，随着我国糖尿病患者、老年患者及耐结核药患者的增加，该病的发病率和治疗难度还会增大，但是对它的临床与机制研究相对薄弱，值得关注。

（黄子慧　王裕玲）

第三节　肛　瘘

一、概述

肛瘘是指肛管或直肠与肛门周围皮肤相通形成的异常连接，肛瘘瘘管内衬肉芽组织，是肛周脓肿破溃愈合的典型结果。据多项流行病学调查显示，我国肛瘘占肛肠病的发病率为 1.67%～2.6%，国外为 8%～20%，发病年龄以 20～40 岁青壮年男性为主，是较为常见的肛门部疾病，也是肛肠科在院治疗的最主要病种。

我国古代医家就已经认识"瘘"病，是接触肛瘘最早的国家之一，已有 2000 年的历史。《山海经》最早明确提出了"肛瘘"的病名，《山海经·卷二·中山经》曰："仓文赤尾，食者不痛，可以为瘘。"《五十二病方》将瘘归入"牡痔"之中。肛瘘可能是由于外感六淫、先天不足、便秘、劳伤忧思、房劳太甚等导致湿热下注，流注肛门，久则穿肠透穴为漏，或者余毒未尽，疮口不敛，久则成漏。正如金·刘完素《河间六书》曰："盖以风热不散……故令肛门肿满……甚者乃变而为瘘也。"《诸病源候论》曰："寒气客于经络……久则变成瘘也。"历代医家对肛瘘的内治法非常重视，如金·张从正《儒门事亲》曰："夫痔漏肿痛……同治湿法而治之。"《丹溪心法》曰："漏疮，先须服补药生气血……大剂服之。"清·吴谦《医宗金鉴》曰："如痔已通肠……可代针刀药线之力。"关于肛瘘外治法在古代也有关于"絮以小绳，剖以刀"挂线疗法的描述。

二、病因病机

（一）外感六淫

如《河间六书》记载："盖以风热不散，谷气流溢，传于下部，故令肛门肿满，结如梅李核，甚至乃变而为瘘也。"元·朱震亨《脉因证治》曰："盖肠风、痔漏总辞也……是风、燥、湿、热四气而合。"李东垣曰："饱食、用力、房劳，脾胃湿热之气下迫……赘于肛门而成痔。盖为病者，皆是湿、热、风、燥四气所伤，而热为最多也。"故明·徐春甫在《古今医统大全》中总结前人所论，得出"痔漏总为湿热风燥四气所成"之结论，即肛瘘常见的发病因素有风、热、燥、湿。

风：风邪不散，传于下部，可致肛门肿满，久则成瘘。

热：凡热积肠道，耗伤津液，热与湿结，蕴于肛门导致肛痈肛瘘。

燥：常因过食辛辣、炙煿之品，燥热内生，耗伤津液，肠失濡润，易动血，导致肛瘘出血。

湿：湿有内外之分。外湿多因久居潮湿之地；内湿多因饮食不节，损伤脾胃，运化失司所致。湿性重着，常先伤于下，故肛门病中因湿而发病者较多。湿与热结蕴于肛门，经络阻塞，气血凝滞，热胜肉腐，易形成肛瘘。

（二）劳逸失当

长期负重远行，或久站、久坐、久蹲，均可诱发肛瘘的产生。清·赵濂《医门补要》曰："盖劳碌忍饥，或负重远行，及病后辛苦太早，皆伤元气，气伤则湿聚，湿聚则生热，热性上炎，混邪下注，渗入大肠而成漏，时流脓水。"若过度安逸、缺乏活动，也可使气血不畅，脾胃功能减弱，机体抵抗力下降而产生肛瘘。如恣情纵欲、房劳过度、耗伤肾精，可出现肛瘘下血等。

（三）饮食不节

饮食以适量为宜，过饥过饱都会发生疾病。过饥则由摄食不足而致气血生化之源不足，气血得不到足够的补充，久则亏损而为病。目前，人们的生活水平普遍偏高，这种现象已极少存在。过饱即饮食过量，超过机体的消化能力，也会导致脾胃的损伤，形成肛瘘。故唐·孙思邈《千金方》说："肛门主肺，肺热应肛门，热则闭塞，大行不通，肿缩生疮。"

（四）饮食偏嗜

若过食肥甘厚味，以致湿热痰浊内生，气血壅滞，常可发生肛痈肛瘘等病证。《素问·生气通天论》说："高粱之变，足生大丁。"若过食辛辣刺激性食物或嗜酒无度，既可动火伤络，产生便血（血色鲜红），又可化燥伤阴，产生肛瘘出血。故清·林佩琴《类证治裁》一书中指出："服饵辛毒，大肠燥秘，及忧恐气结，奔走劳动，致疮孔生管流脓，斯成漏矣。"

三、发病机制

（一）肛腺感染学说

多数学者认为，进入肛腺的粪便、异物或损伤可导致肛腺隐窝瘀滞而感染，这种慢性感染使腺管上皮化，一旦形成脓肿并破溃或经外科引流，上皮化的腺管即与肛周皮肤相通而成为肛瘘。该学说是基于 1880 年法国解剖学家 Herman 和 Desfoses 发现肛腺以来而逐渐被广为接受。

大多数肛瘘发生于肛周脓肿破溃或引流后，有文献报道，约 70% 的肛瘘患者有肛周组织感染史。一旦肛腺感染并在肌间隙形成脓肿，感染有时很轻微，脓肿可能自发性消退或在肛管直肠内破溃而患者没有觉察到。一些没有明显内口的肛瘘可能是因为局部组织纤维化而闭塞了腺管。感染通常沿着肌纤维膈向会阴扩展，少部分也向头侧蔓延形成高位肌间或肛提肌上方脓肿，部分向侧方经联合纵肌纤维膈经肛管外括约肌上部进入坐骨直肠窝，偶尔亦可由耻骨直肠肌上方穿透进入坐骨直肠窝。脓肿被引流或自发性破溃形成肛瘘。

（二） 中央间隙感染学说

Shafik 在肛管直肠解剖和排便机制研究的基础上提出了中央间隙感染学说。中央间隙位于联合纵肌下端与外括约肌皮下部之间，环绕肛管下部 1 周。间隙内有联合纵肌的中央腱，中央间隙借中央腱的纤维膈直接或间接地与其他间隙交通。他认为肛腺是胚胎肛直窦发育的遗迹，并非真正的腺体。目前，研究证实约 10% 正常人的肛管栉膜深层发现有上皮细胞，该细胞被认为是胚胎期肛直窦的遗迹，对病源菌易感性强，病菌由破损的肛管上皮侵入，在中央间隙内最先形成中央脓肿，继而沿纵肌纤维向其他间隙蔓延形成肛瘘。因此，Shafik 认为中央间隙是肛门直肠脓肿的原发部位，而栉膜区上皮细胞的存在是肛瘘的致病因素。

（三） 盆腔感染

盆腔感染会形成提肛肌脓肿，通过括约肌间隙向下延伸到会阴，形成括约肌间瘘；或者穿破提肛肌，形成不典型的坐骨直肠窝脓肿，最终成为括约肌外瘘。常见的原因有阑尾炎、盆腔炎、炎症性肠病、直肠低位吻合口漏、盆腔肿瘤等。

（四） 肛周疾病

肛裂、肛周化脓性汗腺炎、肛周疾病术后感染等皆可能导致肛瘘的发生。

（五） 其他疾病

克罗恩病、结核病变、性传染疾病、恶性肿瘤、艾滋病等非肛周疾病也可能在肛周出现症状，形成肛瘘。

四、诊断及鉴别诊断

（一） 诊断

1. 病史
肛瘘患者多存在反复发作的肛周疼痛、流脓水及肛周潮湿瘙痒不适感等。

2. 临床表现

（1）肛门旁流脓液　脓液量与肛瘘病程长短、管道数量、位置高低以及内口大小有关。初发瘘管分泌物较多，味臭而稠厚，日久则分泌物质稀薄，呈间歇性发作。脓性分泌物可自皮肤溃口、肛内流出。

（2）肛周疼痛　若肛瘘引流不畅，可出现局部肿痛，尤以排便或活动后加重；若感染加剧而形成"瘘管性脓肿"，可出现局部红、肿、热、痛，或伴恶寒、发热等全身症状；有些患者感觉肛门坠胀疼痛，且向腰骶部放射，但肛门外观无变化，多为黏膜下瘘（脓肿）或在齿线上方的内盲瘘的急性炎症期。

（3）肛周瘙痒　由于肛瘘外口分泌物刺激，可引起肛周皮肤瘙痒，有时还会继发肛门湿疹等皮肤病。长期刺激可致皮肤增厚呈苔藓样变。

（4）排便不畅　部分复杂性肛瘘，包括马蹄形肛瘘，因慢性炎症刺激引起肛管直肠环纤维化，或瘘管围绕肛管形成半环状或环状纤维组织增生，影响肛门括约肌舒缩而排便不畅。

（5）全身症状　肛瘘患者急性炎症期可恶寒、发热；结核性肛瘘、克罗恩病肛瘘，可出现午后潮热、盗汗、消瘦等消耗症状或腹泻、腹痛等肠道表现。

3. 局部检查

（1）望诊　包括观察外口形态、位置及分泌物。

1）外口形态：外口平坦、肉芽不高出皮肤，瘘管多单纯浅表；外口组织增生肉芽突起，多为形成肛瘘时间已较长；外口较大，平塌凹陷，边缘不整齐且皮下潜行，周围皮肤灰暗，可能为结核性肛瘘。

2）外口位置：根据肛门直肠周围的解剖结构和肛腺理论的感染扩展途径，肛瘘外口位置与瘘管走行、内口位置之间的关系有一定规律性。1990 年，Goodsall 在其中著作中详细描述了他对肛瘘内口与外口之间关系的认识，后人将其总结为 Goodsall 定律。在肛门的中心画一横线，当瘘管的外口位于横线的前方，内口往往位于与外口呈辐射状相连处；若外口在横线的后方，内口通常位于后正中线，瘘管通常是弯曲形。Goodsall 定律通常只适用于真正由肛腺感染而形成的肛瘘，非腺源性肛瘘不一定符合这一定律。国内外学者对 Goodsall 定律做出一些修订——即以肛门为中心，划出一个以肛门皮肤皱襞外端为界的同心圆，外口在内圈的肛瘘符合 Goodsall 定律；外口在圈外的肛瘘往往位置较深，管道弯曲向后方，内口多位于后正中。

3）外口分泌物：分泌物多而稠厚，表示急性炎症期或活动期；脓液混有鲜血或呈淡红色，多为脓肿溃破不久；脓液清稀或呈米泔样，可能为结核杆菌感染。脓液色黄而奇臭，多为大肠杆菌感染；脓液带绿色，多为绿脓杆菌感染；若脓液呈透明胶冻样或呈咖啡色血性黏液并有特殊恶臭，应考虑恶变可能。

4）皮肤色泽：肛瘘周围皮肤有色素沉着，较正常肛门皮肤颜色暗，且皮纹增粗、皮节增大。

（2）触诊　包括肛外触诊及直肠指诊

1）肛外触诊：了解有无条索状硬结及其行径方向、位置深浅及范围。轻按可触到明显条索状管壁，表明瘘管较浅；重按隐约或未能触及索状管壁，表明瘘管较深。

2）直肠指诊：根据瘘管的走向，如在肛窦附近触及隆起或凹陷性硬结，可能为内口的位置。为了判断瘘道与肛门直肠环的关系，有时需配合探针检查。肛内指诊若有触痛，可能局部伴有急性炎症。直肠指诊还可以了解以往手术导致的肛门缺损及肛门括约肌功能。

4. 辅助检查

（1）探针检查 一般使用银质的球头探针，这种探针有足够的韧性。探针的另一端最好有一小孔，以便需要时能系引流线。探针检查的目的是探查瘘道的行径、长度、深浅，以及瘘道与肛门括约肌的关系、内口的位置。选择适当的探针，参照直肠指检的情况，将探针弯成一定的弧度，可在麻醉下沿着管道的行径方向从原发外口缓慢探入，左手食指在肠腔内引导，感觉探针最明显处常为内口所在。操作要尽可能轻柔，避免使用暴力，以免产生假道。也可将探针弯曲成钩状，从肛内可疑肛隐窝处探入，若轻易进入 0.5cm 以上者可能为内口。

（2）内窥镜检查 肛门镜或直肠镜插入肛门内，注意肛隐窝有无充血、凹陷、流脓，对可疑处可结合探针检查；对可疑克罗恩病肛瘘的患者尚须行结肠镜检查，取标本送检。

（3）注射检查 常在术中麻醉后进行。经典的注射检查是将一块纱布经肛门镜置入直肠内，从瘘管外口缓慢注入 2% 的亚甲蓝溶液，取出肛内纱布，如见染色，可证实瘘管的存在和确定内口的部位。推荐使用 Gingold（1983）描述的一种注射方法。自外口向瘘管内放置一根导管，用食指加压或缝合外口使注入的液体能沿管道向前。插入肛门镜使医生能仔细检查齿线部位，轻轻自导管注入 1% 过氧化氢，观察到释放的氧气通过内口时出现的气泡。气体产生的压力足以穿过狭窄的瘘管进入肛管，而且不会造成术野污染。

（4）瘘道造影 用水溶性造影剂注入瘘管后摄片来确定肛瘘的管道走向、支管、腔隙大小及内口位置。主要用于复杂性肛瘘，有一定的参考价值。

（5）腔内超声诊断 直肠腔内超声可观察肛周感染是否成脓、存在内口、合并瘘管形成等；还可观察肛瘘瘘管的走向、瘘管与括约肌结构之间的关系以及确认括约肌间和括约肌上深部区域的感染。高位肛瘘超声检查与手术所见符合率 80% ~ 90%，低位肛瘘符合率 50% ~ 60%。高位肛瘘与低位肛瘘超声与手术所见差别与探头频率有关。频率高近场清楚，远场不够清楚，因此需要根据观察深度切换不同频率探头。

（6）磁共振成像 将高分辨率磁共振成像（MRI）应用于肛周脓肿和肛瘘的诊断，能较好地显示脓腔与括约肌的关系及肛瘘周围组织。

（7）螺旋 CT 三维重建 三维重建后取得的立体图像能清晰显示瘘道行径，并通过图像后处理工作站软件提供的旋转技术，可以提供外科医师直观资料。

5. 肛瘘的分类

Park's 分类（1976）是目前临床上最为广泛接受的分类方法（图 3-7）。

（1）Park's 分类

1）括约肌间肛瘘：瘘管仅穿过内括约肌，向下与肛周皮肤相通，向上形成高位盲管或与直肠相通。为临床最常见的肛瘘，约占 70%。其包括低位单纯肛瘘、伴高位盲瘘、伴高位瘘道开口于直肠、无会阴开口的高位肛瘘、盆腔疾病引起的肛瘘。

2）经括约肌肛瘘：瘘管穿过内括约肌和外括约肌，经坐骨直肠窝与肛周皮肤相通。一般仅牵涉很少的一部分外括约肌。可见非复杂性肛瘘、伴高位盲瘘。

3）括约肌上肛瘘：瘘管穿过内括约肌并向上经外括约肌至耻骨直肠肌上方，再向下经坐骨直肠窝与肛周皮肤相通。可见非复杂性肛瘘、伴高位盲瘘。

4）括约肌外肛瘘：瘘管从肛周皮肤向坐骨直肠窝扩展，经提肛肌进入直肠。括约肌外肛瘘形成的主要原因是对经括约肌肛瘘过分的探查、搔刮而导致的医源性损伤；其他还有炎性肠病、肿瘤、憩室炎、直肠异物损伤等。虽仅占全部肛瘘的 3%，但治疗较为棘手。

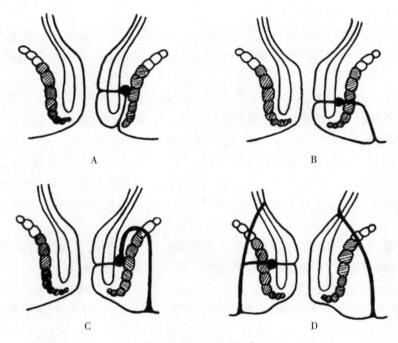

图 3-7 Park's 分类

（A 括约肌间肛瘘　B 经括约肌肛瘘　C 括约肌上肛瘘　D 括约肌外肛瘘）

（2）全国肛肠专业委员会讨论标准（2002）　以肛管外括约肌深部为标志，瘘管经过此线为高位，在此线以下为低位。只有一个内口、瘘管、外口称为称单纯性肛瘘，有两个或两个以上内口或瘘管、外口，称为复杂性肛瘘。

1）低位肛瘘：①低位单纯性肛瘘：只有一个瘘管，并通过肛管外括约肌深部以下，内口在肛窦附近。②低位复杂性肛瘘：瘘管在肛管外括约肌深部以下，外口和瘘管有两个以上，内口一个或几个在肛窦部位（包括多发性瘘）。其中马蹄形肛瘘呈环形或半环形围绕肛管，外口在肛门部两侧，内口多在截石位 6 点（后马蹄形）或 12

点处（前马蹄形）。

2）高位肛瘘：①高位单纯性肛瘘：仅有一条瘘管，较直，管道穿过肛管外括约肌深部以上，有一个或多个内口。②高位复杂性肛瘘：有两个以上外口，瘘管有分支，主管穿过肛管外括约肌深部以上，有一个或多个内口。其中高位马蹄形肛瘘的瘘管主要在肛管外括约肌深部环形或半环形围绕肛管，外口在肛门两侧，内口多在截石位6点（后马蹄形）或12点（前马蹄形）。

（二）鉴别诊断

1. 肛门周围窦道

肛门周围外伤、毛囊炎、化脓性汗腺炎等肛周病变亦可表现为肛周外口和窦道，但这些病变瘘管一般与肛管无明显病理关系，瘘管不与直肠相通，直肠内无内口。若肛门周围外伤与肛内相通，日久亦可形成肛瘘。

2. 肛门部肿瘤

肛门部较小的皮脂腺囊肿、脂肪瘤等，尤其是这类肿瘤有感染时，多与内盲瘘难以鉴别。内盲瘘触诊时肿块呈条索状延伸入肛内，肛内有流脓史；而肛周皮脂腺囊肿、脂肪瘤等一般无疼痛且不向肛内延伸，无肛内流脓史，当然部分肿块可因感染而合并存在肛瘘。肛管癌或低位直肠癌在晚期或并发感染溃烂后可形成肛瘘，通常在肛门检查时发现肿块坚硬，活动差，表面溃疡较大，触之易出血。伴有大便次数增多、脓血便、肛门部疼痛剧烈等。肿块组织学检查可证实其性质。

3. 会阴部尿道瘘

瘘口在会阴部尿生殖三角内。排尿时有尿液从瘘口流出，但如果瘘口较小或因炎症粘连闭塞，排尿时只有极少量尿从瘘口流出，或无尿排出，则易误诊为肛瘘，甚至手术时才发现瘘道与尿道相通。这些患者多有外伤史。

4. 有肛直肠（肛门）前庭（会阴）瘘

患者常有会阴部感染史，内口大多在齿线上直肠肛隐窝或其附近，少数内口在齿线下肛管，外口在舟状窝、前庭右侧或左侧、大阴唇或会阴联合处下方，绝大多数是一个瘘管，少数为两个瘘管。

5. 骶尾部骨髓炎

骶尾部、坐骨骨髓炎所致的窦道，其开口自肛门周围者甚为少见。此类患者摄片可见有骨病变。

6. 骶尾部发育期囊肿

骶尾部发育期囊肿是一种先天性疾病，包括皮样囊肿、畸胎瘤等。有1/3的先天性囊肿患者有肛后小凹，小凹常内陷成漏斗形，表面有上皮生长，有时凹内可见毛发。畸胎瘤感染化脓破溃后可在肛周形成窦道，骶尾部平片可见囊内有钙化点、骨质或牙齿。直肠指诊可及直肠后肿块，柔软无压痛。

五、治疗

（一）中医治疗

1. 辨证论治

（1）湿毒内蕴证

证候：肛周流脓水，脓质稠厚，肛门胀痛，局部红肿灼热；渴不欲饮，形体困重，大便不爽，小便短赤；舌红，苔黄腻，脉弦数。

治法：清热解毒，除湿消肿。

方药：萆薢渗湿汤合五味消毒饮加减：萆薢、苡仁、黄柏、茯苓、丹皮、泽泻、滑石、通草、金银花、野菊花、紫花地丁、蒲公英。萆薢利水祛湿、分清化浊；黄柏、金银花、公英、野菊花清热利湿，解毒疗疮；泽泻、薏苡仁、赤茯苓、滑石利水渗湿泻热；牡丹皮清热凉血，活血化瘀，清膀胱湿热；通草清热滑窍，通利小便，使湿热随小便而出；地丁为治疗毒要药。诸药合用，共奏导湿下行，利水清热，解毒消疔消痈之效。

（2）正虚邪恋证

证候：肛周间断流脓水，脓水稀薄，外口皮色暗淡，瘘口时溃时愈，肛门隐隐疼痛；伴神疲乏力；舌淡苔薄，脉濡。

治法：补益气血，托里生肌。

方药：十全大补汤。人参、白术、茯苓、炙甘草、当归、川芎、熟地黄、白芍、黄芪、肉桂等。人参甘温益气，健脾养胃；白术、茯苓健脾渗湿；炙甘草益气和中，调和诸药；当归补血养肝，和血调经；熟地黄、白芍养血和营，以增强补血之力；川芎活血行气，调畅气血；黄芪和肉桂养气育神，温暖脾胃。

（3）阴液亏虚证

证候：肛瘘周围皮肤颜色晦暗，外口凹陷，脓水清稀如米泔样；形体消瘦，潮热盗汗，心烦不寐，口渴；舌红少津，少苔或无苔，脉细数。

治法：养阴托毒，清热利湿。

方药：青蒿鳖甲汤加减：青蒿、鳖甲、生地黄、知母、牡丹皮。鳖甲直入阴分，滋阴退热；青蒿清热透络，引邪外出；生地黄甘寒，滋阴凉血；知母滋阴降火；共助鳖甲以养阴退虚热，丹皮泻血中伏火。诸药合用，共奏养阴透热之功。

2. 外治

（1）熏洗疗法

1）硝黄洗药

组成：芒硝、大黄、紫花地丁、一枝蒿、麻黄。

作用：清热解毒，软坚消肿。

适应证：肛门直肠周围脓肿初期。

用法：煎水熏洗。

2）消肿洗剂

组成：苍术、黄柏、赤芍、大黄、野菊花、川草乌。

作用：清热除湿，消肿止痛。

适应证：脓肿溃后，肿胀疼痛。

用法：煎水熏洗。

3）苦参汤

组成：苦参、石菖蒲、白芷、蛇床子、金银花、菊花、黄柏、地肤子。

作用：祛风除湿，杀虫止痒。

适应证：脓肿溃后，肛周潮湿瘙痒。

用法：煎水熏洗。

（2）挂线疗法　挂线疗法历史悠久，早在明代《古今医统大全》（1556）即有记载依靠重力将药线持续不断地收紧，以线代刀将瘘管缓缓切开，药线引流，治愈肛瘘。

1）操作方法：选择合适的探针，弯曲成一定弧度，探针尾部系上丝线或橡胶线，并涂上石蜡油，从外口探入，以左手食指伸入肛门内引导，仔细探查内口，使探针自内口穿出并将探针缓缓拉出肛外，丝线随探针进入瘘管，最终橡皮筋亦贯穿瘘管后，用血管钳钳夹橡皮筋两端以丝线缚扎。挂线部分应在肛门直肠环部，对肛门直肠环以下的管道可切开。

2）挂线疗法的作用：引流、标志瘘管、异物刺激和慢性切割作用。

引流作用：挂线作为固定在病灶深部的导线，具有良好的引流作用，可减轻感染。一些脓肿经过单纯的充分引流可以自愈，尤其是克罗恩病肛瘘，传统的手术治疗因为创面不愈合及肛门失禁而充满争议。

标志作用：挂线可标明外口与内口关系，不仅可以在一次性切开时帮助确定瘘管，而且为分期处理瘘管，切开已纤维化的括约肌提供准确指引。

异物刺激作用：线或橡皮筋作为一种异物，可刺激局部组织产生炎性反应，形纤维化组织。4~6周后因为纤维化反应使括约肌断端与周围组织粘连固定，缩小括约肌断端分离后距离，减少功能障碍。

慢性勒割作用：以线代刀，将需要切开的通过肛门直肠环的瘘管或括约肌外的瘘管用线缚紧，通过紧线或弹力收缩，产生压迫缺血性坏死，使肌肉缓慢分离。

3）合理选用切开挂线和引流挂线：根据手术挂线的目的，挂线治疗可分为切割挂线和引流挂线。切割挂线是利用挂线的弹性切割作用缓慢切断括约肌。引流挂线即单纯引流，不取其切割作用。

一期切割挂线：当高位肛瘘涉及大部分肛门外括约肌浅部以上时，为保护肛门功能，避免排便失禁，挂线疗法因其疗效确切、操作简便仍在临床应用最为广泛。同样，挂线疗法亦为治疗高位经括约肌间瘘的最佳选择。女性前侧由于没有耻骨直肠肌的支撑，并且可能因分娩而存在潜在的括约肌损伤，切断外括约肌可能会导致肛门失禁。Willimas 认为，女性前侧高位经括约肌肛瘘最佳的治疗方法是采用切开挂线治疗。传统切开挂线的方法挂线相对时间较长，易产生肛管缺损，且有较大的痛苦，将此法改进为术中尽可能敞开病灶，挂线范围仅选择在瘘管经肛管直肠环范围，或非全程挂线，后期切开挂线部分。使挂线的目的更加明确，同时减少了遗漏支管、残腔等问题。

二期切割挂线：部分高位肛瘘合并有难以处理的残腔，或因手术及术后引流的需要而在肛门外部切开较大的创面，术中应暂不紧线，通过挂线的引流和异物刺激作用，2～3周后，待残腔缩小，创面生长变浅与挂线部相适应再紧线，完成慢性切割作用。

长期引流挂线：长期引流挂线在克罗恩病肛瘘患者中已得到广泛应用。Williams认为，侵及括约肌很少的克罗恩病肛瘘可做手术切开或切除，但高位经括约肌克罗恩病肛瘘应该长期挂线引流治疗，以限制症状和保持肛门功能。艾滋病患者伴发的肛周脓肿和肛瘘也应使用长期挂线引流，预防复发性脓肿的形成。

短期引流挂线：Thomson等使用挂线引流完全保留括约肌治疗高位复杂性肛瘘，切开内括约肌，开放肌间隙，原发瘘管用1号尼龙线作挂线引流，形成瘘管的持续引流，从而预防复发性脓肿的形成，6周后拆除挂线，治愈率为44%。尽管目前临床报道短期挂线引流治疗肛瘘有效，完全保留了括约肌，不会导致肛门失禁，但因其复发率高，临床应用需慎重。

应用挂线疗法治疗高位肛瘘，系根据肛门直肠部解剖生理，将挂线范围尽可能缩小，即主要在肛门直肠环部以及非疼痛敏感区挂线。该治疗方法不但缩短了治愈时间，减轻了患者的痛苦，完好地保留肛门括约肌功能，显著减少了肛管及其周围组织的缺损，较好地解决了高位肛瘘手术中切断肛门括约肌造成的肛门失禁问题，这是传统医学对肛肠外科的重要贡献之一。在切开挂线治疗高位复杂性肛瘘的基础上，尤其是马蹄形肛瘘，吸取肛瘘缝合术的优点，采取内口及部分主管道挂线引流、部分瘘管切除缝合的方法。因此，挂线治疗是一种治疗高位或复杂性肛瘘的安全、有效的方法。

（二） 西医治疗

1. 药物治疗

对于肛瘘多采用手术治疗，当肛瘘急性发作时，可使用抗生素治疗，但一般不超过一周。

2. 手术治疗

外科手术仍是高位复杂性肛瘘最主要的治愈措施。但个别特殊的病例，保守治疗或相对保守的手术处理，仍然有其特殊的价值。有时不恰当的手术治疗可能使肛瘘变得十分复杂，临床上遇到的十分困难的高位复杂性肛瘘，无一例外均有多次手术史。每一次针对性不强、目的不明确的手术都有可能使本已棘手的问题变得更加复杂。鉴于高位复杂性肛瘘的特殊病理和生理环境及肛门功能的重要性，有时过分强调外科根治不现实，甚至是不可能的。因此，恰如其分的手术治疗，甚至只是建立通畅的引流通道，对患者来说可能更为有利，至少可以避免激进手术可能带来的严重危害，如肛门失禁等。"带瘘生存"亦应得到医生的重视。当十分复杂的病例完全没有手术治愈的把握时，或者因其他原因不能耐受手术时，"带瘘生存"可作为一个原则加以选择，不应为盲目追求手术根治而忽视其可能带来的严重并发症。

（1）常用手术方式

1）瘘管切开（切除）术：广泛应用于皮下瘘和仅穿过外括约肌浅部以下的低位经括约肌肛瘘。确定瘘管的行径和内口，用钝头探针自外口穿过瘘管，由内口进入肛管，瘘管切开术是沿探针切开皮肤、皮下组织、瘘管，完全敞开瘘管，而瘘管切除术是切除内口周围炎性组织，以刮匙搔扒管壁肉芽及坏死组织，或将管壁全部切除。修剪创缘皮肤，使切口引流通畅并有利于肉芽从基底生长。

肛瘘切开术与肛瘘切除术相比，尽管两者的复发率相似，但后者创面大，愈合时间长，肛门失禁发生率高。

2）保留括约肌的肛瘘手术：①直肠黏膜瓣推移。手术前一天常规行机械性肠道准备，术前单次静脉推注抗生素。麻醉成功后，患者取俯卧折刀位，消毒肛周及手术区域。仔细探查清瘘管的行径及内口。外口作椭圆形切除，瘘管作隧道式挖除，对损伤的提肛肌、耻骨直肠肌、外括约肌用可吸收缝线修补缝合。自内口下方约0.5cm作半月形或梯形舌状黏膜瓣，黏膜瓣应包括黏膜，黏膜下层及部分肌层，基底部为顶部宽度的两倍，以保证血供和无张力。间断缝合直肠壁，黏膜瓣下缘内口部分予以切除，剩余黏膜瓣下拉于肛缘切口间断缝闭。②瘘管切开加一期括约肌修补术。该方法的依据是Mason经括约肌切除手术，包括肛瘘全切除和一期括约肌重建，适用于高位复杂性肛瘘，特别是不能通过推移直肠瓣作内口闭合的患者。切开整个瘘管，切除所有纤维化组织，彻底暴露新鲜组织，冲洗伤口。用较长时限可吸收缝线逐层缝合，关闭直肠壁，修补已经标志的肌肉，重建括约肌，放置皮片彻底引流。③纤维蛋白胶封闭。首先确定瘘管的外口、内口以及管道的走向和支管，切除感染的肛腺和内口。予以挂线引流4~6周，待与肛瘘相关的脓腔得到充分的引流，瘘管的炎症消退，挂线皮筋周围的肉芽得以充填。此时，患者准备行纤维胶瘘管封闭。患者经常规机械性肠道准备。去除挂线皮筋，用适当的刮匙搔刮管道。测出瘘管的长度，用3-0可吸收缝线缝合封闭内口。按测量出的长度自外口导入注射纤维胶的细管，注入纤维胶，边注射边后退，直到封闭外口。用不粘附的敷料覆盖。术后嘱患者不需坐浴，5~7天内避免剧烈运动。④括约肌间瘘管结扎术（ligation of intersphincteric fistula tract，LIFT）。该治疗方法由Rojanasakul等于2007年首次提出，其主要步骤为留置挂线8周以上使瘘管纤维化后，将标记好的瘘道经括约肌间分离、结扎，关闭内口，扩大外口引流，避免损伤肛门括约肌，主要适用于高位单纯性肛瘘。LIFT术以保留括约肌为目的，经括约肌间隙入路，紧靠内括约肌结扎瘘管以实现内口关闭，并切除部分括约肌间的瘘管，清除其余瘘管组织，缝合修补外括约肌缺损。该术式显著优点为避免括约肌的损伤及术后沟槽瘢痕的形成。LIFT术及LIFT-plug术操作简单，临床疗效显著，可明显降低并发症的发生率，目前在国内临床应用已得到改良。

（2）根据瘘管与肛门括约肌关系选择术式　手术必须掌握如下要点：①合理处理肛门括约肌。②确定和处理好内口。③切除或清除全部瘘管和死腔。④切口创面需引流通畅。

1）括约肌间肛瘘的治疗：括约肌间肛瘘可采用瘘管切开或切除术。由于瘘管仅穿过肛门内括约肌，Parks 建议切除部分内括约肌及括约肌间平面的疏松结缔组织，以彻底清除感染的肛腺组织。临床实践证实，切断齿线下肛门内括约肌很少引起排便控制功能障碍。

低位单纯肛瘘：采用瘘管切开或切除术，内括约肌切断或部分切除。

伴高位盲管：切开内括约肌直至高位盲管的顶端；遗留高位盲管会导致复发。

伴高位瘘管开口于直肠：这种瘘管的内口位于肛门直肠环的上方。只要确定瘘管位于括约肌间且瘘管的解剖位置很明确，瘘管应完全切除或切开而不会引起排便控制障碍。

无会阴开口的高位瘘管：这类肛瘘很少见。感染肛腺处可见到脓液排出，探针探查瘘管向上延伸。这种瘘管必须切除或切开瘘管的同时切开下方的内括约肌以利引流，并彻底清除感染肛腺。

继发于盆腔疾病的肛瘘：这种由盆腔疾病引起的括约肌间肛瘘，必须同时引流盆腔脓肿，治疗合并的基础疾病。括约肌间的坏死组织经过轻轻搔刮后置管引流。

2）经括约肌肛瘘的治疗：多项研究发现传统手术方法治愈的经括约肌肛瘘患者较其他类型的高位肛瘘患者的肛门功能差，部分患者出现肛门漏气或漏液，因此这类肛瘘的治疗应引起肛肠外科医师的高度重视。现代临床实践认为，保护肛门外括约肌和耻骨直肠肌对肛瘘患者的肛门功能起着重要作用，在经括约肌肛瘘手术时保护肛门内括约肌对术后漏气和漏液的自制尤其重要。

非复杂性性肛瘘：临床上大多数经括约肌肛瘘仅穿过外括约肌的皮下部或浅部，采用瘘管切开术只切开肛门括约肌的低位部分，对肛门功能影响较小。若瘘管穿过括约肌的深部，一般多采用挂线疗法。

伴高位盲管：这是一类具有潜在危险性的肛瘘，特别是同时并存提肛肌上方脓肿时更为复杂。正确处理的方法是探明原发管道和继发的高位盲管，探查时避免探针进入直肠，造成医源性直肠损伤，切开或切除原发管道和支管。若原发管道采用挂线治疗，则外括约肌低位部分不需切开。

3）括约肌上肛瘘的治疗：括约肌上肛瘘通常是因括约肌间瘘管伴有提肛肌上方脓肿，脓肿穿过提肛肌经坐骨直肠窝至肛周引流所致。

非复杂性肛瘘：确定瘘管的行径，括约肌外侧的瘘管部分予以切除，同时缝合封闭提肛肌，遗留括约肌间部分可参照括约肌间瘘的处理；另一种方法是切除瘘管，使用黏膜瓣推移术封闭内口。这种瘘管通常不提倡使用挂线疗法挂断全部的括约肌。

伴高位盲管：伴高位盲管的括约肌上肛瘘几乎都同时伴有提肛肌上方脓肿。治疗方法可参照非复杂性肛瘘，但脓肿需经直肠充分引流。

4）括约肌外肛瘘的治疗：括约肌外肛瘘通常是医源性的，与直肠损伤、炎性肠病、盆腔的继发感染等有关。

继发于肛周脓肿：这类瘘管通常采用传统的挂线疗法。目前多提倡通过瘘管切除，直肠破损部位直接缝合或采用直肠黏膜瓣推移技术封闭，获得较高的治愈率和较低的并发症。

继发于肛门直肠外伤：治疗包括去除任何可能存在的异物，对坏死组织进行彻底清创，采用直肠黏膜瓣推移技术封闭直肠破损部位，瘘管予以切除并经充分引流。

继发于盆腔感染：由盆腔感染引起括约肌外肛瘘，首先应去除存在于盆腔的感染源，再经坐骨直肠窝充分引流。

5）马蹄形肛瘘的治疗：由于肛管后间隙的上界为肥厚的提肛肌，下界是致密的肛尾韧带，因此马蹄形肛瘘一般不超越提肛肌，也不在肛门后正中线形成外口。这一类肛瘘内口通常位于肛管后正中附近的肛窦，瘘管通常先在括约肌间向上，继而穿过外括约肌向下。通常采用以下治疗方法。

全部敞开管道：主要适用于低位马蹄形肛瘘。确定内口及主管和所有的支管后，予以全部敞开管道，并彻底切除内口周围坏死组织。这种方法存在两个重要缺点：①切开部分愈合时间长。②由于切断了内、外括约肌，且其回缩后形成的沟状缺损均易损伤肛门控制功能。

潜行切除原发瘘管及所有支管，同时缝合修补损伤的括约肌，内口采用直肠黏膜瓣推移术封闭。

切开或切除所有支管，后侧予以低位切开、高位经括约肌部分采用挂线治疗。

六、护理

（一） 功能锻炼

以增强体质，促进气血流畅和增加肠蠕动。特别是久蹲、久坐、久站职业的人，应经常变换体位，适当增加活动。做肛门按摩和提肛运动（导引术），对于改善肛门局部血流、锻炼肛门括约肌功能是一积极而有效的方法。

（二） 饮食护理

饮食要有节制，切忌暴饮暴食或过饥，也不可偏食，平时应多吃些蔬菜水果，少吃刺激性食物，如辣椒、白酒、大蒜、榨菜等（可使黏膜充血）。合理的饮食结构也有利于患者术后伤口的愈合，使其掌握正确的膳食结构。

（三） 养成良好的排便习惯

养成每天定时排便的习惯，排便时间最好选择早晨起床或早饭后。因早晨起床产生的体位反射和早饭后产生的胃结肠反射，可产生排便反射。排便时不宜蹲厕过久，不要看书或吸烟，尽量缩短排便时间。不要久忍大便，排便不要用力过猛，避免干燥粪块对肛门的压迫，防止便秘和腹泻。防治便秘，不能滥用泻药或经常灌肠，平时要多吃一些富含纤维素的食物（山芋、韭菜、青菜等），每天早晨空腹喝一些淡盐开水。

（四） 保持肛门部清洁

养成良好的卫生习惯，经常洗澡和坐浴。便后、睡前坐浴，勤换内裤，便后应用清洁柔软的卫生纸揩净肛门，不要用粗糙不洁的纸张、竹片、树叶等，以避免感染和擦伤肛门皮肤，肛门部保持干燥清洁。

（五） 疼痛护理

医护人员换药时动作应轻柔，避免刺激患者的疼痛部位，向患者解释术后疼痛的客观存在，告知镇痛药物的不足。

（六） 情志护理

医护人员需要和患者进行有效沟通，使患者能够调整好心理状态，缓解焦虑，积极面对，减轻患者对疾病的不良情绪。

（七） 健康宣教

告知患者及家属可能引起肛瘘的其他疾病，嘱咐尽早就诊，切忌拖延。

七、研究进展

肛瘘如不积极治疗，可再次形成脓肿即肛瘘伴感染并逐渐形成复杂性肛瘘。目前，针对本病的治疗仍以经手术治疗为主，但其中高位复杂性肛瘘的治疗由于一次治愈率和保护肛门功能之间的矛盾，仍属难治性疾病。其治疗原则是在维护肛门功能的前提下，治愈肛瘘。除了常规各类手术治疗之外，可关注各类治疗本病的新技术和相关研究。

（一） 生物材料

目前，研究报道的生物材料包括生物蛋白胶、生物补片与脱细胞基质材料等，常用于内口的封堵与瘘管切除后的填塞。肛瘘栓是利用人工合成的胶原基质或其他生物材料封闭瘘管内口、提供组织向内生长的支架。

用生物材料治疗肛瘘对医生和患者的首选方法，具有简单易行、门诊即可操作等特点；保守治疗契合患者心理，即使治疗失败，也不影响外科医生进一步的手术治疗。但缺点也较明显，复发率高且长期疗效仍待观察。虽然生物材料因治愈率不高、应用价格昂贵、国内尚未广泛开展，但对其材料的改进及填充方式的优化是未来值得探索的领域。

（二） 经括约肌间瘘管结扎术与生物合成移植结合

经括约肌间瘘管结扎术与生物合成移植结合（BioLIFT）是将生物材料移植和括约肌间瘘管结扎术相结合的技术。研究者回顾性分析 BioLIFT 治疗肛瘘的病例资料，证实生物材料移植满意的初成功率，且可明显提升瘘管切开术及括约肌间瘘管结扎术后的治愈率。

（三）自体注射

注射自体、微粒、微操作的脂肪组织联合内口封闭法为微创治疗方式之一。有学者开展自体、微粒、微操作脂肪组织注射联合内口闭合治疗复杂肛瘘的安全性和有效性的研究，证实是一种安全、可行、可重复的方法，可提高复杂性肛瘘的愈合率。

（四）无结舒适性引流

舒适性引流线为一种主体为硅胶材质的医用引流线，由金属探针、硅胶引流线和小倒钩三部分组成。操作时将金属探针沿瘘管安全插入，确保硅胶引流线全部置于瘘管后，将探针与硅胶断开，弃置探针，将硅胶引流线两端的倒钩连接，形成无结的柔韧的圆环形引流线。术后对其生活质量、肛周舒适度和排便控制情况进行比较，证实无结舒适性引流可改善肛周舒适度，提高生活质量。与常规挂线相比，无结舒适性引流更适合复杂性肛瘘患者。

（五）MSC 移植治疗

间充质干细胞（mesenchymal stem cell，MSC）最初应用于临床治疗急性淋巴细胞白血病患者移植后的移植物抗宿主病。目前，学者认为 MSC 移植治疗克罗恩肛瘘的可能机制主要是：①定植于受损肠道并参与修复。移植后定植在肠黏膜上的 MSC 可直接分化为肠黏膜上皮细胞来参与受损肠黏膜的修复，MSC 还可分泌肝细胞生长因子（HGF）、成纤维细胞生长因子（EGF）、角质形成细胞生长因子（KGF）、血管内皮生长因子（VEGF）等，促进细胞增殖分化，修复受损组织，同时可促进新生血管的形成，改善受损组织的血供，加速受损细胞的代谢，加速受损肠黏膜组织的修复。②免疫调节作用。MSC 目前被认为可影响固有免疫及获得性免疫功能，但总体来说其对免疫系统的影响是抑制作用。MSC 对固有免疫系统的细胞（如单核细胞、单核细胞来源的树突状细胞、巨噬细胞、NK 细胞及中性粒细胞）起着抑制成熟及活化的作用。

【小结】

目前，肛瘘的治疗仍然是个棘手问题，因为术后复发和大便失禁的发生率较高，治疗的目的是彻底根除病变，预防失禁，降低复发。尤其是高位复杂性肛瘘的治疗，必须处理好肛门功能与彻底治愈之间的矛盾，寻求治疗的最佳平衡点。治疗过程中，需关注高位复杂性肛瘘的瘘管走形、位置深度、空腔范围、有无内口、肛直环纤维化程度等，从切口设计、挂线管理、紧线时机等方面制定患者个体化治疗方案，真正做到既注重彻底清除病灶又重视保护肛门精细功能，践行"拔根塞源，护肛温存"之理念，进一步探索创新，优化挂线技术疗法，使挂线单向、缓慢、持续、均匀切割肌肉组织，同时减轻疼痛感，促进创面的生长。

（张苏闽　丁康）

第四节　急性乳腺炎

一、概述

急性乳腺炎是指发生在乳房部的急性化脓性疾病，临床表现为乳房的局部结块，红肿热痛，溃后脓出稠厚，伴有发热恶寒等全身症状。常见于哺乳期妇女，以初产妇多见，常发生于产后 3~4 周。

"乳痈"之名首见于晋·皇甫谧《针灸甲乙经》一书，记载于《卷之九·肝受病及卫气留积发胸胁满痛第四》"胸胁楮满不得息，咳逆，乳痈，洒淅恶寒，神封主之"。古籍中有"妒乳""吹乳""乳毒"等记载。根据发病时期不同而有不同名称，在哺乳期发生的称"外吹乳痈"，在怀孕期发生的称"内吹乳痈"。临床上以外吹乳痈为最多，占到乳痈疾病的 90% 以上。根据病程分为初期、成脓期及溃后期。本书侧重介绍成脓期及溃后期的治疗和研究。

二、病因病机

外吹乳痈总的病因为肝郁胃热，或夹风热毒邪侵袭，引起乳汁郁积，乳络闭阻，气血瘀滞，热盛肉腐而成脓。内吹乳痈多由妊娠期胎气上冲，结于阳明胃络而成。色红者多热，色白者气郁而兼胎旺。正如明·陈实功《外科正宗》说："怀孕之妇乳疾曰内吹，因胎气旺而上冲，致阳明乳房作肿。"

（一）乳汁郁积

乳汁郁积是外吹乳痈的最主要病因。初产妇未能及时哺乳，或哺乳方法不当，或乳汁多而少饮，均可导致乳汁不能及时外泄，再加上排乳不畅，引起乳汁郁积，阻塞乳络，郁久化热，热盛肉腐，酿成乳痈。清·冯兆张《外科冯氏锦囊秘录精义》中论述较详，"乳子之母，不知调养，怒忿所逆，郁闷所遏，厚味炙悻所酿，以致厥阴之气不行，故窍不得通，而汁不得出，阳明之血热沸腾，故热胜而化脓；亦有所乳之子，膈有滞痰，口气壅热，含乳而睡，热气所吹，遂生结核。于初起时，便须忍痛，揉吮令通，自可消散，失此不治，必成痈疖"。宋·陈自明《妇人良方大全·产后乳方论第十四》曰："夫妒乳者，由新产后儿未能饮之，及乳不泄，或乳胀，捏其汁不尽，皆令乳汁蓄结，与血气相抟，即壮热大渴引饮，牢强掣痛，手不得近是也。初觉便以手助捏去汁，令旁人助吮引之，不尔或作疮有脓，其热势盛，必成痈也。"

（二）肝郁胃热

肝郁胃热是外吹乳痈发生的另一重要病因。女子乳头属肝，乳房属胃，乳痈的发生与肝胃二经有密切关系。产妇产后情志不畅，忧思郁怒，肝气郁结，厥阴之气失于疏泄，乳窍不通；产后饮食不节，喜食膏粱厚味，脾胃运化失司，阳明胃热壅滞，均可使乳络阻塞不畅；肝胃损伤，邪气聚于乳间，壅结发热，气血不通，乳汁蕴结，郁而化热，热盛成脓，形成乳痈。明·陈实功《外科正宗》曰："乳房阳明胃经所司，乳头厥阴肝经所属。乳子之母，不能调养，以致胃汁浊而壅滞为脓。又有忧郁伤肝，肝气滞而结肿……厚味饮食，暴怒肝火妄动结肿。"清·陈梦雷《古今图书集成医部全录·妇科》曰："乳头属足厥阴肝经，乳房属足阳明胃经。若乳房忽壅肿痛，结核色赤，数日之外，焮痛胀溃，稠脓涌出，脓尽而愈。此属胆胃热毒，气血壅滞。"元·朱震亨《丹溪心法》曰："乳房阳明所经，乳头厥阴所属，乳子之母，不知调养，怒忿所逆，郁闷所遏，厚味所酿，以致厥阴之气不行，故窍不得通，而汁不得出，阳明之血沸腾，故热胜而化脓。"

（三） 感受外邪

感受外邪也是导致外吹乳痈的常见原因之一。产妇体虚汗出受风，或露胸哺乳外感风邪；或乳儿含乳而睡，口中热毒之气侵入乳孔，均可使乳络郁滞不通，化热成痈。明·薛己《校注妇人良方》曰："产后吹乳，因儿饮乳口气所吹，令乳汁不通，壅结肿痛，不急治多成痈。"清·高锦庭《疡科心得集》曰："夫乳痈之生也，有因乳儿之时，偶尔贪睡，儿以口气吹之，使乳内之气闭塞不通，以致作痛，因循失治而成者；有因所乳之子，膈有滞痰，口气热，贪乳而睡，热气吹入乳房，凝滞不散，乳汁不通，以致结核化脓而成者……"

三、发病机制

西医学认为本病多因产后抵抗力下降，各种原因导致乳汁淤积，常见原因如下：①乳头皮肤破损或皲裂或乳头部湿疹。哺乳期一旦发生乳头局部皮肤破损或皲裂或湿疹，产妇因疼痛而拒绝哺乳，导致乳汁郁积；如果细菌可沿皲裂处侵入乳腺导管，上行感染而发生乳痈。②乳管堵塞。早期乳汁郁积引起的乳房组织炎症反应，此时并不一定意味着细菌感染，局部肿胀疼痛的炎症反应很可能是由乳管堵塞引起的。③先天性乳头凹陷。乳头凹陷可以影响乳汁排泄。④母乳分泌过多。产妇乳汁分泌过多而婴儿少饮，则乳汁易瘀积。

其致病菌多为金黄色葡萄球菌，其次为白色葡萄球菌和大肠杆菌。其病理表现为乳房腺体组织中可见大量中性粒细胞浸润，累及一个或数个乳腺小叶，甚至整个乳房组织，还可以发生组织坏死形成脓肿，可见大量坏死组织细胞、中性粒细胞及其细胞碎片，周围可见肉芽组织。

四、诊断及鉴别诊断

（一） 诊断

1. 病史
多见于产后未满月的哺乳期妇女，尤其是初产妇。

2. 临床表现

（1）初起（郁滞期）　常有乳头皲裂，哺乳时乳头刺痛，伴有乳汁排泄不畅或结块。继而乳房局部肿胀疼痛，压痛拒按，结块或有或无，皮色不红或微红，皮肤不热或微热。全身症状不明显或伴有全身不适，恶寒发热，头身疼痛，食欲不振，大便干结。

（2）成脓期　患乳肿块逐渐增大，局部疼痛加重，如鸡啄样或搏动性疼痛，皮肤焮红灼热，同侧腋窝淋巴结肿大压痛；病情进一步发展，肿块中央渐渐变软，按之应指有波动感，穿刺抽吸出脓液。脓肿可向外破溃，亦可穿入乳管内，自乳头排出脓液。全身症状加剧，壮热不退，口渴思饮，小便短赤，大便秘结。根据脓肿位于乳房内不同位置，可分为乳房内脓肿、乳晕下脓肿、乳房后脓肿、乳管内脓肿。

（3）溃后　脓肿成熟，可自行破溃出脓，或手术切开排脓。若溃后脓出通畅，则脓出黄稠，肿消痛减，寒热渐退，疮口逐渐愈合。若溃后脓出不畅，肿势不消，疼痛不减，身热不退，可能形成袋脓，或脓液波及其他乳络形成传囊乳痈。亦有溃后乳汁从疮口溢出，久治不愈，形成乳漏者，收口缓慢，需回乳后方能愈合。若早期大量使用抗生素或过用寒凉中药，在急性炎症消除后往往形成慢性迁延性炎症，常常局部遗留硬块，消散缓慢。

急性乳腺炎若失治误治，或患者正气虚弱，不能及时有效地控制毒邪，可导致毒邪扩散，内攻脏腑，形成脓毒败血症，危及生命。但临床并不多见。

3. 辅助检查

（1）实验室检查

1）血常规：可有白细胞总数及中性粒细胞比例增高，C反应蛋白增高。

2）脓液细菌培养加药敏试验：可明确致病菌种类、指导临床选择针对性的抗生素。

（2）影像学检查

1）B超检查：表现为形态不规则、边缘不清晰、质地不均低回声。形成脓肿时则为边界清晰、有包膜的低回声团块影，内部回声欠均匀，后方回声增强，病变边缘有血流信号。尤其是乳房深部脓肿的辨别有很大的优势。

2）X线钼靶检查：常表现为片状致密影，乳腺小梁增粗，结构扭曲，边缘模糊，皮肤水肿增厚，皮下脂肪层混浊、脓肿形成后多表现为类圆形、边界清晰或部分清晰的等或高密度影。

（3）病理学检查

1）针吸细胞学检查：对患者病灶处的脓样物进行镜检，若发现有大量中性粒细胞、坏死组织细胞，而无浆细胞，可判断其可能患有急性乳腺炎。

2）组织病理学检查：乳房腺体组织中可见大量中性粒细胞浸润，累及一个或数个乳腺小叶，甚至整个乳房组织，还可以发生组织坏死形成脓肿，可见大量坏死组织细胞、中性粒细胞及其细胞碎片，周围可见肉芽组织，可判断其患有急性乳腺炎。

（二）鉴别诊断

1. 炎性乳腺癌

炎性乳腺癌多见于青年妇女，尤其是在妊娠期或哺乳期。患乳皮肤红肿或乳房迅速增大，红肿常累及乳房的 1/3 以上，尤以乳房下半部为甚。病变局部皮肤呈暗红或紫红色，皮肤肿胀增厚有韧硬感，毛孔深陷呈橘皮样改变，局部疼痛不著或轻压痛。同侧腋窝淋巴结明显肿大，质硬固定。全身症状较轻，体温正常，白细胞计数正常，抗炎治疗无效。本病进展较快，预后不良。

2. 浆细胞性乳腺炎

浆细胞性乳腺炎多发生于非哺乳期非妊娠期，可伴有先天性乳头凹陷畸形，乳头常有白色粉渣样物溢出。初起肿块多位于乳晕部，局部红肿热痛程度和全身症状通常比急性乳腺炎轻。溃后脓液中夹有粉渣样物质，不易收口，可反复发作，形成乳漏。

五、治疗

（一）中医治疗

1. 辨证论治

（1）热毒炽盛证

证候：乳房肿痛较剧，皮肤焮红灼热，肿块变软，有应指感；或溃后脓出不畅，红肿热痛不消，身热不退，有"传囊"现象；舌红，苔黄腻，脉洪数。

治法：清热解毒，托里透脓。

方药：透脓散加味。常用当归、生黄芪、炒山甲、川芎、皂角刺等。热甚者，加生石膏、知母、金银花、蒲公英等；口渴甚者，加天花粉、鲜芦根等；疼痛剧烈者，加乳香、没药等。

（2）正虚毒恋证

证候：溃脓后乳房肿痛虽轻，但疮口脓水不断，脓汁变清稀，愈合缓慢或形成乳漏；全身乏力，面色少华，或低热不退，饮食减少；舌淡，苔薄，脉弱无力。

治法：益气和营托毒。

方药：托里消毒散加减。常用人参、川芎、当归、白芍、白术、银花、茯苓、白芷、皂角刺、桔梗、黄芪、甘草等。漏乳者，加山楂、麦芽回乳等。

2. 外治

（1）火针洞式烙口引流术　本法适用于成脓期。火针又名"焠针""燔针"，最早见于《黄帝内经》，为"九针"之一。晋·陈延之所撰《小品方》最早使用"火针"之名。明·高武著《针灸聚英》论述火针最详细，系统阐述了火针的制作、操作全过程的要求、适应证和禁忌证。火针烙洞排脓在操作前应充分与患者沟通，注意心理疏导，避开患者的视线，以免引起患者精神紧张，发生晕厥。施针必定要在脓成之后，若乳痈脓未成熟，过早引流则徒伤气血，脓反难成，并可致脓毒走窜。

在操作时应注意以下几点：①火针一定要烧红发亮：此时烧灼力量最强，可以达到最强的穿透力并能止血。遇到深部脓肿时，若一次不能烙透，可反复烧红后再烙，直至烙进脓腔。②定位准确：定好进针方向及深度，可以达到最强的引流效果。穿刺点选择脓腔最低位或波动感最明显处，这样有利于引流。同时，尽量避免在乳晕处烙洞防止乳漏形成。刺入深度要适中，过浅洞口易堵塞而引流不通畅；过深则会损伤血管神经。当遇到较大或多个脓腔时，在脓腔低垂位可以适当地增加烙洞口数量，以充分引流。③针速宜快：动作快可以避免滞针，使患者不受痛苦或少受痛苦。为使引流彻底，最好快速进针后将针体转动并稍停留片刻再退针，这样可以烙出的洞口相对较大，使引流通道更加宽大。火针烙洞排脓在操作时将引流口烧成的Ⅲ度烧伤呈洞式，伤口表面烧灼后形成焦痂，又能止血，又能引流；操作过程迅速，以最短的时间给患者最小的痛苦；术中组织损伤小，不会损伤乳络，不影响哺乳；本法术后创面明显比传统切开引流疤痕小、愈合时间短。火针烙洞后虽已形成通畅的引流口，但总有脓液或坏死组织残留。所以，一方面挤压以促残留的脓液排出，另一方面刮匙搔刮尽量刮尽脓腔内残留的脓液及坏死组织，并反复冲洗。常规放置提脓祛腐药线引流，直至脓尽。

（2）**垫棉法**　适用于溃后形成乳漏和袋脓患者，即用几层纱布棉垫覆盖于疮口，或直接垫压于疮口下方袋脓处，用胸带绷缚扎紧，借助加压的作用，使破损的乳络黏合，使乳汁或脓液不致下坠而潴留，使溃疡空腔皮肤与新肉得以黏合而达到愈合的目的。

如脓肿引流不畅，可选用药捻引流、纱条引流。务必使脓液排出通畅，以防深部积脓。如脓水将尽或腐脱新生时，可予以具有解毒收敛的生肌收口药以促进新生肉芽生长。

（二）西医治疗

1. 药物治疗

首选青霉素治疗，青霉素过敏者可应用红霉素。如获得细菌培养药物敏感实验结果，可根据结果指导选用抗菌药。

2. 手术治疗

（1）**脓肿切开引流**　适用于乳痈成脓期，皮肤红、肿、热、痛、波动感明显者，或经B超及穿刺等证实脓肿形成者。及时有效地切开引流可使脓液迅速排出，避免向周边扩散加重病情，全身症状得以控制。乳房部脓肿切开时行放射状切口，乳晕、乳晕旁、乳房下缘、乳房后或深部脓肿切开时行弧形切口。切口大小要适宜，以达到引流通畅为尺度。既要选择适度的皮肤切口大小，更要注意脓肿壁切口的大小。如过度关注皮肤切口大小，而忽视脓肿壁的切口，往往因脓肿壁切口过小而致术后脓液引流不畅，进而导致长期袋脓，迁延疮口愈合，甚至脓壁切口闭合再度肿痛发热，而不得不再次扩创手术。为达到引流通畅的目的，术后可置皮片或凡士林油纱条引流。皮片或凡士林油纱条需插入脓腔底部，引流才会更加通畅。对乳痈脓肿切开深浅的掌握，必须视脓肿部位的深浅而定，可术前根据乳腺B超定位。乳痈脓肿部位的深浅差别很大，浅表者只需表皮下稍稍切开就可脓泄如注。但有的乳痈脓肿部位很深，对此类脓肿，切开时刀锋不宜直插脓壁，否则容易产生大出血。正确的手术操作是皮肤、皮下切开后，用血管钳插入，钝性顶破脓肿壁，然后再用血管钳撑开脓腔，使脓液引流畅通，待脓液基本排尽，放置皮片或凡士林油纱条于脓腔底部引流。

（2）**置管持续负压引流**　适用于乳晕成脓期局部波动感明显者。碘伏棉球消毒后，根据乳腺 B 超定位及触诊，利多卡因局部浸润麻醉，用引导针经皮穿刺将引流管放置于需引流处，去除引导针，将引流管固定在皮肤上，引流管接持续负压引流。引流后无菌纱布覆盖，胶布固定。术后每天记录引流量并持续负压引流，24 小时引流量小于 10mL 时复查 B 超，无明显残腔后拔除引流管。脓腔置管持续负压引流具有促进创面血管化、修复细胞增殖和肉芽形成、减轻创面水肿和细菌量以及改善创面微循环等功效。主动的吸引提高引流效果，减少换药次数，减轻患者的痛苦。乳腺组织损伤小，可有效避免乳漏的发生，伤口小，愈合后瘢痕小，一般不出现乳腺变形。需注意的是负压引流对单腔脓肿治疗较佳，对于多房脓肿和多发脓肿尚需进一步探讨。要注意防止引流不畅，选用引流管不宜内径过小，引流管应放在脓腔的最低位，并防止术后出血。

（3）麦默通微创旋切引流术　该术式治疗哺乳期乳腺脓肿创伤小、安全性高、效果确切、美容效果明显、预后良好。适用于成脓期脓肿无破溃、表面皮肤完整。患者取仰卧位，根据脓肿部位决定是否垫高患侧肩部，B 超探查脓腔大小和范围，在距离脓肿壁 4.0~5.0cm 远处皮肤标记穿刺点，穿刺点尽量位于低点，0.5% 碘伏常规消毒术区，常规铺巾，1：20 万浓度肾上腺素利多卡因麻醉液穿刺点局部、针道、乳房后间隙麻醉。麻醉效果满意后在切开标志点处切开皮肤 0.3cm，在 B 超引导下后将 8G 刀头自切口刺入脓腔，利用负压抽吸脓液，在 B 超监测下旋切坏死组织与脓腔间隔组织，取标本送细菌培养和药物敏感试验，血管钳撑开针道，在 B 超引导下沿针道将带侧孔的硅胶引流管置入脓腔，引流管放置满意后固定引流管，生理盐水冲洗脓腔直至无明显脓性分泌物流出，引流管接负压球，脓腔处纱布压迫，加压包扎。

麦默通微创旋切引流术治疗哺乳期乳腺脓肿的手术注意点：①术前 B 超仔细探查并标记脓肿的边界，手术在 B 超引导下进行，微创刀尖避免暴力刺入，如刺入胸腔造成气胸、血胸等严重并发症。②切口的选择：根据脓腔的范围选择手术切口，切口宜距离脓肿边缘 2.0~4.0cm，切口离脓腔过近易出现切口周围皮肤坏死、脓液自引流管周围渗漏，切口离脓腔过远，存在医源性炎症扩散的风险。③出血的预防：术前可应用止血药物预防出血，有条件的情况下应行脓腔周围血管彩色多普勒超声检查，了解血管走形，避免损伤乳腺内较大的血管引起严重出血。④术后加压包扎，有利于压迫止血和脓腔创面贴合。⑤术后 3 天内常规冲洗脓腔，及时排出坏死组织，防止管腔堵塞。⑥术中取炎症组织进行细菌培养和药物敏感试验，及时调整使用敏感抗生素。⑦术后仔细观察引流管引流液情况，如出现乳瘘症状，及时回乳治疗。

六、护理

（一）病情观察

定时测量体温、脉搏、呼吸、血压，监测白细胞计数及分类变化，及时做血培养及药物敏感试验。高热者予物理降温，必要时遵医嘱应用解热镇痛药物。应用抗生素时观察有无药物过敏及药物疗效。

（二） 术后护理

脓肿切开引流后保持引流通畅，定时更换切口敷料。封闭式负压引流（VSD）时，每天精确测量引流量，保持负压的有效范围及敷料的密闭。正确评估患者对疼痛的耐受程度，给予止痛措施。

（三） 饮食护理

饮食有节，戒烟，避免油腻、高热量、辛辣饮食。宜进食绿豆、薏米、银花露等清热解毒之品。

（四） 情志护理

予以心理健康教育，提供心理支持，进行放松训练，如呼吸训练、冥想、放松，想象训练等以舒缓焦虑情绪，帮助患者应对乳房疾病对的身心的影响。情绪紧张或失眠者，可予耳穴埋籽或穴位按摩。

（五） 健康教育

乳腺炎预防的关键在于避免乳汁淤积；保持乳头清洁；如有乳头内陷，可经常挤捏、提拉矫正之；养成定时哺乳、婴儿不含乳头睡觉的习惯；每次哺乳应将乳汁吸净，如有瘀积，可按摩或用吸乳器排尽乳汁；乳头有破损或皲裂要及时治疗；注意婴儿口腔卫生。

七、研究进展

中医治疗急性乳腺炎有其鲜明的特色和优势，治疗方法多种多样，疗效显著。治之越早，疗效越好。通过中药内服外用可以通过调理机体的整体状态来减轻乳房局部炎症反应，且大多不用停止哺乳。但在急性乳腺炎的中医中药及外治法研究上尚存一些不足：①目前，对有效单味药物的筛选及药理机制研究、发掘和整理疗效确切的单方验方的研究较少。②目前，关于中医药干预急性乳腺炎的研究主要是集中在临床观察，但缺乏大数据样本，且观察的时间也不足。动物实验研究相对较少，缺乏对其具体作用机理的研究。③目前，中医外治法治疗本病都具有一定的疗效，但其具体的手法、治疗时间、疗效判定等尚无统一的标准，不利于临床科研的规范化。因此，加强循证医学理论支持下的规范化研究，加强对中医药及外治法干预急性乳腺炎的研究，逐步阐明其具体的作用机制，将会成为新的研究热点。

【小结】

急性乳腺炎病因病理明确，病程较短，预后良好。中医治疗急性乳腺炎，可明显提高疗效，缩短疗程，迅速改善症状，减轻痛苦，减少单纯西医治疗的相关不良反应，不影响哺乳期妇女的哺乳，具有一定的特色与优势。

（杨春睿 杨毅 王雪梅）

第五节 化脓性骨髓炎

一、概述

化脓性骨髓炎是一种较为常见的骨关节化脓性疾病，病因为化脓性细菌感染，它涉及骨膜、骨密质、骨松质与骨髓组织，骨髓炎只是一个沿用的名称，按病程可分为急性骨髓炎和慢性骨髓炎。中医学称之为"附骨疽"，属"无头疽"的范畴。其临床特点为多见于儿童，好发于四肢长骨，局部胖肿，附筋着骨，推之不移，疼痛彻骨，溃后脓水淋漓，不易收口，可成窦道，损伤筋骨。《备急千金要方》曰："以其无破，附骨成脓，故名附骨疽。"附骨疽因其所患部位不同，历代古籍中有多种名称，如生在大腿外侧的称"附骨疽"；生在大腿内侧的称"咬骨疽"；生在手足腿膊等处，溃破后出朽骨的称"多骨疽"；生在股胫部的称"股胫疽"等。病名虽异，而其病因、证治大致相似，故合并论述。

二、病因病机

本病的病因有内因与外因之分，外因主要为外邪侵袭、跌打损伤、余毒未尽等；内因主要为正气虚弱、七情内伤、肾脏疲弱等。内因与外因之间又可相互作用。

（一）外感六淫

六淫邪气中，风寒之邪易侵袭肌肤腠理，湿性黏滞，风寒湿邪常常相兼致病，侵袭人体。随着病邪的深入，逐渐侵袭筋骨，导致经络闭阻，气血运行不畅，郁而化热，蕴热成毒，热毒侵袭筋骨，导致骨枯肉腐，发为本病。《外科精义》云："夫附骨疽者，以其毒气深沉附着于骨也……贼风之候，由风邪之气搏于骨节，故其痛深骨髓，遇寒则痛甚。"

（二）热毒注骨

患者感伤寒、麻疹、猩红热，或患疔疮疖肿后，余毒未尽，湿热壅盛，深窜入里，留着筋骨，使经脉阻隔，气血不和，血凝毒聚而成。《证治准绳·疡医》曰："附骨疽何以别之？曰：凡患流注，表未尽则余毒附骨而为疽……流注者伤寒之余毒，骨疽者，流注之坏证也。"

（三）外来伤害

跌打损伤导致皮破骨露，毒邪直接侵入肌肤，邪毒与损伤之瘀血蕴结于筋骨，以致经络阻塞，气血凝滞，继则瘀而化热，邪热蕴蒸，热盛肉腐。《景岳全书》曰："附骨疽一证，近俗呼为贴骨痈。凡疽毒最深而结聚于骨际者，皆可谓之附骨疽。盖此证之因，有劳伤筋骨而残损其脉者。"

（四） 正虚邪侵

明·陈实功《外科正宗》曰："夫附骨疽者，乃阴寒入骨之病也，但人之气血生平壮实，虽遇寒冷邪不入骨。"正气内虚，毒邪侵袭，正不胜邪，毒邪深窜入骨成疽。

（五） 七情内伤

情志抑郁，肝气郁结也可导致脏腑气机逆乱，功能失调，气血化生不足。引起人体正气亏虚，不足以抵抗外邪的侵扰，机体易被邪毒感染；又因患者正气不足，驱邪外出功能减弱，导致邪毒蕴结不能外散，渐侵入骨而致病。《景岳全书》曰："盖此证之因，有劳伤筋骨而残损其脉者……有忧思郁怒而留结其气者。"

（六） 饮食失调

患者或因恣食肥甘厚味，进食生冷、辛辣刺激之品，或因酗酒过度伤及脾胃，导致湿热蕴结于内，火毒内生，流注于筋骨关节处而发病。《医学入门》载："内伤厚味，及劳役与酒后乘凉浴水，邪入髀枢，环跳穴左右，积痰瘀血搏成。"

（七） 肾虚致病

肾阳为一身阳气之根本，肾阳虚则机体温煦失职，阳虚寒凝，气血瘀滞，血败肉腐，酿脓蚀骨，发为本病。《医林集要》曰："肾主骨，肾虚则骨冷而为患也。所谓骨疽皆起于肾，亦以其根于此也。"

本章节论述的是附骨疽的中后期，邪盛正衰，湿热余毒内盛。《景岳全书》云："热盛则肉腐，肉腐则为脓，脓不泻则伤筋，筋烂则伤骨，骨伤则髓消。"病情进一步发展，"渐而壅，壅则肿，肿则溃"；或病情迁延日久，正气耗伤，蚀骨侵髓，脓出不尽，久不收口；或敛口再溃，反复发作，骨质破坏严重。

三、发病机制

（一） 急性化脓性骨髓炎

急性化脓性骨髓炎为细菌引起的骨组织感染，最常见的致病菌是金黄色葡萄球菌，其次为链球菌、白色葡萄球菌、大肠杆菌等。感染途径如下：①蔓延性骨髓炎，从邻近组织直接蔓延而来。②创伤性感染，细菌从伤口侵入骨组织。③血源性感染，细菌从身体其他部位的化脓性病灶，如疖痈、脓肿、扁桃体炎等，经血液传播至骨骼。细菌在血运丰富、血流缓慢的长骨干骺端，停留繁衍而致病。在以上感染途径中，以血源性骨髓炎最常见和严重。病变组织包括骨、骨膜、骨髓，以及相应的神经、血管。病理特点是骨质的破坏、坏死和由此诱发的修复反应（骨质增生）同时并存。早期以破坏和坏死为主，后期以增生为主（形成骨性包壳）。大量的菌株停滞在长骨的干骺端，阻塞了小血管，迅速发生骨坏死，并有充血、渗出与白细胞浸润。白细胞释放的蛋白溶解酶破坏了细菌、坏死的骨组织与邻近的骨髓组织。渗出物和破坏的碎屑成为小型脓肿并逐渐增大，使容量不能扩张的坚硬骨腔内的压力更高。其他的血管亦受到压迫而形成更多的坏死骨组织。脓肿不断扩大并与邻近的脓肿合并成更大的脓肿。脓腔内脓液压力过高时可蔓延至骨膜下间隙，形成骨膜下脓肿。脓肿向长骨端蔓延扩散至骨膜下层，形成骨膜下脓肿。因骨骺板具有屏障作用，脓液进入邻近关节比较少见，一旦进入关节腔则引起化脓性关节炎。脓肿还可以沿着骨髓腔蔓延，造成骨内血供受阻，且破坏了骨皮质的血液供应，部分骨组织因缺血而形成死骨。小片死骨可以被肉芽组织吸收，或为吞噬细胞所清除，也可经皮肤窦道排除；大块死骨难以吸收或排除，长期存留体内，使窦道经久不愈合，疾病进入慢性阶段。

（二）　慢性化脓性骨髓炎

慢性化脓性骨髓炎多为急性化脓性骨髓炎迁延而致。致病菌与急性化脓性骨髓炎相同，但因有窦道，常合并多种细菌的混合感染，最常检出的是 A 型与非 A 型链球菌、绿脓杆菌、变形杆菌和大肠杆菌。病理特点是感染的骨组织增生、硬化，死腔、包壳骨、瘘孔、窦道、脓肿、死骨、瘢痕并存，反复发作，缠绵难愈。慢性骨髓炎有周围组织的充血和骨骼脱钙。肉芽组织的形成带来了破骨细胞和成骨细胞。坏死的松质骨逐渐被吸收掉，并为新骨所替代。坏死的骨密质其交界部分先行吸收，在破骨细胞和蛋白溶解酶协同作用下死骨脱落，进入四周完全游离的空隙内并浸泡在脓液中。死骨吸收缓慢，为了使感染局限化，周围的骨骼逐渐变得致密，外周骨膜形成新骨成为骨壳，骨壳通常有数个窦道口，经窦道口脓液及死骨碎屑排出体表，继而出现软组织缺损而形成瘢痕。瘢痕表面皮肤因菲薄而易破损，窦道经久不愈，局部上皮组织内陷生长并深入窦道内，窦道内死骨及坏死组织反复排出刺激皮肤，甚至癌变。死骨排净后，窦道口闭合。儿童病例中小的腔隙可由新骨或疤痕组织所充填；成人病例中腔隙内难免会有致病菌残留，任何时候都可以激发感染。

一般认为，急性化脓性骨髓炎发病 4 周后即进入慢性期，但急性期与慢性期之间难以截然划分，多以死骨、窦道和死腔的出现作为标志。若细菌毒力弱，机体抵抗力强，或由皮肤创口感染引起的骨髓炎，一开始就可以没有明显的急性期症状，而成为亚急性或慢性骨髓炎，如局限性骨脓肿、硬化性骨髓炎。

四、诊断及鉴别诊断

（一）　诊断

1. 临床表现

（1）急性骨髓炎　儿童多见，以胫骨上段和股骨下段最多见，其次为肱骨与髂骨，脊柱与其他四肢骨骼都可以发病，肋骨和颅骨少见。发病前往往有外伤病史，起病急骤，有寒战，继而高热至 39℃ 以上，有明显的毒血症症状。儿童可有烦躁、不宁、呕吐和惊厥，重者有昏迷和感染性休克。早期只有患区剧痛，肢体半屈曲状，周围肌痉挛，因疼痛抗拒做主动和被动运动。局部皮温增高，有局限性压痛，肿胀并不明显。数天后局部出现水肿，压痛更为明显，说明该处已形成骨膜下脓肿。脓肿穿破后成为软组织深部脓肿，此时疼痛反可减轻，但局部红、肿、热、压痛都更为明显。如果病灶邻近关节，可有反应性关节积液。脓液沿着髓腔播散，则疼痛与肿胀范围更为严重，整个骨干都存在着骨破坏后，有发生病理性骨折的可能。急性骨髓炎的自然病程可以维持 3~4星期。脓肿穿破后疼痛即刻缓解，体温逐渐下降，脓肿穿破后形成窦道，病变转入慢性阶段。

（2）慢性骨髓炎　在病变不活动阶段可以无症状，骨失去原有的形态，肢体增粗及变形。皮肤薄色泽暗；有多处疤痕，稍有破损即引起经久不愈的溃疡；或有窦道口，长期不愈合，窦道口肉芽组织突起，流出臭味脓液。因肌肉的纤维化可以产生关节挛缩。急性感染发作表现为有疼痛，表面皮肤转为红、肿、热及压痛，体温可升高 1~2°C，原已闭塞的窦道口可开放，排出多量脓液，有时掉出死骨。在死骨排出后窦道口自动封闭，炎症逐渐消退。由于体质不好或身体抵抗力低下情况下可以诱发急性发作，急性发作约数月、数年一次。长期多次发作使骨骼扭曲畸形，增粗，皮肤色素沉着，因肌挛缩出现邻近关节畸形，窦道口皮肤反复受到脓液的刺激会癌变。儿童往往因骨骼破坏而影响骨骼生长发育，使肢体出现缩短畸形。偶有发生病理性骨折的。

2. 辅助检查

（1）实验室检查

1）血常规：白细胞总数增加，中性粒细胞增加。

2）血沉增快，可用于病情的动态观测。

3）血培养可检出致病菌，但并非每次培养均可获阳性结果，特别是已经用过抗生素者血培养阳性率更低。在寒战高热期抽血培养或初诊时每隔两小时抽血培养 1 次，共 3 次，可以提高血培养阳性率。所获致病菌均应作药物敏感试验，以便调整抗生素。

4）局部脓肿分层穿刺，在压痛最明显的干骺端刺入，边抽吸边深入，直至骨内。抽出混浊液体或血性液体应作细菌培养及药物敏感试验。

（2）影像学检查

1）X 线检查：①急性骨髓炎：起病后 14 天内的 X 线检查往往无异常发现，用过抗生素的病例出现 X 线表现的时间可以延迟至 1 个月左右。X 线检查难以显示出直径小于 1cm 的骨脓肿，因此早期的 X 线表现为层状骨膜反应与干骺端骨质稀疏。当微小的骨脓肿合并成较大脓肿时才会在 X 线片上出现干骺区散在性虫蛀样骨破坏，并向髓腔扩展，密质变薄，并依次出现内层与外层不规则。骨破坏的结果是有死骨形成，死骨可大可小，小死骨表现为密度增高阴影，位于脓腔内，与周围骨组织完全游离。大死骨可为整段骨坏死，密度增高而无骨小梁结构可见。少数病例有病理性骨折。②慢性骨髓炎：早期阶段有虫蛀状骨破坏与骨质稀疏，并逐渐出现硬化区。骨膜掀起并有新生骨形成，骨膜反应为层状，部分呈三角状，状如骨肿瘤。新生骨逐渐变后和致密。由于周围骨质致密，死骨在常规正侧位 X 线片上可能不能被显示，需要改变体位。在 X 线片上死骨表现为完全孤立的骨片，没有骨小梁结构，浓白致密，边缘不规则，周围有空隙。

2）CT 检查：可以提前发现骨膜下脓肿，对细小的骨脓肿仍难以显示。

3）MRI 检查：根据 MRI 影像的异常信号，可以早期发现局限于骨内的炎性病灶，并能观察到病灶的范围，病灶内炎性水肿的程度和有无脓肿形成，具有早期诊断价值。

4）核素骨显像：病灶部位的血管扩张和增多，使核素早期浓聚于干骺端的病变部位，一般于发病后 48 小时即可有阳性结果。核素骨显像只能显示出病变的部位，但不能做出定性诊断，因此该项检查只具有早期间接帮助诊断的价值。

（二）鉴别诊断

1. 软组织急性化脓性感染

软组织急性化脓性感染与化脓性骨髓炎一样，都有化脓性感染的全身症状、局部红肿热痛及功能障碍的表现。除深部脓肿外，大多数软组织化脓性感染其红肿热痛较表浅，且局限于肢体一侧的一个范围，不像化脓性骨髓炎的患肢呈弥漫性红肿热痛。软组织急性化脓性感染的全身症状大多数较轻。虽然有少数患者 X 线检查也可见骨膜反应，但骨小梁不紊乱，骨质及髓腔无变化。

2. 化脓性关节炎

化脓性关节炎的病变在关节内，化脓性骨髓炎的病变在关节外。化脓性关节炎早期即有关节内液体积聚，疼痛和压痛均局限于受累关节，关节活动明显受限，关节周围肌肉痉挛，如行关节穿刺可抽出脓性关节液。化脓性骨髓炎则可在病变及脓液流注部位抽出脓液。

3. 骨结核

骨结核好发于骨关节间，初起局部和全身症状均不明显，病程进展缓慢，初起不红不热，化脓亦迟，约半年至一年以上，脓水清稀并夹有败絮样物质，溃后不易收口，易成窦道，常可损伤筋骨而致残，甚则危及生命。

五、治疗

（一）中医治疗

1. 辨证内治

（1）热毒炽盛证

证候：起病 1~2 周后，高热持续不退，心烦，纳少，便秘，患肢肿胀，疼痛剧烈，压痛明显，或有波动感，皮肤焮红灼热；舌红，苔黄腻，脉洪数。

治法：清热化湿，和营托毒。

方药：黄连解毒汤合仙方活命饮加减。黄连、黄芩、黄柏、山栀、金银花清热解毒；当归、赤芍、乳香、没药、陈皮行气活血通络，消肿止痛；贝母、花粉清热化痰散结；穿山甲、皂角刺通行经络，透脓溃坚。

（2）脓毒蚀骨证

证候：溃后痛减热退，脓水淋漓不尽，久则形成窦道。患肢肌肉萎缩，可摸到粗大的骨骼，以探针检查常可触到粗糙朽骨，难以脱出；可伴乏力、神疲、头昏、心悸或低热；。舌苔薄，脉濡细。

治法：调补气血，清化余毒。

方药：八珍汤加减。人参、熟地益气养血；白术、茯苓健脾渗湿，益气补脾；当归、白芍养血和营；川芎活血行气；甘草益气和中，调和诸药。若脾胃虚弱，则宜补益气血，方用参苓白术散加减；若为肾精亏损，则宜益肾填精，方用六味地黄丸加减；若伴急性发作，则加用清热解毒之品。

2. 外治

（1）溃后　用七三丹或八二丹药线引流，红油膏或冲和膏盖贴；脓尽改用生肌散、白玉膏。

（2）窦道形成　用千金散或五五丹药线腐蚀，疮口扩大后改用八二丹药线引流、太乙膏或红油膏盖贴。若触及死骨松动者，可用镊子钳出；若无死骨存在，脓液转为黏稠液体时，即使疮口仍较深，则应及时停用药线，否则不易收口；若有空腔或疮口较深时，可用垫棉法，促使疮口愈合。

（二）　西医治疗

1. 药物治疗

（1）抗感染治疗　对疑有骨髓炎的病例应立即开始足量抗生素治疗，在发病5天内使用往往可以控制炎症，而在5天后使用或细菌对所用抗生素不敏感时，都会影响疗效。由于致病菌大都为溶血性金黄色葡萄球菌，要联合应用抗生素，选用的抗生素一种针对革兰阳性球菌，而另一种则为广谱抗生素，待检出致病菌后再予以调整。

（2）全身对症治疗　充分休息，给予易于消化的高蛋白、富含维生素饮食。高热时降温，补液，补充热量，维护水电解质平衡；化脓性感染时通常会有贫血，必要时可予以输血治疗，加强营养治疗。

2. 手术治疗

（1）急性骨髓炎　可采用钻孔引流和开窗减压等两种手术，以引流脓液，减少毒血症症状，阻止急性骨髓炎转为慢性骨髓炎。故手术宜早，最好在抗生素治疗后48～72小时仍不能控制局部症状时进行手术，也有主张提前为36小时的。延迟的手术只能达到引流的目的，不能阻止急性骨髓炎向慢性阶段演变。

1）手术方式：在干骺端压痛最明显处做纵形切口，切开骨膜，放出骨膜下脓肿内高压脓液。如无脓液，向两端各剥离骨膜2cm，不宜过广，以免破坏骨密质的血液循环，在干骺端以4mm口径的钻头钻孔数个。如有脓液溢出，可将各钻孔连成一片，用骨刀去除一部分骨密质，称为骨"开窗"。一般有骨膜下脓肿存在时，必然还有骨内脓肿。即使钻孔后未发现有骨内脓肿损伤亦不大。不论有无骨内脓肿，不要用探针去探髓腔，亦不要用刮匙刮入髓腔内。

2）伤口的处理：①作闭式灌洗引流：在骨腔内放置两根引流管作连续冲洗与吸引，关闭切口。置于高处的引流管以1500～2000mL抗生素溶液作连续24小时滴注；置于低位的引流管接负压吸收瓶。引流管留置 3 周，或体温下降，引流液连续 3 次培养阴性即可拔除引流管。②单纯闭式引流：脓液不多者可放单根引流管接负压吸收瓶，每日经引流管注入少量高浓度抗生素液。③伤口不缝，填充碘仿纱条，5~10 天后再做延迟缝合。

（2）慢性骨髓炎 可根据情况分别选用单纯病灶清除术，或用碟形手术、肌瓣填塞、闭式灌洗等消灭死腔的方法。手术前需取窦道溢液作细菌培养和药物敏感试验，最好在术前两日即开始应用抗生素，使手术部位组织有足够的抗生素浓度。

1）病灶清除术：在骨壳上开洞，进入病灶内吸出脓液，清除死骨与炎性肉芽组织。一般在骨壳上原有洞口处扩大即可进入病灶。在扩大洞口处不可避免要切除一部分骨质，才能取出死骨；而过多切除骨质又会形成骨缺损或容易发生病理骨折。病灶清除是否彻底是决定术后窦道能否闭合的关键。不重要部位的慢性骨髓炎，如腓骨、肋骨、髂骨翼等处，可将病骨整段切除，一期缝合伤口。部分病例病程久，已有窦道口皮肤癌变或足部广泛骨髓炎骨质损毁严重，不可能彻底清除病灶者，可施行截肢术。

2）消灭死腔方法：①碟形手术：在清除病灶后再用骨刀将骨腔边缘削去一部分，使成平坦的碟状，以容周围软组织贴近而消灭死腔。本法只用于死腔不大，削去骨量不多的病例。②肌瓣填塞：死腔较大者做碟形手术丧失的骨骼太多会发生病理骨折，可将骨腔边缘略事修饰后将附近肌肉作带蒂肌瓣填塞以消灭死腔。③闭式灌洗：儿童生长速度较快，骨腔容易闭合，因此儿童病例在清除病灶后不必做碟形手术。可在伤口内留置两根塑料管；一根为灌注管，另一根为吸引管。术后经灌注管滴入抗生素溶液。开始 24 小时内为防血块堵塞，应加快滴入灌洗液。灌洗持续时间一般为 2~4 周，待吸引液转为清晰时即可停止灌洗并拔管。

3）伤口的闭合：伤口应该一期缝合，并留置负压吸引管。一般在术后 2~3 天内，吸引量逐渐减少，此时可拔除引流管。周围软组织缺少不能缝合时，可任其敞开，骨腔内填充凡士林纱布或碘仿纱条，包管形石膏，开洞换药。让肉芽组织慢慢生长填满伤口以达到二期愈合。伤口不能闭合、窦道不能消灭的主要原因是病灶清除不彻底与不能消灭死腔。

六、护理

（一）情志护理

化脓性骨髓炎病程较长，患者易产生悲观失望情绪，应加强心理护理。予以心理健康教育，提供心理支持，耐心解释病情及预后，使其消除忧郁更好地配合治疗。

（二）饮食护理

鼓励进食高蛋白、高热量、高维生素和易消化食物，必要时肠内或肠外营养支持，以改善患者的营养状况，增加机体抵抗力，防止疾病复发。急性期、发热期患者以清补为主，如鸡蛋汤、肉末粥、莲子汤等；体温稳定、病情进展较缓时，根据脾胃功能多进滋补食物，如鸭、鳖、奶类、蛋类、动物肝脏等。多食粗粮、水果、蔬菜，不偏食，忌食鱼腥发物及辛辣炙烤之品。

（三）　发热护理

及时抽取血培养，配合医生局部脓肿分层穿刺，及时送检标本，尽快明确致病菌。遵医嘱应用抗生素，观察用药后有无副作用及毒性反应。警惕双重感染发生，如假膜性肠炎和真菌感染引起的腹泻。体温较高时，鼓励患者多饮水，可用冰袋、温水擦浴等措施进行物理降温，以防高热惊厥发生。遵医嘱使用退热药物，观察记录体温变化。

（四）　创面护理

溃口脓水淋漓，日久不已，应注意保护疮口周围皮肤，防止发生湿疹。注意全身情况，如发热、恶寒、汗出、小便、舌苔、脉象等。疮口周围红肿已消，但脓水时多时少，久不收敛，应注意疮口深处有无死骨残留。术后行负压引流者，妥善固定，保持有效引流。注意观察引流液的色、量、形状，保持出入量的平衡。

（五）　功能锻炼与活动

急性期卧床休息，患肢抬高并用夹板制动，以防止骨折和毒邪扩散。术后麻醉清醒即可练习踝泵运动、股四头肌等长收缩运动；待炎症消退后，关节未明显破坏者可进行关节功能训练。长期卧床者要定时翻身，防止褥疮发生。指导患者使用辅助器械，如拐杖、助行器等，减轻患肢负担，经 X 线检查证实病变恢复正常时才开始负重，以免诱发病理性骨折。

（六）　健康指导

出院后继续遵医嘱联合足量应用抗生素治疗，密切注意药物副作用和毒性反应，一旦出现，应立即停药并到医院就诊。

七、研究进展

（一）　壳聚糖材料在慢性骨髓炎治疗中的研究进展

慢性骨髓炎的治疗是现今临床上的一个挑战，长期全身应用抗生素会使人体内细菌产生耐药性，对患者的身体也会造成负担，且手术后通常会有大面积的骨缺损及外露。壳聚糖（chitosan，CS）是一种天然高分子材料，是由甲壳素脱乙酰形成的一种碱性阳离子多糖，具有可降解性、高度的生物相容性、抗菌活性、低毒性和低免疫源性的生物学特性，还可制备成纳米粒子。因其所富含的羟基和羧基组分，可以实现对其改性以实现不同的治疗目的。CS 在体内的降解速度与其脱乙酰的程度有关。这些生物学特性使其适用于作为药物缓释载体负载抗生素，单独或与其他材料混合作为骨组织再生材料在临床上进行应用。

（二） 慢性骨髓炎感染复发诱因的研究进展

1. 细菌生物膜的形成

细菌生物膜的形成是骨感染难以控制的一个重要原因。细菌生物膜（bacterial biofilm，BBF）是由细菌群体附着于有生命或无生命物体表面，分泌细胞外大分子将自身包裹形成的一层具有特殊生物活性的膜，存在独特的内部生化环境，能够影响细菌基因表达。生物膜形成的条件是有坏死组织和坏死骨供细菌定植。这种膜结构为细菌提供了屏障保护作用，阻止了机体免疫细胞和抗生素的渗透。BBF 底层的病原菌因为缺氧，生长速率和新陈代谢速率被大幅度抑制，这些新陈代谢不活跃的菌群集落大多对抗生素不敏感。一旦停用抗生素，这些病原菌生长重新变得活跃，而且对原先的抗生素产生耐药。生物膜的这些特性使病原菌对机体自身免疫系统和抗生素长期处于不敏感的状态，目前最有效的办法就是手术切除有生物膜附着的死骨。虽然 BBF 形成的机制尚不明确，但它可以合理解释感染复发的原因，且已成为临床治疗的切入点。有研究已经证实，美罗培南和万古霉素能够破坏或抑制 BBF 的形成，可见 BBF 的形成是抗菌药产生耐药及慢性骨髓炎感染迁延不愈的关键。

2. 细菌谱的变化和细菌耐药性的增加

通过对窦道分泌物的培养可以了解慢性骨髓炎的致病菌情况，从而为抗生素的应用提供依据。慢性骨髓炎感染致病菌具有复杂的特点，即混合性、多重性、交叉性，需氧菌、厌氧菌同时存在，甚至有真菌感染的存在。随着抗菌药物的不断更新换代，慢性骨髓炎病原菌分布及其耐药性也随之发生改变。近年来的研究显示，慢性骨髓炎中阳性球菌感染率下降，阴性菌感染率上升。革兰阴性菌在菌群中占有较大的比例，说明骨髓炎的感染类型已经在发生着变化。近几年细菌耐药发生了较大变化，菌种耐药率增加，给临床治疗骨髓炎带来新的难度。有研究表明，慢性感染性创面的病原菌具有多样性及高耐药性率，单纯盲目或经验性抗感染治疗已失去意义。

3. 细菌 L 型的存在

革兰阳性菌细胞壁缺失后，原生质仅被一层细胞膜包住，称为原生质体；革兰阴性菌肽聚糖层受损后尚有外膜保护，称为原生质球。这种细胞壁受损的细菌能够生长和分裂则称为细菌细胞壁缺陷型或细菌 L 型。其生物学特性包括嗜高渗性、返祖性和弱抗原性。嗜高渗性是指细菌 L 型只有在高渗环境中才能生长，在普通的培养基上基本不生长，这使得实验室普通细菌培养很难发现 L 菌；返祖性是指当抑制、破坏菌壁的因素去除后，L 菌又恢复了完整的细胞壁，变回亲本菌株，又具有了亲本菌株的特性；弱抗原性是指由于细胞壁的缺失，导致其抗原性大为减弱甚至消失，这也是慢性骨髓炎病程中 L 菌能够逃避宿主免疫系统的自卫性攻击，得以长存于宿主体内的原因。研究发现，细菌 L 型与慢性骨髓炎感染迁延不愈、反复发作有关。大部分的慢性骨髓炎感染灶内存在细菌 L 型，但其检出手段主要依赖免疫组织化学方法而非临床常用的细菌培养。临床上对慢性骨髓炎患者一般仅行普通细菌培养而忽视了细菌 L 型，所以必要时应对培养阴性的患者需进一步借助免疫组织化学的方法检测是否有细菌 L 型的存在。另外，在清创后应用抗生素时应选择既能作用于细菌蛋白质和核酸合成，又能作用于细菌细胞壁的抗生素，以求在杀灭原菌的同时也杀灭其细菌 L 型，彻底清除感染，阻断感染迁延。

【小结】

化脓性骨髓炎是指化脓性细菌感染引起的骨组织的炎症。病原菌主要为金黄色葡萄球菌，其次为链球菌、白色葡萄球菌、大肠杆菌等。感染途径有血源性、创伤性及蔓延性。急性骨髓炎以骨质吸收、破坏为主。慢性骨髓炎以死骨形成和新生骨形成为主。急性骨髓炎起病时以高热、局部肿痛为主要表现，转为慢性骨髓炎时以溃破、流脓、死骨及窦道形成为主要表现。X 线及 CT、MRI 检查可以帮助及早发现病灶。局部脓肿穿刺液做细菌培养及药物敏感试验，可以指导抗生素的使用。西医采用高营养支持治疗，积极抗感染，手术清除病灶，置管引流冲洗，功能锻炼。中医遵循清热解毒、托里透脓的原则，中药内服，局部换药祛腐生肌。早期积极治疗，大部分可以治愈，如果长期反复发作，迁延不愈，可导致骨骼畸形、关节强直、窦道口皮肤癌变等并发症。

（薛倩一　王裕玲）

第四章　血管性溃疡

血管性溃疡是指因血管病变所导致的体表溃疡，是一类临床常见的难愈性溃疡，也容易反复发作。根据受累血管部位和病变性质又分为动脉性溃疡、静脉性溃疡和血管炎性溃疡。这是一类中西医结合的优势病种，在溃疡的诊治中要重视对溃疡病因的分析和针对病因的治疗，中医辨证论治中要注意将溃疡创面的辨证论治与创周和整体的辨证论治相结合。

第一节　动脉性溃疡

一、概述

动脉性溃疡是因肢体动脉供血不足或肢体组织灌注压力低而导致伤口不愈合的一种疾病，通常也称为缺血性溃疡。其特点是好发于四肢末端，以下肢为多见。初期肢体发凉、怕冷、苍白、麻木、间歇性跛行，其后皮肤营养障碍，严重时肢端剧痛，日久患足发黑，形成溃疡。急性和慢性肢体动脉供血不足都可以导致肢体溃疡的形成。据统计，由于人口老龄化和导致动脉粥样硬化闭塞的危险因子，如吸烟、肥胖和糖尿病等因素的增加，动脉性溃疡的发生率呈上升趋势。据国外多项流行病学研究显示，在普通人群中小腿动脉性溃疡的患病率从 0.11% 上到 0.18%。约15%的糖尿病患者在其一生中会发生足部溃疡，85%的糖尿病截肢患者在截肢前会出现足部溃疡。

动脉性溃疡属于中医学"脱疽""脱骨疽""敦疽"等范畴。《灵枢·痈疽》首次记载了肢体缺血性坏疽（溃疡），如"发于足指，名脱痈，其状赤黑，死不治，不赤黑，不死，不衰，急斩之，不则死矣"。其描述了肢体缺血性疾病的发病特点、发展规律及其严重性，同时提出了当肢体坏死时应采取手术处理的方法。汉·华佗《神医秘传》中记载"此症发生于手指或足趾之端，先痒而后痛，甲现黑色，久则溃败，节节脱落，宜用生甘草，研成细末，麻油调敷……内服药用金银花三两，元参三两，当归二两，甘草一两，水煎服"。这是最早提出治疗动脉性溃疡内服药物和外治疗法并用的文献。《刘涓子鬼遗方》中首先提出"脱疽"的病名，如"发于足指，名曰脱疽"。

明代对动脉性溃疡的认识更加全面，对其病因的分析更加合理，其治疗方法更加丰富。如明·薛己《外科发挥》有"脱疽"专论，载"谓疔生于足趾，或足溃而自脱……亦有发于手指者，名曰蛀节疔，重者腐祛本节，轻者筋挛"。并提出治疗原则"色黑焮痛者，托里消毒""若色黑，急割去，速服补剂""作渴者，滋阴降火"。《外科正宗》设有"脱疽"专篇论述，书中不但主张内服中药解毒济生汤、人参养荣汤、补中益气汤等，还提出应用针灸、熏洗和外用药粉等治疗方法。清代医家对论述更加详细，有了更成熟的治疗方法。《外科证治全生集》主张治疗"脱骨疽"内服阳和汤和小金丹。《疡科心得集》曰："脱疽者，足指生疗，重者溃而紫黑……亦有患于手指者，名曰注节疗。"应用黄连解毒汤等治疗。清·鲍相璈《验方新编》主张应用"四妙勇安汤"治疗。

二、病因病机

综合中医文献对"脱疽"的认识，归纳认为本病的病因主要如下：①先天不足：患者先天禀赋不足，肾精亏虚，导致脾肾阳虚，复感寒湿之邪侵袭，则气血凝滞，经络阻塞，四末失于气血温煦、濡养而发本病。②后天失养：脾气不健，化生气血不足，气血亏虚，内不能壮养脏腑；外不能充养四肢，复受寒湿之邪或外伤，则气血凝滞，经络阻塞，四肢气血不充，失于濡养而发本病。③饮食不节：嗜食肥甘、过饮酒浆，可致脾失健运，痰湿内生，痰浊阻于脉道，气滞血瘀，经脉痹阻，四肢气血不充，失于濡养则皮肉枯槁，坏死脱落而成溃疡。④感受邪实：久居寒湿、潮热环境，感受邪实，或长期吸烟染毒，或外伤，均可导致气血凝滞，经脉痹阻，四末失养。寒邪、血瘀日久，郁而化热，湿热浸淫，则患趾（指）红肿溃脓而发病。⑤房劳损伤：若房事不节或过服助阳之剂，则相火妄动，消灼阴液，毒聚肢端，筋炼骨枯而发本病。

动脉性溃疡的主要病机为经脉痹阻，四末失于气血充养，则皮肉枯槁，坏死脱落而成溃疡。或者寒邪、血瘀郁久化热，湿热浸淫，热盛肉腐而成溃疡。

三、发病机制

动脉性溃疡的发病机制主要是因为全身大、中、小型血管受累，出现血管狭窄或（和）闭塞，导致肢体组织缺血。引起血管病变的主要因素包括以下方面：①动脉闭塞：如动脉粥样硬化、糖尿病、肢体动脉血栓形成，急性肢体动脉栓塞、外伤、感染、血管手术和纤维肌性发育不良等。②微循环障碍：如雷诺综合征、硬皮病、高血压、肿瘤和白血病等导致血液高黏状态，引起微循环障碍。③血管炎：如小血管白细胞碎裂性血管炎、显微镜下血管炎、韦格纳肉芽肿、结节性多动脉炎、巨细胞动脉炎等。④血液性疾病：如镰刀型细胞性贫血、遗传性球形红细胞增多症、葡萄糖-6-磷酸脱氢酶缺乏、原发性血小板增多症、血栓性血小板减少性紫癜、粒细胞减少症、白血病等。目前，动脉粥样硬化是导致动脉性溃疡的主要发病原因。糖尿病、血管炎引起的动脉性溃疡另有专节论述。

关于动脉粥样硬化的发病机制论述颇多，目前医学界公认的发病机制假说主要有以下方面。

（一）脂质渗入学说

大量研究资料证实，动脉粥样硬化病变中的脂质主要是由血浆中的脂质渗入而致。

通常血浆脂质渗入动脉壁的途径有以下几种方式：①内皮细胞直接吞饮。②透过内皮细胞间隙。③经由内皮细胞的低密度脂蛋白（low density lipoprotein，LDL）受体。④通过受损后通透性增加的内皮细胞。⑤通过因内皮细胞缺失而暴露的内膜组织，进入内膜和中层的物质，代谢后其分解产物易于溶解，经外膜的毛细血管和淋巴系统排出。脂蛋白中只有胆固醇不能在血管中进行代谢，最后沉积而刺激纤维组织增生，形成动脉粥样斑块。在渗入动脉壁的各种脂蛋白中，促成动脉粥样硬化的主要成分是 LDL，LDL 在溶酶体内水解，蛋白质成分很快被水解成氨基酸和游离的胆固醇，其中一部分胆固醇被利用，一部分储存。而高密度脂蛋白（high density lipoprotein，HDL）可将胆固醇转送到肝脏分解，并抑制细胞摄入 LDL 和抑制平滑肌细胞增生，因而有保护动脉的作用。两者之间的平衡决定动脉壁中胆固醇的代谢。在发生动脉粥样硬化时 LDL 量增多，胆固醇酯酶的活性明显增高。据此，动脉粥样硬化的形成，不仅有脂质渗入的参与，而且与动脉壁内脂质紊乱有关。

（二）　内膜损伤学说

完整的内皮细胞是动脉的生理屏障，能保证动脉血液的正常流动，防止血栓形成和粥样斑块的形成。大量实验资料证实，高血压、血液动力学改变、高脂血症、免疫复合体、细菌、病毒、高血糖以及吸烟等均是造成血管内膜损伤的因素。动脉内膜损伤后，有利于脂蛋白的浸润、血小板的黏附聚集并释放多种生长因子，致使损伤部位的平滑肌发生细胞增殖，造成血管内膜肥厚，促使以胆固醇为主的血中脂质、白细胞、巨噬细胞等向血管壁内浸润而形成斑块。

（三）　血栓形成学说

研究表明，动脉粥样硬化开始于动脉内膜损伤后，局部血小板黏附继而聚集，随后发生纤维蛋白沉积，并与白细胞一起形成微血栓。血栓被增生的内皮细胞所覆盖，成为内膜的组成部分。血栓中的血小板和白细胞崩解而释出脂质，逐渐形成粥样斑块。在斑块上又有血栓形成，就会使斑块联合或扩大，导致动脉管腔严重狭窄或闭塞。

（四）　平滑肌细胞增殖学说

平滑肌细胞间质的增多可引起血管内膜增厚，影响氧的弥散，从而阻碍动脉壁中的代谢进程，使脂质清除发生困难。任何因素导致的高脂血症和动脉内膜损伤，都可促进动脉平滑肌细胞增殖。细胞增殖便可形成粥样斑块。

四、诊断及鉴别诊断

（一）　诊断

1. 病史

患者多有长期吸烟史，常有高血压病、高脂血症、脑卒中和冠状动脉粥样硬化性心脏病等既往病史；如并发急性动脉栓塞者，则多有心肌梗死、心房纤颤等病史。肢体动脉性溃疡出现前，多表现肢体发凉、怕冷、乏力、麻木、间歇性跛行、静息痛等症状。

2. 临床表现

动脉性溃疡主要发生在下肢，上肢比较少见。溃疡常因轻微的损伤而引起，典型的动脉性溃疡位于足趾、足跟、足部骨凸起处或小腿下 1/3 胫骨前缘等，溃疡较小且呈旋涡状，基底部可见苍白发灰的肉芽组织。溃疡周围的皮肤营养障碍征明显，多伴有静息痛，夜间加重。溃疡进一步发展可出现组织坏死（坏疽），坏疽可分为湿性坏疽和干性坏疽（彩插图 4-1、彩插图 4-2）。溃疡发生前，患肢有慢性或（和）急性缺血表现。

（1）慢性缺血表现　根据肢体缺血的程度不同，患者表现出不同程度的缺血症状和体征。

1）间歇性跛行：患者以一定速度行走一段路程后，下肢某个部位出现疼痛被迫停步，休息 1~5 分钟后疼痛缓解或消失，再次行走上述路程又出现同样的症状，即为间歇性跛行。疼痛的范围和性质与动脉病变的部位有关，以小腿部位疼痛为主，也有表现为大腿部和臀部酸胀、疲累感。

2）静息痛：在静止状态下患肢远端出现的持续性疼痛，称为"静息痛"。疼痛部位初始多在足趾，而后逐渐扩展至足底和足踝部，为针刺痛或烧灼痛，常常夜间阵发性加重。患者因疼痛不能入睡，常抱膝而坐或下垂患肢。长时间使患足处于下垂位，可造成肢端肿胀，加重组织缺血和坏死。静息痛是局部组织严重缺血、缺氧的表现，已接近失代偿的程度。

3）发凉与怕冷：其严重程度取决于患者局部缺血程度，在主干动脉狭窄的同时，有较丰富的侧支循环建立，肢体远端血液循环尚好，发凉和怕冷的症状可不明显。若肢体缺血比较明显，则发凉和怕冷症状明显，并有麻木感觉。

4）营养障碍症状：随着动脉闭塞程度的不断加重，肢体出现营养障碍性改变。可见患肢以下表现：①皮肤变干燥、脱屑、薄而光亮。②出汗减少或完全停止出汗。③趾背、足背及小腿部汗毛稀疏或脱光。④趾甲生长缓慢，长期不用修剪，变干燥坚厚，嵌甲畸形。⑤小腿肌肉萎缩而变细。

（2）急性缺血表现　肢体急性缺血是发生肢体动脉性溃疡、坏疽，导致截肢的严重临床事件，临床上通常有以下三种情况。

1）既往肢体缺血症状不明显，突然发生动脉栓塞而出现肢体远端急性缺血症状，表现为肢体剧烈疼痛、皮肤苍白、温度降低、感觉和运动障碍等。

2）既往有下肢慢性动脉缺血的表现，因有新的血栓形成或栓塞，致使病情突然加剧，表现为患肢剧烈疼痛、皮肤苍白和发花、肢体冰冷和感觉丧失等症状。

3）微小栓子栓塞：栓子导致指（趾）小动脉栓塞，发生"白指（趾）"或"蓝指（趾）症"（彩插图 4-3），表现为突发性患指（趾）静息痛和触痛、麻木、运动障碍、皮肤厥冷等，重则患指（趾）溃疡或坏疽。

（3）主要体征　除溃疡外，患肢皮肤颜色呈现苍白、青紫或潮红，皮肤冰凉，动脉搏动减弱或消失，以及在狭窄动脉区可以听到收缩期血管杂音。高龄患者，甚至在脐周触及搏动性肿块，提示腹主动脉瘤的可能。判断肢体缺血情况常用的体格检查方法如下。

1）皮肤指压试验（乳头下静脉丛压迫充盈试验）：检查者以手压迫患者手、足1分钟，将末梢的血驱空，使皮肤变苍白；正常情况下，停止压迫1~3秒钟后皮肤颜色可恢复正常，若超过4秒钟，提示肢体动脉缺血，此试验可判定指（趾）动脉是否有闭塞。

2）肢体位置试验：患者平卧于检查床上，两下肢伸直抬高，髋关节屈曲70°~80°，持续60秒后进行观察，如果足部皮肤出现苍白或蜡白色，提示肢体动脉供血不足。然后让患者坐起，双足下垂，观察足部颜色的恢复时间，若超过10秒，则为阳性。下垂后双足出现发绀现象，提示肢体动脉严重缺血。

3. 辅助检查

（1）化验检查　血常规、血沉、血糖、血脂、肾功能检查、肝功能检查等血液学检查对动脉性溃疡患者的诊断至关重要。溃疡创面分泌物的培养和药敏试验有利于选择敏感抗生素。抗核抗体、类风湿因子、补体C4、循环免疫复合物、抗中性粒细胞胞浆抗体（ANCA）血清学检查及溃疡皮肤活检的常规和免疫组织病理学检查有利于明确血管炎的诊断。

（2）踝肱指数（ankle - brachial index，ABI）　是指踝周动脉（胫前动脉或胫后动脉）收缩压与肱动脉收缩压之间的比值。ABI主要用于检测下肢动脉闭塞性疾病，其敏感性为80%~95%，特异性95%~100%，阳性预测值和阴性预测值大于90%。一般认为，ABI在0.9~1.29之间是正常。ABI≤0.9，>0.4提示患肢为轻度或中度缺血；ABI≤0.4提示肢体重度缺血；ABI在0.5~0.9之间，大部分下肢动脉闭塞性疾病患者伴有间歇性跛行；低于0.4，下肢动脉闭塞性疾病患者出现静息痛；低于0.3，下肢动脉闭塞性疾病患者伴有肢体坏疽。

（3）趾动脉收缩压测定　当患肢小腿动脉钙化严重和广泛时，尤其是糖尿病患者，踝周动脉收缩压的测量结果并不可靠，可以通过血流量探测仪测量足趾收缩压来评估局部组织血液灌注压力。当肢端溃疡出现时，趾动脉收缩压对估计溃疡愈合潜力有着重要价值。一般认为，当趾动脉收缩压≤30mmHg，溃疡与局部缺血有关；当趾动脉收缩压超过30~40mmHg，足部缺血性溃疡才能愈合。

（4）经皮氧分压（transcutaneous oxygen tension，$TcPO_2$）　适用于肢体严重缺血的病例，尤其对最佳截肢平面的确定和肢体溃疡愈合的评估，属于非创伤性检查方法。经皮氧分压测定，反映了靶组织的代谢状态，由于其不受动脉钙化的影响，对糖尿病患者更为适用。研究发现，通常$TcPO_2$正常值>40mmHg，伤口$TcPO_2$在30~35mmHg时，>90%以上的伤口可以治愈；若<20mmHg，溃疡愈合的可能性极低。

（5）彩色多普勒超声　彩色多普勒超声仪（CDUS）集灰阶超声（B-US）、脉冲多普勒（PW）、彩色多普勒血流成像（CDFI）和能量多普勒（CDE）于一体，配备高频线阵探头，具有高、表浅组织分辨能力和准确血流显示能力，因而特别适合周围血管疾病的检查。在直观显示血管壁、管腔及周围组织的同时，又可了解血流动力学改变。

对于闭塞性动脉硬化症患者，CDUS 较易清晰直观显示管壁增厚>1mm，可见自管壁向管腔内突出的单发或多发低回声或强回声粥样斑块，较大的斑块处管腔狭窄。CDFI：腔内彩色血流充盈，较大斑块处可见充盈缺损，彩色血流变细，呈五彩状，重度狭窄以下管腔内彩色血流颜色单一、暗淡。这是诊断动脉硬化最有力的证据，也是其较动脉造影术对该病定性诊断更佳的原因。CDUS 对确定动脉粥样硬化斑块的存在和性质具有独特的优势。脉粥样硬化斑块可分为脂质斑块（软斑块），纤维斑块（硬斑块）钙化斑块和混合斑块。在 CDUS 显示为不同的特点：①软斑块：比外膜弱的均匀的低回声或能透过声波。②硬斑块：高于或等于血管外膜的相对均质的强回声，不伴远端声影。③钙化斑块：高于外膜的强回声，并伴远端声影。

对于较大的动脉的早期病变（病理上表现为脂纹）可显示管壁"双轨"现象，靠近管腔回声较低的"轨"代表的是脂纹或脂斑与血液形成界面；外轨回声强度高，代表脂纹或脂斑与内弹力膜的界面，其间的低回声或无回声代表的是脂纹或脂斑。在肢体动脉栓塞的患者中，CDUS 显示，大多数动脉内壁向腔内突起大小不等的阻塞物质（或血栓或粥样斑块），呈高、中、低混杂回声，病变区的上段有一定的血流，下段有的有不规则细小血流柱，局限性狭窄处色彩亮度增加，呈五彩湍流。急性动脉血栓形成，多见于自髂总动脉至腘动脉大动脉管腔内为全部实性回声，有饱满感，无血流信号，有的旁边有一条小的侧支血流。发病早期 CDUS 灰阶图，可显示病变血管壁清晰，有的可见栓子轻度上下移动，时间较长后，部分管壁回声变低，内膜不能辨认。彩色多普勒超声具有无创、简便，可反复操作，对动脉性疾病诊断的敏感性和特异性高等特点。

（6）计算机断层扫描动脉造影（CTA） 随着科技的进展，CTA 可以使临床医生获得更清晰的三维重建的下肢动脉图像，为制定血管重建策略提供有力的支持。CTA 检查需要含碘对比剂，对对比剂过敏、严重肾功能不全者是其禁忌证。

（7）磁共振血管造影（MRA） 适用于胸腹主动脉及其较大分支的检查，如头臂干、腹腔动脉、肾动脉、肠系膜血管和髂动脉等血管都能得到良好的显示，各种动脉瘤病变以及阻塞性血管病变为最主要的应用适应证。

（8）数字减影血管造影（DSA） 数字减影血管造影是评价下肢动脉闭塞性疾病的"金标准"，可以显示动脉狭窄、闭塞的解剖部位、范围以及侧支循环的情况，并且在动脉性溃疡的管理中，具有对病变同时进行诊断和腔内治疗的双重作用。主要缺点是有创检查，存在穿刺点出血、对比剂过敏、损害肾功能等。

（9）其他检查方法 如光电容积描记（PPG）、肢体阶段动脉压测量等检查对肢体缺血性疾病的诊断及评估溃疡周围皮肤的血运、溃疡愈合的可能性等具有临床价值。

（二）鉴别诊断

1. 静脉性溃疡

静脉性溃疡多见于长期从事站立的工作者，多有下肢静脉曲张或下肢深静脉血栓形成病史。溃疡多发生于小腿足靴区，内踝处最常见。发生溃疡前，局部出现皮肤色素沉着，逐渐加深，伴有瘙痒感。病变皮肤逐渐出现裂隙，可有渗出及结痂。自行破溃或抓破后，皮肤糜烂、渗液，溃疡形成。当溃疡扩大到一定程度时，边缘趋稳定呈不规则，基底部有潮湿的肉芽组织生长。溃疡周围红肿可消退，遗留皮肤厚硬、色素沉着。患者溃疡有轻度疼痛，抬高患肢，疼痛减轻。若溃疡周围皮肤粗糙、色素沉着逐步改善，溃疡面干净并出现鲜红色，溃疡可逐渐愈合。溃疡愈合后形成瘢痕，周围皮肤仍干燥、粗糙，有脱屑、色素沉着等，如遇损伤会再次发生溃疡。

2. 神经性溃疡

神经性溃疡多发生于下肢周围神经病变的患者。溃疡多位于胼胝处或足部易受压部位，如第一和第五跖趾关节的跖面、拇趾远端趾节基底部、趾间关节背侧常合并屈曲性挛缩等。神经性溃疡较深，呈穿凿样，探查或清创时可出血，溃疡周围可同时存在急性炎症反应和慢性炎症反应改变，以及胼胝形成。患者下肢因神经病变导致感觉迟钝、位置感减弱或两点辨别能力下降等，溃疡无疼痛。

3. 血管炎性溃疡

血管炎性溃疡见于原发性或继发性结缔组织性疾病。溃疡多见于小腿胫骨前和足背，但不仅仅局限于此。溃疡呈多发，穿凿样，基底呈炎性硬块，可见出血性水疱，溃疡周围炎症反应明显，皮肤出现网状血管，常伴有脂肪坏死或慢性脂膜炎（病理诊断）表现。溃疡疼痛非常严重。

常见下肢溃疡的鉴别见下表（表4-1）。

表4-1　常见下肢溃疡的鉴别

类型	病史	常在部位	疼痛	出血情况	局部特征	周围炎症反应	伴随症状
动脉性溃疡	吸烟史，间歇性跛行	远端，足背和足趾	严重，夜间加重，下肢下垂可缓解	少或无	边缘不规则，较少有肉芽组织	无	慢性缺血性的萎缩性病变，动脉搏动消失
静脉性溃疡	下肢静脉曲张、深静脉血栓形式、腘静脉受压、髂静脉受压综合征等	小退下1/3（足靴区）	轻微，患肢抬高可缓解	轻微	浅溃疡、外观不规则，基底部有肉芽生长，边缘圆钝	有	脂肪皮肤硬化，色素沉着
神经性溃疡	足部麻木、运动障碍，烧灼样疼痛，足部感觉丧失	位于胼胝或受压部位（如第一和第五跖趾关节的跖面）	无	血性渗出	穿凿样，深部存在腔隙	有	明确的神经病变
血管炎性溃疡	原发性或继发性结缔组织病病史	胫前和足背，但不仅局限于此部位	非常严重	出血性水疱	多发，穿凿样，基底呈炎性发硬（过敏反应现象）	有，周围皮肤出现网状血管	脂肪坏死/病理诊断慢性脂膜炎

五、治疗

（一）中医治疗

1. 辨证论治

（1）湿热毒盛证

证候：患肢剧痛，日轻夜重，局部肿胀，皮色紫暗，浸淫蔓延，破溃腐烂，肉色不鲜；身热口干，便秘溲赤；舌质红，苔黄腻、脉弦数。

治法：清热利湿，活血解毒。

方药：四妙勇安汤加味。常用药物有金银花、玄参、黄柏、黄芩、栀子、连翘、苍术、当归、赤芍、牛膝、防己、紫草、红花、生甘草等。金银花、栀子、玄参清热凉血解毒；栀子、连翘清热解毒，消肿止痛；黄柏、黄芩清热燥湿解毒；苍术健脾燥湿；当归、赤芍、防己补血活血通经；紫草、红花活血通经止痛；牛膝引药下行，活血通络。

（2）热毒伤阴证

证候：皮肤干燥，毫毛脱落，趾（指）甲增厚变形，肌肉萎缩，趾（指）干黑、破溃、坏疽；口干欲饮，便秘溲赤；舌质红，苔黄，脉弦细数。

治法：清热解毒，养阴活血。

方药：顾步汤加减。常用药物有黄芪、人参、石斛、当归、赤芍、金银花、牛膝、菊花、蒲公英、紫花地丁、生甘草等。黄芪、人参补气健脾，鼓舞正气，托毒外出；石斛、当归、赤芍滋阴养血，凉血活血；金银花、菊花、蒲公英、紫花丁地清热解毒消肿；牛膝引药下行，活血通络；生甘草清热解毒，调和诸药。

（3）气阴两虚证

证候：病程日久，坏死组织脱落后疮面久不愈合，肉芽暗红或淡而不鲜；倦怠乏力，口渴不欲饮，灰暗，面色无华，形体消瘦，五心烦热；舌质淡尖红，少苔，脉细无力。

治法：益气养阴，活血通络。

方药：黄芪鳖甲汤加减。常用药物有人参、肉桂、黄芪、白术、茯苓、生地黄、当归、赤芍、知母、鳖甲、桔梗、桑白皮、天门冬、地龙、炙甘草等。人参、黄芪、白术、茯苓健脾益气，托毒外出；生地黄、知母、鳖甲清热凉血，养阴生津；当归、赤芍、地龙清热凉血，活血通经；桔梗、桑白皮消肿排脓；天门冬、炙甘草滋阴润燥；肉桂引火归元。

2. 外治

（1）解毒消肿法　适用于动脉性溃疡，局部红肿热痛，脓液多及有坏死组织者。用公英解毒洗药，或当归15g，独活30g，桑枝30g，威灵仙30g，煎汤，将患肢置于药液中，药液温度38~40℃，溻渍患处及创面，每日1~2次，每次30分钟。溻渍后，用大黄油纱布换药。若创口脓液及坏死组织较多，创面撒布少许九黄丹、五五丹、九一丹或涂敷全蝎膏，具有拔毒、祛腐、止痛等作用。在皮肤炎症红肿处可外涂黄马酊，或外敷大青膏、芙蓉膏、金黄膏等，具有解毒消肿和清洁创口作用。

（2）生肌敛口法　适用于动脉性溃疡的后期，创面干净、脓液减少、遗留残端溃疡，或慢性溃疡经久不愈者。用溃疡洗药，或当归 15g，独活 30g，桑枝 30g，威灵仙 30g，煎汤，将患肢置于药液中，药液温度 38～40℃，溻渍患处及创面，每日 1～2 次，每次 30 分钟。溻渍后，创面撒布少许生肌散、八宝丹、生肌珍珠散、回阳生肌散等掺药，外敷生肌玉红膏或润肌膏油纱布，具有活血生肌、促进溃疡愈合的作用。

（3）穴位注射疗法　适用于动脉性溃疡，局部无明显红肿等感染性炎症者。穴位注射疗法是将药物注入穴位，发挥针刺与药物作用综合效能的一种治疗方法，通过药物的扩散、渗透，能疏通经络，畅行气血，强壮身体，调节机体平衡，促进经络的调节功能，改善局部组织的营养状况，提高疗效。常用穴位包括足三里、阳陵泉、阴陵泉等。常用药物包括丹参注射液、盐酸消旋山莨菪碱注射液等。方法：每种药物 1～2mL，每日 1 次，左右交替注射，30 次为 1 个疗程。

（4）清创术　适用于动脉性溃疡面坏死组织影响溃疡愈合，包括蚕食清创术和鲸吞清创术。坏死组织难以脱落者，可先用冰片锌氧油（冰片 2g，氧化锌油 98g）软化创面硬结痂皮，按照疏松程度，依次清除坏死痂皮，先除软组织，后除腐骨。彻底的清创术必须待炎症完全消退后方可施行，否则可能进一步加重局部缺血，导致溃疡扩大。

（二）西医治疗

1. 药物治疗

（1）病因治疗　高血压、糖尿病等是导致动脉硬化闭塞症的危险因素，因此要积极控制血压、血糖。

（2）抗血小板治疗　抗血小板药物可以预防或延缓动脉粥样硬化斑块表面血小板血栓形成，改善动脉供血不足，促进溃疡愈合。抗血小板药物种类较多，如阿司匹林、氯吡格雷、西洛他唑等。行血管球囊扩张成形术、支架植入术等腔内治疗手术后，常规服用抗血小板药物，预防病变血管、支架内血栓形成。

（3）血管扩张药　前列腺素类药物，如前列地尔、贝前列腺素钠等，可以通过增加血管平滑肌细胞内的 cAMP 含量，发挥其扩血管作用，降低外周阻力，还能抑制血小板凝集等，具有促进动脉性溃疡愈合、改善静息痛的作用。

（4）降脂治疗　临床常用降脂药物主要为他汀类药物，其能显著降低胆固醇尤其是低密度脂蛋白-胆固醇（LDL-C），还具有改善血管内皮功能、抑制血管平滑肌细胞的增殖和迁移、抗氧化作用、抗炎作用、抑制血小板聚集和抗血栓作用等，有利于防止动脉硬化的形成或稳定和缩小动脉粥样硬化斑块。

（5）联合抗菌治疗　感染可以导致动脉性溃疡迅速恶化，溃疡合并感染应立即根据经验应用广谱抗生素治疗，获得创面培养结果后，改用敏感抗生素治疗。

（6）镇痛治疗　静息痛在动脉性溃疡中很常见，换药时疼痛可能会加重，患者需要止痛以减轻痛苦，常用口服及注射镇痛药物，如曲马多、美施康定、强痛定、杜冷丁等。必要时应用静脉自控镇痛泵或椎管内镇痛泵。

（7）支持治疗　纠正贫血、低蛋白血症、水电解质紊乱。对于衰竭者用能量合剂、输血等。

2. 手术治疗

（1）坏死组织清除术 待坏死组织与健康组织分界清楚，近端炎症控制后，可行坏死组织清除术。手术要点为清除全部坏死组织至健康组织处，骨断面宜略短于软组织断面，变性的肌腱、腱鞘应剪除。术后每日局部换药治疗，愈合时间较长。

（2）坏死组织切除缝合术 坏死组织与正常组织分界清楚，且近端炎症控制，血运改善时，可行趾（指）切除缝合术或半足切除缝合术。手术要点为切口应选在分界近端健康组织上，有愈合能力之处。骨残端要深入软组织内 0.5cm，软骨面要咬除，皮瓣缝合要松，创口内置引流条（彩插图 4-4）。术后 24～48 小时拔引流条，一般 10～14 天拆线，有感染红肿渗出时，应早拆线数针，以利引流。

（3）负压封闭引流术 适用于溃疡炎症不明显者。先清除创面的坏死组织及分泌物，根据创面形状修剪负压护创材料，清洁溃疡周围的皮肤，足趾等易受压部位用无菌纱布隔离，再用生物半透膜粘贴，使创面密闭，接上负压吸引器，持续或间断负压引流，压力值维持 100～125mmHg，保持引流通畅，5～7 天后可重新更换负压封闭材料，直至创面出现新鲜肉芽。负压封闭引流术主要通过改善局部血运、诱导肉芽组织和血管生成、减轻水肿、降低细菌定植等作用，促进创面愈合。

（4）植皮术 适用于创面过大、难以自行愈合，但经治疗后血液循环改善、感染已控制的肉芽新鲜者。点状或邮票状植皮术，可以缩短创面愈合时间。

（5）动脉血栓内膜剥脱术 主要适用于闭塞性动脉硬化症病变局限，短段动脉严重狭窄或完全闭塞，范围为 5～6cm。可在直视下切除血栓和血管内膜，恢复动脉血流，促进溃疡愈合。

（6）动脉血栓摘除术 适用于闭塞性动脉硬化症并发急性动脉栓塞或血栓形成。动脉栓塞后 6～8 小时是手术取栓的最佳时机。目前，常用于临床的取栓术有两种方法，即 Fogarty 球囊导管取栓术和动脉切开取栓术。

（7）血管重建术 动脉性溃疡是外科开放手术的指征，通过外科血管重建手术，改善肢体远端缺血，达到治疗溃疡的目的。主要有以下手术方式：①动脉旁路血管移植术，又称为原位动脉转流术或"动脉架桥术"，是采用血管移植物与阻塞动脉段近、远侧动脉行端侧吻合，重建肢体动脉的血液循环，适用于较长段或多节段动脉阻塞病变者。常用术式包括主-股动脉旁路移植术、髂-股动脉旁路移植术、股-腘动脉旁路移植术等。②解剖外动脉旁路移植术，又称异位动脉重建术，适用主髂动脉闭塞或架桥失败者。常用术式有腋-股动脉旁路移植术、股-股动脉旁路移植术和腋-腋动脉旁路移植术等。③原位大隐静脉旁路移植术，又称为原位大隐静脉转流术，适用于股腘动脉闭塞者。

（8）腔内介入治疗 近年来，随着介入器具的发展，腔内介入治疗的手段和方式也越来越丰富，尤其是膝下动脉、足背-足底动脉环的开通技术，在促进动脉性溃疡和挽救肢体方面的作用更加重要。常用的治疗方式有：经皮经腔球囊扩张成形术（PTA）、血管内支架植入术、腔内粥样斑块切除术术、血栓抽吸术、置管溶栓术（CDT）等。

（9）截肢术 适用于肢体动脉性溃疡继发感染，坏疽范围较大，肢体无法保留者；或持续高热，有毒血症者；或剧烈疼痛保守治疗无效者。根据肢体血运情况，分别施以小腿截肢和股部截肢。手术要点：①小腿截肢术：取前短后长皮瓣，髌骨下缘下 10cm 左右截骨，腓骨短 2cm，胫骨锯斜角，冲洗缝合，放引流。术后 12~14 天拆线，24~48 小时拔引流。②股部截肢术：取前长后短皮瓣，正确处理肌肉、血管、神经等组织，在预定平面锯断股骨，冲洗缝合，放置引流，妥善包扎。

六、护理

（一）情志护理

动脉性溃疡患者多为患病较长、行动不便的中老年患者，易发生情志不畅。应及时了解患者的需求并给予关心与帮助，耐心解答其提出的问题，缓解焦虑情绪，树立战胜疾病的信心。向患者详细说明病情和治疗计划，使患者积极主动地配合治疗。

（二）疼痛护理

疼痛是动脉性溃疡的典型症状，通常夜间加重，影响睡眠，采用针刺或镇痛药治疗后，密切观察患者疼痛情况，叮嘱患者遵医嘱服药，不可擅自增加镇痛药物的剂量。

（三）患肢及创面护理

做好患者患足（手）的防寒保暖；鞋袜宜宽大舒适；防止外伤，如外来伤害、修甲，以及乱用针刺、封闭、膏药、烫伤等；密切观察创面肉芽生长及创周情况，及时调整外治措施和外用药物。

（四）用药护理

要充分了解患者的并发症情况和用药禁忌情况，并叮嘱患者要遵医嘱服药，不可擅自增减药物、停药、换药，密切观察用药后的不良反应发生。

（五）饮食护理

闭塞性动脉硬化症患者应清淡饮食，少食油炸、辛辣等刺激性食物，减少盐分的摄入，严禁暴饮、暴食。多吃蔬菜、水果等富含维生素和纤维的食物，适当增加饮水量，降低血液的黏稠度。对于合并糖尿病、高血压、肥胖患者，应严格糖尿病饮食，多食用植物蛋白，控制体重。严格戒烟，忌烈性酒，忌浓茶、咖啡等刺激性饮料。

（六）功能锻炼

鼓励和指导患者进行患侧肢体运动锻炼，以促进患肢侧支循环形成。方法是：患者仰卧，抬高下肢 45°~60°，20~30 分钟，然后两足下垂床沿 4~5 分钟，同时两足及足趾向下、上、内、外等方向运动 10 次，再将下肢平放 4~5 分钟，每日运动 3 次。运动量根据患者身体状况量力而行，坏疽感染时禁用。

七、研究进展

动脉性溃疡是严重肢体缺血（critical limb ischemia，CLI）的表现。目前，动脉性溃疡治疗的主流仍是传统的治疗方法，包括中医药辨证论治、中医外治、腔内介入治疗、血运重建术、截肢及药物治疗等。但传统治疗方法存在着局限性和缺点，基于干细胞治疗方法的研究，为动脉性溃疡患者带来希望。

干细胞是一类具有自我更新能力的未分化细胞，不仅能产生多种组织再生和血管生成所必需的生长因子，而且在缺血部位能分化为内皮细胞。研究已证实，干细胞可以促进缺血区域的血管生成，故能显著改善足趾的血流及肢体末端的血流灌注。干细胞治疗是治疗缺血性疾病的一种有前途和有效的方法。

【小结】

动脉性溃疡是因肢体动脉供血不足或肢体组织灌注压力低而导致伤口不愈合的一种疾病，也称为缺血性溃疡，多发生于下肢末端。高龄、吸烟、肥胖等是导致动脉粥样硬化、发生动脉性溃疡的常见原因。全身大、中、小型血管受累，出现血管狭窄或（和）闭塞，导致肢体组织缺血是动脉性溃疡的主要发病机制。

动脉性溃疡属于中医学"脱疽"的范畴。中医学认为，其主要病机为经脉痹阻，四末失于气血充养，则皮肉枯槁，坏死脱落而成溃疡；或者寒邪、血瘀郁久化热，湿热浸淫，热盛肉腐而成溃疡。

目前，中西医结合治疗是促进溃疡愈合、保肢的主要治疗方法。研究表明，干细胞治疗为难愈性动脉性溃疡患者带来希望。

（刘政）

第二节　静脉性溃疡

一、概述

下肢静脉性溃疡是因静脉压增高、静脉血液回流不畅及激发作用而引起的小腿皮肤水肿、硬化和溃疡，是静脉功能不全发展的最终结果。其特点是呈慢性复发性过程，常见发病部位为小腿中下段前内侧面，即足靴区，其次为内踝、外踝和足背区；早期为浅静脉扩张迂曲，伴下肢水肿，随后可以出现色素沉着和皮脂硬化，发生皮肤湿疹性变化，皮肤瘙痒，搔抓后出现糜烂及溃疡，创口经久不愈。初发静脉溃疡的危险因素包括家族史、机体活动情况、深静脉血栓形成史等。下肢静脉溃疡发病率为 0.3%～2.0%，其复发率为 60%～70%。

下肢静脉性溃疡属中医学"臁疮"的范畴。臁疮病名首见于宋·窦汉卿《疮疡经验全书》，并对病因病机进行了阐释，曰："生此疮渐然溃烂，脓水不干，盖因湿热风毒相搏而致然也。"明·王肯堂《证治准绳·疡医》中提到："或问足内外臁生疮，连年不已……为裙风，裤口疮，即臁疮也。"明·申斗垣《外科启玄》又称本病为裤口毒、裙边疮等，后因患病后长年不敛，愈后每易复发，故俗称"老烂脚"。这些古籍对臁疮的详细记载和描述，对后世之人认识本病有深远的指导意义。

二、病因病机

臁疮多由先天禀赋不足，脾胃素虚，生化无源，络脉失于濡养，空虚下陷，升举无力，致使筋脉弛缓薄弱，加以经久站立、过度负重或久坐少动，劳伤气血，中气下陷，而致下肢气血运行乏力，络脉失畅；或下肢血流淤滞，瘀血稽留于络脉之中，肌肤失养而成；或下肢血流瘀滞，郁久化热，加之湿性下趋，湿邪多侵于下，湿热下注，经络阻滞，热盛肉腐而成；或局部破损染毒，毒邪化热，湿热下迫而成。

三、发病机制

现代医学认为，血流动力学异常是原发和继发性慢性静脉疾病的基本特征，长期的血流动力学异常会造成静脉高压，通过包括炎症、蛋白水解活性增加、纤维化及血栓形成与溶解等细胞体液一系列级联反应，在慢性静脉疾病演变成早期溃疡的过程中发挥重要作用。血流动力学异常时反流、阻塞、腓肠肌泵功能下降，这三者之间的相互作用决定了疾病的严重程度。

（一）静脉瓣膜功能不全

1938年，Linton提出交通静脉瓣膜功能不全时，静脉高压、深静脉血倒流至浅静脉，是引起足靴区溃疡形成的重要原因。单独的深静脉瓣膜功能不全并不常见，但如果同时合并交通支功能不全的患者，静脉性溃疡发生率为80%~100%。溃疡易发区正是位于交通经脉U型襻式结构的下方区域，此交通经脉一端与深静脉相连，另一端与浅静脉相连，承受来自深浅两方面逆向血流的压力，长期静脉高压导致小腿腓肠肌泵功能损害，毛细血管扩张，通透性增加，血浆、血浆蛋白和红细胞漏出增多，远端肢体淤血、组织缺氧，进而发生皮肤营养障碍，最终形成溃疡。

（二）静脉管腔阻塞

静脉管腔阻塞，尤其是近端静脉管腔阻塞的患者静脉性溃疡发生率明显高于远端静脉阻塞的患者，且对治疗反应差，预后不良。近端静脉完全或部分阻塞，很大程度影响溃疡的愈合。

（三）腓肠肌泵功能下降

下肢静脉高压引起并加重了腓肠肌病变，削弱肌泵功能，而腓肠肌泵功能减弱促使血液淤滞，又加重下肢静脉高压和瓣膜关闭功能不全。正常下肢腓肠肌每收缩1次可使足部静脉压下降8kPa（60mmHg），而在深静脉瓣膜功能不全的患者中，大多存有腓肠肌泵功能的下降。当深静脉重度逆流时，腓肠肌泵射血分数仅为正常者的10%~

15%。溃疡发病率高达58%。小腿腓肠肌泵功能下降，静脉血排空容量减少，加剧了患者的静脉高压，交通静脉瓣膜破坏，浅静脉曲张肢体淤血，导致小腿毛细血管数目、形态和通透性发生改变，从而使纤维蛋白原渗出转变为纤维蛋白沉积于组织间隙，妨碍毛细血管与组织间的正常物质交换，使细胞新陈代谢障碍，最终因为缺氧发生静脉溃疡。

四、诊断及鉴别诊断

（一）诊断

临床上多数下肢静脉性溃疡患者可根据病史、体格检查及实验室检查获得初步诊断，但要明确溃疡的病因，了解下肢静脉功能损害的部位和严重程度常需借鉴一些必要的有创或无创检查方法，为拟定治疗方案提供可靠依据。

1. 病史

多有下肢静脉曲张病史或家族史、长期站立工作或负重史、患者肥胖；常为筋瘤的后期严重并发症。

2. 临床表现

初起小腿肿胀、沉重感、色素沉着，局部青筋怒张，朝轻暮重，逐年加重，或出现皮肤营养障碍的表现（浅静脉炎、淤滞性皮炎、湿疹等），进而在小腿中下1/3处（足靴区）内臁或外臁持续漫肿，苔藓样变的皮肤出现裂缝，自行破溃或搔抓后糜烂、滋水淋漓，溃疡形成。当溃疡扩大到一定程度时，边缘趋稳定，周围红肿，或日久不愈，或经常复发。

后期疮口下陷、边缘搞起，形如缸口，疮面肉色灰白或秽暗，滋水秽浊，疮周皮色暗红或紫黑，或四周起湿疹而痒，日久不愈。继发感染则溃疡化脓，或并发出血。严重时溃疡可扩大，上至膝，下到足背，深达骨膜。少数患者可因缠绵多年不愈而致岩变。

3. 查体

（1）视诊　患者双下肢踝部红斑，如毛细血管扩张、网状静脉扩张、和静脉曲张等表现。观察肢体水肿、双侧肢体周径差、皮肤色素沉着改变，描记溃疡示意图，包括大小、深度和溃疡基底面的性质（拍摄照片留作资料）。

（2）触诊　检查患肢并评价皮下软组织的顺应性。触及皮下软组织内环状凹陷常表示存在功能不全的曲张穿通静脉。触诊患肢有无水肿及条索状硬结，溃疡周围皮肤增厚粗糙。

（3）听诊　静脉曲张区闻及持续性血管杂音，常提示有动静脉瘘的存在（多普勒超声可探及动脉化血流频谱）。

（4）大隐静脉瓣膜功能试验（Trendelenburg试验）　用来测定大隐静脉瓣膜的功能。方法是患者平卧位，下肢抬高，排空浅静脉内的血液，用止血带绑在大腿根部卵圆窝下方处。随后让患者站立，10秒内解开止血带，大隐静脉血柱由上向下立即充盈，则提示大隐静脉瓣膜功能不全。浅静脉缓慢（超过 30 秒）而逐渐充盈，属于正常情况，是血液由毛细血管回流入静脉内的缘故。如果患者站立后，止血带未解开而下方的浅静脉迅速充盈，说明返流入该静脉的血液来自小隐静脉或某些功能不全的交通静脉。

（5）交通静脉瓣膜功能试验（Pratt 试验）　用来测定大隐静脉瓣膜的功能。方法是患者平卧，抬高患肢，在大腿根部扎止血带，先从足趾向上至腘窝缠缠第一根弹力绷带，再自止血带处向下，扎上第二根弹力绷带，一边向下解开第一根弹力绷带，一边向下继续缠缠第二根弹力绷带，如果在两根弹力绷带之间的间隙内出现曲张静脉，即意味着该处有功能不全的交通静脉。

（6）深静脉通畅试验（Perthes 试验）　用来测定深静脉回流情况，下肢静脉曲张患者的深静脉往往是通畅的。方法是在大腿用一止血带阻断大隐静脉干，嘱咐患者连续用力踢腿或下蹲，由于下肢运动，肌肉收缩，浅静脉血液经深静脉回流而使曲张静脉萎陷空虚。如深静脉不通或有倒流使静脉压力增高则曲张静脉压力不减轻，甚至反而曲张更显著。

4. 实验室检查

（1）血常规　血常规检查一般正常，少数患者可有白细胞计数增高。

（2）疮面分泌物细菌培养及药物敏感试验　取疮面分泌物做细菌培养及药物敏感试验，最常见的细菌为金黄色葡萄球菌和铜绿假单胞杆菌，根据结果选择治疗方案及药物。

5. 辅助检查

（1）彩色多普勒超声　下肢静脉多普勒超声检查是诊断下肢静脉疾病首选的辅助检查，为下肢静脉疾病诊断提供可靠的依据，具有安全、无创、无放射性损害、方便快捷、重复性强、准确率高等特点。常规检查股总静脉、股深静脉、股浅静脉、小腿肌间静脉、大隐静脉及小腿交通支静脉情况。静脉性溃疡患者多见单纯下肢静脉曲张伴交通静脉瓣膜功能不全的超声图像，表现为下肢浅静脉不同程度扩张、迂曲，呈串珠样、蚯蚓样、包块状改变，管径在 Valsalva 试验时显著增加，以腓肠肌压迫释放试验判断交通支静脉功能，压迫腓肠肌释放后交通支静脉内部血流双向示有反流，提示交通支功能不全，如合并深静脉瓣膜功能不全时，CDFI 可见双向彩色血流信号，Valsalva 试验可见清晰反向的血流信号。

（2）下肢静脉造影　下肢静脉造影是诊断下肢静脉疾病最可靠的方法之一，可全面了解下肢浅静脉、交通静脉、深静脉系统的情况，以及下肢慢性溃疡、肿胀、疼痛及色素沉着的原因。对于下肢静脉曲张性疾病，临床多首选下肢静脉顺行造影，沿足背浅静脉注入对比剂，配合 Valsalva 试验，在电视透视下跟踪观察下肢静脉显影情况，分段拍摄点片，通过数字减影技术，仅留下含对比剂的血管影像。交通静脉功能不全顺行性静脉造影多表现为显影的静脉血流通过小腿交通支静脉向浅静脉逆流；踝、膝上止血带未松解时，即见部分浅静脉显影，交通静脉开放，汇入静脉处出现膨隆（彩插图 4-5）；松开结扎后交通静脉变形、扭曲，伴浅静脉曲张（彩插图 4-6）。单纯浅静脉曲张多表现为大隐静脉近端呈囊状扩张，小腿内侧浅静脉增粗、屈曲，呈蚯蚓状改变。斜卧位 Valsalva 试验可见对比剂自股总静脉近端向大隐静脉逆流。

（3）CT 静脉造影（computed tomography venography，CTV）和磁共振静脉造影（magnetic resonance venography，MRV）　CTV 和 MRV 均可整体显示下肢静脉，特别是针对穿通支静脉检查准确性更高。CTV 和 MRV 三维立体显像精确，但静脉成像受多种因素影响，临床上不作为常规检查。当静脉曲张伴软组织溃疡时，可见软组织溃疡处密度异常，往往可发现溃疡周围粗大的曲张静脉或溃疡下扩张的穿通支，溃疡周围部分静脉小分支栓塞，局部静脉细小分支显示欠清，静脉与软组织层次结合显示较模糊。

（二）鉴别诊断

1. 结核性溃疡

常有其他部位结核病史；疮周色紫，中央有坏死，溃疡较深，呈潜行性，有败絮样物，溃疡顽固，长期难愈，病程较长者可见新旧重叠的瘢痕，愈合后可留凹陷性色素瘢痕。

2. 癌性溃疡

可为原发性皮肤癌，也可因臁疮经久不愈恶变而来，溃疡状如火山，边缘卷起，不规则，触之觉硬，呈浅灰白色，基底表面易出血。

3. 放射性溃疡

往往有明显的放射线灼伤史，病变局限于放射部位，常由多个小溃疡融合成一片，周围皮肤有色素沉着，或夹杂有小白点，损伤的皮肤或基层明显僵硬，感觉减退。

五、治疗

（一）中医治疗

本病的治疗从整体着手，针对湿、热、瘀、毒、虚的病因病机，辨证与辨病相结合，整体辨证与局部辨证相结合，注重疮面辨证及部位、经络辨证，内治与外治相结合的分期辨证。治疗以补虚化瘀贯穿始终，急性感染期、好转缓解期以清热利湿解毒为主，修复愈合期以益气化瘀生肌为主。

1. 辨证论治

（1）湿热下注证

证候：见于急性感染期。小腿青筋怒张，局部痒痛兼作，疮面腐肉较多，脓水浸淫，或秽臭难闻，疮周皮肤漫肿灼热；伴口渴、小便黄赤、大便秘结等；舌质红、苔黄腻，脉滑数。

治法：清热利湿，和营解毒。

方药：二妙丸合五神汤加减。常用药物有苍术、黄柏、茯苓、金银花、牛膝、车前子、紫花地丁、土茯苓、虎杖、萆薢等。方中苍术、茯苓利水渗湿；黄柏、金银花、紫花地丁、清热凉血解毒；车前子、土茯苓、虎杖、萆薢清热解毒，利湿去浊；牛膝引火下行。

（2）气虚血瘀证

证候：见于修复愈合期。疮面腐肉已尽，肉芽色暗淡不鲜，脓水清稀，新肌难生或不生；可伴神疲乏力；舌质淡，或有瘀斑，舌苔薄，脉细。

治法：益气化瘀，托里生肌。

方药：补阳还五汤合四妙汤加减。常用药物有黄芪、当归、赤芍、地龙、川芎、桃仁、红花、金银花、炙甘草、党参、白术等。黄芪鼓舞正气，托毒外出，敛疮生肌；当归、赤芍、桃仁、红花养血活血，祛瘀通经；地龙通经活络；川芎活血行气；炙甘草、党参、白术健脾益气，生津养血。

（3）脾虚湿盛证

证候：溃疡日久，疮面脓少而腐肉多，肉芽肿胀无泽，疮周肿硬；纳食腹胀，口中黏腻，口干不欲饮，身重乏力，大便溏薄；舌淡，苔白腻，脉滑或沉细无力。

治法：益气健脾利湿。

方药：参苓白术散合三妙丸加减。常用药物有党参、茯苓、白扁豆、白术、炙甘草、山药、莲子肉、桔梗、薏苡仁、砂仁、苍术、黄柏、牛膝、半夏、陈皮等。党参、茯苓、白扁豆、白术健脾益气、化湿和中；炙甘草、山药、莲子肉益气养阴；桔梗、砂仁、薏苡仁行气调中，利湿排脓；苍术、黄柏、半夏、陈皮行气健脾燥湿；牛膝补肾扶阳，引药下行。

2. 外治

（1）敷药疗法　敷药法就是将药物外敷于病灶及四周的治疗方法，临床经常使用的有箍围法、油膏或膏药等。祛腐期，疮面脓腐未脱，可视腐之多少，腐脱之难易外用七三、八二、九一丹等，并外盖红油膏以提脓祛腐，祛瘀补虚；生肌期，疮面脓腐脱清，转为祛瘀与生肌并重，外用生肌散、白玉膏生肌敛疮；疮面愈合期，药膏不可去之过早，可改为冲和膏、青黛膏等外敷以消瘀，除湿止痒。

（2）熏洗疗法　是利用药物煎汤，趁热在患部进行熏洗、淋洗和浸浴的一种治疗方法。祛腐期，疮面脓水浸淫，疮周红肿，常用黄连、黄柏、马齿苋、七叶一枝花、石榴皮、明矾等以清热解毒，收湿敛疮；祛瘀补虚生肌期则用丹参、红花、黄芪、鸡血藤等以活血通络，助养新生。

（3）缠缚法　缠缚法即是利用外用药物敷贴于患处，外加阔绷带绑缚患肢，或穿着弹力裤袜，以达到增加血流通畅、加速疮口愈合的一种外治疗法。用阔绷带缠缚患处和整个小腿时，必须从疮口下端绷至小腿部，踝部缚至近膝。

（4）温灸法　用艾叶或温灸药料放在姜片或蒜片上，置于溃疡面上用线香点燃，或以陈艾叶作捻子，长约尺许，以桐油或麻油浸透，点火，距疮面半寸以外，从周围自外而内照之，至疮面自觉温暖为度，以温通经络，祛寒除湿。

（5）热熨、热烘疗法　将药物通过加热后直接放置于患处，通过热力的作用使局部气血流通，腠理开疏，药力渗入，从而达到治疗目的。配合中药内服外用可加速疮面愈合。

（二）西医治疗

针对血流动力学异常、下肢静脉高压的发病机制，通过全身药物治疗及局部手术、换药、理疗解除静脉淤阻，控制感染，促进疡面愈合。

1. 药物治疗

（1）静脉活性药物　常用的包括黄酮类（地奥司明片）、七叶皂甘类（七叶皂苷钠片）、香豆素类（消脱止-M）等。其共同作用机制是增加静脉张力，降低血管通透性，提高肌泵功能，从而促进静脉和淋巴回流，减轻静脉瘀滞状态，改善末梢循环，增加新生肉芽组织的生长，促进疡面修复。

（2）前列腺素E1　目前临床应用较为广泛的为前列地尔注射液，国内临床上大多用于治疗慢性动脉闭塞症，但在最新的《慢性下肢静脉疾病诊断与治疗中国专家共识》中2014版提及前列腺素E1对于静脉性溃疡的治疗作用，同时能都改善肢体肿胀。

（3）己酮可可碱　己酮可可碱代谢产物具有降低血黏度和改善脑及四肢血液微循环的作用，可增加组织携氧能力，适用于慢性静脉功能不全所致的静脉性溃疡、淤积性皮炎等对症治疗。

（4）抗生素　全身应用抗生素仅用于存在急性蜂窝织炎或溃疡感染临床症状体征者。如果疑似临床感染，应对溃疡进行培养并根据培养结果选择抗生素。

2. 疡面治疗

（1）溃疡清创术　及时清除坏死组织和影响伤口生长的障碍物，就能减少局部伤口内的细菌数量，有利于炎症控制和继发性感染的预防。对于疡面的坏死组织，最好采用小量多次的清除方法，不宜进行一次性的彻底清除。

（2）常规换药　溃疡分泌物较多时，应用0.9%的生理盐水冲洗伤口，保持伤口生理性湿润，通过促进自溶性清创来加速伤口愈合。溃疡周围皮肤的消毒可采用皮肤消毒剂络合碘，其对皮肤刺激性较小，可有效杀灭疮周细菌，创造良好的局部微环境。在无侵入性感染时，无局部使用抗生素的必要。

（3）外用敷料的选择　对于伴发感染的溃疡，银离子敷料具有抗感染、促进疡面肉芽形成、上皮生长的作用，有利于慢性疡面的愈合，减轻患者治疗过程的痛苦，且无不良反应。此外，多种水解胶体、泡沫敷料、负压引流辅料可有效引流伤口，维持伤口湿润环境，有利于伤口肉芽组织上皮化，促进疡面愈合。

3. 手术治疗

（1）传统手术

1）浅静脉手术：适用于静脉性溃疡合并单纯性下肢静脉曲张，或伴有深静脉功能不全但深静脉通畅无血栓形成者。手术包括大隐静脉高位结扎及剥脱术、小隐静脉高位结扎及剥脱术。术前彩超辅助定位股-隐静脉交汇点，选腹股沟皱褶处或腹股沟韧带下方卵圆窝处做小切口，分离皮下组织，寻找大隐静脉，分离结扎各属支，距股静脉0.5~1cm处结扎切断大隐静脉，近端结扎加贯穿缝扎，远端插入剥脱器送至远心端，在不能前伸处做一横切口，分离静脉，钳取剥脱器头端并拉出体外，同法逐段向下剥脱远端静脉，逐层缝合皮肤切口，术后弹力绑带加压包扎并抬高术肢，减少隧道内积血。大隐静脉高位结扎及剥脱术在过去一直是治疗大隐静脉曲张最主要和标准的手术治疗方法，其彻底消除大隐静脉的反流，大大降低了复发机会，但此方法手术创伤大，术后疼痛、活动受限并且影响美观，近年来有逐渐被微创手术替代的趋势。

2）深静脉手术：针对下肢深静脉瓣膜反流达到Ⅲ-Ⅳ级、保守治疗或浅静脉手术效果不佳时，可考虑行深静脉瓣膜重建术。深静脉手术主要分两类，一类是针对瓣膜病变的静脉瓣膜内开放手术，包括静脉腔内瓣膜修复成形术、静脉瓣膜移植术等；另一类是针对静脉壁病变的静脉壁外部手术、腘静脉肌瓣替代术、静脉外瓣膜修复成形术等，旨在缩小静脉管腔周径，以达到阻止反流的目的。深静脉瓣膜功能不全所致的深静脉反流是慢性静脉功能不全的重要病因，但多数深静脉手术过程创伤大且复杂，与疗效不成正比，对于深静脉功能不全是否施行瓣膜重建手术的争议越来越多，临床开展并不广泛，但也有多数学者认为，浅静脉手术联合深静脉瓣膜功能重建手术有利于临床症状改善和溃疡愈合。

3）交通静脉手术：交通支静脉（和或穿通支静脉）功能不全是引起足靴区溃疡形成的重要原因之一，阻断交通静脉（或穿通支静脉）对加速溃疡愈合和降低溃疡的发生率都是有效的。20世纪30年代，针对交通支静脉的Linton手术是在整个小腿内侧沿交通静脉（或穿通支静脉）穿出深静脉的位置做纵行切口，切开皮肤和深筋膜，游离皮瓣，彻底显露交通静脉（或穿通支静脉），在深筋膜下予以结扎，该手术创伤较大、并发症较多，手术切口受溃疡周围皮肤感染的限制；随后又出现了改良Linton手术，采用经溃疡旁入路进入溃疡基底部行深筋膜下交通静脉（或穿通支静脉）结扎术，但也存在导致溃疡面增大、易并发感染的缺点。

（2）静脉微创手术　近年来，为了追求创伤小、疗效确切、并发症少、操作简捷精准的治疗效果，越来越多的微创技术逐步应用于下肢静脉曲张性疾病及静脉性溃疡的治疗。目前，临床主要应用的微创方法有：①微波血管腔内闭合术（endovenous microwave therapy，EMT）。②静脉腔内激光闭合术（endovenous laser treatment，EVLT）。③静脉腔内射频消融闭合术（endovenous radiofrequency ablation，RFA）。④透光直视旋切术（transilluminated powered phlebectomy，TIPP）。⑤腔镜筋膜下交通静脉离断术（subfascial endoscopic perforator surgery，SEPS）。上述微创手术只有微波血管腔内闭合术为国内研发技术，其他均为国外引进技术。

1）微波血管腔内闭合术：微波血管腔内治疗术适用于原发性下肢静脉功能不全伴交通静脉（穿通支）功能不全，表现为浅静脉曲张伴小腿营养障碍、下肢静脉曲张性溃疡（溃疡同时伴周围皮肤感染者同样适用）（彩插图4-7）。治疗原理为微波是一种电磁波，可借助微波辐射器呈同心圆状发射微波能量，将病变曲张静脉瞬间凝固闭合，具有热效率高、升温快、组织受热均匀、热穿透性适度、短时炭化不明显、热凝固范围易调控等特点。下肢静脉性溃疡微波血管腔内闭合术包括大隐静脉主干微波闭合术和溃疡周围穿通支静脉闭合术。

大隐静脉主干微波闭合术：于患肢腹股沟处做小切口，高位结扎大隐静脉近心端，长式血管腔内微波辐射器探头插入大隐静脉直至踝部，或从踝部用套管针穿刺大隐静脉，将辐射器上插入股隐静脉部下方。选择合适的微波发射功率（70W）与凝固时间（5~8秒）间断发射微波能量，逐段凝固封闭大隐静脉主干，同时多点皮肤穿刺，微波闭合曲张静脉。

穿通支静脉闭合术：在彩超引导下，微波辐射针经浅表曲张静脉处或在溃疡周围经较正常的皮肤处，穿刺进入病变处穿通支静脉，在距深静脉边缘 0.8~1.0cm 处以 30W 功率释放微波能量，闭合穿通支静脉（彩插图 4-8）。术后弹力绷带缠敷加压包扎患肢。EMT 适用于严重的下肢浅静脉曲张，对于静脉性溃疡周围的穿通支处理精准、操作简捷，术后血管再通可能性极小、安全性高、手术创伤小、恢复快、无严重并发症发生。

2）静脉腔内激光闭合术：适应证包括单纯性下肢静脉曲张，或伴深静脉功能不全、单纯性下肢静脉团块或浅表静脉瘤。其原理是激光光纤通过对靶静脉释放能量，使静脉腔内血液沸腾产生蒸汽泡，蒸汽泡的容积及激光热量传导对静脉内皮造成损伤，导致血栓形成使静脉管腔闭合并最终纤维化。利用穿刺针将穿刺血管鞘从远端置入大隐静脉，经导丝导入长鞘，经导管引入光纤，选择激光能量输出模式，常用的能量密度为 50~80J/cm^2。EVLT 对合并溃疡的下肢严重的曲张静脉及穿通支静脉处理相对比较棘手，虽然临床上采取多点皮肤穿刺闭合曲张静脉，但由于激光能量闭合病灶血管的物理作用不同于电磁波，所以激光闭合严重的曲张静脉及穿通支静脉存在不足。

3）静脉腔内射频消融闭合术：腔内射频消融术是一种新型的治疗下肢静脉曲张的微创治疗方法，适用于下肢浅静脉反流性疾病。其原理是通过射频发生器和电极导管产生热能，造成有限范围内局部组织高热，导致血管内皮损伤、静脉壁胶原纤维收缩直至血管闭合、静脉管腔闭锁而达到治疗目的。

大隐静脉消融术：超声引导下，选择膝关节水平或内踝水平经皮穿刺进入静脉主干，经血管鞘送入导管，沿靶静脉全程于静脉周围注射肿胀液，打开射频发生器释放能量。应用 Closure FAST 系统节段性消融技术时，每 20 秒治疗时间针对性治疗 7cm 静脉节段，治疗完成后，患肢即刻采用弹力绷带加压包扎。具有操作简单、创伤小、切口少、恢复快的优点。缺点是能量偏低、操作用时较长、不能用于体内有金属异物存留患者（如安置心脏起搏器、血管金属支架、金属夹等患者）。

4）透光直视旋切术：手术适用于深静脉通畅的下肢曲张静脉病例，包括合并静脉性溃疡的静脉功能不全患者。术前标记曲张静脉轮廓，先常规行大隐静脉高位结扎剥脱术，在曲张静脉的近、远端各切一小口，分别插入旋切刀头和冷光源，加压灌注充盈液，将曲张静脉与周围组织分开，选择合适的旋切刀头及转速，旋切曲张静脉并将其吸出，灌注充盈液彻底冲洗创腔，术后弹力绷带包扎患肢。此种手术，静脉溃疡处不宜直接旋切，溃疡周围因色素沉着、皮肤脂质硬化等因素时照明棒透视不易显示病灶血管，可通过触诊感知曲张的静脉，在手指示下进行旋切。此术式可以较彻底去除下肢曲张静脉团，有利于促进溃疡愈合。缺点是创伤较大、局部出血量大，以及术后血肿、小腿皮肤麻木发生的概率明显增加。

5）腔镜筋膜下交通静脉离断术：适用于严重的慢性下肢静脉功能不全，CEAP 分类 C4~C6 级者。操作时切开皮肤及深筋膜，在筋膜下分离出一定的空隙，置入腹腔镜穿刺器和镜头，然后向深筋膜下做 CO_2 充气建立气腔，并在整个手术过程中予以维持，再另做同样小切口，在影像屏幕监视下用超声刀凝固或用钛合金血管夹阻断有倒流病变的交通静脉（或穿通支静脉）。此方法的缺点是设备要求高且昂贵、操作技术掌握需要一定的时间、手术至少需两个切口、有一定的创伤。

（3）溃疡局部手术

1）硬化剂注射治疗：硬化剂注射治疗原理是通过向曲张静脉内注射化学硬化剂，造成静脉内皮甚至管壁损伤而产生炎症反应，使静脉管腔闭合，进一步纤维化使静脉腔永久性闭塞，达到治疗目的。现有的硬化剂包括铬酸盐甘油、聚多卡醇、十四烷基硫酸钠、高渗生理盐水、高渗葡萄糖液等。常用国产制剂为聚桂醇注射液，使用时将两个注射器连接三通管，按液体∶空气=1∶3 的比例连续快速推注形成泡沫混合液，患者膝部扎止血带，在超声引导下将泡沫硬化剂注入溃疡周围曲张静脉，术后立即加压包扎。

2）溃疡周围经皮缝扎术：选用 7 号线或 10 号丝线，在溃疡周围有色素沉着、皮下浅静脉、穿通支静脉区域做多个经皮单纯间断缝合，减张缝扎，缝合深度深达筋膜。目的为解除下肢静脉系统瘀血和高压，阻断血液反流，降低静脉压力，有利于溃疡愈合。

3）植皮术：对疡面面积大、经换药或手术处理后疡面肉芽组织新鲜的患者可以考虑行植皮术，以加速疡面愈合，提高远期生活质量。目前，临床上常用的静脉性溃疡植皮方法有游离皮肤移植术、皮瓣移植术和人类皮肤替代品移植术。邮票植皮或点状植皮成活率较高，对疡面的愈合有积极作用，不足之处是一旦植皮失败，可能将使疡面扩大，进一步加重病情。

4. 其他疗法

（1）压力治疗　下肢静脉曲张患者临床应用的压力治疗包括弹力绷带、医用弹力袜、间歇式充气加压治疗系统等，下肢静脉性溃疡的压力治疗多选择弹力绷带，推荐的踝部加压水平为 30~40mmHg。有研究显示，与未进行压力治疗的患者比较，弹力绷带治疗可以提高溃疡愈合率。

（2）物理疗法　常用的物理方法有低能量激光照射、低频超短波仪照射、低能量微波照射等。应用上述仪器局部照射疡面，可促进局部组织血液和淋巴循环，增加组织代谢，促使溃疡表面坏死组织脱落，刺激肉芽及上皮生长，从而起到加速溃疡愈合的作用。

（3）高压氧疗法　将患者需要治疗的部位置于高压氧舱内，进行强行供氧，尤其适用于溃疡愈合缓慢、局部水肿明显的患者，高压氧促进毛细血管的开放和功能恢复，有效改善血管远端组织的缺氧状态；能使红细胞氧合作用增加，血液黏度和细胞聚集活性下降；高浓度的组织氧可抑制厌氧菌的生长及毒素产生，有利于控制感染，促进炎症消散，加速组织修复；此外，高压氧可提高溃疡局部一氧化氮浓度，促使局部生长因子发挥良好作用，促进组织的更新，加速溃疡愈合。

六、护理

（一）　情志护理

静脉性溃疡往往是慢性长期、反复发作，不愈的溃疡和皮肤改变会使患者失去耐心并造成不同程度的心理负担，倾听患者的内心想法，注意观察、主动询问患者有无不适及要求，详细讲解拟实施的治疗方案，消除患者心里顾虑，鼓励患者增强战胜疾病的信心。

（二）　饮食护理

合理的膳食。充足的营养有助于静脉性溃疡患者的康复，减少复发。在日常饮食中注意多食蔬果，多吃优质蛋白，多吃维生素 E 丰富的食物，增加膳食纤维，忌烟酒、油腻、辛辣、刺激性食物。

（三）　创面护理

养成温水洗脚的习惯，水温不可过高或过低；避免搔抓患肢，及时修剪手、足指甲并确保无尖锐棱角，防止误伤皮肤；日常生活中保护患肢皮肤，减少碰撞摩擦，降低皮肤受伤风险；观察溃疡局部有无红肿疼痛等感染征象并及时处理。

（四）　功能锻炼

鼓励指导患者进行小腿、踝泵运动、直腿抬高运动、屈腿伸腿运动、仰卧蹬腿运动、益气解瘀保健操等。酌情减轻劳动强度，避免久站、久立，久站者穿弹力袜或弹力绷带保护。

七、研究进展

（一）　静脉性溃疡病因病机研究进展

关于静脉性溃疡的形成原因及发病机制，学者们也提出了很多假说。

1. 静脉淤血学说

长期静脉曲张随着病情的进展，静脉要逐渐增高，形成静脉高压，对表皮和真皮长期持续刺激、损伤，大分子和红细胞产物外渗至真皮组织间隙，造成继发慢性炎症反应，成为静脉淤积性皮炎。

2. 动静脉瘘学说

研究发现，慢性静脉疾病患者静脉血中氧含量高于正常人同部位静脉血样本，能解释这一现象的原因可能是动静脉瘘的存在所致，B 超提示 80% 曲张的浅静脉存在搏动性血流，并且用热像仪能找出这些动静脉瘘的位置，但此学说迄今未被证实。

3. 纤维袖套学说

当下肢静脉高压时，毛细血管通透性增强，使组织间纤维蛋白浓度增加两倍以上，而溶纤维蛋白的能力却无增强，纤维蛋白沉积在毛细血管壁周围形成一层鞘状结构，在毛细血管和临近组织间筑成一道屏障，使物质交换减慢或停顿，从而使组织细胞缺氧坏死。

4. 白细胞嵌陷学说

由于受血流变作用，血液由动脉侧流向静脉侧的微循环中，白细胞被排到血流边缘，靠近内皮细胞反转流动，白细胞会发生嵌陷或丢失现象，在静脉高压患者中，这种嵌陷现象更加严重，白细胞嵌陷于毛细血管后，可引起微循环内的炎性反应，使纤维蛋白聚集，并由纤溶酶和白细胞弹性蛋白酶释放出血管活性物质，使局部血管扩张和炎性充血，进一步形成下肢静脉性溃疡。

5. 淋巴回流障碍学说

在肢体静脉高压时，淋巴管的回流量显著减少，造成组织间隙内液体积聚，并进一步影响腓肠肌泵功能，从而增加静脉压力，日久发生溃疡。

（二）治疗方法的选择

以提高治疗静脉性溃疡疗效和降低复发率为基础目标，力求达到治疗方法创伤小、患者恢复快和美容的效果。新的治疗理念与治疗技术不断更新。每种治疗方法各有利弊，理想的治疗是根据患者的具体病情，选用合适的、有针对性的治疗方案。中西医结合是治疗静脉性溃疡的发展趋势。

【小结】

静脉性溃疡是下肢静脉功能不全的严重并发症之一，属中医学"臁疮"的范畴。关于静脉性溃疡的病因病机学者们提出了很多种理论和假说，认为其基本的病理生理改变是静脉压增高。治疗上中医针对"湿、热、瘀、毒、虚"的病因病机，以补虚化瘀为治疗大法，内治与外治相结合，分期、分型辨证相结合，达到清热利湿解毒、益气化瘀生肌的治疗效果。西医针对血流动力学异常、下肢静脉高压的发病机制，通过口服药物、传统及微创手术、溃疡局部治疗及物理疗法等，解除静脉淤阻，控制感染，促进创面愈合，恢复皮肤的完整性。本病治疗方法众多，但尚无确切的治疗标准，中西医结合的治疗方案为静脉性溃疡的治疗提供了新的思路，根据患者具体的临床情况，结合经济状况、手术风险及疗效预后，联合合适的治疗方法，制定最优的个体化治疗方案是患者安全接受治疗并获得良好预后的保障。

（王小平）

第三节　血管炎性溃疡

一、概述

血管炎是一类以血管炎症和坏死为病理基础的慢性炎症性疾病。常由于受累血管的管腔狭窄或闭塞以及血管周围炎症而导致所供组织发生炎症性和缺血性病理变化。血管本身的炎症改变可引起皮肤损伤，如红斑、丘疹、水疱、脓疱、血疱、紫癜、瘀斑、结节、风团、水肿、网状青斑等，严重的血管损伤引起组织缺血则产生坏死和/或溃疡，临床以变应性血管炎、结节性多动脉炎、白塞病、过敏性紫癜、韦格纳肉芽肿病等疾病多见。

随着血管炎疾病研究的不断深入，医学界对疾病的定义也有新的进展和变化。1866年，临床医师 Küssmaul 和病理医师 Maier 描述了 1 例发热、厌食、感觉异常、肌无力、肌痛、腹痛及少尿的患者，血管病理显示为全身中小动脉的结节性炎性损害，称为结节性动脉周围炎。1903 年，Ferrari 称其为结节性多动脉炎。1936 年 Wegner 描述了韦格纳肉芽肿。此后新的血管炎类型不断提出，如显微镜下的动脉周围炎、变应性肉芽肿性血管炎。1952 年，Zeek 提出了坏死性血管炎，这种命名主要依据组织病理学特征，但实际上却包含一大组血管炎疾病。1978 年，Ackerman 以血管壁中主要炎症细胞的类型及受侵皮肤血管的大小为依据，将血管炎分为 6 大类。1993 年，Chape Hill 会议依据血管口径的大小，分为小血管、中等血管、大血管的血管炎病。

二、病因病机

我国古代文献中关于血管炎性溃疡病因病机的报道较少，综合现代中医文献报道归纳主要病因病机：①外感邪实：外感风热之邪，风热与血互结，脉络瘀阻，气血不行。②先天不足：素体肝体不足，肝用有余，肝火内郁，痹阻脉络而发病。③七情内伤：七情内伤，首先影响肝，情志不畅，肝气郁滞，脉络失疏，营血不从，气不行则血瘀，瘀血痹阻于血脉；或久病入络，瘀血内停。④饮食不节：嗜食肥甘厚腻、炙煿之品，可致脾胃运化失常，湿浊内生，壅滞于胃，脾胃蕴热，热邪亦阻于脉络。⑤年老体衰，阴液不足，肾阴虚损，阴虚而生内热，虚火上扰，亦瘀阻脉络而发病。

三、发病机制

血管炎病因大多数未明，已明确的病因有：①细菌感染：如链球菌、葡萄球菌、结核菌等。②病毒：甲型肝炎、乙型肝炎、丙型肝炎、单纯疱疹病毒等。③药物、化学物质、血清、异性蛋白、疫苗。④伴有系统疾病：结缔组织病如系统性红斑狼疮、类风湿关节炎、皮肌炎、干燥综合征、异常蛋白血症、低补体血症等。

发病机制尚不完全明确，往往在一个疾病由多方面因素参与，造成血管炎损伤的机制如下。

1. 病原体直接侵犯血管

脑膜炎双球菌败血症的瘀点中查菌阳性，斑疹伤寒皮疹血管内皮中可找见立克次氏体、结核、梅毒、某些真菌感染，疱疹病毒感染等。

2. 免疫反应致血管损伤

（1）免疫复合物介导　如过敏性紫癜、冷球蛋白血症血管炎、红斑狼疮、血清病等。

（2）抗内皮细胞抗体直接攻击　如 Kawaski 综合征。

（3）（ANCA）介导　如 Wegener 肉芽肿病、显微镜下多血管炎。

（4）致敏 T 淋巴细胞介导　某些淋巴细胞性血管炎及可能的大血管性血管炎。

3. 血管壁成分发生改变直接引起炎症　如血管损伤。

四、诊断及鉴别诊断

（一）诊断

血管炎的诊断依据主要涉及病史、检查、检验、活检和血管造影等，并据此进行综合判断。

1. 临床表现

不同的疾病引起皮肤溃疡有不同的临床表现。

（1）结节性多动脉炎　20%~60% 的患者出现皮肤损害，典型的皮损为皮下结节、网状青斑、溃疡和坏疽，有时也可为皮肤红斑或丘疹。病变发生于皮下组织中小肌性动脉，表现为痛性红斑性皮下结节，沿表浅动脉排列或不规则地聚集在血管近旁，约数毫米至数厘米大小，呈玫瑰红，鲜红或近正常皮色，可自由推动或与其上皮肤粘连，局部有触痛，结节中心可发生坏死形成溃疡。好发于小腿和前臂、躯干、面、头皮和耳垂等部位，发生在两侧但不对称，皮损也可呈多形性，一般无全身症状，或可伴有低热，关节痛、肌痛等不适。

（2）变应性皮肤血管炎　好发于青年女性，皮损多见于下肢和臀部，以小腿、足踝为主，呈对称分布，皮损呈多形性，以紫癜、结节、坏死、溃疡为特征，可见色素沉着、萎缩性瘢痕，常反复发作，部分患者自觉疼痛、灼热或瘙痒（彩插图 4-9）。

（3）系统性红斑狼疮　以多脏器、多系统损害为特点，皮损全身分布，可有多样性表现，如丘疹样、红斑样，也可为水疱，甚至糜烂、结痂或坏疽等，可同时或先后发生。急性期有水肿、毛细血管扩张及磷片状脱屑，严重者出现水疱、溃疡、皮肤萎缩和色素沉着。手掌大小鱼际、指端及指（趾）甲周有红斑，身体皮肤暴露部位有斑丘疹、紫斑等。

（4）白塞病　以口、眼、生殖器三联征为特点，主要表现为复发性口腔溃疡、生殖器溃疡、虹膜睫状体炎及皮肤损害。皮损表现多种多样，有结节性红斑、脓疱疹、丘疹、痤疮样皮疹等。同一患者可有一种以上的皮损。特别有诊断价值的皮肤体征是结节样红斑样皮损和对微小创伤（针刺）后的炎症反应。

（5）节段性透明性血管炎　多发生多形性皮肤损害，损害首见于两侧小腿下部，特别是内外踝及周围，后缓慢向上至膝关节上部，下至足背、趾端及足底，原发损害为针头大的鲜红色瘀点，呈环状分布或密集如指头大的斑片，中央部分瘀点逐渐成暗紫红色瘀斑，进一步结痂，周围为灰白色疱壁松弛的水疱，痂下为绿豆至黄豆大小不等、形状不规则、边缘不整齐的溃疡，溃疡愈合缓慢，遗留淡黄色萎缩性瘢痕，或仅为淡黄色色素沉着斑，其间散在白色萎缩性瘢痕。

（6）硬皮病溃疡　最常发生在指尖和指间或掌指关节的背侧，下肢的各个部位也受到影响。溃疡较疼痛，愈合较慢。关节上的溃疡通常继发于创伤，而指尖上的溃疡通常是缺血的结果。

2. 辅助检查

（1）实验室检查　可有嗜酸性粒细胞升高，血沉增快，C反应蛋白升高，血红蛋白轻度降低。类风湿性血管炎患者可有白细胞增多，类风湿因子、抗核抗体、狼疮细胞阳性，补体降低等。当合并肾脏损害时，可有蛋白尿、血尿等。

（2）CTA或动脉造影　部分可见动脉狭窄或闭塞。

（3）组织病理学检查　血管炎的诊断以病理诊断为标准，将患者的病灶切除后进行病理学检查。血管炎的基本组织病理学特征包括血管内皮肿胀、红细胞外溢、血管壁和周围有纤维蛋白样物质沉积、炎性细胞浸润，严重者有血栓形成，甚至整个血管的破坏。病理学显示真皮血管血栓形成，血管壁的透明化、稀疏的炎性浸润和局灶性血栓。

（二）鉴别诊断

1. 动脉性溃疡

动脉性溃疡多发生于45岁以上的中老年人，男性多于女性，为动脉粥样硬化导致的血管慢性狭窄或闭塞，主要表现为患肢缺血，肢端发生溃疡、坏死，常伴高脂血症、高血压、冠心病、脑血管疾病和糖尿病。溃疡好发于肢体远端即趾（指），或受压部位如足底、足跟部，疼痛剧烈，溃疡边缘开始不规则，后呈锯齿状，底部有不健康的灰白色肉芽组织覆盖，渗出物较少，周围组织呈慢性缺血性改变，皮肤苍白，坏死组织与周边界线清楚。

2. 肿瘤性溃疡

鳞状细胞癌和基底细胞癌最多见。鳞癌本身呈不规则的菜花状隆起，溃疡较浅，底部有腐烂的肉芽组织，边缘高起、发硬、有奇臭，久不愈合。基癌为圆形结节状隆起，中心为溃疡，底部较鳞癌者平整，坏死组织较少，边缘翻起如荷叶状，一般无恶臭。

3. 静脉性溃疡

患肢多有静脉曲张，小腿或足踝部肿胀，色素沉着，皮肤略硬。皮肤营养障碍，轻微外伤即可发生小腿慢性溃疡（静脉性溃疡），经久不愈。静脉性溃疡有特定部位，常发生于小腿下1/3的内侧（内臁疮）或外侧（外臁疮），患处初起潮红、漫肿，继而脓水淋漓，溃疡边缘坚实，或是内陷，呈圆形、椭圆形，溃疡面上有暗红、紫红，或红色肉芽组织，疮周组织变薄，色素沉着或有湿疹样改变，不易收口。

4. 感染性溃疡

因病原体不同，临床特点不同，常见的感染性溃疡多由蜂窝组织炎及深部脓疮引起，由于炎症向深部组织发展，组织坏死、溢脓而成溃疡，周围皮肤红肿热痛，有明显的压痛，可伴发热、畏寒、淋巴结肿大、毒血症等表现，病程半月左右，愈后有瘢痕。

五、治疗

（一）中医治疗

1. 辨证论治

（1）湿热下注型

证候：患病初期，皮损为红色斑丘疹、丘疹、紫癜、瘀斑，患处疼痛较重或有灼热感；伴肢体轻度浮肿，大便不调，小便黄赤；舌质红或绛，苔黄，脉弦滑数。

治法：清热利湿，凉血化瘀。

方药：四妙勇安汤加减。金银花善清热解毒而治痈疽；玄参清热凉血，泻火解毒，软坚散结；当归养血活血而止痛；甘草清热解毒，调和诸药。

（2）血瘀型

证候：病变进入慢性期，表现为紫癜，上有粟疹或水疱，溃烂坏死、刺痛，肢体浮肿；舌暗苔腻，或有瘀斑，脉象涩滞。

治法：化瘀利湿，解毒散结。

方药：血府逐瘀汤加减。桃仁、红花、赤芍、川芎活血祛瘀，通经止痛；生地黄、当归清热凉血，滋阴养血；柴胡、枳壳、桔梗宽胸行气，通滞散结；牛膝活血通经，引药下行；甘草调和诸药。

（3）气血两虚型

证候：皮损出现慢性溃疡，肉芽不新鲜，生长缓慢，疼痛较轻、伴肢软乏力、低热、肢体浮肿等；舌质淡有齿痕，苔薄白，脉细弱。

治法：补气养血，解毒生肌。

方药：顾步汤加减。黄芪补气健脾，鼓舞正气，托毒外出；党参、白术健脾益气；石斛、当归、赤芍滋阴养血，凉血活血；鸡血藤、丹参、牛膝活血祛瘀，通经止痛，引药下行；甘草补中益气，调和诸药。

多数情况下，局部病灶常常与整体表现出不一致的征象。如对于某些溃疡，病灶是热毒夹湿邪的征象，局部表现为红肿、疼痛，脓水淋漓不尽，但舌质却以色淡，苔白的虚证为表现。此时，热毒、湿象只是表面的矛盾，一味凉血解毒、利水渗湿往往导致疾病顽固化、迁延难愈或复发，在中药中应佐以健脾之品，如党参、莲子、白术、茯苓、山药、薏苡仁等，以顾护脾胃，扶助正气，助邪外出。由此看来，当溃疡局部涉及气血痰食瘀等邪气阻滞，要注意是否有脾虚、肺燥、肾虚等正气不足，单纯依赖局部辨证也许可以缓解一时，但不深究病因，疗效常不稳固。

2. 外治

（1）中药渍溃法　药液浸于药棉或药布后，敷于患处或药液浸渍患部，经过肌肤毛窍，络穴腠理，贯络通经，采用清热利湿、活血化瘀中药，是治疗血管炎性溃疡的有效外治法，适用于疮疡溃后脓水淋漓或腐肉不脱等。根据治疗部位选择适宜的药液，并均匀浸泡，药液温度以皮肤耐受为度，不可过热，以免烫伤皮肤；若药液已冷，可再加热后浸泡，温度宜在 40℃ 以内。溃疡脓性分泌物较多或局部红肿疼痛者，可用解毒洗药、四黄洗药浸洗患处；溃疡脓性分泌物较少，可用溃疡洗药浸洗后换药；溃疡经久不愈，疮面肉芽暗红不鲜者，艾黄洗药浸洗；溃疡渗液糜烂、瘙痒者，可用燥湿止痒洗药熏洗。

（2）中药外敷法　将药物和基质制成的糊膏、软膏敷于患处，可舒筋活络、提脓祛腐、敛疮生肌。外敷药剂型繁多，可根据疮面局部的征象选择适合的药物。马黄酊湿敷可清热解毒、消肿止痛，用于溃疡继发感染，周围炎症明显，疼痛剧烈者，不宜用于疮面。

（3）切开排脓法　对脓肿形成者，可予切开引流术，把脓肿切开，可使脓液排出，从而达到毒随脓泄，肿消痛止，缓解病情，减轻痛苦的目的。切开应选择适当的时机，一般选择酿脓成熟时局部应指感明显，尽量选择低位，疮口大小以引流通畅为度。

（4）冲洗（滴灌）法　当脓液较多、疮腔较深时，可用双氧水、生理盐水交替冲洗疮腔，起到清洁疮面的作用。

（5）祛腐生肌法　九一丹、八二丹等提脓祛腐药可用于溃疡初期，脓栓未溶，腐肉未脱，或脓水不净，新肉未生的阶段；生肌玉红膏可活血祛腐、解毒生肌，可用于溃疡腐肉已脱、脓水将尽。

（二）西医治疗

1. 药物治疗

（1）糖皮质激素　激素对本病活动仍是主要的治疗药物，及时用药可有效改善症状，缓解病情。一般口服泼尼松每日 1mg/kg，维持 3~4 周后逐渐减量，每 10~15 天减总量的 5%~10%，通常以血沉和 C 反应蛋白下降趋于正常为减量的指标，剂量减至每日 5~10mg 时，应长期维持一段时间。活动性重症者可试用大剂量甲泼尼龙静脉冲击治疗。但要注意激素引起的库欣综合征、感染、高血压、糖尿病、精神症状和胃肠道出血等不良反应，长期使用要防治骨质疏松。

（2）免疫抑制剂　免疫抑制剂联合糖皮质激素能增强疗效。常用的免疫抑制剂为环磷酰胺、甲氨蝶呤和硫唑嘌呤等。环磷酰胺可每日口服 2mg/kg 或冲击治疗，每 3~4 周 0.5~1.0g/m²，病情稳定后逐渐减量。甲氨蝶呤每周静脉注射、肌肉注射或口服 5~25mg。硫唑嘌呤每日口服 2mg/kg。有报道环孢素 A、霉酚酸酯、来氟米特等有效。在免疫抑制剂使用中应注意查血常规、尿常规和肝功能、肾功能，以监测不良反应的发生。

（3）生物制剂　肿瘤坏死因子（TNF）拮抗剂治疗较多，但目前仍不能替代激素和环磷酰胺，缺乏大样本的临床验证资料。生物制剂在血管炎中的应用仍有待进一步研究。

2. 手术治疗

避免在血管炎活动期进行手术干预，否则极易形成血栓，使炎症加重。应在血管炎症控制后、疾病稳定期，对已闭塞或严重狭窄的大中血管进行开通。常用的有血管旁路手术和腔内球囊扩张成形术或支架植入术等。

六、护理

（一）情志护理

由于患者病程长，多系统多脏器损害，肢体疼痛和坏死，使患者产生痛苦和抑郁心理，医护人员应及时了解患者的需求，关心体贴患者，讲解疾病有关知识，详细说明下一步的治疗方案及愈后情况，改变患者认知，使其情绪稳定，主动配合治疗和护理。

（二）饮食护理

血管炎溃疡患者应忌烟酒，饮食应清淡，忌食辛辣肥腻之品，如葱、蒜、辣椒等，保持大便通畅。合并糖尿病、高血压、高血脂的患者，应多吃粗粮、优质蛋白。叮嘱患者定期复查。

（三）患肢及疮面护理

注意患肢的保暖和保护，避免外伤，不乱用针刺、拔罐等；密切观察患者疮面是否有渗血、渗液，疮面肉芽组织生长，疮周是否红肿、糜烂，根据症状及时调整用药。

（四）用药护理

医生指导患者正确用药，特别对接受皮质类固醇及免疫抑制剂等药物治疗者，叮嘱患者不能擅自停药或加量；患者输液时，尽量避免应用高渗、刺激性强的溶液和药物，若用时应缓慢滴注，以防发生静脉炎；发生后及时就诊，减少活动，抬高患肢。对于老年患者出现头痛、视力障碍者，应及时就诊，早期明确诊断和治疗，根据医嘱调整用药；适当休息，避免用眼过度。

七、研究进展

血管炎在组织病理学上表现为血管壁及其周围组织的炎症性改变，包括血管内皮肿胀、红细胞外溢、血管壁及周围有纤维蛋白样物质沉积、炎细胞浸润，严重者有血栓形成，甚至整个血管的破坏。

临床中，结缔组织病（connective tissue disease，CTD）与血管炎相关，以系统性红斑狼疮（systemic lupus erythematosus，SLE）为代表。2012 年，将继发于 CTD 的血管炎归类为"与全身性疾病相关的血管炎"类别，如狼疮性血管炎和类风湿性血管炎。SLE是伴有血管炎相关病例数最多的 CTD，且 89%～94%患有血管炎的 SLE 患者都存在皮肤病变。血管炎使血管内皮受损，引起血管狭窄或闭塞，可能引起四肢远端部位的溃疡或坏死。皮肤病变可能是全身受累的早期预警信号。根据皮肤病变的类型，可以判断潜在的血管炎，紫癜或斑丘疹等部分病变可与小血管炎相关，如白细胞碎裂性血管炎；指尖的红斑-紫红色点状病变通常是小血管炎的唯一表现。缺血性病变，溃疡和坏疽通常与中血管炎相关，如冷球蛋白血症血管炎或中血管炎。如果患有 CTD 的患者出现血管炎性皮肤受累，特别是如果怀疑为冷球蛋白或坏死性血管炎，建议进一步排查，以排除潜在危险的全身受累。除症状外，还要行常规血液检查，应包括全血细胞计数、红细胞沉降率、肝功能、抗中性粒细胞胞质抗体（ANCA）、HIV 检测，以及尿液分析和胸片，并多次做皮肤活组织检查。

【小结】

血管炎性溃疡病因病机复杂，不同血管炎临床表现多异、误诊率高，临床诊断时需注意局部症状与组织病理相结合，且与其他溃疡认真鉴别。由于国内外对本病尚无完整规范的诊疗指南，故临床治疗方法也不同。治疗时应采用局部与整体相结合，中西医相结合的方法，以提高治愈率，减少复发，最大可能地减轻患者痛苦。同时，也应寻找新的方法，并总结出一套规范的治疗方案。

（刘明）

第五章　糖尿病性足病

一、概述

糖尿病在我国已成为常见病、多发病，严重影响广大患者的身心健康与生活质量，对给国家财政造成一定的负担与压力。其中糖尿病足是糖尿病过程中严重影响生活质量的常见并发症。1952 年 Oakley 提出糖尿病足病名后，1972 年 Catterall 将糖尿病足定义为足部糖尿病性神经、血管病变又合并了感染等多种因素所引起的一组临床症候群。1999 年世界卫生组织进一步将糖尿病足定义为糖尿病患者由于神经病变及不同程度末梢血管病变而导致下肢感染、溃疡形成和/或深部组织的破坏。糖尿病足病程发展不同阶段，其临床表现往往不是单一病症，而是以某一表现为主的一种综合性病变。据统计，我国 50 岁以上的糖尿病患者，糖尿病足的发病率高达 8.1%。全球每 20 秒就有 1 例糖尿病患者截肢；糖尿病足合并溃疡年死亡率高达 11%，截肢患者死亡率更高达 22%；国内外研究表明，糖尿病足花费巨大，约占整个糖尿病医疗费用的 1/3。糖尿病足已成为糖尿病患者致残、致死的主要原因之一，造成社会沉重负担。

中医学古文献中并无与糖尿病足相对应的病名，属"消渴""脱疽""血痹""阴疽"等范畴。糖尿病足的相关症状、体征等表现在古典医籍中自《黄帝内经》以来多有记载。《灵枢·痈疽》曰："发于足趾名曰脱痈，其状赤黑，死不治；不赤黑不死，不衰急斩之，不则死矣。"《刘涓子鬼遗方》更有详细描述，名曰"脱疽"，首载脱疽病名，云："敦疽发两足趾。"宋·诸瑞章《卫生宝鉴》中有"消渴病人足膝发恶疮，至死不救"的记载，明确指出了脱疽与消渴的关系。元·朱震亨《丹溪心法》则详细记载了消渴脱疽的临床症状，提出："脱疽生于足指之间，手指生者间或有之……初生如粟，黄泡一点，皮色紫暗，犹如煮熟红枣，黑气蔓延，腐烂延开，五指相传，甚则攻于脚面，犹如汤泼火燃。"明·薛己《立斋外科发挥·脱疽》对其病因予以详细阐述，提出："此证因膏粱浓味，酒面不慎房劳，肾水枯竭，或服丹石补药。"明·汪机《外科理例》评估了该病的预后，指出炙爆，积毒所致。或："脱疽、肿痛赤色。水衰火旺之色。尚可治。若黑或紫。火极以水之象也。乃肾水已竭。精气已涸。决不治。"

隋唐时期，关于消渴病并发痈疽的病因病机从理论上已日臻成熟。医家认为其病因病机为寒邪、湿热、瘀血、痰湿、气血亏虚、阴阳的盛衰偏差导致的本虚标实证，是一种伤及皮肤、经脉、肌肉、经筋、骨骼的病证。宋金之后，关于消渴并发脱疽的现象受到医家的重视，明确认识到感染和缺血为该病的主要病因。明清时期，已确定了"化腐生肌药物配合蚕食清创术"为治疗本病的基本大法。

二、病因病机

糖尿病足病虽然易于诊断，但不同类型、不同分期的致病因素，病因不同，发病机制也不一致。据"审因论治"，不同的病因病机，治疗各不相同。了解病因病机，对于诊疗糖尿病足病有着重要指导意义。

（一）致病因素

糖尿病足病的致病因素可归纳为外感六淫、情志所伤、其他伤害（如饮食不节、房劳过度、肾水亏虚、外伤）。

1. 外感六淫

风、寒、暑、湿、燥、火在正常情况下，一般称为"六气"，能滋助万物生长；反之，不正常之六气，就称为"六淫"或"六邪"。有时六淫邪毒的毒力特别强盛，超过了人体正常的抵抗能力，也能造成糖尿病足病的发病和发展条件。

风邪，风性善行而数变，风性开泄，风能化燥，风邪致病变化多端，表现不一，因人而异。如糖尿病足患者四肢末梢麻木不仁，肢端感觉不敏感；或有瘙痒，或蚁行感，或有游走性刺痛等不同；足部多皮肤干燥、脱屑、皮肤皲裂，或有瘙痒不适。

寒邪，寒为阴邪，具有"寒主收引""寒胜则痛"的特性，且侵袭人体致局部气血凝滞，血脉流行失常。如糖尿病足患者患肢发凉、怕冷，则见四肢疼痛、间歇性跛行，皮肤苍白，肢端爪甲挛急不适等。

暑邪，暑为阳邪，可耗气伤阴，暑必夹湿，由于暑热外受，蕴蒸肌肤，汗出过多或汗出不畅，以致暑湿逗留，复经搔抓，破伤染毒，可致糖尿病皮肤感染。暑湿合邪，阻滞肌肤、脉络，常可致糖尿病足坏疽。

湿邪，湿性黏滞、缠绵、趋下。糖尿病足患者外感湿热之邪阻滞肌肤、脉络、筋骨，可致肤腠溃破、筋骨溃坏，病势发展迅速；湿邪重浊黏滞，其致病多致分泌物、脓液渗出多而黏浊、秽臭，病程迁延，创面难愈。

燥邪，燥邪伤津耗液，易致糖尿病足病皮肤干燥皲裂、枯槁、脱屑等。

热（火）邪，火为阳邪，故其病一般多为阳证，患部之特点多表现为发病迅速，来势猛急，掀红灼热，肿势皮薄光泽，疼痛剧烈，容易化脓腐烂，常伴口渴喜饮、小便短赤、大便干结等。

2. 情志所伤

情志是指人体的内在精神活动，包括喜、怒、忧、思、悲、恐、惊等七类，故又称七情。由于长期的精神刺激或突然受到剧烈的精神创伤，超过人体生理活动所能调节的范围，可使体内的气血、经络、脏腑的功能失调也可致此病。清·冯楚瞻的《冯氏锦囊秘录》载有"郁怒伤肝脾……气血难达，易致筋溃骨脱。"清·顾世澄的《疡医大全》曰："痈疽愤郁不遂志欲之人，多犯此疾。"其表明情志不和可使气血运行紊乱，从而引发糖尿病足脱疽发生。

3. 其他伤害

（1）饮食不节 早在《素问·生气通天论》就有"膏粱之变，足生大疔"的记载，这里的大疔也是平常所说的疮疡一类疾病，可以理解为糖尿病坏疽，指出了糖尿病足与饮食的密切关系。明·薛己《立斋外科发挥》曰："此证因膏粱浓味，酒面炙煿，积毒所致。"其指出进食肥甘厚味是引起糖尿病足的病因之一。

（2）房室损伤 宋·陈言的《三因极一病证方论》曰："痈疽……又尽力房室，精虚气节所致者，此乃因不内外所伤而成也，故知三因备矣。"明·张介宾《景岳全书》曰："不慎房劳，肾水枯竭，或服丹石补药，致有先渴而后患者，有先患而后渴者，皆肾水亏涸，不能制火也。"其指出了脱疽的发病原因不仅有饮食膏粱厚味，还有服用丹石补药、房劳过度。《外科正宗》云："夫脱疽者外腐而内坏也……房劳过度，气竭精伤……多致阳精煽惑，淫火猖狂，其蕴蓄于脏腑者，终成燥热火症，其毒积于骨髓者，终为疽毒阴疮。"其说明各种原因引起的肾水亏虚是形成消渴脱疽病变的重要内因。

（3）外来伤害 清·过玉书的《增订治疗汇要·卷上·脱骨疗》中载有"其或修甲受伤及咬伤、轧伤所致"，且明·薛己《外科枢要论》也有"其修手足口咬等伤而致者"的记载，提示脱疽也可因机械性损伤而诱发。临床中常见很多糖尿病足患者由于其周围神经病变而导致感觉迟钝或消失，皮肤因烫伤、挤伤、扎伤等外伤从而形成溃疡、感染、坏死等并发症。

（二）发病机制

1. 发病机制

糖尿病日久，耗伤气阴，五脏气血阴阳俱损，肌肤失养，血脉瘀滞，日久化热，灼伤肌肤和/或感受外邪致气滞、血瘀、痰阻、热毒积聚，以致肉腐骨枯。若过食肥甘、醇酒厚味，损伤脾胃，致湿浊内生，湿热互结，气血运行不畅，络脉瘀阻，四肢失养；或脾运失常，痰湿内停，阻遏气机，气滞血瘀，久而化热，热盛肉腐；或肝阴亏虚，疏泄失职，气血瘀滞，郁久化热，热瘀相合，筋烂肉腐；或年高脏腑功能失调，正气不足，肝肾之气渐衰，水亏火炽，火毒炽盛，热灼营血；复因感受外邪及外伤等诱因，致皮肤经脉受损，局部瘀血阻滞，瘀久化火，蕴热湿毒灼烁脉肉、筋骨而发为坏疽、溃疡。

2. 病机演变规律

糖尿病足病程较长，病机复杂，根据其病机演变和症状特征分为以下三个阶段。

（1）早期 气阴两虚，脉络闭阻。本病因糖尿病日久，耗气伤阴，气虚则血行无力，阴虚则热灼津血，血行涩滞，均可酿成血瘀，瘀阻脉络，气血不通，阳气不达，肢端局部失养而表现为肢冷、麻木、疼痛。

（2）中期 湿热瘀毒，化腐成疽。若燥热内结，营阴被灼，络脉瘀阻；或患肢破损，外感邪毒，热毒蕴结；或肝经湿热内蕴，湿热下注，阻滞脉络；或脉络瘀血化热，淫气于筋，发于肢末，则为肢端坏疽，而致肉腐、筋烂、骨脱。若毒邪内攻脏腑，则高热神昏，病势险恶。

（3）晚期　若迁延日久，气血耗伤，正虚邪恋，伤口迁延难愈。表现为虚实夹杂，以肝肾阴虚或脾肾阳虚夹痰瘀湿阻为主。病情发展至后期则阴损及阳，阴阳两虚，阳气不能敷布温煦，致肢端阴寒凝滞，血脉瘀阻而成。若治疗得当，正气复，气血旺，毒邪去，则可愈合。

糖尿病足病为本虚标实之证，以气血阴阳亏虚为本，以湿热、邪毒、络阻、血瘀为标，病位在血、脉、筋。

三、发病机制

糖尿病足是多种因素引起的复杂病变。组织缺血、周围神经病变和感染是导致糖尿病足的三大病理基础，三者通常合并存在。周围神经病变及组织缺血作为发病的始动因素，而感染常随之发生。

（一）糖尿病足患者周围神经病变

糖尿病性周围神经病（diabetic peripheral neuropathy，DPN）临床常见，多与血管病变并存，涉及运动、感觉及自主神经。首先，感觉神经病变可导致感觉迟钝，足部易受压力、机械及热损伤。其次，运动神经病变改变足部生物力学并导致解剖结构变异，引起足畸形、关节活动性受限和足部负荷改变。单纯糖尿病性周围神经病变不包含在本指南范畴内，本次对周围神经病变更多是在联合下肢血管病变基础上作进一步说明。基于本病指南，本文讨论的糖尿病足范畴为下肢血管病变引起组织缺血、伴或不伴下肢溃疡的糖尿病性足部病变。

（二）糖尿病足患者缺血或神经缺血性病变

糖化血红蛋白（glycosylated hemoglobin，HbA1c）每升高1%，外周动脉疾病（peripheral arterial disease，PAD）的风险将增加25%~28%。根据欧洲一项大型队列研究结果表明，糖尿病足约半数源于神经缺血性或缺血性病变。缺血是阻止病变愈合的最重要因素。神经缺血性病变是DPN和组织缺血协同效应导致的，其减少了氧气向代谢组织的输送。大血管病变及微血管功能障碍则共同损害糖尿病足的血流灌注。糖尿病大血管病变的一个重要特点是下肢动脉中层钙化引起血管弹性显著下降，导致踝-肱指数（ABI）、趾-肱指数（TBI）出现假阴性结果。从临床角度出发，缺血及神经缺血性病变可合并为同一项致病因素处理，可能存在给予血管再通治疗的必要。

（三）糖尿病足感染

糖尿病足神经缺血性溃疡极易受到感染，感染的发生与截肢概率密切相关，尤其是对合并外周动脉疾病患者。深部感染可表现为骨髓炎或沿肌腱播散的软组织感染，是关乎截肢与否及威胁患者生命的直接因素，患者转归与感染范围、并发症及是否伴有外周动脉疾病相关。

四、诊断及鉴别诊断

（一）诊断

1. 临床表现

（1）症状特点

1）缺血：早期皮肤瘙痒，干燥，蜡样改变，弹性差，汗毛脱落，皮温降低；皮色苍白或紫红或色素沉着；趾甲因营养障碍而生长缓慢、变形、肥厚、脆裂，失去光泽；小腿和足部肌肉萎缩，肌张力差等；患足发凉、怕冷、麻木、疼痛，在寒冷季节或夜间加重，跗阳脉可触及或明显减弱或不可触及，肢体抬高试验为阳性。可首先出现间歇性跛行，缺血加重出现静息痛，严重者出现干性坏疽，归属于脱疽的范畴（彩插图 5-1）。

2）感染：足部或肢体远端局部软组织皮肤糜烂，初为水疱或浅溃疡，继之溃烂深入肌腱和肌层，破坏骨质，组织坏死腐烂，形成脓腔和窦道，排出秽臭分泌物，周围呈增生性实性肿胀，以湿性坏疽为主，归属于筋疽的范畴（彩插图 5-2）。

3）周围神经病变：主要包括运动障碍足、无痛足和灼热足综合征。运动障碍足主要由于营养某一神经根或神经干的血管病变，而使该神经支配区域感觉障碍和运动减弱或消失，以致肌肉萎缩、膝腱反射减弱或消失。无痛足是指袜套型感觉迟钝和麻木，震颤感觉和精密触觉减弱，容易被轻度的外伤或自伤而致组织破损感染。灼热足综合征典型症状是痛觉敏感，患处针刺样、刀割样、烧灼样疼痛，夜间或遇热时加重。

4）骨损：主要为夏科关节和骨质疏松。夏科关节是一种由于周围神经病变、痛觉消失、负重受压导致关节韧带损伤、骨与关节囊破坏而形成的关节畸形综合征。好发部位为足和踝关节，表现为软组织肿胀、轻微疼痛、跖骨头下陷、跖趾关节弯曲、关节半脱位畸形，形成弓形足、捶状趾、鸡爪趾、夏科管杂音，深浅反射迟钝或消失。

（2）坏疽的局部表现及分型　按照临床表现可分为湿性坏疽、干性坏疽和混合坏疽。

1）干性坏疽：足部皮肤苍白、发凉，足趾部位有大小和形状不等的黑色区足趾疼痛，常发生于足及趾的背侧，有时整个足趾或足变黑、变干。此型占 5.9%～7.5%。

2）湿性坏疽：多由皮肤外伤、烫伤、穿不合适鞋袜、感染等为诱因，早期病位多在足底胼胝区、跖骨头、足跟、足背等足部压力支撑点和易摩擦处。病变程度不一，由浅表溃疡至严重坏疽。局部皮肤充血、肿胀，严重时伴有全身症状，体温升高、食欲不振、恶心、腹胀、心悸、尿少等菌血症或毒血症表现。这是糖尿病足的主要类型，占 72.5%～76.6%。

3）混合性坏疽：同一肢端的不同部位同时呈现干性坏疽和湿性坏疽（彩插图 5-3）。此型病情较重，占 18%～20%。

2. 理化检查

（1）实验室检查

1）定期测定空腹和餐后 2 小时血糖、糖化血红蛋白，以了解糖尿病控制情况。

2）检查血脂、血黏度。

3）血常规检查，了解白细胞计数和分类。

4）坏疽、溃疡处分泌物细菌培养、真菌培养及抗生素药敏试验，尤其注意厌氧菌、真菌感染。

（2）特殊检查

1）下肢血管彩色多普勒超声检查：了解下肢血管（动脉）内壁粥样硬化斑块的大小和管腔狭窄或阻塞程度，显示动脉结构及功能异常。检查部位包括足背动脉、胫后动脉、腘动脉和股动脉等。

2）X线检查：常规检查，发现肢端骨质疏松、脱钙、骨髓炎、骨质破坏、骨关节病及动脉硬化，同时评估气性坏疽感染后肢端软组织变化。

3）动脉造影：显示动脉管壁内病变（如血栓、狭窄和闭塞）的部位、范围及侧支循环情况，用于截肢或血管重建术前血管病变的定位。

4）神经电生理检查：了解神经传导速度。神经传导速度、诱发电位的检测是诊断下肢有无周围神经病变和评估神经病变程度的方法之一。

5）踝肱指数（ankle brachial index，ABI）和趾肱指数（toe brachial index，TBI）：ABI是指踝部动脉收缩压与肱动脉收缩压的比值，TBI是指足趾动脉收缩压与肱动脉收缩压的比值。ABI与TBI是评估下肢缺血程度的常用指标，具有价廉、简便、可重复性高和特异性强的优点，因此常用于下肢动脉病变（lower extremity artery disease，LEAD）筛查。ABI正常参考值定义为0.9～1.29，0.91～0.99为临界状态，ABI>1.30通常提示动脉钙化，ABI≤0.90可诊断下肢动脉病变。ABI为0.70～0.90，提示轻度动脉病变；ABI为0.40～0.70提示中度动脉病变；ABI≤0.40，提示重度动脉病变。

6）经皮氧分压测定（$TcPO_2$）：$TcPO_2$作为一项无创检测下肢动脉缺血的方法，在糖尿病下肢血管病变程度、疗效判断中具有一定的临床意义。根据$TcPO_2$检测结果将双下肢血管情况分为2级，1级：$TcPO_2$>40mmHg提示血管正常；2级：$TcPO_2$<40mmHg提示血管缺血病变。$TcPO_2$<34mmHg的糖尿病足患者，有9.7%需要行截肢术，$TcPO_2$>40mmHg只有3%的患者需要截肢，$TcPO_2$<20mmHg选择在肢体近端进行截肢，$TcPO_2$>20mmHg可在远端截肢，其敏感性为88.2%，特异性84.6%。

7）血管造影三维重建（CTA）：与超声相比，横切面解剖图在三维成像、显示动脉与周围组织相邻关系上有优势，与动脉造影相比有无创的优势。

8）核磁共振成像（MRl）和核磁共振血管成像（MRA）：适用于能控制好自己身体运动的患者。在敏感性、特异性、阳性预计值和阴性预测值等方面均优于超声多普勒，对于足部脓肿、坏死部位的定位十分精确，可有效指导临床清创和部分截肢手术。

9）足部同位素扫描：在糖尿病足部感染的早期诊断方面优势明显，敏感性较高。缺点是假阳性率高，定位欠精确。

3. 诊断标准

（1）糖尿病患者有肢端血管和（或）神经病变和/或合并感染者。

（2）糖尿病患者肢端有湿性坏疽或干性坏疽的临床表现和体征，并符合糖尿病足

Wagner 分级标准者。

0 级：无开放性病变，明显供血不足。

1 级：浅表溃疡。可由水疱或其他损伤所致，或自发产生。

2 级：溃疡深达肌腱、韧带、骨关节。

3 级：深部溃烂感染，并有骨髓炎和脓疡窦道形成。

4 级：有趾及和/或部分足坏疽。

5 级：全足坏疽。

（3）踝肱指数（ABI）<0.9 以下者。

（4）超声彩色多普勒检查，提示肢端血管变细，血流量减少造成缺血或坏疽者。

（5）血管造影证实，CTA、MRA 提示血管腔狭窄或阻塞，并有临床表现者。

（6）电生理检查，可见周围神经传导速度减慢或肌电图、体感诱发电位异常改变者。

（7）X 线检查，可见骨质疏松脱钙、骨质破坏、骨髓炎或关节病变、手足畸形及夏科关节等改变者。

具备前 2 条，并结合后 3~7 条中任何 1 条即可确诊。

（二） 鉴别诊断

1. 血栓闭塞性脉管炎

本病为中小动脉及伴行静脉无菌性、节段性、非化脓性炎症伴腔内血栓形成导致的肢体动脉缺血性疾病。好发于 40 岁以下的青壮年男性，多有吸烟、寒冻、外伤史。有40%左右的患者同时伴有游走性血栓性浅静脉炎。手足均可发病，表现为疼痛、发凉、坏疽。坏疽多局限于指趾，且以干性坏疽居多，继发感染者可伴有湿性坏疽或混合性坏疽。X 线、造影、CTA、MRA 检查显示无动脉硬化，无糖尿病病史。

2. 肢体动脉硬化闭塞症

本病是由于动脉粥样硬化，导致肢体管腔狭窄或闭塞而引起肢体怕凉、间歇性跛行、静息痛，甚至坏死等缺血缺氧临床表现。本病多发于中老年患者，男性较多，同时伴有心脑动脉硬化、高血压、高脂血症等疾病。病变主要发生于大中动脉，呈节段性，坏疽多为干性，疼痛剧烈，远端动脉搏动减弱或消失。血糖正常。

五、治疗

（一） 中医治疗

糖尿病足病在糖尿病的各个阶段均可以出现，与湿、热、火毒、气血凝滞、阴虚、阳虚或气虚有关，为本虚标实之证。本病既有糖尿病和其他并发症的内科表现，又有足部病变的外科情况，临床治疗较为棘手，一旦发病，发展急剧，病势险恶。临证辨治要分清标本，强调整体辨证与局部辨证相结合，注意扶正与驱邪并重。有时全身表现与患足局部症状并不统一，虽然全身表现为虚象，局部表现却可能是实证，要根据正邪轻重而有主次之分，或以驱邪为主，或以扶正为主。

1. 辨证论治

（1）瘀血阻络证

证候：患肢发凉、怕冷、刺痛，痛处固定，疼痛明显，夜间明显，彻夜难眠，肢端皮肤暗红或兼有紫斑，活动后皮肤呈苍白色，按压后苍白，或皮肤甲错，或皮肤菲薄，或患足趾（指）多呈干性坏疽，足部跗阳脉不可扪及；舌质紫暗或有瘀斑，舌下有青筋紫暗怒张，苔薄白，脉细涩。

治则：活血化瘀，行气通络。

方药：血府逐瘀汤加减。当归、红花、桃仁、川芎、丹参、生地黄、枳实、赤芍、白芍、忍冬藤、桂枝、地龙、党参、白术等。方中当归、红花、桃仁、川芎、地龙、丹参活血祛瘀；生地黄、赤白芍凉血活血；枳实、忍冬藤、桂枝通络止痛；党参、白术益气行血。

（2）肾虚髓亏证

证候：患者腰膝酸软，疲乏无力，齿枯发脱，耳目不聪，患者肌肉萎缩，大骨如脱，骨萎无力，行走不便，爪甲失荣，足趾或足体畸形，骨质变细；溃疡或窦道损及骨质，经久不愈；舌淡胖或干红瘦小，无苔或少苔，脉沉迟或细无力。

治则：滋补肝肾，益精添髓。

方药：左归丸、右归丸加减或金匮肾气丸加减。熟地黄、龟板、续断、补骨脂、骨碎补、淮山药、山萸肉、枸杞、狗脊、牛膝、当归、淡附片、肉桂、菟丝子等。方中熟地黄、龟板、续断、补骨脂、骨碎补、狗脊、牛膝补肝肾，强筋骨；淮山药、山萸肉、枸杞、当归补肾健脾，养血通络；淡附片、肉桂、菟丝子温阳通络。

（3）湿热（毒）壅盛证

证候：患者可有高热，头痛，口干，纳差，溲赤便结；患肢疼痛剧烈或不痛，局部红肿热痛，足或足趾成巨型性肿胀，可伴有下肢红肿，下肢及足部皮温高，溃破脓液量多而恶臭，发展迅速；舌质暗红或红绛，舌苔黄或灰黑，脉弦数或洪数。

治则：清热凉血，解毒利湿。

方药：四妙勇安汤合五味消毒饮加减。金银花、连翘、蒲公英、紫花地丁、玄参、生地黄、丹皮、白花蛇舌草、野菊花、垂盆草、茵陈、蚤休、苦参、水牛角片等。方中金银花、连翘、蒲公英、紫花地丁、白花蛇舌草、野菊花、垂盆草、茵陈、蚤休清热解毒；苦参、水牛角片、玄参、生地黄、丹皮清热养阴，凉血活血。

（4）气血不足证

证候：患者少气乏力，面色㿠白，精神不振，胃纳减退，心悸气短，畏寒自汗；肢体溃疡经久不愈，疮面脓液清稀，或创面干燥，无明显的渗出，肉芽淡红，生长缓慢，上皮生长缓慢；舌淡红，苔白润，脉沉细或细涩。

治则：益气养血，托里生肌。

方药：人参养荣汤加减或八珍汤加减。黄芪、党参、山药、白术、当归、川芎、生地黄、赤芍、白芍、皂刺、肉桂、牛膝等。方中党参、山药、白术健脾益气；当归、川芍、生地黄、赤芍凉血、养血、活血；黄芪、皂刺托毒消肿；肉桂、牛膝补肾扶阳，引药下行。

（5）气阴两虚证

证候：患者神疲乏力，口干不欲饮，或低热，患足趾（指）多呈干性坏疽，无或脓液少量，分界局部无或有红肿疼痛；足部创面经久不愈，创面干燥，无明显的渗出，肉芽不鲜，生长缓慢；舌质红或瘦小，少苔或苔黄，脉弦细数。

治则：益气养阴，活血生肌。

方药：麦味地黄汤加减。生黄芪、人参、石斛、玄参、生地黄、丹皮、白芍、山萸肉、牛膝、五味子等。方中黄芪、人参补气健脾，鼓舞正气，托毒外出；石斛、元参、山萸肉、白芍、五味子补养阴血；生地黄、丹皮养阴清热，凉血活血；牛膝引药下行，活血通络。

（6）湿热下注证

证候：患者腹满，纳差；患者足部皮肤溃烂，双足趾湿糜溃破，渗出较多，伴有秽臭，触痛明显或不痛，足癣明显；或足部皮肤出现水疱，大小不等，溃破后疮面湿糜；或足部皮肤广泛的斑丘疹，溃破，瘙痒明显；舌红或胖大，有齿痕，舌苔黄腻或白腻，脉滑数或弦滑。

治则：清热利湿，健脾化浊。

方药：四妙散加减。茵陈、苦参、蚤休、黄柏、土茯苓、苍术、生薏苡仁、地骨皮、胡黄连、泽泻、垂盆草等。方中苍术、薏苡仁、泽泻健脾化湿；茵陈、苦参、蚤休、黄柏、土茯苓、垂盆草清热解毒利湿；地骨皮、胡黄连清热凉血，解毒热，用于皮肤痈肿疼痛，效果甚佳。

2. 外治

（1）中药熏洗疗法或溻渍疗法　中药熏洗疗法或溻渍疗法是使药物作用于肌体后，其挥发性成分经皮肤吸收，局部可保持较高的浓度，能长时间发挥作用，对改善血管的通透性和血液循环，加快代谢产物排泄，促进炎性致痛因子吸收，提高机体防御和免疫能力，促进功能恢复具有积极的作用。

使用中药药液适量，用6~8层纱布浸湿中药液，以不滴水为度贴敷患处。每隔数分钟取下重复浸湿药液，继续敷贴，或将药液频频滴于纱布上，使创面保持一定的湿度。范围应稍大于创面，每次20分钟，必要时可以保留药纱，无菌敷料固定。适用于脓水多而臭秽重、引流通畅，或创面腐肉已尽、新肌难生的治疗。

1）痰瘀阻络证：肢体发凉怕冷，疼痛，步履沉重乏力，活动艰难，严重者持续疼痛，夜间尤甚，彻夜不寐；肢端、小腿有瘀斑，或足部紫红色、青紫色；舌有瘀斑，舌质绛，脉弦涩。

治则：化痰祛瘀通络。

方药：乳香、没药、苏木、元胡、路路通、豨莶草。

2）热毒炽盛证：患足红、肿、热、痛，溃破流脓，脓液黏稠恶臭者烦躁易怒，口渴喜冷饮，舌质暗红或红绛，苔薄黄或灰黑，脉弦数或洪数。

治则：清热利湿解毒。

方药：大黄，黄连，黄柏、苦参、明矾、蚤休、丹皮、蒲公英、紫花地丁。

3）气血两虚证：局部脓液渗出较少，质清稀，淋漓不尽，臭味较轻. 下肢麻木刺痛，皮肤苍白。

治则：益气养血通络。

方药：生黄芪、当归、生地黄、赤芍、白芍、桃仁、红花、地龙、牛膝、鸡血藤、路路通。

（2）箍围疗法　箍围疗法是借助于箍围药的截毒、束毒、拔毒作用而起到清热消肿、散瘀定痛、温经化痰等治疗效应的一种敷贴方法。以箍围药物外敷创面周围红肿处，敷药范围要超过整个色红、肿胀、发热的范围约1cm处，药剂厚1～2mm，以免影响整个创面周围皮肤的透气性，外用无菌敷料固定。

（3）生肌类中药外敷　以镊子在肉芽创面上自皮缘向内放射状轻刮数次去除伪膜，或棉球同法轻拭创面。后用生肌象皮膏或橡皮生肌膏纱条平铺覆盖全部创面，药剂厚1～2mm，不宜太厚，覆盖的范围以超过创面边缘0.5～1cm为宜，无菌敷料外固定。

（4）推拿治疗

1）阴虚火盛血瘀型：脊柱上段夹脊穴，揉压曲池、肾俞、足三里，双下肢向心性推法，按压气冲穴。

2）气虚血瘀型：脊柱中段夹脊穴，揉压百会、中脘、关元、气海、脾俞、肾俞、足三里，双下肢向心性推法，按压气冲穴。

3）阳虚血瘀型：脊柱中、下段夹脊穴，脾俞、肾俞、命门、天枢、关元、足三里，双下肢向心性推法，按压气冲穴。

（5）针灸治疗　将艾条的一端点燃，对准患处距离创面6～8cm，先用温和灸温热局部气血以开通经络，再施以回旋灸、雀啄灸，每次15～20分钟。操作者应注意及时弹掉燃尽的艾灰，并将食指、中指置于施灸部位的两侧，通过操作者的手来感觉局部受热程度，及时调节施灸距离及施灸时间，以防烫伤患者皮肤。

（6）清创术

1）祛腐清创术：适用于糖尿病足溃疡Ⅲ-Ⅳ级创面处于祛腐期阶段，侵及筋膜、肌腱、骨组织，以及大量坏死腐肉组织难以脱落或引流不畅者。通过手术治疗达到减压，通畅引流，尽量保护尚未完全失活的组织的作用。操作规程为予局部麻醉或神经阻滞麻醉。对于难脱腐肉的创面，以止血钳提起难脱腐肉，组织剪修剪腐肉，至少量出血为宜，尽量保护健康的筋膜及肌腱组织。对于有潜行创缘的创面，在止血钳的指引下探及潜行创缘底部，行"V"型切口，扩大创面，以利于体位低位性引流为度并尽可能多的保留皮肤组织。对于有坏死肌腱暴露的创面，如发现腱鞘感染，则对病变的腱鞘切开通畅引流；沿肌腱走行方向切开皮肤、皮下组织，清除坏死肌腱；或在坏死肌腱近端包括约1cm的正常肌腱处，取1cm小切口，依次切开皮肤、皮下组织、肌腱，从原伤口将坏死肌腱抽出；若该肌腱全部坏死、感染，则从该肌腱骨的附着处切断，从原伤口去除；若肌腱表层或部分坏死、变性，可以在原伤口从表面剔除部分坏死肌腱，见其少量出血为度。对于暴露死骨的创面，以咬骨钳将已经坏死疏松的骨组织清除，使骨创面低于周围肉芽组织并有少许出血，骨创面尽量不要有明显尖锐的骨断面。对于接近小关节囊的骨坏死创面，清创范围应越过该关节囊，并剔除健侧软骨帽。

2）蚕食清创术：适用于糖尿病足溃疡 Ⅱ - Ⅳ 级创面处于祛腐期或生肌早期，创面坏死组织及腐肉较少、组织较软化但难以脱落者；或患者生命体征不稳定，全身状况不良，一次性清创难以承受者。只清除已经坏死尚未脱落的组织。操作规程为选择局部腐肉软化并且和基底部的组织粘连不紧密的坏死组织，从分界明显处修剪。原则是每次的损伤尽量少，修剪的部位也是有次序的逐步进行，由浅入深，剪刀和腐肉的角度一般偏小，呈 30° 左右，以尽量不出血为宜，动作需要细腻，少量、多次、逐步进行，不求一次务尽，并尽量保护尚未失活的的筋膜及肌腱组织。

3）祛腐清筋术：适用于糖尿病足筋疽重症。清创一般沿肌腱走向取纵行切口，清除变性坏死的肌腱筋膜组织，切开潜行的空腔或窦道保持引流通畅为要。坏死组织如死骨、坏死的肌腱、腱鞘等，如不及时清除，则作为异物存在于创面内，干扰创面内部环境，阻碍创口内的正常组织生长。在清除坏死组织时要辨别坏死组织与正常组织间的界限，避免清到正常组织，减少对健康组织的刺激；对未松腐的坏死组织不宜强行剪除，防止对相邻组织的损伤，增加坏死感染的机会，可采用"蚕食清创法"分次逐步清除坏死组织。清创较深的创面应该外面大里面小，不要形成里面大外面小的葫芦状，以免形成无效腔或引流不畅。创面尽量保持湿润的环境，促进肉芽组织生长。如创面平坦无窦道，则可以单应用药物纱条覆盖，再以纱布外敷即可。有窦道的创面在应用药线引流后，注意将药线的尾部保持向下的位置，尾部向上则影响引流。创面部位较深且引流口在创面的上方，下部脓液较多时需要应用"垫棉法"。有袋脓现象者，将纱布垫衬在疮口下方空隙处，并用绷带绷住。对窦道深而脓水不易排尽者，用纱布垫压整个窦道空腔，并用绷带扎紧。溃疡空腔的皮肤与新肉一时不能黏合者，可将纱布按空腔的范围，稍为放大，满垫在疮口之上，再用绷带绷紧。但应注意，不要压力过大或应用绷带缠得过紧，以免压力过大导致局部血脉不通出现坏死情况。

（二）西医治疗

1. 药物治疗

（1）基础治疗　控制血，控制血压，调节血脂。

（2）糖尿病周围神经病变的治疗

1）抗氧化应激：a-硫辛酸是目前临床应用最广的强抗氧化剂。多项临床研究证实，a-硫辛酸可改善神经感觉症状和神经传导速度。

2）改善代谢紊乱：常用药物为醛糖还原酶抑制剂。

3）营养神经及神经修复：活性维生素 B_{12} 制剂，甲基钴胺素可明显改善糖尿病周围神经病变的临床症状、体征和神经传导速度。

（3）抗血小板及抗凝治疗

1）抗血小板治疗：抗血小板治疗能降低 LEAD 患者的死亡率和心血管事件，尤其是糖尿病有症状的 LEAD 患者使用抗血小板临床获益显著。长期抗血小板治疗也提高了周围动脉旁路术或血管重建术患者的通畅率，因此成为动脉血管重建手术后患者的标准用药。二磷酸腺苷受体拮抗剂氯吡格雷可作为阿司匹林一种替代，在 LEAD 患者血运重建后给予氯吡格雷联合小剂量阿司匹林，较单用阿司匹林者下肢相关事件如重复血运重建明显减少。因此，建议所有 LEAD 患者，都应该接受阿司匹林或氯吡格雷抗血小板治疗，剂量为阿司匹林 75~325mg 和氯吡格雷 75mg 是安全和有效的。

2）抗凝药物治疗：目前常用的抗凝药物包括肝素、低分子肝素及口服抗凝血药物如华法林、利伐沙班等。抗凝药物治疗主要用于血运重建如腔内治疗或旁路术，如果出血风险较低且存在支架或移植物闭塞风险者，应给予口服抗凝血药物如华法林、利伐沙班联合阿司匹林或氯吡格雷，至少 1 个月。

（4）扩血管药物治疗

目前临床常用的血管扩张药包括西洛他唑、脂微球前列地尔注射液、贝前列素钠、盐酸沙格雷酯、萘呋胺、丁咯地尔和己酮可可碱等。

西洛他唑通过抑制细胞的磷酸二酯酶活性实现其扩血管作用，系统评价显示，西洛他唑较安慰剂可显著改善间歇性跛行患者的临床症状，增加间歇性跛行距离，但并不明显减少心血管死。

己酮可可碱为二甲基黄嘌呤类衍生物，具有扩张外周血管的作用，可降低血液黏度，从而改善血液的流动性，增加血流量，改善外周组织的血流量。

前列腺素类药物中以脂微球前列地尔注射液的疗效和耐受性最好。分析表明，与安慰剂相比，前列腺素 E1 能够显著增加步行距离；但对于严重肢体缺血患者，前列腺素对缓解疼痛和溃疡愈合的益处很小，对大截肢的发生率及心血管死亡率没有影响。盐酸沙格雷酯是对血小板以及血管平滑肌的 5-羟色胺（5-HT）2 型受体具有特异性拮抗作用，从而抑制 5-HT2 导致的血小板凝聚，抑制血管收缩和平滑肌细胞增殖，改善微循环障碍。分析结果显示，盐酸沙格雷酯治疗下肢血管病变，能减小患者溃疡面积，增加 ABI、足背动脉血流量，无痛行走距离增加。

（5）抗感染药物治疗

1）全身抗生素的应用：①总原则：目的是有效控制感染并防止其向全身扩散，抗生素治疗要建立在充分有效清创的基础之上；存在感染的糖尿病足，必须使用抗生素，没有感染的糖尿病足，不推荐使用抗生素；在使用抗生素之前应该进行创面病原菌培养及药敏试验；抗生素的选择推荐降阶梯原则，即对于糖尿病足感染，尤其是严重足感染，根据当地区（或医院）的细菌谱及细菌耐药情况，结合患者感染分级，经验性地选择高强度的抗生素治疗，直到病情缓解，再逐渐下调抗生素的级别；抗生素的调整应该根据患者的临床反应，结合病原菌培养和药敏结果综合分析并调整治疗方案。具体如下：培养的病原菌对目前所用抗生素敏感，且患者全身感染情况得到改善，如发热消退和局部创面感染好转，新生肉芽组织生长，继续使用目前抗生素；如果药敏试验结果显示对某种抗生素耐药，但临床上患者全身感染症状及局部创面改善，则不应更换抗生素，可继续应用；如果培养结果敏感，但是临床感染控制不佳，根据药敏结果综合分析更换抗生素或者联合抗生素治疗；如果培养结果耐药且临床感染控制不佳，根据药敏结果更换抗生素或者联合抗生素治疗，并根据病情变化情况再评估。②抗生素的选择：数据显示，糖尿病足感染患者死亡率约为9%，高位截肢率约为70%，通过适当的抗生素治疗，结果有了很大的改善。由于过度和不恰当地使用抗生素治疗糖尿病足部感染，但耐多药病原体的感染率正在上升。目前，万古霉素、去万古霉素具有较高的敏感性，如肾功能不允许则可选择利奈唑胺。其次为耐β-内酰胺酶的肠杆菌以及耐碳青霉烯的铜绿假单胞菌，哌拉西林/他唑巴坦、碳青霉烯类和阿米卡星对铜绿假单胞菌和肠杆菌科具有较高的敏感性，临床可经验性的选用。但是，在我国，耐甲氧西林金黄色葡萄球菌、耐β-内酰胺酶的肠杆菌以及耐碳青霉烯的铜绿假单胞菌的比例在不断上升，以及耐碳青霉烯的鲍曼不动杆菌，甚至出现耐所有抗生素的"超级细菌"，对糖尿病足感染患者构成的严重威胁。因此，应加强对临床医生和患者的教育，制定合理的抗生素治疗方案和有效的抗菌药物管理方案，使用新的诊断和治疗技术，如利用自体富血小板凝胶等治疗耐药菌，这样才能避免或延缓"后抗生素时代"的来临，避免无药可用。③抗生素的给药途径、疗程及停药：抗生素的应用主要有口服与静脉注射两种方法，以及局部抗生素（主要是含抗生素的敷料）。对合并全身疾病、重度感染、口服抗生素不能耐受（如胃肠道副作用较重或/和其他原因不能口服者）或者怀疑感染的细菌对口服抗生素不敏感时可考虑静脉给药，在患者全身情况以及（局部）感染改善后可转换为口服抗生素治疗。与静脉用药相比，口服用药更加方便、花费较少、较少的全身并发症，但是要考虑口服抗生素的生物利用度，某些口服抗生素如喹诺酮类、克林霉素等与静脉无明显差异，但有些因胃肠道吸收减少影响其生物利用度。在合并周围血管病变（尤其重度血管病变）的糖尿病足感染患者，即使血液中抗生素达到有效浓度，在感染的部位其浓度仍较低，限制了抗生素的抗致病菌作用，临床医师要对此类情况有所了解和关注。因此，在临床上推荐轻度、部分中度糖尿病足感染患者给予口服抗生素治疗，大部分中度感染和重度感染患者建议抗生素初始治疗需使用静脉抗生素，待感染症状缓解后转换为口服抗生素。

对于不同程度的糖尿病足感染抗生素使用的最佳疗程仍不确定，临床上糖尿病足患者缺血和感染并存的现象很普遍，下肢缺血的程度、周围神经病变、全身营养状态、免疫功能等因素均影响抗生素的抗感染效果和疗程。抗生素治疗时间过长不仅会增加成本、药物的副作用，而且会增加抗生素耐药风险；治疗时间过短又可能会增加溃疡感染复发概率。因此，掌握糖尿病足感染患者抗生素治疗的最佳疗程和最佳停药时机至关重要。目前，建议轻度糖尿病足感染患者抗生素治疗时间一般为1~2周，中度、重度感染一般为2~3周，甚至可以延长至4周。对于严重缺血的轻度糖尿病足感染和合并缺血的中、重度感染患者需要延长使用抗生素1~2周，可以增加溃疡的愈合率，减少复发率，降低截肢率与死亡率。一般来说，临床感染症状及脓性分泌物消失、足分泌物培养阴性可作为停用抗生素的指征，但由于糖尿病足感染患者临床表现缺乏特异性，因此单以临床症状消失作为停药指征并不可靠，尚需结合临床其他指标综合考虑，但一般不主张在创面愈合的整个过程均应用抗生素。

2）糖尿病足感染溃疡局部抗生素使用：糖尿病足感染部位局部应用抗生素是根据细菌培养及药敏试验结果选择敏感抗生素，局部直接将药粉敷在创面上。因此，更多选择含有抗生素的敷料局部应用，由于不经过血液循环，在局部即可获得高的药物浓度，且避免了全身长期应用抗生素引起如伪膜性肠炎等抗生素相关性不良反应；然而局部应用抗生素可能会造成敏感菌对其耐药性增加，也可能会打破创面微环境，不利于组织再生修复。在轻度糖尿病足感染患者，局部应用霜剂可取得与口服喹诺酮类抗生素相似的效果，在全身使用抗生素的基础上联合局部使用庆大霉素胶原蛋白海绵，较单纯全身使用抗生素可增加中度糖尿病足部感染的愈合率；但系统评价显示，很少有证据证实糖尿病足感染是局部抗菌药物适应证，使用一种较新的、相对无毒的防腐剂如卡培酮碘或银敷料等比局部使用抗生素更可取；使用抗菌敷料代替非抗菌敷料可增加随访期间糖尿病足溃疡愈合数量，全身性抗生素和局部抗菌药物使用在与治疗相关的不良事件风险方面可能无区别。两项随机对照试验结果显示，全身使用抗生素联合局部使用庆大霉素胶原蛋白海绵较单纯全身使用抗生素，并未增加糖尿病足部感染的愈合率；由于现有的随机对照研究样本量较小，证据质量欠佳，结论价值有限，局部使用抗生素的有效性和安全性的临床证据不足，糖尿病足感染创面局部应用抗生素治疗仍存在争议。因此，不推荐在糖尿病足感染创面上局部直接应用抗生素。

2. 糖尿病足溃疡清创治疗

（1）糖尿病足溃疡的创面清创　清创要严格把握清创时机，过早或过迟的清创都不利于伤口的恢复：如对于干性坏疽可待坏疽范围局限，与周围正常组织分界清楚时再行处理；对于湿性坏疽应及时将脓肿切开引流以达到创面减压的目的；当合并下肢血管病变时应避免清创时造成更大范围的组织坏死，可在充分改善下肢血运后再行清创；对于存在脓肿、气性坏疽或坏死性筋膜炎的足部感染，应紧急予以相应的外科处理。

（2）伤口清创术分类

1）物理清创：物理清创是糖尿病足溃疡治疗的基础，是一种使用锐器、组织镊等器械尽可能地将坏死的浅表、深部以及骨组织彻底清除的方法，清除范围包含创面周围所有坏死组织及痂皮等。对于感染严重造成骨质破坏、经评估可以通过药物规范治疗从而保肢的骨髓炎者，可逐步清除坏死的碎骨片，当合并深部组织感染时，如骨髓炎、深部脓肿、坏死性筋膜炎等，应立即行切开引流。有效彻底的物理清创在去除坏死组织时也可控制感染进展。物理清创需遵循以下原则：最低点扩创、张力最高点及搏动明显处切开；尽可能选择纵行切口，设计切口时充分照顾到足背、足底的动脉弓；足底切口避开承重、摩擦部位；尽量保留第 1 和 5 趾跖骨头，以利于负重功能的保留；尽可能保留活性组织；创面保持湿润的环境。

2）锐器清创：锐器清创是指由拥有清创临床经验、熟悉组织解剖结构的临床医师使用锐器，如剪刀、刀片等手术器械对创面的边缘、基底部等进行清理，用于清除创面的腐烂坏死组织、碎骨片、筋膜、痂皮等，直至基底可见出血的组织。当需要在很短时间内清除大量的坏死组织，如处理引起全身性败血症或坏死性筋膜炎的感染性创面时，本清创法是最有效的清创手段，有效的、规律的清创较不规律的清创恢复更快。

3）超声清创：超声清创是利用超声波去除伤口细菌及微小异物的方法，相对于锐器清创，超声刀清创对于伤口的处理更为彻底，可降低患者疼痛感，被认为可以替代传统物理清创用以处理复杂的伤口。具体操作是使用低频超声每周进行 3 次清创，持续 12 周。对于 Wagner 3 级及以上的患者，在标准治疗基础上加用超声清创可以加速伤口愈合，使伤口细菌负荷量明显减少。

4）水刀清创：水刀清创是一种能促进糖尿病慢性难愈性溃疡（足部感染容易沿着骨骼、肌腱、韧带间隙扩散）愈合的清创方法，主要通过应用高能的水柱精准去除创面边缘的失活组织。水刀清创在充分清创的同时，也可以保留有活力的组织以促进愈合。水刀清创所需时间短，清创所需平均时间为 9.5 分钟。能达到清创彻底、杀菌和减轻细菌负荷、改善创面微循环的作用，有助于创面床准备。

5）自溶性清创：自溶性清创是指利用自身的溶酶或具有蛋白水解作用的外源性酶类将失活的组织液化、软化、去除的同时又不损害临近的正常组织，从而达到清创的目的。常见自溶性清创方法包括水凝胶、清创胶、藻酸盐等。自溶性清创因具有易于操作、组织损伤小、疼痛轻微、不良反应少及减轻瘢痕等优点，主要适用于基础疾病复杂、高龄，以及 Wagner1、2 级创面者，尤其是足部仍有感觉的患者，不适于缺血、干性坏死的组织创面。需要注意的是，自溶性清创时不可完全密闭伤口，避免清创不彻底带来的感染扩散。因此，自溶性清创适用于有一定湿润度的、非严重感染的伤口环境，不能替代物理清创。在使用自溶性清创处理糖尿病足溃疡创面时，如有脓性渗出物、异常气味、红肿、疼痛加剧时必须予以停用，否则可能会引起创面感染加重甚至导致败血症、截肢的发生。

6）酶学清创：酶学清创是指通过使用某些具有蛋白水解作用的外源性酶类分解、溶解和清除创面坏死或失活的组织同时又不损伤周围正常的组织而达到清创目的的方法。可用于有大量坏死组织的伤口，临床上常用的蛋白水解酶主要包括菠萝蛋白酶、木瓜蛋白酶、胶原蛋白酶、胰蛋白酶、枯草杆菌蛋白酶、纤维蛋白溶解酶和糜蛋白酶等。酶学清创具有选择性高、疼痛轻微、易于操作等优点，但是其材料价格昂贵、清创周期长，可能损伤有活力的正常组织，而且酶的活性易受外界影响，含有金属离子（如银、汞）的药物可抑制胶原酶的蛋白水解活性，影响其清创效果。

7）生物清创：生物清创的适应证为不能耐受外科清创的、严重浸渍、坏死和感染、病情复杂的高龄糖尿病足患者，禁忌证为对蛆过敏的患者、有开放的伤口进入腹腔等内脏器官、靠近大动脉和静脉的伤口、应用免疫抑制治疗及化脓性关节炎；蛆清清创对铜绿假单胞菌严重感染的创面作用有限；非常干燥的伤口可能是相对禁忌证，因为蛆虫需要潮湿的环境。尽管蛆虫治疗可能为治疗创面的一种科学有效的方法，但由于目前研究质量不高，证据级别欠佳；患者可能对蛆虫存在抵触情绪，不能被推荐为常规清创治疗方法。

（3）不同类型溃疡清创方式的选择　对糖尿病足溃疡患者进行科学的评估后，临床上分为神经性足溃疡、缺血性足溃疡和神经缺血性足溃疡；针对不同类型的糖尿病足溃疡，根据具体情况进行针对性处理，选择恰当清创术。

1）神经性溃疡的处理：神经性溃疡的清创方式主要以物理清创为主，早期若不合并严重感染时，可采用打磨、剪刀、手术刀等器械，对过度角化的皮肤组织进行彻底的清除，留下一个相对正常组织的基底，随后进行减压治疗。若神经性溃疡向内进一步突破，形成窦道合并深部组织感染，需使用超声清创等物理清创方法，彻底扩创去除较明显坏死组织，并根据感染程度、渗液清创、创面边缘皮肤条件选择不同的敷料清创治疗。

2）缺血性溃疡的处理：缺血性溃疡的处理应尽避免盲目扩创。轻度缺血性溃疡以物理清创为基础，可联合自溶性清创、酶学清创和敷料清创；中度缺血性溃疡的清创方式仍以物理清创为主，自溶性、酶学及敷料清创为辅，但需注意清创过程中保护溃疡边缘，切勿将溃疡边缘一次性去除，从而导致溃疡坏死面积进一步扩大可能，影响愈合；对于重度缺血性溃疡者，应完善缺血状况评估，及时行下肢血运重建手术。在血运状况改善前，以局部创面保守处理为主，加强内科改善循环药物治疗。重度缺血性溃疡局部可使用碘伏纱布、含银藻酸钙敷料暂时处理，为进一步治疗提供机会。

3）神经-缺血性溃疡：神经-缺血性溃疡的清创原则是充分扩创及引流，尽可能去除失活组织。若溃疡存在潜行窦道及瘘管，可使用无菌探针探查溃疡是否已经深及骨、关节、腱鞘。如检查时发现骨质外露或深达骨质，应考虑骨髓炎存在，强调在清创时对于脓性渗出物、溃疡深部组织应反复进行病原学培养。

临床上在具体操作时，还应对患者全身状况、足部伤口具体情况进行全面科学的评估，在伤口不同阶段选择最恰当的处理方法，有利于缩短伤口愈合时间，改善伤口结局。

3. 糖尿病足溃疡创面修复

糖尿病足溃疡创面修复的基本条件是创面经过评估清创，坏死组织被彻底清除，深部脓肿得到充分引流，骨感染和创面感染得到有效的处理，周围血管缺血状态和周围组织微循环得到有效改善，全身营养状态逐步好转，创面进入修复期。修复期处理原则是为创面生长提供良好的环境和条件，促进成纤维细胞的增殖和基底肉芽组织快速增长使创面进入上皮化期，加速创面愈合。

（1）敷料的选择应用　目前，市场上可用于创面修复的敷料品种繁多，从传统敷料纱布、棉垫、凡士林纱布到现代敷料，依据其作用特点可分为透明敷料、水胶体敷料、泡沫敷料、水凝胶敷料、藻酸盐敷料、银离子敷料、生物型创面基质敷料等。

1）水胶体敷料：水胶体敷料是利用支持材料（如半透薄膜、泡沫、聚酯纤维无纺布）、含有亲水性和生物相容性的凝胶蛋白质或多糖胶体粒子形成的敷料。当水胶体敷料接触伤口时，能有效吸收伤口渗液，在创面建立一个相对潮湿的环境。目前，没有研究证据表明任何一种水胶体伤口敷料比其他类型的敷料或含有植物提取物的局部药膏更为有效。适应证是有少量或中度渗出液的慢性伤口。

2）水凝胶敷料：水凝胶能通过组织自溶方式溶解黑痂及坏死组织，达到清创作用，并保持伤口湿润环境。研究显示，在治疗足溃疡方面，水凝胶敷料较基本的伤口接触敷料更有效。没有研究表明，水凝胶敷料优于海藻酸盐、泡沫、水胶体和水纤维敷料，以及蛆虫虫疗法、血小板衍生生长因子等，建议基于患者及创面进行个体化的选择。适应证是干性、腐烂或坏死性伤口，但感染或大量渗出的伤口除外。

3）藻酸盐敷料：藻酸盐是一种生物高分子材料，具有良好的生物相容性和无毒性等优点，能够减轻疼痛，吸收渗出液，保持生理湿润的环境，减少伤口部位的细菌感染，广泛应用于生物医学领域。没有研究表明，藻酸盐敷料比其他类型的敷料或含有植物提取物的局部药膏更有效。适应证是感染、渗出量大的伤口。

4）泡沫型敷料：通过选择不同的聚合材料、控制泡沫塑料的厚度可以针对性用于吸收不同伤口渗出液，减少伤口面积，防止恶化。没有研究表明，藻酸盐敷料比其他类型的敷料更有效。适应证是需要中度或高度引流渗液、没有感染的溃疡。

5）抗菌敷料：抗菌敷料主要是指含纳米银离子敷料，该敷料含有不同浓度的银原子，它们以不同的速率以带正电荷的银离子的形式释放到伤口床中。银离子与细菌细胞壁和酶结合，破坏细胞壁，阻止细胞复制，导致细菌死亡。研究表明，含银泡沫敷料可使糖尿病溃疡伤口微环境恢复正常，有效地管理伤口生物屏障，防止感染，促进伤口愈合；在需要局部抗菌治疗的伤口上使用它们不仅具有临床疗效，而且具有成本效益，但是所有的研究样本量较小，研究质量较低，证据等级低，因此在临床上选择时需要慎重考虑。适应证是有少量渗出液的慢性伤口。

（2）自体富血小板凝胶　自体富血小板凝胶是通过采集患者外周血，用分离方法获得富含血小板的血浆，再加入含钙激活剂使血小板活化，同时加入凝血酶使血浆形成凝胶样物质覆盖创面，血小板活化后释放出多种细胞因子，包括成纤维细胞因子、血管内皮生长因子等，这些细胞因子在创面产生生物效应促进损伤组织修复再生，同时血小板本身和血小板活化释放一些抗菌活性肽也有助于抵抗微生物以防止创面感染。自体血小板凝胶能够显著提高糖尿病慢性难治性皮肤溃疡的愈合，研究表明，使用自体血小板凝胶能够达到加速肉芽组织生长和上皮化作用，促进溃疡愈合。由于自体富血小板凝胶对于糖尿病足溃疡的有益作用，有学者提出应该将其作为难愈性足溃疡的标准治疗方案之一。

（3）创面生物制剂（细胞因子）选择　创面修复过程涉及许多细胞因子的作用，包括表皮生长因子、血管内皮生长因子、转化生长因子-β、成纤维细胞生长因子和促红细胞生成素等，这些细胞因子对成纤维细胞的增殖、毛细血管的移行、肉芽组织生长和创面上皮化产生促进作用，最终促进糖尿病患者的伤口愈合。目前，应用于临床并制成创面生物制剂的细胞因子有粒细胞-巨噬细胞生长因子、碱性成纤维细胞生长因子、内皮生长因子、血小板源生长因子以及表皮生长因子等。创面生物制剂使用的时机是创面感染控制、坏死组织彻底清除、创面进入修复期，才能达到最佳效果。

（4）高压氧治疗　国际糖尿病足工作组推荐使用高压氧疗法作为糖尿病足的有效辅助治疗方法，可降低截肢的发生风险，部分改善患者的生活质量；但对于 Wagner2 级及以下的患者，并没有足够的证据证明高压氧治疗合理。唯一的绝对禁忌证是未经治疗的张力性气胸，在治疗前须排除。高压氧疗法的不良反应包括中耳气压性创伤、鼻窦/

副鼻气压伤、牙齿挤压伤、肺气压性创伤、幽闭恐惧症、氧中毒（中枢神经系统氧中毒癫痫发作）、高度近视、既往的白内障加快进展、低血糖、急性肺水肿（见于射血分数低（<35%）和严重的主动脉狭窄患者）等。因此，使用高压氧疗法用于临床治疗实践中应权衡其有效性、安全性和成本，以达到治疗效益最大化。

4. 糖尿病足创面的减压治疗

糖尿病足溃疡通常发生于足底压力高的区域，如跖骨溃疡。一旦溃疡形成，如果缺乏有效地减压，溃疡较难愈合。减轻足底压力对预防及治疗糖尿病足溃疡有一定的帮助。目前，减轻足底压力的方法主要有支具、鞋袜、外科手术，减压支具包括全接触性石膏支具（TCC）、速成全接触石膏支具（iTCC）、可拆卸支具（RCW）、糖尿病足治疗鞋（处方鞋）。减压治疗中患者本身的配合程度也极为重要，故推荐应与患者共同制定其可接受的个体化减压方案。

5. 糖尿病足溃疡负压伤口治疗

负压创面治疗（negative-pressure wound therapy，NPWT）就是在创面表面上通过密闭敷料给予一个可控的负压环境，从而达到促进创面愈合的一种治疗方法。NPWT 可引流渗液，为创面提供湿性的愈合环境；密闭环境可以隔绝外界细菌，减少创面感染；减少创面边缘的横向张力，缩减创面面积，为创缘提供血运支持，增加局部血流量，提高创面周围组织氧分压，刺激血管生成；刺激成纤维细胞的碱性生长因子的释放，增加细胞外基质的构建；去除创面渗液中的基质金属蛋白酶、炎性因子等愈合抑制剂，减轻组织水肿，从而促进肉芽组织生长，加快糖尿病足溃疡创面愈合。

根据负压来源，临床常用的两种方式为利用中心负压源的负压封闭引流（vacuum sealing drainage，VSD）和利用智能负压泵的真空辅助闭合（vacuum-assisted closure，VAC）。VSD 的特点是达到创面引流和保护，主要目的是用于创面床的准备；VAC 又分间歇式和动态式（持续性）两种类型，间歇式利用负压泵产生的负压（负压泵停机下的压力为 1 个大气压），动态式（持续性）利用负压泵产生的高低负压变换在伤口处产生压力的变化，主要目的是促进创面愈合。

6. 糖尿病足的血管重建治疗

（1）**基本方法与适应证** 对合并下肢动脉病变和糖尿病足溃疡患者，采用外科旁路手术和血管腔内治疗进行血运重建，是通常选择的手术方式。

糖尿病下肢动脉病变患者进行外科血运重建的适应证是：①临床上表现为缺血性溃疡，特别是 Wagner 4 级及以上的糖尿病足溃疡患者。②糖尿病足溃疡患者合并下肢动脉病变 Fontaine 3 期以上或 Rutherford Ⅱ级 3 类以上的严重下肢缺血患者。③下肢缺血症状在 Rutherford 3 级以上、Fontaine Ⅱb 以上的重度间歇性跛行，经正规内科治疗无效的患者。④ABI 在 0.7 以下、影像学检查证实血管病变位于髂股动脉，由于神经病变的存在而没有表现出典型间歇性跛行症状的患者。

外科的血运重建手术作为缺血性糖尿病足治疗中最重要和最关键的措施，可以显著延缓大截肢手术的发生，提高患者的生存率。在进行外科血运重建手术前，评估缺血是导致溃疡形成或不愈合的因素至关重要。当怀疑缺血时应当在患者就诊的两周内尽快完成血管评估，以免延误血管重建。

糖尿病下肢动脉病变患者进行外科血运重建的禁忌证包括：糖尿病足合并全身感染或深部感染未控制者；严重心功能不全未纠正，患者不能平卧者；下肢严重屈曲畸形，关节挛缩，麻醉后亦不能纠正者。单纯膝下动脉病变而临床无症状的糖尿病患者，鉴于目前膝下动脉经皮腔内血管成形术（PTA）治疗的长期通畅率不高，应慎重施行。

（2）血运重建术式的选择　血管腔内治疗是指经皮穿刺动脉腔内血管成形术（主要是指普通或药涂球囊扩张术），在球囊扩张基础上的支架成形术，以及常用的各种基于导管的腔内减容手术（斑块旋切、血栓清除、激光消融等），被认为是伴严重下肢缺血糖尿病足患者的首选治疗方案。

对于没有合并糖尿病足溃疡的下肢动脉病变患者，有研究对内科治疗组与血管腔内治疗组的疗效进行疗效分析显示，两组的 1 年截肢率相当，5 年截肢率在血管腔内治疗组更高。因此，在制定治疗方案时要考虑患者的预期寿命，严格手术适应证的选择，并且术后应该进行密切随访。

外科旁路手术：作为治疗糖尿病性下肢缺血的传统方法，目前主要有两种术式：一种是股动脉-膝上或膝下腘动脉旁路移植；另一种是下肢远端小动脉旁路移植，该手术的远端吻合口建立在小腿下段或足部动脉上，手术有较大的难度。两种手术方式主要根据膝下流出道血管状况进行选择。

六、护理

（一）饮食指导

告知患者糖尿病饮食应定时、定量控制每日总热量，主食不过量，饮食应清淡、低脂、少盐、少糖、少量多餐，均衡营养。

（二）用药指导

告知患者定期监测血糖，严格遵医嘱服药，服用抗凝抗血小板药物时应注意观察皮肤黏膜有无出血点，一旦发现牙龈出血、血尿等须及时就医。

（三）心理指导

劝解患者避免焦虑、紧张、恐惧等不良情绪，以免引起血糖波动；并建议其适当参加活动（散步、太极拳），多与朋友、家人沟通，以减轻心理压力。

（四）生活指导

建议患者注意个人卫生，勤换内衣、内裤，规律生活，戒烟酒。

（五）足部护理

建议患者每日以温水洗脚，穿棉质袜、舒适鞋，平剪指甲；根据血糖适量运动，运动时不可空腹，运动时常备糖果、点心。

（六） 康复指导

告诫患者定期监测血糖，遵医嘱正确用药；规律运动，循序渐进，长期坚持。足部溃疡者应定期换药，观察足部皮肤颜色、皮温，如发现异常须及时就诊。嘱患者进行步行训练，每次行走 30 分钟，每日 2 次，不能耐受者以每次行走到疼痛不能忍受为止。

（七） 减压鞋垫和鞋具

通过特制的鞋具和鞋垫减低足底剪切力，预防足溃疡复发。降低足压和坚持穿着减压鞋具是关键。糖尿病足鞋具的特点：覆盖至足趾尖；足跟至足尖是平底的但中间部位突起的鞋；中间具有类似跑鞋的缓冲性质；足尖额外加宽，5mm 厚鞋底（较深的鞋）；材料是可舒展、可通气的；鞋的穿着是系鞋带、尼龙搭扣，方便穿脱鞋。

（八） 远程家庭自我监测

监测足活动、纠正压力异常是预防神经性足溃疡的有效措施。压力高的部分容易发生炎症，皮肤温度会增高。双足皮温不一样，相差 2.2℃ 以上，意味着患者需要制动和减压。远程监测，或家庭自我监测皮温，可以有效降低足溃疡发生。

七、研究进展

（一） 血管内超声（VUS）微循环检测

VUS 是一项新型无创影像学检查技术，被誉为超声微循环血管造影；其在常规超声检查基础上，通过静脉注射超声对比剂，使组织回声与周围回声差异增大，再利用不同组织之间灌注时间差别，提高成像分辨率、灵敏度和特异度，可实时、动态观察器官或组织由灌注至退出的整个过程；根据不同病变灌注特征，可为鉴别诊断提供依据。该技术可用于定量分析微循环灌注，且干扰因素少、可靠性高；对糖尿病足微循环灌注的检测具有巨大的潜在价值。VUS 可明确达峰时间及曲线下面积变化，从而得到更准确的微循环灌注信息。

（二） 激光多普勒成像技术

激光多普勒成像采用低能激光束对皮肤或其他组织表面进行扫描，微血管中流动的血液可造成散射激光的多普勒频移，这个频移被光电检测后经处理绘制成彩色编码的血流图。

激光多普勒成像为非接触式检测，可定量分析某个组织区域的血流差异，或采用重复扫描模式连续评价血流随时间的进行性变化，进而评价糖尿病足微循环改变，并可进行量化数据分析。

（三）　细胞治疗

再生医学可能成为未来治疗糖尿病足，尤其是合并 CLI 患者的一项重要技术。动物实验已得到阳性结果，国际上已有一些细胞治疗的临床试验。从结果来看，这些研究几乎均表明细胞治疗在客观与主观观察指标上疗效显著。理论上，细胞移植不仅可实现在无法重建血运的部位形成新的血管循环网络，还可在迁延不愈的溃疡部位促进皮下、皮肤组织修复。

细胞治疗尚处于研究阶段，临床需要进行严谨的大样本临床对照研究。目前研究大多采用自体细能存在障碍，在解决安全性及伦理问题后，异体细胞治疗及体外细胞扩增技术将具有更为实用的临床价值。

【小结】

糖尿病足是糖尿病患者致残、致死的主要原因之一，也是造成社会沉重负担的重大公共卫生问题之一。足溃疡是糖尿病足最常见的表现形式，也是造成糖尿病患者截肢的主要原因。85% 以上的糖尿病患者截肢起因于足溃疡，降低糖尿病截肢率应该从预防和及早规范治疗糖尿病足溃疡开始。但目前糖尿病足的诊治缺乏整体治疗方案，统一的糖尿病足多学科联合团队诊疗（multidisciplinary team diagnosis and treatment，MDT）方法有助于降低糖尿病截肢率和医疗费用，提高患者生活质量。因此，建立围绕糖尿病足的多学科合作尤为必要，MDT 主要涉及介入血管外科、内分泌科、神经内科、心内科、肾内科、感染科、骨科、门急诊部、护理部及医学影像科等科室。同时，还需要有包括从事代谢、免疫及干细胞治疗的基础研究人员参与。发达国家多年的糖尿病足防治经验证明，贯彻预防为主、专业化诊治和多学科协作能够有效地降低糖尿病足溃疡的发生、发展，提高治愈率，降低截肢率和医疗费用。

（曹烨民　赵诚）

第六章　压　疮

一、概述

压力性损伤（pressure injury，PI）原名压力性溃疡（pressure ulcer，PU），俗称压疮，是指由于强烈和/或长期存在的压力或压力联合剪切力导致骨隆突处、医疗或其他器械下的皮肤和/或软组织的局限性损伤。多见于半身不遂、下肢瘫痪、久病重病卧床不起、长时间昏迷的患者，以压疮部位初起红斑，继而溃烂，难以愈合为特征。好发于骶尾、足跟、肘、踝、髂、肩、腘等易受压和摩擦的部位。目前，压疮已被纳入到住院患者安全管理条例中，作为评价护理质量的重要指标，且受到高度重视。

在中医古籍其被称为"席疮"。明·申斗垣在《外科启玄》中首次将其命名，认为"席疮乃久病着床之人挨擦磨破而成"，指出了席疮的病因。清·赵濂《医门补要》曰："一人患流注三处，卧床一月未见脓，独尾闾穴已深烂，是名席疮。"对其症状进行了描述。清·顾世澄《疡医大全》提到了治疗及预防的方法，"马屁勃垫之……小麦麸绢装成垫褥，垫之"。

二、病因病机

本病多因久病气血大亏，五脏损伤，长期卧床不起，久卧伤气，气虚而血行不畅，阳气不运，阴气遏阻，气机不宣，复因受压部位气血失于流通，不能营养肌肤，肌肤失养，再因挨擦磨破染毒，损皮腐肉，化脓成疮而成。《丹溪心法》曰："席疮乃大病后久而生眠疮也，乃皮肉先死。"

三、发病机制

（一）压疮的影响因素

1. 外在因素

（1）压力　压力是引起压疮最重要的原因，且与持续的时间长短有关。毛细血管最大承受压力，又称毛细血管关闭压，最长承压时间为 2~4 小时，超过毛细血管关闭压持续 2~4 小时以上可致毛细血管闭合、萎缩，血液被阻断而造成皮肤缺血性损害，即压疮。不同体位不同骨突部位所承受的压力也不同。研究表明，平卧位时，足跟所受压力为 50~94mmHg；侧卧位 90°时，股骨大转子所受压力为 55~95mmHg。坐在无减压坐垫的椅子上时，坐骨结节所承受的压力为 300~500mmHg。这些部位所承受的压力均大于毛细血管关闭压，如果持续时间≥2 小时极容易发生压疮。压力性损伤的产生与压力的强弱及受压时间有关，压力越强，受压时间越长，压力性损伤发生的概率就越大，严重程度也越深。长时间低压力的压迫造成的组织危害大于短时间高压力的压，因此要格外重视长期卧床者局部所受的低压力压迫。

（2）剪切力 剪切力是横切方向上的机械力，是摩擦力的反作用力，可以引起组织相对移位，能够阻断局部区域的血液供应，是引起压疮的第二位原因。剪切力比垂直压力更具危害性。剪切力常常发生于半卧位，当患者床头抬高 30°以上或采取半坐卧位时间>30 分钟时，容易导致身体下滑，与髋骨紧邻的组织将跟着骨骼移动，但由于皮肤和床单间的摩擦力作用，使皮肤和皮下组织无法移动，而剪切力使这些组织拉开、扭曲，产生的组织病理结果是毛细血管的扭曲和撕裂，从而引起血流下降，促使压疮形成。

（3）摩擦力 摩擦力作用于皮肤时容易损伤皮肤的角质层。摩擦力常发生于临床上搬运患者时的拖拉动作，或当患者床铺褶皱不平、存有渣屑或皮肤潮湿时，产生的摩擦力增大，患者的皮肤更加容易受损。

（4）潮湿 潮湿是引起压疮的另一重要因素。皮肤受潮湿刺激后，皮肤表面弱酸性遭到破坏，削弱皮肤角质层的屏障保护作用，使有害物质易于通过，利于细菌繁殖。各种引起皮肤潮湿的情况，如大小便失禁、汗液和伤口渗出、出血等情况造成的皮肤潮湿可引起皮肤和结缔组织浸软，皮肤的拉伸强度下降，造成皮肤松软，弹性和光泽度下降，削弱皮肤角质层的屏障功能，易受摩擦力等外力所伤，进而引发压疮。研究发现，潮湿皮肤比干燥皮肤发生压疮的概率高 5 倍。

2. 内在因素

（1）年龄因素 随着年龄的增加，皮肤出现表皮变薄、相对干燥、皮下组织减少、组织血供减少、毛细血管更脆弱和感觉迟钝等生理性退化改变，组织耐受性下降而使压疮风险增大。此外，随着年龄增加，老年人的活动能力下降、认知功能减退、保护性反射迟钝等因素使老年人成为压疮的易患人群。

（2）活动能力 活动能力减退是导致患者发生压疮的重要原因之一。瘫痪、长时间手术（≥4 小时）、意识状态改变、使用镇静药及麻醉药、病情危重等情况均会限制患者活动而容易发生压疮。

（3）营养状况 营养状况在压疮的发生发展过程中有重要作用，血清白蛋白、血红蛋白是影响压疮发生发展常用的参数指标之一。当机体因各种原因发生营养不良时，患者常发生负氮平衡、严重贫血、低蛋白血症、肌肉萎缩和皮下脂肪减少，皮肤对外来压力的耐受性减弱，更易发生局部缺血坏死。研究证实，血清白蛋白≤35g/L 者发生压疮的可能性是>35g/L 者的 5 倍。而营养过度或缺乏运动导致的肥胖者也因影响血液循环及和活动，进而容易发生压疮。

（4）骶尾部压力与皮脂厚度 压力和组织对压力的耐受性这两个因素共同决定压力性损伤的形成。微循环血流障碍、缺血性再灌注损伤是压力性损伤最重要的机制。正常体重的卧床患者骶尾部皮脂厚度保护皮下毛细血管的血流不被较高的骶尾部压力阻断，保证局部皮肤的氧供。由于低氧状态容易导致组织水肿而发生压力性损伤，所以骶尾部皮脂厚度对骶骨处皮肤起到一定的保护作用。但随着年龄的增加和活动量的减少，卧床患者骶尾部肌肉流失增加，骶尾部皮脂厚度减少，容易出现病态骨突出。随着骨突程度的增加，局部压力显著增加，压力性损伤的风险相应增加。压力和组织对压力的耐受性这两个因素共同决定压力性损伤的形成。

（5）组织灌注 因疾病原因导致组织灌注不足使皮肤及皮下组织处于缺血缺氧状态，致使压疮发生的危险性增大，如组织水肿、体温过低、机体末梢血液循环障碍等，特别是在足跟发生动脉硬化时这种压疮发生的可能性将更大。因为动脉硬化将使进入足跟内组织的血液和氧气供应大大减少，从而导致局部组织缺血缺氧，发生压疮。各种原因引起的组织水肿主要通过影响血液循环而导致压疮的发生。体温过低时，容易引起组织缺血缺氧，更易造成局部压疮。

3. 诱导因素

心理因素与压疮的形成密切相关，如精神压力。当患者处于精神压力之下，肾上腺素水平发生变化，导致皮肤的耐受性下降。吸烟者压疮发生的机会增加，尤其是脊髓损伤的患者。发热与压疮的发生也有关系，发热时组织耗氧量增加，对氧的需求增加，促成压疮的发生发展。

（二） 压疮的病理生理

1. 缺血缺氧性损伤机制

缺血缺氧性损伤是压力性损伤形成的经典学说，该机制认为压力性损伤形成的实质是局部组织长期受压，血液循环障碍，导致组织持续缺血缺氧，从而引起组织皮肤破损和坏死。在这个过程中，组织发生的病理变化包括血小板聚集、微血栓形成、能量代谢障碍、细胞水肿，这些变化最终导致细胞功能结构异常而变性坏死。

2. 缺血再灌注损伤机制

缺血再灌注损伤是指缺血的组织器官恢复血流后反而导致组织器官损伤进一步加重的现象。在这一过程中会产生大量氧自由基，出现中性粒细胞聚集、能量缺乏等现象，这些均会损伤组织细胞。氧自由基主要通过自由基团的氧化还原作用、增加白细胞与内皮细胞黏附作用、趋化因子作用等途径损害组织细胞；中性粒细胞主要通过产生氧自由基、释放炎性递质、促进血栓形成等途径加重原有缺血性损伤；能量缺乏是由于持续的外力作用引起组织细胞的变形，从而导致细胞代谢障碍。

四、诊断及鉴别诊断

（一） 诊断

1. 病史

患者多数长期卧床或长期保持坐位，常伴高血糖、低蛋白血症、高度水肿等既往病史。

2. 临床表现

压疮好发于全身骨隆突处已成为共识，但不同国家、不同人群的压疮好发部位也有所不同。国外研究结果表明，卧床成人尾骶部、足跟部和股骨大转子最容易发生压疮，卧床儿童枕部、耳郭最容易发生压疮，截瘫者或坐位者坐骨结节最容易发生压疮，低蛋白、贫血和皮肤水肿者在全身骨突部位容易发生多发压疮。国内研究结果表明，卧床成人最容易发生压疮的部位是尾骶部、足跟部和髂棘，其中尾骶部占 46.473%；最容易发生的分期为二期，占 35%。医疗器具相关性压疮好发于与医疗器具接触的皮肤和/或软组织，损伤形状通常与压迫部位医疗器具形状一致。70% 的医疗器具相关性压疮发生在头面颈部如耳部压疮、无创正压通气面罩导致的鼻部压疮，其他部位如脉氧夹导致的手指压疮、下肢骨牵引或石膏固定所致的足跟部压疮等。根据临床表现压疮分为 1~4 期、深度组织损伤和不可分期，具体如下。

（1）1 期压疮　局部皮肤完好，但出现指压不变白的红斑或指压不退色的红斑，深色皮肤表现可能不同，甚至不易察觉。在皮肤出现指压不变白的红斑前，可能先有感觉、皮肤温度和硬度的改变。此期的颜色改变不包括紫色或栗色变化，因为这些颜色变化提示可能存在深部组织损伤。

（2）2 期压疮　部分皮层缺失伴随真皮层暴露。伤口床可表现为完整的或破损的浆液性水疱，呈粉色或红色、无腐肉、焦痂。该期损伤往往是由于骨盆皮肤微环境破坏和受到剪切力，以及足跟受到的剪切力导致。该分期需要与失禁性皮炎、皱褶处皮炎以及医疗黏胶相关性皮肤损伤或者创伤伤口（皮肤撕脱伤、烧伤、擦伤）等相鉴别。

（3）3 期压疮　全层皮肤和组织缺失，皮下脂肪可能呈现，但骨骼、肌腱或肌肉未见外露。腐肉可能存在，但不会遮挡组织缺损的深度。潜行和窦道也可能存在。此期压疮的深度因解剖位置不同而各异。鼻梁，耳部，枕部及足踝部因缺乏皮下组织，3 期压疮可能较表浅。相比之下，有显著脂肪的区域可以形成非常深的 3 期压疮。但骨骼/肌腱均不可见或直接触及。如果腐肉或焦痂掩盖组织缺损的深度，则为不可分期压疮。

（4）4 期压疮　全层皮肤和组织缺失，可见骨/肌腱外露或直接触及，可延伸到肌肉和/或支撑结构（如筋膜，肌腱或关节囊）而可能导致骨髓炎的发生。此期压疮的深度因解剖位置不同而各异。鼻梁、耳部、枕部和足踝因缺乏皮下组织，故此溃疡可能较表浅。如果腐肉或焦痂掩盖组织缺损的深度，则为不可分期压疮。

（5）不可分期　全层皮肤和组织缺失，由于被腐肉和/或焦痂掩盖，不能确认组织缺失的程度。直至腐肉和/或焦痂能够充分去除，伤口基底外露，才能准确分期。缺血肢端或足跟的稳定型焦痂（干燥、黏附稳固、完好而无发红或波动）可作为人体的自然（生物）覆盖物，不应去除。

（6）深部组织损伤　由于潜在的软组织受压力和/或剪切力损伤，局部区域的皮肤颜色改变为紫色、暗紫色或深红色或有血疱形成。与临近的组织相比，这些受损区域的软组织可能有疼痛、硬块、浓稠状、软绵样、发热或冰凉等。在深肤色人种中，深部组织损伤可能难以察觉。疼痛和温度变化通常先于颜色改变出现。进一步发展可能有水疱在深色的伤口床。伤口可能会演变成为被薄痂覆盖。即使有最佳的治疗时机，也可能迅速发展至多层组织暴露，清创后才能准确分期。该分期应与血管、创伤、神经性伤口或皮肤病相鉴别。

3. 辅助检查

（1）一般检查　血常规、血糖、血脂、肝肾功能和凝血四项等血液检查，对压疮患者有辅助诊断的作用。

（2）微生物学检查　创面、血液、分泌物细菌、真菌、厌氧菌培养可对感染做出判断，为使用抗生素提供依据。临床应重视厌氧菌感染的检查，压疮的厌氧菌感染常带来致命的后果。

（3）活检　长期不愈的慢性压疮患者创面需要留取组织做常规病理检查，以排除癌性溃疡的可能。

（4）影像学检查　必要时可行 CT、MRI 以明确病变范围，部分潜行较深的压疮可行其腔隙内造影以明确深度、层次与范围。

4. 压疮的评估

针对压疮，目前有一些预测和评估的工具。

（1）Braden 法　包括六个部分：分别评估对外界刺激的反应能力、皮肤暴露在潮湿环境的程度、运动水平、维持或改变身体姿势的能力、饮食习惯、存在或可能存在的摩擦力或剪切力的问题。评分≤9 分者，属于极高度风险组；评分 10~12 分者，属于高度风险组；Braden 评分 13~14 分者，属于中度风险组；评分 15~18 分者，属于轻度风险组。

（2）Gosnell 法　包括精神状态、尿便控制、活动能力、运动能力和营养状况五个部分，其中营养 1~3 分，精神状态 1~5 分，其他 1~4 分；总分 20 分，小于 16 分预示有较高危险。

（3）Norton 法　对躯体状况、精神状况、活动能力、运动能力、尿便失禁五个因素进行评分，每个因素 1~4 分，总分 5~20。分值越少，发生压疮的危险性越高；评分<14分的患者采取有针对性的积极措施预防压疮；累计积分<6 分为危险状态。

（4）Waterlow 法　以 Norton 表为基础，分为八个项目：体重指数、局部皮肤的外观评估、性别年龄、尿便控制、运动能力、食欲、治疗、特殊因素。各项目取分范围各不相同，评估值<10 分没有危险，10 分~14 分为轻度危险，15 分~19 分为高度危险，≥20 分为极度危险。分值越大发生压疮概率越高。临床视总分 16 分为临界值。

（5）美国压疮顾问小组（national pressure ulcer advisory panel，NPUAP）和欧洲压疮顾问小组（european pressure ulcer advisory panel，EPUAP）的评估法　包括身体条件、意识状况、活动度、尿便潴留、营养状况等评估内容；其他与压疮相关的危险因素包括创伤因素、智力水平下降、心血管疾病、床位医护比等。

（6）对于压疮的愈合过程评估　有 PUSH（pressure ulcer scale for healing）和 SWHT（sussman wound healing tool）等工具。前者由压疮面积、分泌物多少、组织健康状况三部分综合计分，后者由正性指标（纤维化、溃疡面收缩迹象、持续收缩迹象、伤口边缘附着、上皮形成）、负性指标（坏死、破溃、浸渍、红斑、出血）综合计分。用于记录压疮的动态愈合过程。对患者进行压疮评估的频率随病情而定。除了对病灶进行评估外，还应评估压疮对患者生活的影响。

（二）鉴别诊断

本病可与失禁性皮炎相鉴别。

1. 视诊

（1）发病部位　压疮常存在于骨隆突处，如骶尾部，而失禁性皮炎常存在于会阴、肛周、皮肤皱褶处、使用可吸收的垫子产品等处。

（2）皮肤颜色　压疮表现为压之不褪色的红色、淡红色/深红色、紫蓝色（可疑深部组织损伤）等，而失禁性皮炎表现为鲜红或浅红色。

（3）病变深度　压疮可为部分至全层皮肤的受损，甚至累及皮下组织、肌肉、骨骼，而失禁性皮炎多为浅表性，只侵蚀表皮和真皮。

（4）病变边界及周围皮肤　压疮边界相对较清楚，创有分泌物和坏死组织，伤口周围皮肤一般正常，可触及肿胀；而失禁性皮炎边界多为弥散、不规则状，般无分泌物或坏死组组织，伤口周围皮肤多有红色炎性水肿。

2. 触诊

Ⅰ期压疮和轻、中度失禁性皮炎都表现为皮肤红斑，但Ⅰ期压疮的皮肤红斑是以压之不退色为特点。因此，评估者可轻轻按压发红的部位，如受压后不能变白则提示为压疮；反之，则为失禁性皮炎。

五、治疗

（一）中医治疗

1. 辨证论治

（1）气滞血瘀证

证候：受压部位皮肤紫红色，皮下产生硬结，表皮出现水疱，易破溃，有痛感；舌淡，边有瘀紫，苔薄白，脉细。

治法：理气活血，行气化瘀。

方药：血府逐瘀汤加减。红花、桃仁、川芎、赤芍、牛膝活血化瘀；赤芍兼清瘀热；当归又助主药活血；甘草和中调药；柴胡、枳壳行气疏肝，并使气行血行；桔梗开宣肺气，载药上行，共奏活血化瘀，行气止痛之功。久卧气虚明显者，加党参、黄芪；局部红肿明显者，加银花、黄柏。

（2）蕴毒腐溃证

证候：褥疮溃烂，复感邪毒，腐肉及脓水较多，有恶臭；重者溃烂可深及筋骨、四周漫肿；伴有发热或低热、口苦口干、形神萎靡等；舌红，苔黄腻或少，脉细数。

治法：益气养阴，托毒排脓。

方药：生脉饮合透脓散加减。人参大补元气，肺主皮毛；麦冬润肺养阴，滋水泄热；五味子酸温，收耗散之气；生黄芪益气托毒，鼓动血行，为疮家圣药；当归和血补血，除积血内塞；川芎活血补血，养新血而破积宿血，畅血中之元气，二者合用活血合营；穿山甲气腥而窜，无微不至，贯彻经络而搜风；皂角刺搜风化痰，引药上行，与穿山甲助黄芪消散穿透，直达病所，软坚溃脓，以达消散脉络中之积，祛除陈腐之气之功。局部红肿者加银花、紫花地丁清热解毒；脓腐较多者，加败酱草、浙贝母消痈散脓；胃纳不佳者，加党参、白术、山药健脾益气。

（3）气血亏虚证

证候：疮口腐肉难脱，或腐肉虽脱，新肌不生，色淡不红，愈合迟缓；伴面色㿠白、神疲乏力、精神萎靡、纳差食少等；舌淡，苔少，脉沉细无力。

治法：补益气血，托毒生肌。

方药：托里消毒散加减。人参、白术、茯苓、甘草为四君子汤，能补益气血而利生肌；当归、川芎、白芍、生黄芪，益气和血，托毒排脓；金银花、白芷、桔梗清热解毒，提脓生肌收口；皂角刺消肿排脓，托疮毒。本方补益气血与托毒消肿合用，使正气充则驱邪有力，余毒随即外泄而促其早愈。神疲纳差者，加怀山药，神曲，鸡内金健脾开胃；低热、口干等余毒未清者，加夏枯草、金银花、连翘等；阴虚内热者，加麦门冬、玄参、地骨皮、鳖甲等。

2. 外治

（1）溃烂后，尽可能剪除坏死组织，腐烂处可用九一丹外敷，外盖红油膏纱布。

（2）渗液较多者，可用10%黄柏溶液湿敷。

（3）疮口腐脓脱净，可用生肌散、生肌红玉膏外敷。

3. 经方验方

（1）取小粉糊经三四年者贴患处极妙。糊陈久者，裱褙匹皆贮之（《青囊琐探》）。

（2）鹿角霜、黄柏、南星、栝蒌根，各等份为末，水和调敷患处（《青囊琐探》）。

（二）西医治疗

1. 病因治疗

（1）减压治疗　①改变体位。仰卧位时，保持床头抬高30°，侧卧时，床头抬高30°或者小30°。②定时翻身。③应用减压敷料，敷料常常辅助其他减压技术进行压疮预防，多用于医疗相关器械和局部骨突出处的压疮预防。④使用减压工具，如选择支撑面、低气压床垫、气垫床垫、悬浮床。⑤自我减压法，又称主动减压法，是通过教会患者采取一定的方式减轻局部的压力来预防压疮的发生。

（2）营养支持　保证足够的营养物质摄入量和摄水量，每天需要的总能量为35~40kcal/kg，蛋白总量为1~1.5g/kg。

2. 压疮创面治疗

（1）控制感染　辨别污染、定植和感染，如果伤口区域菌量水平过高（>10^5），并出现感染的临床症状，考虑局部使用抗菌剂。压疮已存在4周以上，过去两周内无任何愈合迹象，临床上表现出炎症的症状体征，抗菌治疗无效，需考虑使用局部杀菌剂结合持续清创，来控制并清除延迟愈合伤口内的可疑生物膜。如果出现菌血症、败血症、严重蜂窝织炎或骨髓炎，应当全身使用抗生素。应依据培养结果使用敏感抗生素，足量、早用、敢停。

（2）换药　选择非细胞毒性消毒剂清洁伤口，减少对伤口的继发性损伤；祛除腐肉或坏死失活组织；每次更换敷料时，需要对压疮进行再评估，根据伤口情况、费用、材料的可获性来选择适当的局部敷料；合适的敷料应提供湿性愈合环境，保持伤口周围皮肤的干燥，控制分泌物，以及清除坏死腔。

（3）不同分期压疮的处理

1）1期压疮：重点是局部减压和减小摩擦力；可采用每1~2小时翻身结合贴敷聚氨酯有边泡沫敷料或水胶体敷料。每3~5日更换1次敷料，评价效果如有红斑变淡、消退，说明好转，继续使用原减压方案；如果加深或出现水疱，说明加重恶化，需要调整减压方案和敷料。

2）2期压疮：对张力较小的水疱，可以贴敷聚氨酯有边泡沫敷料减压和使水疱自行吸收。对张力较大的水疱，在无菌操作下用注射器抽取疱液，再贴敷聚氨酯有边泡沫敷料减压和吸收渗液，每3天更换1次。如果水疱破溃，暴露出红色伤口，使用生理盐水或灭菌用水清洗后，贴敷聚氨酯有边泡沫敷料减压和吸收渗液，营造湿性愈合的环境，隔日更换1次。

3）3期、4期压疮：清洁伤口及其周围，选用可饮用水、蒸馏水、冷开水或盐水，清除压疮表面的组织碎片和敷料残留物是压疮处理非常重要的第一步，每次更换敷料时需要清洁伤口，可以减少伤口微生物计数。根据渗液量选择恰当的敷料，大量渗液时选择亲水性纤维含银敷料或藻酸盐敷料，也可结合负压伤口治疗。中量渗液可选择泡沫敷料、高渗盐敷料，少量渗液可选择水胶体、半透膜类敷料。

4）伤口潜行和窦道的处理：在伤口评估时，如果发现有潜行或窦道，一定要仔细评估潜行的范围和窦道的深度，在肛门附近的伤口要检查是否有瘘管的存在。根据潜行、窦道深度和渗出情况选择合适的敷料填充或引流，填充敷料要接触到潜行或窦道的基底部，但填充时不要太紧而对伤口产生压力。常用的引流和填充的敷料有纳米银敷料、亲水性纤维含银敷料、高渗盐敷料、藻酸盐敷料等。

3. 外用药物治疗

阿托伐他汀药膏局部应用结合压疮标准治疗能促进压疮的完全愈合并加快危重患者Ⅰ期或Ⅱ期压疮的愈合速度；苯妥英溶液、氧雄龙、胰岛素、血小板源性生长因子、西地那非等局部应用能更好地促进溃疡的愈合，但仍需要大规模、多中心的临床研究进一步证实。

4. 辅助治疗

微氧、电刺激、局部负压吸引等治疗对压疮创面愈合有一定的促进作用。

5. 清创

机械清创、锐器/外科清创、酶清创和自溶清创等都是常见的清创方法。随着蛆虫（生物或幼虫疗法）等传统方法的复苏，临床上有此类清创方法的使用。

6. 手术治疗

（1）原则　术前改善全身营养状况，术中彻底清创，恰当的修复方式，充分引流，术后包扎正确。

（2）清创　彻底清创，术中可标记切除范围，敞开病灶底部，切除瘢痕组织，清除肉芽组织及死骨，建立新鲜创面，为皮瓣的修复准备健康、丰富血液循环的基础。

（3）修复方式

1）皮片修复：应用较少，因其皮片较薄，真皮层薄，缺乏皮下软组织，修复创面时虽然容易存活，但不耐磨耐压，用于压疮形成部位，尤其是需坐卧受压的臀骶不可取。

2）皮瓣修复：皮瓣转移手术修复因其保留了皮肤的完整性，同时还带有皮下脂肪、筋膜、肌肉等软组织，覆盖填充压疮缺损区域，创面愈合后耐磨耐压，手术远期效果可靠，是目前压疮最主要的修复方式。

3）皮瓣类型　①带蒂局部旋转皮瓣：带蒂局部旋转皮瓣又叫邻近皮瓣，是取自缺损邻近部位的皮瓣，从创面边缘向创面邻近部位做一个或数个补充切口，将切口内的皮肤及皮下脂肪做潜行剥离，形成一个或数个带蒂皮瓣，将此带蒂皮瓣旋转至创口内覆盖创面。术中应用多普勒找出穿支血管并保留在皮瓣中，可明显提高成活率。②肌皮瓣：皮瓣保留有肌肉，主要用于缺损较多的深度压疮的修复，如臀大肌肌皮瓣是臀骶部深度压疮修复的一个经典的手术。③筋膜皮瓣：筋膜皮瓣是指带有深筋膜血管网的皮瓣。如腰臀筋膜皮瓣，多用于骶尾部深度压疮修复。④穿支皮瓣：穿支皮瓣是指以管径细小（0.5~0.8mm）的皮肤穿支血管供血的皮瓣，属于传统的轴型皮瓣，是传统轴型皮瓣在小型化、精细化、薄型化和微观化方面的新发展。⑤带蒂复合组织真皮瓣：深度压疮创面是指将穿支皮瓣或肌皮瓣去掉表皮和部分真皮后用以填充压疮所形成的"窟窿"，其表面仍然要通过临位皮瓣覆盖封闭创面。⑥游离皮瓣：手术要求高、损伤大，一般不选择，若局部缺损大，临近却无皮瓣可用，该技术亦是一种选择。

注意事项：皮瓣自远端开始，注意剥离层次；皮瓣填塞时妥善固定，彻底消灭死腔；皮瓣与受区无张力下缝合；术后常规放置负压引流。

（4）包扎　有条件可安装封闭负压，亦可创口缝合后皮瓣区局部打包。一方面，使得皮瓣与基底的连接更为紧密，进一步避免死腔形成造成而皮下积液；另一方面，隔绝了外界的尿液和粪便，有效地避免二次感染的发生。但要避免皮瓣蒂端受压。

六、护理

压疮患者除了执行压疮预防计划，以避免压疮局部受压和预防其他部位发生新的压疮外，同时应进行全面评估、明确压疮严重度和影响因素，采取个体化伤口管理策略做好伤口护理、动态评价和调整，直到取得满意效果。

（一）局部评估

使用 PUSH 量表进行评估入院时对压疮进行初始评估后每周至少再评估一次，包括压疮起始和持续时间、部位、分期、大小、组织类型（上皮形成、肉芽组织生长、腐肉或焦痂、坏死组织）、形状（圆形、椭圆形、不规则）、范围（长度、宽度和深度）、渗液量、渗液颜色和气味、周围组织边缘4cm以内的颜色、是否有肿胀和疼痛、有无窦道和深度、潜行方向和深度。要采用统一的方法测量压疮长度、宽度和深度，便于比较不同时期的伤口评估结果。当测量深度或潜行、瘘管时，需谨慎操作，避免引起损伤。评估并记录组织缺失的程度，鉴别压疮与其他类型的创伤，如静脉性溃疡、神经病变溃疡、失禁相关性皮炎、皮肤撕裂伤和皱褶处皮炎等。对2~4期压疮和不可分期压疮，需要评估皮肤温度、评估减轻或加重疼痛的因素和疼痛对患者生活质量的影响、组织硬度改变，以判断压疮的严重程度，当出现面积增大、组织坏死增加、渗液量增多或有感染时，可判断为压疮恶化表现，需要查找原因和调整治疗方案。

（二）全身评估

全身评估主要包括压疮的发生和发展、预后影响因素，包括并发症、营养状态等。

1. 高危人群

（1）受垂直压力影响　身体肥胖、骨折长期制动、使用呼吸面罩行正压通气、带有经外周静脉置入中心静脉导管（peripherally inserted central catheter，PICC）等管路、使用石膏等矫形器械的患者。

（2）受摩擦力影响　谵妄、情绪躁动不安、使用身体约束等的患者。

（3）受剪切力影响　长期坐轮椅、采用端坐或半坐卧位的患者。

2. 并发症

压疮常伴并发症，如肿瘤、糖尿病、器官功能衰竭、营养不良、感染、自身免疫病等，并发症能否控制良好、压疮治疗措施能否落实到位均会影响压疮的愈合。

3. 营养状态

营养也是影响压疮愈合的重要因素，营养良好将加速愈合，营养不良将阻碍愈合。需要评估压疮患者的进食能力和每日进食量，定期评估身高体重和血清白蛋白水平，当白蛋白≤35g/L或体重两周内明显下降，或1月内体重下降5%，或3月内下降7.5%，或6月内下降10%可诊断为营养不良。

4. 心理状态

由于压疮患者创面长期不愈，且治疗时间长、治疗费用较多，患者易出现焦虑、恐惧的心理表现，在护理过程中应及时评估患者的心理状态并给予心理护理。

（三）选择特殊减压床垫降低压疮部位压力

对有全层压疮如3期或4期压疮或压疮涉及关节部位的患者，建议使用低气流减压床垫或凝胶床垫，以重新分布压力、降低压疮部位的压力。对1期和2期压疮患者应使用特制减压床垫或坐垫，并密切观察皮肤和压疮变化，如发生压疮恶化应及时使用持续减压装置。

（四） 纠正营养缺乏

针对患者的压疮数量和分期、营养状态、并发症和对营养干预的耐受程度，决定每个患者适当的蛋白质摄入量。有压疮的患者若体重明显减轻（30天内体重减轻>5%或180天内体重减轻>10%可评估为体重明显减轻）需要加强热量和蛋白质的补充，建议热量补充30~35kcal/kg/d，蛋白质补充1.25~1.5g/kg/d。每日补充3次水解蛋白可改善压疮愈合。高蛋白质肠内营养支持可以促进压疮愈合，每日补充两次维生素C，每次500mg，能明显加快压疮面积的缩小。

（五） 健康教育

应对压疮患者及家属做好健康教育，指导其配合做好口入营养食物的准备和补充、变换体位的技巧、皮肤护理的技巧和预防性敷料的使用。

1. 定时改变体位

翻身是最为简单且有效的预防措施，采取合理的翻身间隔时间以提高护理质量并节约医疗卫生资源。指导患者间隔一定的时间改变体位，教育正确的变换体位的技巧，避免发生拖拉等动作，以减轻局部的压力和摩擦力。指导坐轮椅的患者每隔30分钟臀部抬离轮椅约30秒。

2. 使用合适的减压装置

根据病情和评估情况，指导患者选择合适的减压装置，如局部的减压垫或全身减压的气垫床，并教会患者及家属正确使用。

3. 皮肤护理

对患者必须认真检查及评估皮肤情况，评分≥10分，需挂压疮警示标识，加强班班交接；患者皮肤干燥可给予皮肤润肤霜，注意选用的皮肤润肤霜不含香精，有温和皮肤的效果；及时更换患者的床单和衣物，及时对其皮肤表面进行清洁护理，确保其皮肤的干爽、清洁；大小便失禁患者，应对排泄物进行及时清理，用软毛巾轻轻擦拭皮肤，对有肛周浸渍者给予3M液体敷料或者氧化锌软膏保护，指导失禁患者正确使用失禁护理用品，避免皮肤受粪水刺激。指导患者及家属一旦发现皮肤出现问题，要及时就诊。

4. 增加营养

指导患者进食合适的热量和蛋白质饮食，指导长期鼻饲患者家属为患者注入营养，并说明注入时的注意事项。

七、研究进展

压力性损伤预防大于治疗，若能早期识别压力性损伤，即能大大减少深度压力性损伤的发生，提前进行干预治疗。随着对压力性损伤形成机制的深入研究，越来越多的技术通过检测组织细胞的病理变化来识别早期压力性损伤。目前，主要通过检测组织水肿、皮下温度、组织厚度、密度变化来进行识别，主要的方法如下。

（一） 高频超声

高频超声常用于慢性溃疡愈合、皮肤黑色瘤等皮肤检查，超声扫描低回声可显示压力性损伤的位置，并在出现肉眼可见症状前提示组织损伤和组织水肿。

（二） 热成像技术

有研究认为，体温变化可以作为预测压力性损伤发生的重要标志。热成像技术通过捕获人体发射的热辐射来量化人体表面温度，从而产生数字图像。图像颜色代表不同的温度，暖色系颜色代表温度高，冷色系颜色代表温度低。研究证实，该设备不仅能早期识别出压力性损伤，并且能精确地确定损伤的解剖位置，为临床上提供精准治疗提供了依据。

【小结】

压疮作为全球性健康问题越来越受到重视，其治疗手段呈现多样化发展，无论中西医治疗均强调祛腐生新，在彻底去除坏死物质的基础上加快创面愈合，但如何能够做到精准祛腐依然很难，修复方式的选择也因人而异，应秉持宜简不繁，皮瓣为主的原则。但压疮的治疗更应强调预防，通过去除病因与相关影响因素，强调患者自主干预等全面、到位的措施，并在临床工作中能持之以恒，可达到治未病的效果。

（周济宏 蒋琪霞 黄子慧 彭青）

第七章　创伤性溃疡

由于各种外伤、烧伤、手术等原因造成的较长时间不愈合的体表创面，均可称为创伤性溃疡。临床上较为常见的创伤性溃疡包括冻伤、烧伤、毒蛇咬伤、外伤、手术相关性等。创伤性溃疡属于难治性和难愈性创面，如果治疗方法不得当，创面会迁延不愈，甚至有发生癌变的风险。

第一节　冻　伤

一、概述

冻伤是指寒冷低温作用于人体引起的损伤。按损伤的范围可分为局部性冻伤和全身性冻伤，按损伤的性质可分为非冻结性冻伤和冻结性冻伤。本书主要讨论冻伤后形成创面的阶段。中医称之为冻疮，病名始见于《诸病源候论·冻烂肿疮候》，历史文献中尚有"冻风""冻裂"等名称。本病多发于北方寒冷地区冬季，以儿童、妇女多见，好发在手足、鼻尖、耳边等暴露部位。临床上以局部肿胀紫红、痛痒溃烂为特征，严重者导致肢体坏死或死亡。现临床较为少见。

二、病因病机

一为寒冷之邪外袭是其直接致病因素；二为元气虚弱，不耐其寒，寒盛阳虚，气血冰凝所致。《外科正宗》谓："冻疮乃天时严冷，气血冰凝而成。"《圣济总录》曰："经络气血，得热则淖泽，得寒则凝涩。冬时严寒，气血凝聚不流，则皮肉不温，瘃冻燃赤，肿痛而成疮，轻则溃烂，重则损坏肢节也。"寒邪外侵，血脉失于温通，运行不畅，气血凝滞，经络阻塞，致肢体失于温煦而成冻疮。若复感毒邪，郁久化热，热毒蕴结，热盛肉腐成脓，则溃烂成疮，甚则损及筋骨；若寒邪太盛，内中脏腑，甚则阳气亡绝而死。

三、发病机制

（一）非冻结性冻伤

暴露于冰点以上低温的机体局部皮肤，发生血管收缩和血流滞缓，影响细胞代谢。待局部得到常温后，血管扩张，充血且有渗出，反应较大者在表皮下有积液，有的毛细血管甚至小动脉、静脉受损后发生血栓，而后引起一些组织坏死。

（二） 冻结性冻伤

人体局部接触冰点以下的低温时，发生强烈的血管收缩反应，若接触时间稍久或温度很低，则细胞外液甚至连同细胞内液可形成冰晶。冻伤损害主要发生在冻融后，局部血管扩张、充血、渗出和血栓形成等，组织内冰晶可使细胞外液渗透压增高或直接破坏组织细胞结构，冰融后发生坏死，邻近组织出现炎症反应。全身受低温侵袭，除了外周血管强烈收缩和寒战（肌肉收缩反应）外，体温降低由表及里，致使机体中心体温降低，使血管、脑和其他器官均受损害。如不及时抢救，可以直接致死。

四、诊断及鉴别诊断

（一） 诊断

1. 病史

有低温环境下长时间停留史。

2. 临床表现

冻伤主要发生在手足、耳郭、面颊等暴露部位，多呈对称性。根据冻伤温解冻后的损伤程度，可将其分为四度。

（1）I 度冻伤（红斑性冻伤）　伤及表皮层。局部红肿、充血；有热、痒、刺痛的感觉。

（2）II 度冻伤（水疱性冻伤）　伤及真皮层。皮肤红肿更加显著，有水疱形成，疱内液体呈血清样或血性。疼痛较剧烈，对冷、热、针刺感觉不敏感。

（3）III 度冻伤（腐蚀性冻伤）　伤及全层皮肤或皮下组织。创面由苍白变成黑褐色，感觉消失，创面周围红、肿、痛，并有水疱形成。若无感染，坏死组织干燥成痂，4~6 周后坏死组织脱落，形成肉芽创面，愈合甚慢且留有瘢痕。

（4）IV 度冻伤（血栓形成与血管闭塞）　损伤深达肌肉、骨骼，甚至肢体坏死，表面呈死灰色、无水疱，坏死组织与健康组织的分界在 20 日左右明显，通常呈干性坏死，也可并发感染而成湿性坏疽。局部表现类似 III 度冻伤，治愈后多留有功能障碍或致残。

3. 辅助检查

III 度冻伤怀疑有骨坏死时，可行 X 线检查，出现湿性坏疽合并肺部感染时，白细胞计数和中性粒细胞数量增加，创面有脓液时，可做脓液细菌培养及药敏试验。磁共振或血管增强磁共振技术能够早期直接确定血管阻塞、周围软组织缺血界线，从而能够早期进行手术清创覆盖，但对缺少肌肉组织的指趾诊断效果不佳。

（二）鉴别诊断

1. 坏疽期血栓闭塞性脉管炎

其局部表现冻伤所致肢体末端坏疽溃疡虽有相似，但前者在肢体坏死脱落或溃疡形成之前有典型的间歇性跛行史，且伴剧烈疼痛，体查足背、胫后动脉搏动减弱或消失。

2. 多形性红斑

多形性红斑多发生于春秋两季，以手、足、面、颈多见，皮损为风团样丘疹或红斑，颜色鲜红或紫黯，典型者中心部常发生重叠水疱，形成特殊的"虹膜状"皮损。常伴发热、关节疼痛等症状。

五、治疗

（一）中医治疗

1. 辨证论治

（1）寒凝血瘀证

证候：局部麻木冷痛，肤色青紫或暗红，肿胀结块，或有水疱，发痒手足青冷；舌淡苔白，脉沉或沉细。

治法：温经散寒，养血通脉。

方药：当归四逆汤或桂枝加当归汤加减。当归甘温，养血和血；桂枝辛温，温经散寒，通行血脉，为君药；细辛温经散寒，助桂枝温通血脉；芍药养血和营，助当归补益阴血，共为臣药；通草通经脉，以畅血行；大枣、甘草益气健脾养血，本方重用大枣，既合当归、芍药以补营血，又防桂枝、细辛燥烈太过，伤及阴血，共为佐药：甘草兼调药性而为使药。全方共奏温经散寒、养血通脉之功。血瘀甚者，可加黄芪、丹参、红花。

（2）气虚血瘀证

证候：神疲体倦，气短懒言，面色少华；创面不敛，疮周暗红漫肿，麻木；舌淡，苔白脉细弱或虚大无力。

治法：益气养血，祛瘀通脉。

方药：补阳还五汤加减。生黄芪大补脾胃之元气，令气旺血行，瘀去络通当归尾长于活血，且有化瘀而不伤血之妙；川芎、赤芍、桃仁、红花助当归尾活血化瘀；地龙通经活络。

（3）瘀滞化热证

证候：发热口干，患处暗红微肿，疼痛喜冷；冻伤局部坏死，受冻部位出现腐烂或溃疡，流脓；舌红苔黄，脉数。

治法：清热解毒，活血止痛。

方药：四妙勇安汤加减。银花清热解毒；玄参泻火解毒；当归活血散瘀。热重者加黄柏、知母、泽泻；痛甚者加延胡索、炙乳香、炙没药。

（4）寒盛阳衰证

证候：时时寒战，四肢厥冷，感觉麻木，幻觉幻视，意识模糊，倦卧嗜睡，甚则神志不清；舌淡苔白，脉微欲绝。

治法：回阳救脱，散寒通脉。

方药：四逆加人参汤或参附汤加味。附子温壮命火，破阴逐寒，回阳救逆；干姜温中散寒，助附子破阴回阳；人参复脉固脱，补益津血；炙甘草益气补中，解附子之毒；制附子、干姜之峻，兼调药。休克者，加生龙骨、生牡蛎、白芍、炙甘草。

2. 外治

（1）创面处理　有水疱者可挑破、抽吸后，再以冻疮膏、湿润烧伤膏、红油膏、白玉膏或马勃外敷包扎。溃烂时用红油膏掺八二丹外敷。腐脱新生时，用红油膏掺生肌散或用生肌玉红膏外敷。

（2）草药外洗　萝卜皮煎水，酌量加入硫黄熏洗；或鲜松针适量，煎水外洗。

3. 经方验方

（1）方香霜膏　香油、沥青、黄丹、百草霜。上先下香油，后落沥青，次下百草霜，后用黄丹。成者为膏药。治冻疮重茧疮（《普济方》）。

（2）雉脑膏　雄雉脑（一枚捣烂）、黄蜡（与脑等分）、清油（比蜡减半）。上同于慢火上熬成膏，去滓，以瓷器收如面油，逐渐涂摩。治冻面冻耳，并诸冻疮久不瘥，年年发歇，先痒后痛，后肿破，黄水及血出不止（《圣济总录》）。

（3）小膏子　丹参（一两）、黄蜡（半两）、豉（一合）、葱白（五茎）、清油（三两）。上先将油煎三两沸，次入参、豉，煎令焦，即滤出，然后入蜡匀搅，入瓷盒子内盛，每患即涂之。治冻耳兼疗湿癣（《王氏博济方》）。

（4）治手足皲冻欲脱方　椒、芎䓖（各半两）、白芷、防风、姜（一秤盐，各一分）。上五味，以水四升，煎令浓，涂洗之三数遍即瘥。治手足皲冻欲脱（《千金翼》）。

（5）治冻烂疮方　以猪后悬蹄，以夜半时烧之，研细，筛，以猪脂和敷。治冻烂疮（《备急千金要方》）。

（二）西医治疗

1. 急救和复温

迅速使患者脱离低温环境和冰冻物体。衣服、鞋袜等连同肢体冻结者，不可勉强卸脱，复温在加有弱抗菌药（如氯己定或碘伏）的水浴中进行，温度限制在 40～42℃，过低对组织存活有害，过高会造成组织烫伤，复温持续 15～30 分钟或完全复温为止。受伤肢体变红并柔软是血管收缩终止的信号。复温时可以主动活动，也可采用加温腹膜透析、静脉血液滤过复温。

2. 药物治疗

Ⅲ度以上冻伤还常需全身治疗：①注射破伤风抗毒素。②由于冻伤常继发肢体血管的改变，如内皮损伤、血栓形成、血管痉挛或狭窄等，严重时可加重肢端损伤程度或延迟创面愈合时间，故可选用改善血循环的药物。常用的有小分子右旋糖酐、妥拉苏林、罂粟碱等，也可施行交感神经阻滞术。③注射抗生素。④维持高价营养补充。冻伤补液时，要考虑有无横纹肌溶解致肾功能衰竭的危险，以及抗利尿激素分泌抑制导致的体液丢失等。

3. 局部治疗

Ⅱ度以上冻伤经过复温、消毒后，创面干燥者可加软干纱布包扎，有白色或清亮的水疱液表示冻伤较表浅，应及时引流，用软干纱布包扎；或涂冻疮膏后暴露，以免组织浸入高浓度 PGF2α、TXA2 中加重炎症及缺血；血水疱液表示冻伤较重，应保持水疱皮的完整，促进结痂并防治感染。创面已感染者先用抗菌药湿纱布，随后再用冻疮膏。Ⅲ度、Ⅳ度冻伤多用暴露疗法，保持创面清洁干燥，待坏死边界清除时予以切除。若损伤面积大者，待坏死组织脱落干净、肉芽组织红润时予以植皮；若出现感染，则应充分扩创引流；若出现肢体远端湿性或干性坏疽，与健康组织分界线已形成者，待其分界线清除固定后可行截肢术。

六、护理

（一）一般护理

1. 冻伤后不易立即火烤，防止溃烂成疮。
2. 全身性冻伤，对已冻僵的患者要进行快速复温，宜将患者浸泡放在 38～42℃温水中，待指（趾）甲床出现潮红，有温热感，不宜过久；复温后立即离开温水，覆盖保暖，随之给予吸氧，抗休克治疗；静脉输液温度以 25～32℃为宜。
3. 遵医嘱内服和外用温通散寒、补阳通脉的中药。
4. 监测体温、脉搏、呼吸、血压和实验室相关检查。
5. 溃烂或水疱剪开后，保持敷料干燥。

（二）情志护理

局部坏死严重需截肢的患者，术前了解其心理反应，讲解截肢的必要性，24 小时家属陪护；术后防止自杀事件的发生，给予心理疏导，使患者平稳渡过心理休克期。

（三）健康指导

在寒冷条件下干燥的人员应防寒、防湿，鞋袜潮湿后应及时更换；衣着宜保暖不透风，保持干燥，减少体表外露，外露部位适当涂抹油脂；寒冷环境下应避免久站或静止不动；进入高寒地区工作的人员，平时应进行适应性训练，提供高热量饮食，酒后不宜野外工作。

七、研究进展

（一）诊断技术的进展

早期动脉造影可发现大的分支血流异常缓慢，复温后动脉血流改善但残留支阻塞。

用血管扩张剂能够提高动脉血流图效果激光多普勒血流图也能精确描述血管舒缩状态。冻伤后最初几天可采用静脉放射性核素（^{131}I、^{133}Xe、^{99}Tc）扫描，目的在于尽早确定软组织损伤范围，以便早期清创覆盖缺血的骨组织，尤其是伤后 2~8 天的 ^{99}Tc 骨扫描非常有价值。

（二） 治疗药物的进展

1. 全身应用抗炎、抗血栓素药物

以往使用阿司匹林剂量难以掌握，用量不当时还会抑制某些有利于创面愈合的前列腺素合成，目前改用异布诺芬。在大鼠冻伤模型建立中，使用血小板阻凝剂己酮可可碱 40mg/kg 于冻伤前后 30 分钟各 1 次，随后加阿司匹林 5mg/kg，每日 2 次，连续 5 天，可显著减轻组织损伤。临床治疗剂量 400mg，每日 3 次，连续 2~6 周，效果亦满意。

2. 局部用药抑制炎症反应与血栓素形成

有部分学者介绍使用芦荟霜剂，每 6 小时涂抹 1 次，与抗生素及异布诺芬结合使用，可使冻伤坏死范围减少 30%。

【小结】

冻伤是由低温造成的人体损伤，多发于北方寒冷地区冬季，主要发生在手足、耳郭、面颊等暴露部位，多呈对称性。冻伤的基本治疗目标是迅速复温，防止进一步的冷暴露以及恢复血液循环。轻者以外治为主，重者宜内外合治。现全身性的严重冻伤已较为少见，临床上以暴露部位的局部性冻疮最为常见。中医古籍称之冻疮，辩证常分为寒凝血瘀、气虚血瘀、瘀滞化热、寒盛阳衰四个证型，治疗上以温通散寒，温阳通脉为原则。而预防调护对于冻伤疾病的发生发展尤为重要。

（余洋　王雪梅）

第二节　烧　伤

一、概述

烧伤系包括热液、蒸气、高温气体、火焰、炽热的金属液体或者固体引起的组织损害，主要是皮肤和/或黏膜，严重者也可伤及皮下、黏膜下组织，如肌肉、骨、关节甚至内脏。广义的烧伤还包括电烧伤、化学烧伤、放射性烧伤等。本病临床特点以局部创面红斑、肿胀、疼痛、水疱、渗出、焦痂为主要表现，严重者伴有休克、全身性感染等并发症，若不及时救治或治疗不当，可危及生命。据统计，烧伤仅次于交通事故所造成的死亡人数，居第二位。

古代对该病早有认识和记载，最早在《武威汉代医简》中称"汤火冻"，而隋·巢元方《诸病源候论》中称"汤火伤"，后世文献多沿用"汤烫疮""火烧疮""水火烧伤"。中医学在治疗烧伤方面历史悠久，早在《五十二病方》中就有"烫火灼伤用年久石灰敷之"，或"加油调"和"猪脂煎柳白皮成膏"外敷的记载。《太平圣惠方》治汤火疮诸方中，继承前贤，博采众方，广罗外治，集涂、敷、贴、封、洗诸法。至明代逐渐改变了只注重外治的观点，明·申斗垣《外科启玄·火烧疮》强调"内宜服泄火毒之药，外用黄蜀葵花浸香油内，取其油搽患处"，初步确定了本病内外兼治的原则。近年来，我国在中西医结合防治烧伤方面取得了可喜成绩。

二、病因病机

本病之缘由，系由外受。其侵害之轻者，仅皮肉损伤，火热之邪，消灼津液，损伤肌肤，卫外失固，营阴外泄；或热毒之气炽甚，热毒内攻，伤津耗液，阴液枯竭，甚者阴伤气脱，亦有热盛肉腐，酿而为脓，重者疮毒内陷，侵于营血，内攻脏腑，导致脏腑失和，阴阳失衡，气血两虚，产生变证，甚则死亡。根据中医辨证原则，营卫失和，阴津耗伤，阴伤气脱，火毒内陷，气血亏虚和脾胃虚弱是烧伤的几个环节，常在烧伤的初、中、后期出现。烧伤始终伴随着正邪交争，气血凝滞，经络阻塞，营卫失和，脏腑功能失调，以及渗出、腐、毒、虚等的变化。

三、发病机制

大面积烧伤会引起人体内稳态过程的重大改变，并导致高发病率和死亡率。在创伤初期，皮肤组织的破坏导致一系列化学介质的释放，引起强烈的全身炎症反应，增加毛细血管通透性和低容性休克。临床体征稳定后，一个高代谢阶段开始了，这个阶段没有皮肤屏障会使人更容易失水，更容易受到细菌的侵袭和感染。根据烧伤创面引起全身病理生理变化的阶段性，将其临床经过分为休克期、感染期、康复期三期，各期之间往往相互重叠，相互影响，各有其病理生理特点：

（一）休克期（急性体液渗出期）

组织烧伤后因毛细血管通透性增加，其即刻反应是体液渗出。毛细血管通透性增加的主要原因包括：①热力直接损伤作用。②组胺、缓激肽、5-HT、前列腺素等各种介质作用。③"钠泵"失效。较小面积浅度烧伤，体液渗出主要表现为局部的组织水肿，通过人体的代偿可逐渐消退，不影响全身的有效循环血量。烧伤面积大而深者，烧伤后大量体液丢失和红细胞破坏，导致有效循环血容量锐减，血压下降，人体不足以代偿时，可发生休克。

烧伤早期的休克基本属于低血容量休克，但与一般急性失血不同之处在于体液的渗出是逐步的。体液渗出多自伤后两小时开始，6~8小时最快，36~48小时达高峰，烧伤面积愈大，体液丢失愈多，休克出现愈早愈严重。烧伤休克的发病机制和病理生理十分复杂，对其认知在不断深化过程中，目前有三个学说对烧伤休克临床救治影响最大，即低容量学说、微循环学说和细胞能量代谢障碍学说。三个学说的先后问世体现了人类对烧伤休克本质的认识由宏观进入微观，从血压、容量、血流动力学和微循环进入到细胞和分子层面，使烧伤休克的临床救治措施得以不断完善。

（二）　感染期

坏死组织和富含蛋白的渗出液是细菌良好的培养基；在深度烧伤区的周围，还因为血栓形成导致局部组织缺血及代谢障碍，人体的抗感染因素如白细胞、抗体和抗感染药物均难以达到，更有利于细菌的繁殖。严重烧伤由于经历休克的打击，全身免疫功能低下，发生病原菌感染甚至脓毒症的概率更高。感染贯穿于整个病程中，且常有三个高峰：早期多出现在烧伤后 3~7 天内，有效的抗休克可减少早期暴发型脓毒症；中期多出现在伤后 2~4 周焦痂分离脱落后，为烧伤感染的主要阶段，早切痂植皮，可降低中期脓毒症的发生；后期脓毒症多出现在烧伤 1 个月后，与创面长期不愈合、患者免疫力极度低下有关，积极改善全身情况，早期植皮，常可避免。

（三）　修复康复期

损伤组织修复，是生物对生命的基本反应，其愈合过程极为复杂，包括炎性反应、细胞增殖、结缔组织形成、创面收缩与重组等多步骤。浅表损（烧）伤，细胞增殖只有上皮，受上皮生长因子（EGF）的调节，而深度损（烧）伤，则包括愈合过程的每一个步骤。体内对创（烧）伤愈合的调节涉及免疫因素，多种细胞和多种因子参与。Ⅰ度~浅Ⅱ度烧伤能自行愈合，深Ⅱ度烧伤依靠残存的上皮岛融合修复，若因感染无法控制可转化为Ⅲ度创面；Ⅲ度创面因皮肤及其附件已全部烧毁，除局部的小面积烧伤能靠周围健康皮肤的上皮爬行而自行愈合外，一般均需植皮或皮瓣移植修复。

四、诊断

烧伤的完整诊断应包括部位、致伤原因、面积、深度及有无合并伤。

（一）　病史采集

了解受伤原因，环境，过程，部位和有无其他疾病病史。烧伤的原因为热力、某些化学物质、电流和放射线所致皮肤或其他组织的损伤。按不同的致伤因素，其烧伤种类包括以下几类：①热力烧伤：多见于日常生活和意外事故，如失火，沸水、油、热蒸汽、烫粥等。热液所致之损伤称为烫伤。②化学烧伤：由化学物质（酸、碱、磷等）引起。③电烧伤：包括电弧烧伤及电接触伤。④放射性烧伤：战时由于使用核武器，所落下灰尘沾染皮肤所致；平时由于操作不当，或意外事故的发生均可造成放射性损伤，如 X 线、^{60}Co、加速器等。

（二）　体格检查

1. 烧伤面积的计算
常用的面积估计方法有两种，即九分法与手掌法。

（1）中国新九分法　如下图所示（图7-1、表7-1）。

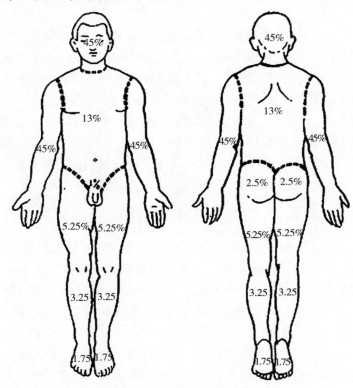

图7-1　中国九分法简图

表7-1　中国新九分法

部位	占成人体表	占儿童体表
头颈	发部 3	
	面部 3	9+（12-年龄）
	颈部 3	
双上肢	双手 5	
	双前臂 6	9×2
	双上臂 7	
躯干	腹侧 13	9×3
	背侧 13	
	会阴 1	
双下肢	双臂 5	
	双大腿 21	46-（12-年龄）
	双小腿 13	
	双足 7	

注：男性臀部占5%，双足占7%，女性臀部与双足各占6%。儿童则因头部面积相对较大，双下肢相对较小，随年龄而变，以12岁作为年龄分界线，在计算面积时，相应加减年龄因素。

（2）**手掌法**　不论年龄大小或性别差异，如将手掌五指并拢，单掌面积约为体表面积的1%。这种计算方法对于计算小面积烧伤很方便。如果伤员手的大小与检查者相似，可直接用检查者的手来估计（图7-2）。

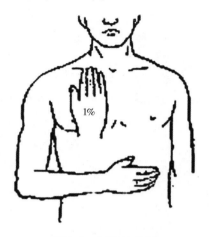

图7-2　手掌法简图

（3）注意事项

1）计算烧伤总面积时，Ⅰ度面积不计算在内，总面积后要分别标明浅Ⅱ度、深Ⅱ度和Ⅲ度烧伤各自的面积，以便治疗时参考。

2）不论哪种方法，均系估计，但求近似，并以整数记录。

3）大面积烧伤，为计算方便，可估计健康皮肤的面积，然后从百分之百中减去健康皮肤面积即为烧伤面积。

4）吸入性损伤不计算面积，但在诊断中必须标明其严重程度（轻、中、重度）。

2. 烧伤创面的深度

烧伤创面的深度参照三度四分法（表7-2）。

（1）Ⅰ度烧伤（红斑性烧伤）　包括表皮角质层、透明层、颗粒层的损伤，偶可伤及棘状细胞层，临床表现为局部干燥，疼痛，微肿而红，无水疱。3~5天后局部由红转为淡褐色，表皮皱缩、脱落、露出红嫩光滑的上皮面而愈合，不留瘢痕，可有短时间的色素沉着改变。

（2）Ⅱ度烧伤　根据伤及皮肤的深浅可分为浅Ⅱ度烧伤和深Ⅱ度烧伤。

1）浅Ⅱ度烧伤：伤及整个表皮和部分真皮乳头层，生发层部分受损，局部红肿明显，有大小不一的水疱形成，内含黄色血浆样液体或蛋白凝固的胶冻物。水疱破裂后，可见潮红的创面，质地较软，温度较高，疼痛剧烈，疼觉敏感，上皮的再生有赖于残存的生发层及皮肤附件，如汗腺及毛囊等的上皮增殖。如无继发感染，一般经1~2周左右愈合，不留瘢痕。短期可有程度不等的色素沉着。

2）深Ⅱ度烧伤：烧伤深及真皮乳头层以下，但仍残留部分网状层，真皮内毛囊、汗腺等皮肤附件残存，仍可再生上皮，成为修复创面的上皮小岛。局部肿胀，表皮较白或棕黄，间或有较大的水疱。去除坏死的表皮后，创面微湿、微红或红白相间，质地较韧，感觉迟钝，温度较低，拔毛有疼痛。干燥后有栓塞血管呈脉络状，针刺疼觉迟钝。如无感染，一般需 3~4 周创面自行愈合，愈合后存留不同程度瘢痕，可引起局部功能障碍。

3）Ⅲ度烧伤：皮肤全层烧伤，除表皮、真皮及皮肤附件全部毁损外，有时可深及脂肪、肌肉甚至骨骼及内脏器官等，故Ⅲ度烧伤的含义较广，代表的严重程度也不一致。局部表现可为苍白、黄褐、焦黄，严重者呈焦灼状或炭化，皮肤失去弹性，触之硬如皮革，创面干燥，无渗液，发凉，针刺无痛觉，拔毛不痛，表面可见粗大的栓塞的血管网，如树枝状，面积较小可自周围健康皮肤长入。如面积超过体表面积 1%，创面修复有赖于手术植皮或皮瓣修复。

表 7-2 不同深度烧伤的评估要点

深度	局部体征	局部感觉	预后
Ⅰ度	仅伤及表皮，局部红肿、干燥、无水疱	灼痛感	3~5 天愈合，不留瘢痕
Ⅱ度浅Ⅱ度	伤及真皮浅层，水疱大、壁薄、创面肿胀发红	感觉过敏	2 周可愈合，不留瘢痕
Ⅱ度深Ⅱ度	伤及真皮深层，水疱较小，皮温稍低，创面呈浅红或红白相间，可见网状栓塞血管	感觉迟钝	3~4 周愈合，留有瘢痕
Ⅲ度	伤及皮肤全层，甚至可达皮下、肌肉、骨等形成焦痂。创面无水疱、蜡白或焦黄，可见树枝状栓塞血管，皮温低	消失	肉芽组织生长后形成瘢痕

（4）烧伤深度判断注意事项

1）人体不同部位皮肤厚度是不一样的，因而对同样热力所引起的损伤也是不一样的，如胸部、肩部、背部、腹部、臀部以及大腿外侧的真皮，较其他部位皮肤厚 1~2 倍；手背、足背、关节曲面皮肤较薄，烧伤容易偏深。

2）同一部位的皮肤厚度，因年龄、性别、职业、工种等不同而不一样。小儿皮肤较成人薄，女性较男性薄，故小儿烧伤往往容易估计偏浅。

3）烧伤原因不同，临床表现也不一样，如烫伤和火焰伤不一样；较低而持续的热力作用和闪灼性烧伤不一样；持续的热力烧伤往往很深；酸烧伤表面蛋白凝固变性，容易估计偏深；而碱烧伤往往因有继续加深过程，容易估计偏浅。

4）皮肤的隔热作用较大，散热也慢。烧伤发生后，虽然脱离热源，但在一段时间内热力仍可继续渗透。由于烧伤后血浆渗出、组织水肿、外周阻力大、血液浓缩，毛细血管容易栓塞，有一个热力加深过程，因而早期估计深度往往偏浅，临床中需要多次估计，最后根据实际深度进行修正。

5）电烧伤面积虽小，但深度较深，常常发生肢体坏死，应特别注意肢体的血运情况。

6）目前采用的烧伤深度判定方法，多偏重于静止的方面，较易忽视皮肤生物学特性改变的动态方面，因此对烧伤深度的估计应随着临床治疗过程加以纠正或补充。

3. 烧伤严重程度分级

目前，国际上对烧伤严重程度的判定仍无统一标准，临床上多采用 1970 年全国烧伤会议讨论通过的分类方法。烧伤严重程度分类如下。

（1）轻度烧伤　总面积在 9% 以下的 Ⅱ 度烧伤。小儿总面积在 5% 以下的 Ⅱ 度烧伤。

（2）中度烧伤　总面积在 10%~29% 或 Ⅲ 度烧伤面积在 10% 以下的烧伤。小儿总面积在 5%-15% 的 Ⅱ 度烧伤或 Ⅲ 度烧伤面积在 5% 以下的烧伤。

（3）重度烧伤　总面积在 30%~49% 之间或 Ⅲ 度烧伤面积在 10%~19% 之间，或总面积不超过 30%，但有下列情况之一者：①全身情况严重或有休克者。②有复合伤或合并伤，如严重创伤、化学中毒等。③有中、重度吸入性损伤者。小儿总面积在 15%~25% 或 Ⅲ 度烧伤面积在 5%~10% 之间的烧伤。

（4）特重烧伤　总面积在 50% 以上或 Ⅲ 度烧伤面积在 20% 以上者。小儿总面积在 25% 以上或 Ⅲ 度烧伤面积在 10% 以上者

4. 呼吸道检查

吸入性损伤又称呼吸道烧伤，因其致病因素除了热力引起外，燃烧时烟雾中还含

有大量的化学物质，如 CO 中毒、氰化物等，被吸入至下呼吸道，引起局部腐蚀或全身中毒。合并重症吸入伤可使烧伤死亡率增加 20%~40%。吸入性损伤的诊断依据如下：①于密闭环境发生烧伤。②面、颈和前胸部烧伤，特别口鼻周围深度烧伤。③鼻毛烧焦，口唇肿胀，口腔、口咽部红肿有水疱或黏膜发白。④刺激性咳嗽，痰中有碳屑。⑤声音嘶哑、吞咽困难或疼痛。⑥呼吸困难和/或哮鸣。⑦纤维支气管镜检查发现气道黏膜充血、水肿，黏膜苍白、坏死、剥脱等是诊断吸入性损伤最直接和最准确的方法。

（三）辅助检查

1. 血液检验

血常规、生化、血气分析对休克、酸碱水电解质紊乱诊断治疗提供依据。

2. 微生物学检查

创面、血液、分泌物细菌、真菌、厌氧菌培养可对感染做出判断，为处理提供依据。

3. 胸部 X 片、CT 检查

胸部 X 片、CT 检查可及时了解肺部状况对于吸入性损伤、肺水肿及时做出判断。

4. 纤维支气管镜

纤维支气管镜可对吸入性烧伤及程度准确判断，同时亦可进行局部治疗。

五、治疗

（一）中医治疗

1. 辨证论治

（1）热盛伤津证

证候：发热口干，尿少便结；舌红绛而干，舌苔黄腻，或黄燥，或焦干，或舌光无

苔，脉洪数或弦细数。

治法：清热解毒，养阴生津。

方药：黄连解毒汤、银花甘草汤。金银花、生甘草清热解毒；黄连、黄芩、黄柏泻三焦之火；栀子导热下行。口干甚者，加鲜石斛、天花粉、麦冬；尿少者，加淡竹叶、滑石、芦根；便闭者，加生大黄。

（2）津伤气脱证

证候：精神萎疲，嗜睡，表情淡漠，气怯气促，汗出淋漓，体温反低；舌苔灰黑或舌面光剥无苔，舌质转淡，或红绛，或紫暗，脉虚大无力，重按无根，或细微而迟。

治法：扶阳救逆，益气养阴。

方药：四逆汤、参附汤合生脉散加味。人参大补元气，益气固脱；附子回阳救逆，补火助阳，散寒止痛；干姜温中散寒，助附子破阴回阳；麦冬养阴润肺，甘寒生津；五味子敛肺止汗，固泄生津；炙甘草益气补中，调和诸药。冷汗淋漓者，加煅龙骨、煅牡蛎、黄芪、白芍、炙甘草。

（3）火毒内陷证

证候：壮热烦渴，躁动不安，口唇干燥，大便秘结，小便短赤；若火毒传心，可见烦躁不安，神昏谵语，火毒传肺，可见呼吸气粗，鼻翼扇动，咳嗽痰鸣，痰中带血，火毒传肝，可见黄疸，双目上视，痉挛抽搐；若火毒传脾，可见腹胀便结，便溏黏臭，恶心呕吐，不思饮食，火毒传肾，可见浮肿，尿血或尿闭；舌苔黄或黄燥，或焦干起刺，舌质红或红绛而干，脉弦数等。

治法：凉血解毒。

方药：清营汤、清瘟败毒饮加减。生地黄、玄参、麦冬养阴清热；丹参、赤芍活、牡丹皮血散瘀，防热与血结；金银花、连翘清热解毒，透热转气；栀子、竹叶、黄连清心泻火；石膏、知母清热生津；桔梗载药上行；甘草调药和中。神昏谵语者，加服安宫牛黄丸或紫雪丹；气粗咳喘者，加桔梗、鱼腥草、桑白皮、鲜芦根；抽搐者，加羚羊角粉（冲）、钩藤、石决明；腹胀、便秘、恶心呕吐者，加大黄、玄明粉、枳实、厚朴、大腹皮、木香；尿少或尿闭者，加白茅根、车前子、泽泻；血尿者，加大小蓟、黄柏、琥珀等。

（4）气血两虚证

证候：本病后期，热毒渐退，伤处腐肉已脱，新肉生长缓慢，创面肉芽色淡欠红，皮不易结；精神疲倦，气短懒言，面色无华，食欲不振；舌淡或胖嫩，舌边齿痕，脉细数或虚数。

治法：调气补血，兼清余毒。

方药：托里消毒散加减。人参补脾益肺，大补元气；黄芪补气养血，托毒生肌；芍药养血敛阴；当归补血活血，与黄芪、人参相配，具有良好的生血作用，又有排脓生肌之功效；白术、陈皮、茯苓健脾利湿；金银花、连翘清热解毒，为治疮要药；白芷燥湿止痛，消肿排脓；川芎活血化瘀，为血中之气药，有通达气血之功效；甘草解毒并调和诸药。食欲不振加神曲、麦芽、鸡内金、薏苡仁、砂仁。

（5）脾虚阴伤证

证候：疾病后期，火毒已退，阴津耗损，脾胃虚损，面色萎黄，嗳气呃逆，纳呆食少，腹胀便溏，口干少津，或口舌生糜；舌光剥无苔或舌质胖嫩，苔白，脉细数或细弦。

治法：补气健脾，益胃养阴。

方药：益胃汤、参苓白术散加减。麦冬、生地黄、沙参、玉竹养阴清热，生津益胃；人参、茯苓、白术、甘草、山药、莲子益气健脾；薏苡仁、白扁豆健脾祛湿；砂仁行气燥湿、醒脾和胃；桔梗载药上行，助肺通调水道，布散津液。

2. 中医外治

（1）洗涤创面 用2%黄连水，或2%黄柏水，或用银花甘草汤稍温淋，达到创面洁净为度。

（2）水疱处理 水疱大者可用消毒三棱针从根部刺破，去其毒水；小者不必刺破，亦能吸收。

（3）创面处理 辨证选用湿润烧伤膏、紫草油膏、京万红油膏、石榴皮煎液、解毒生肌膏、獾子油等外敷，每日数次。原则上初期采用暴露，后期采取包扎。初期用清凉膏外搽，或地榆、大黄等分研末，麻油调敷，或鸡蛋清加冰片少许，与4%～5%炼蜜调搽；中期用生肌玉红膏或黄连膏或红油膏，再撒九一丹；后期用上述药膏或生肌白玉膏，再撒生肌散。

（4）瘢痕疙瘩处理 发生瘙痒现象，可用黑布膏，再加热烘疗法。

3. 经方验方

（1）七珍散 木鳖（二钱去油），大黄、黄连、黄芩、黄柏、郁金（各二两），栀子仁（三钱），上为细末，小油调，扫疮上。治汤火疮，痛不可忍（《普济方》）。

（2）清凉膏 栀子仁、黄连（去须切）、白芷（各一分），生地黄（二两），葱白（十枚擘），黄蜡（半两），清麻油（四两），上细锉，于油铛中煎，以地黄焦黑为度，绵滤去渣，澄清，却于铛内入蜡，慢火熬，候蜡消，倾于瓷合内。每使时用鸡翎扫小许涂疮上，取瘥为度。治汤泼火烧，止疼痛，解火毒，润肌生肉（《圣惠方》）。

（3）麻子膏 麻子（二合取仁碎）、柏白皮、山栀子（碎）、白芷、甘草、柳白皮（各一两），上咀，以猪脂一斤，煎三上三下，去滓，以涂疮上，日三。疗火烧入肉坏烂（《普济方》）。

（4）冰霜散 牡蛎（烧）、明朴硝、寒水石（生）、青黛（各一两），轻粉（少许），上为细末，新水调，次油调，干贴痛处立止，神效。治火燎损伤，漆热毒伤皮烂，肉大痛（《济生拔粹方》）。

（5）止痛膏 羊脂、松脂（各二分），猪膏、蜡（各二分），上取松脂破铫中，切脂嚼蜡着松明上，少顷，铫内烧诸物皆消，以杯盛汁敷之，松明是把松本节也。治灸及汤火所损。昼夜啼呼，止痛灭瘢（《普济方》）。

（二） 西医治疗

1. 原则

小面积浅度烧伤按外科处理原则，及时给予清创、保护创面，大多创面能够自行愈合；大面积烧伤全身反应重、并发症多、死亡率和致残率高，治疗原则如下。

（1）早期及时补液，迅速纠正休克，保持呼吸道通畅。

（2）使用有效抗生素，及时有效的防治全身性感染。

（3）尽早切除深度烧伤组织，自体、异体皮移植覆盖，促进创面修复，减少感染来源。

（4）积极治疗严重吸入性损伤，采取有效措施防止脏器功能障碍。

（5）实施早期救治与功能恢复重建一体化理念，早期重视心理、外观和功能恢复。

2. 现场急救、转送和初期处理

现场急救的目标是尽快消除致伤原因、脱离现场和进行危及生命的救治措施。

（1）迅速脱离热源　如火焰烧伤应尽快脱离火场，脱去燃烧衣物，切忌奔跑呼叫，以免风助火势，烧伤头面部和呼吸道。热液浸渍的衣裤，可以冷水冲淋后剪开取下。小面积烧伤立即用清水连续冲洗或浸泡。

（2）保护受伤部位　可用干净敷料或布类保护，或行简单包扎后送医院处理。

（3）维护呼吸道通畅　注意保持呼吸道通畅，合并 CO 中毒者应移至通风处，必要时吸氧。

（4）其他救治措施　大面积严重烧伤者早期应避免长途转送，必须转送者应建立静脉输液通道，途中继续输液，保证呼吸道通畅。高度口渴、烦躁不安者，应加快输液，只可少量口服盐水。转送路程较远者，应留置导尿管，观察尿量。安慰和鼓励受伤者，使其情绪稳定。疼痛剧烈可酌情镇静止痛，注意避免抑制呼吸中枢。此外，注意有无复合伤，对大出血、开放性气胸、骨折等应先施行相应的急救处理。

3. 入院后的初步处理

（1）轻度烧伤　主要为创面处理，包括清洁创周健康皮肤，移除异物，浅Ⅱ度水疱皮可保留，水疱大者，可用消毒空针抽去水疱液。如果用包扎疗法，内层用油质纱布，外层用吸水敷料均匀包扎，包扎范围应超过创周 5cm。面、颈与会阴部烧伤不适合包扎处，予以暴露。

（2）中度、重度烧伤　按下列程序处理：简要了解受伤史后，记录患者血压、脉搏、呼吸，注意有无呼吸道烧伤及其他合并伤，严重呼吸道烧伤需及早行气管切开。立即建立静脉输液通道，开始输液。留置导尿管，观察每小时尿量、比重、pH，并注意有无血红蛋白尿。清创，估算烧伤面积、深度。特别应注意有无环状焦痂的压迫，及时切开焦痂减张。按烧伤面积、深度制定第一个 24 小时的输液计划。大面积烧伤一般采用暴露疗法。

（3）创面污染重或有深度烧伤者　均应注射破伤风抗毒血清，并用抗生素治疗。

4. 烧伤补液

（1）原则　体液渗出是烧伤休克的主要发病原因，补液仍是治疗烧伤休克的主要措施。一般烧伤面积成人在20%以下、儿童小儿在10%以下的轻度烧伤，可口服含盐饮料，如盐水、烧伤饮料等；大面积烧伤患者早期胃肠蠕动减弱，口服吸收功能不良，应予以静脉补液。

（2）补液治疗的公式　由于烧伤后体液丧失有一定的规律性，故有可能计划补液的量和质，有预见性地进行补液治疗。常见的补液公式包括第三军医大学公式、南京公式等。

伤后第一个24小时补液量：成人每1% Ⅱ、Ⅲ度烧伤面积每kg体重补充胶体液0.5ml和电解质液1mL，另补充基础水分2000mL。伤后8小时内补入估计量的一半，后16小时输入另一半。伤后第二个24小时补液量：胶体和电解质均补充第一个24小时输入量的一半，另补充基础水分2000mL。烧伤面积超过50%，不按50%进行计算，而按实际烧伤面积。

只根据烧伤面积进行计算，适用于中青年烧伤，尤适用于战时及成批烧伤收容时。

伤后第一个24小时输液量：烧伤面积（Ⅱ、Ⅲ度）×100±1000（体重轻者减1000mL，重者+1000mL），其中含水分2000mL，其余的液体量1/3为胶体，2/3为电解质液。（南京公式）

（3）液体的选择

1）胶体的选择：血浆是临床广泛使用的理想胶体，但来源困难、价格昂贵，故可使用各种血浆容量扩张剂者（血浆代用品）。国内常用中分子右旋糖苷（平均分子量75000D），浅度中小面积烧伤，可完全替代血浆。临床上也有应用低分子右旋糖酐（平均分子量20000~40000D）。一般烧伤休克期可以不补充全血，有下列情况时可考虑输全血：①补液治疗后，休克无明显好转，且血细胞压积不高者。②大面积深度烧伤或深度电击伤者。③烧伤合并出血性损伤者。④血浆来源困难。

2）电解质溶液的选择：大量补充生理盐水后可引起高氯性酸中毒，因此在烧伤早期补液治疗中，应选用平衡溶液。乳酸钠林格液是临床广泛使用的等渗电解质液，若无现成的平衡盐液，也可按两份生理盐水和一份等渗碱性溶液（1/6M乳酸钠或1.5%碳酸氢钠）补充。

3）碱性溶液的应用：大面积烧伤时患者出现严重代谢性酸中毒，在血气分析的监护下，补充一定量的碱性药物是必要的。对于深度烧伤、电烧伤患者，伴血红蛋白和肌红蛋白尿者，应适当增加碱性溶液量，碱化尿液，防止血红蛋白或肌红蛋白沉积于肾小管，以利其排泄。

4）水分的选择：每天基本水分需要量2000mL，可用5%~10%葡萄糖溶液补充。水分蒸发增多者，应增加补充量。在烧伤休克期，由于糖皮质激素、胰高血糖素和肾上腺素增多，糖原异生和分解速度加快，血糖升高；同时胰岛素分泌减少，机体利用糖的能力下降，早期也不宜补充过多的葡萄糖，以免发生高糖血症，输液一般以5%~10%葡萄糖溶液为宜。

5）胶体液和电解质液的选择：一般认为对中小面积浅度烧伤者单纯输注电解质液是有效的、合理的，但对于大面积深度烧伤者，仍需补充部分胶体。

6）高渗盐液的选择：烧伤早期一般需补充等渗溶液，但由于某些心肺功能不佳者或老年人大量补液可能并发心衰、肺水肿等，宜减少补液量时，可补充高渗盐液。

5. 烧伤休克防治及监测指标

烧伤休克可危及生命。液体治疗重在及时，而休克期是否恢复平稳状态至关重要。

（1）治疗　液体疗法是防治烧伤休克的主要措施。患者入院后，应立即寻找一较粗且易于固定的静脉行穿刺，以保持通畅的静脉输液通道，给予早期补液，这对严重烧伤患者早期救治十分重要。

紧急抢救一时无法获得血浆时，可以使用低分子量的血浆代用品，但用量不宜超过1000mL，并尽快以血浆取代。电解质液、胶体和水分应交叉输入。鉴于严重烧伤后因炎症介质的大量释放，导致毛细血管通透性的广泛增高，故快速补液时应慎重。此外，广泛深度烧伤者，常伴较严重的酸中毒和血红蛋白尿，在输液成分中可增配 1.25% 碳酸氢钠溶液。由于患者伤情和个体的差异，抗休克期更应强调严密观察，根据患者的反应，随时调整输液的速度和成分。

（2）监测指标

1）尿量：大面积烧伤患者入院后需即刻置导尿管，观察并记录每小时尿量，维持每小时尿量 0.5~1mL/kg（或成人 30-50mL/h）。尿量多表示有较佳的内脏器官血流灌注。尿量<30mL/h 时，表示血液灌流已不足，应加快补液速度；尿量>50mL/h 时，表示输液过多，应减慢补液速度。某些化学烧伤（如磷、苯等）和有血红蛋白或肌红蛋白尿的患者，则应适当增加尿量，有利于排除有毒物质，减少肝肾功能的损害。

2）精神状态：患者安静、神态清楚，表示脑循环灌注良好；烦躁不安，表示可能存在脑缺血、缺氧。烧伤后缺氧的原因，除血容量减少所致灌流不足外，还应考虑呼吸道梗阻、CO 中毒和脑水肿等。

3）口渴：口渴为烧伤后常见临床症状，其原因甚为复杂，至今尚未阐明，即使输液使休克平稳时，有时也难以使之消除。口渴一般能够反映血容量不足的严重程度，但不能据此作为调整补液速度的指标，同时要注意口服液体也难以止渴，不能随意口服补液，以免发生呕吐、胃扩张和水中毒等并发症。

4）周围循环：末梢循环能反映组织灌流的情况。对休克良好的治疗，可出现皮肤黏膜颜色正常、肢体温暖、静脉及毛细血管充盈良好、周围动脉搏动有力等。

5）血压和心率：虽不是准确可靠的监测指标，但维持稳定很重要。如果波动较大，表示休克未能很好地控制。一般收缩压维持在 90mmHg 以上、脉压维持在 20mmHg 以上、心率每分钟 120 次以下。

6）呼吸：烧伤早期影响呼吸的因素较多，如疼痛、吸入性损伤、面颈部烧伤、胸痂、酸碱中毒、脑水肿、肺水肿和全身中毒等，因此呼吸不平稳并非休克特有症状。呼吸不平稳可影响气体交换量，导致缺氧或二氧化碳潴留，使休克加重或复苏困难。

7）血常规：无明显血液浓缩尽可能地维持血细胞压积、血红蛋白和红细胞记数接近正常值。严重大面积烧伤后，早期血液浓缩多较明显，难以使之正常，易导致补液逾量；情况平稳时，轻度血液浓缩，可不急于纠正。

8）生化：维持血生化各项检查数值接近正常值，血钠增高时，表示血容量不足，应加快补液；反之，若血钠过低（125mmol/L），应考虑无电解质液体的单纯水分输出过多，应警惕水中毒的发生。

9）血气分析：是防治烧伤休克的重要监测手段，除判断缺氧与二氧化碳潴留外，能较准确地分析酸碱平衡，PaO_2 应维持在 10.64kPa 以上，$PaCO_2$ 3.99~4.66kPa（30~35mmHg），酸碱基本平稳或略偏酸。切忌补碱逾量，使体内偏碱，影响氧的释放。

10）血流动力学的监护：血流动力学的监护是临床防止休克较准确的指标，对提高休克治愈率起着重要作用。中心静脉压能反映心脏排出能力与回心血量的关系。低于正常值 0.49~1.47kPa（0~5cmH$_2$O），表示回心血量低于心排出能力，此时应加快输液；若血压低、尿少，但中心静脉压反而高至 1.47~1.96kPa（15~20cmH$_2$O），则表示回心血量已超过心排出功能，休克非单纯因血容量不足，应分析原因（心功能不全、输液过多等），予以纠正。同时要注意补液速度，警惕并发心力衰竭和肺水肿。中心静脉压只能反映右心压力，不能反映肺循环及左心压力，有时中心静脉压不高时，也可并发肺水肿。

难治性休克，应置 Swan-Ganz 漂浮导管，连续检验血流动学变化，测定肺动脉压、肺动脉楔入压和心排出量；计算其心排出指数，左心室、右心室做功，体循环和肺循环血管阻力等；并结合动静脉血气分析，计算其肺泡动脉血氧差（A-aDO$_2$）、氧分流量（QS/QL）、氧消耗量、氧利用率等，全面分析心血管及肺功能的变化，能较精确地指导休克的治疗。

脉搏指示连续心排量测量仪（PICCO）是新一代容量监测仪，可以对危重患者血流动力学进行连续性监测，它是把脉搏轮廓连续心排量监测与经肺温度稀释心排量联合应用的技术，简便、有创性小是其最大优点。应用 PICCO 技术监测感染性休克患者，可以取得好的复苏效果，可以有效指导血管活性药物的应用，可广泛应用于临床。

11）血浆渗透压的测定：监测血浆胶体和晶体渗透压有利于了解伤后体液的渗透变化，便于选择液体种类，特别是应用高渗盐液治疗休克，更要行渗透压的监护。盲目应用高渗盐液，有酿成严重高渗性脱水之忧。

6. 抗感染治疗

烧伤全身性感染的预后严重，关键在早期诊断和治疗。根据发病诱因和发病机制，尽可能实施针对性预防措施。切削痂及早清除坏死组织，可削弱炎性反应、防治创面侵袭性感染、预防脓毒性休克及 MODS 发生，有助于改善患者预后。

（1）烧伤感染诱因治疗

1）休克的复苏应达到 3 个目标，即及时、快速、充分地恢复血容量，使全身细胞迅速获得充足的氧供应量；迅速恢复肠道血液供应，避免因缺血加重肠黏膜损伤，减轻细菌/内毒素移位；减轻再灌注损伤。

2）短期内（入院后 1~3 天）应尽可能多地切除深度创面。

3) 实施早期肠道营养。

4) 合理应用抗生素。烧伤感染抗生素使用要早期、足量。早期广谱联合，后期根据培养选择，敢用敢停。

（2）加强多器官功能保护和支持治疗

1) 营养心肌，保护患者心功能。

2) 对伴中度或中度以上吸入性损伤的患者，早期应行气管切开以保证呼吸道畅通。

3) 注意保护肾功能，避免肾毒性药物的应用，必要时使用连续肾替代疗法。

4) 重视代谢支持，治疗过程中要控制高血糖症，维持血糖在 8.3mmol/L 之下。

（3）以创面处理为核心的综合治疗 一旦创面脓毒症发生，应采用以创面处理为核心的综合治疗。在足量使用有效抗生素和抗真菌药物的同时，给予浸浴和各项支持疗法，尽可能多地清除已发生感染的坏死组织，严密覆盖创面。脓毒性休克时，采用大剂量激素（地塞米松）、山莨菪碱冲击治疗，可有效改善机体状况，为手术治疗赢得时间。脓毒症并发高钠血症时，采用血仿膜无肝素血液透析治疗，既可将血钠控制在正常范围，又能避免对凝血机制产生显著影响。

7. 创面治疗

（1）原则 烧伤治疗观念及创面处理原则在以往强调抢救患者的生命，预防感染，保护残存上皮组织，尽早去除坏死组织；而现在不仅强调挽救患者的生命，而且还强调改善患者的生命质量，修复受损皮肤的外形及功能。

（2）非手术治疗

1) Ⅰ度烧伤：无需特殊处理，能自行消退，如烧灼感重，可涂薄层油脂。

2) 小面积浅Ⅱ度烧伤：清创后，如水疱皮完整，应予保存，只需抽去水疱液，消毒包扎。如水疱皮已撕脱，可以无菌油性敷料包扎。除非敷料浸湿、有异味或有其他感染迹象，不必经常换药，以免损伤新生上皮。如创面已感染，应勤换敷料，清除脓性分泌物，保持创面清洁，多能自行愈合。

3) 常用药物及材料：烧伤局部应用药物，如局部应用神经生长因子、溶血栓剂、表皮生长因子、湿润烧伤膏、磺胺嘧啶银霜等，这些药物均能促进创面愈合。创面局部覆盖人工皮、异体皮、异种皮等材料，亦可加速创面自行愈合。

4) 其他：封闭负压引流技术。

（3）手术治疗 包括早期切痂（切除深度烧伤组织达深筋膜平面）或削痂（削除坏死组织至健康平面），并立即皮肤移植。

1) 切削痂术：削痂适用深Ⅱ度创面，切痂适用于Ⅲ度创面。

切削痂手术指征：小面积功能部位深度烧伤应尽早手术，甚至可急诊手术；大面积深度烧伤可在休克期后手术，尽量争取一次手术完成。凡不能在 2~3 周内顺利愈合者均可手术，休克期手术应从严掌握。

切痂手术方案：切削痂，深度烧伤面积在 30% 以下，自体皮源充足时，可一次性去除，再大面积需要分期、分批次行焦痂切除。一般认为，一次手术面积控制<5%体表面积为度，可先躯体、后切躯干。Ⅲ度烧伤多采用浅切痂和深切痂两种方式结合运用，浅

切痂切至浅筋膜层，多用于未形成皮革样浅焦痂创面，深切痂切至深筋膜层，如有坏死肌肉一并去除。环行焦痂并不仅限于外形，即焦痂不一定要环行，非环行却已产生张力的焦痂也应切开减张。减张手术的切口应足够长，焦痂要切透，减张要充分，必要时应同时切开深筋膜。切开焦痂时，筋膜间隙往往还没来得及肿胀，常因此估计不足失去切开筋膜的机会，故特别强调要严格观察。有的手指烧伤，常因减张未达指端而发生缺血性坏死。

2）植皮：游离皮片移植根据切取皮片的厚度可区分为刃厚皮片、中厚皮片、全厚皮片。植皮方式包括：①皮肤混合移植法：主要用于治疗大面积深度烧伤创面的修复。其修复方法为大张异体皮开洞后移植，异体皮初建循环（两日后）嵌植小片自体皮，解决了自体皮源不足的问题。②微粒皮移植：自体微粒皮、异体皮混合移植到烧伤创面的一种手术治疗方法，它主要用于解决特大面积深度烧伤创面早期覆盖的问题。③Mee植皮：Meek 植皮术由 Cicero Parker Meek 发明于 1958 年，该手术利用 Meek-Wall 微型取皮刀，将供皮区的皮片均匀切割成形态及大小一致的微型皮片（196 块 3mm×3mm 的微型皮片），之后利用专业黏附材料将这些微型皮片粘贴到聚酰胺薄纱上，通过此方法可以使所取皮片进行水平和垂直两个方向的延展，从而实现所需的延展比例。Meek 植皮术的最大扩张比例高达 9 倍。由于其具有较大的扩展比，在大面积烧伤的患者中有较多应用价值。④保留变性真皮大张自体皮移植：解决面、颈、手等功能区烧伤创面修复问题而设计的治疗方法，取得满意的疗效。

3）皮瓣移植：该手术在 20 世纪 80 年代得到广泛的应用，这项技术主要用于修复伴有深部组织损伤的烧伤，通过皮瓣移植患者可避免截肢，同时烧伤部位的功能也能够得到恢复。

8. 其他治疗

（1）生物医学工程技术与创面修复　在生物医学工程技术的支持下，临床上出现了多种组织工程皮肤，包括基质复合皮、Integra 人工皮、Fb 胶原膜复合皮等，在治疗深度烧伤方面取得了理想的治疗效果。

（2）干细胞治疗　近年来，干细胞研究理论逐渐成熟，在此基础上出现的干细胞治疗法也得到越来越多的应用。表皮干细胞移植、胚胎干细胞移植、富血小板血浆等细胞移植可使皮肤微环境、毛发再生，骨髓间质干细胞移植可以促进创面愈合、减少瘢痕形成，胚胎干细胞具有无限的增生能力，将其植入人体可以使受损的神经存活、再生。干细胞治疗技术目前还处于完善阶段，仍存在一些争议。

（3）镇痛、镇静及冬眠疗法　常用的镇痛镇静剂为杜冷丁、安定和冬眠合剂。对严重烧伤者，早期可采用冬眠药物治疗，但必须在补足血容量之后才能应用。

（4）体外膜肺氧合（ECMO）　ECMO 是一种可以部分或全部替代心肺功能的体外循环和呼吸支持系统，通常用于给予常规治疗无效时的顽固性心力衰竭或呼吸衰竭患者提供体外心肺功能支持。

（5）营养支持　早期肠道喂养可复苏胃肠甚至内脏，维护肠膜能量代谢、增殖修复、结构功能，减轻肠道移位，降低血浆内毒素水平，调理枯否细胞（Kupffer 细胞）

活化，减少炎性递质释放，肌蛋白分解，减轻休克、感染所致炎性递质对脏器损害，降低高代谢。肠道补充不足，需行肠外营养，肠外营养液配方的组分应为：①蛋白质（氨基酸）$2.0 \sim 3.0 \mathrm{g} \cdot \mathrm{kg}^{-1} \cdot \mathrm{d}^{-1}$。②热能 $105 \sim 125 \mathrm{kJ} \cdot \mathrm{kg}^{-1} \cdot \mathrm{d}^{-1}$。③氮（g）与热量（kJ）之比为 $1 ：（418 \sim 627）$。④脂肪乳剂<总热量 30%。⑤胰岛素（U）与葡萄糖（g）比值 1：5。⑥葡萄糖最大输入量 $5 \mathrm{g} \cdot \mathrm{kg}^{-1} \cdot \mathrm{min}^{-1}$。⑦按血生化监测补充电解质。⑧长期肠外营养支持患者应补充水溶性和脂溶性维生素。短期小量应用可经外周静脉输入，长期大量应用则须经中心静脉或外周静脉置入中心静脉导管给药。采用允许范围内低热量摄入，避免供给过多热量，减轻代谢并发症。采用糖、脂肪混合非蛋白热源，脂肪含量<30%主动补充胰岛素以控制血糖。肠内、肠外营养应结合应用。

六、护理

（一）一般护理

1. 保持室内安静、整洁、空气新鲜，室温维持在 $25 \sim 28 ℃$，相对湿度>50%，室内每日进行空气消毒。

2. 严格执行消毒隔离制度，防止交叉感染。

3. 保持床铺清洁、干燥、平整，定时翻身，加强口腔护理和会阴部的护理，防止并发症的发生。

4. 严重烧伤患者迅速建立静脉通道，根据补液计划，严格保证输液量，严密观察病情变化，准确记录出入量。

（二）疮面护理

1. 观察评估烧伤面积和深度。感染程度，观察体温、疮面、色泽、气味；体液不足时，观察尿量、血压、脉搏；营养失调，观察皮肤弹性、体和及相关血液检查结果；观察疼痛、程度及持续时间。

2. 保持呼吸道通畅，对呼吸道烧伤或呼吸困难者给予氧气吸入，备齐急救器械，必要时进行气管插管或气管切开。

3. 严格执行无菌操作，保持疮面清洁，及时更换潮湿的敷料，防止感染。

4. 保持烧伤创面愈合区域的清洁，避免外力刺激碰伤植皮区。此外，烧伤创面愈合区域严禁暴晒，紫外线照射易致色素沉着，外出时应戴遮阳帽或打遮阳伞等。

5. 在积极抢救重度烧伤者的同时，及时开展各项针对性的康复治疗活动。

（三）营养支持

1. 烧伤后应根据病情逐渐增加进食量，注意补充蛋白质和维生素。指导患者加强营养，保证营养促进愈合。营养支持是成功救治大面积烧伤患者的基础。大面积烧伤患者伤后处于高分解状态加上摄入减少、胃肠功能紊乱，导致营养不良、免疫功能低下，使其难以度过感染期及创面修复期，甚至危及生命。因此，及时有效的综合营养支持显得尤为重要。

2. 鼓励患者多饮水或绿豆汤、西瓜汁、果汁、金银花甘草糖代茶频服；多食新鲜蔬菜、水果、禽蛋、瘦肉之品。

（四）　情志护理

1. 针对烧伤患者的特点给予特殊的心理关怀，了解、尊重并接纳患者。

2. 特别是面部烧伤造成毁容和/或四肢烧伤造成功能障碍的患者要防止自杀的发生，24 小时有专人陪护，倾听患者主诉，给患者予心理支持，使其平稳渡过心理休克期。

3. 对于深Ⅱ度及以上烧伤患者告知会留有瘢痕，使患者有心理准备。

（五）　健康教育

1. 浅Ⅱ度烧伤患者经治疗后一般不遗留瘢痕，但有皮肤色素加深的表现，应嘱咐患者防止日光直接照射。

2. 深度烧伤后未经植皮或植皮失败尚未愈合者，可导致瘢痕增生，引起形态及功能障碍，如睑外翻、唇外翻、颈胸粘连、肢体粘连屈曲等，应嘱咐患者 3~6 个月后再行松解修复术。

3. 对植皮治疗后的患者，应嘱咐患者出院后继续进行抗瘢痕治疗至少 6 个月，如戴弹力套、局部抗瘢痕药应用等。

七、研究进展

持续性肾替代治疗（continuous renal replacement therapy，CRRT）在烧伤治疗中的作用越来越得到共识。持续性静脉 - 静脉血液滤过（continuous veno - venous hemofiltration，CVVH）是 CRRT 的一种方式，能持续、缓慢清除体内溶质及过多水分，CVVH 对溶质的充分清除，能很好地调整机体的内稳态，也有助于静脉营养的实施，利用 CVVH 把炎症因子从血液中清除有利于控制失控性炎症反应。早期行 CVVH 治疗可更早地持续替代肾脏工作，减轻肾脏负担，改善血流动力学及稳定内环境。CVVH 通过清除内毒素、减少炎症介质，从而减轻肺间质水肿，减少肺脏的病理损害，有助于低氧血症的纠正。此外，通过稳定全身循环血量以改善平均动脉压等各项血流动力学指标，以维持正常的心肺功能。除上述作用外，烧伤患者高分解代谢的存在，即使肾功能正常的患者亦能出现高尿素氮血症，并损伤免疫功能、延迟创面愈合。通过 CRRT 清除血液中的代谢废物，使氮质血症得到有效的控制。

但是 CRRT 在清除炎症介质、细胞因子的同时也清除了很多有益（如有助于创面修复）的炎症介质、细胞因子，是否会影响烧伤创面的修复、推迟移植的自体皮的扩展和供皮区的愈合有待于进一步的临床观察。

烧伤创面的修复技术经历了从简单到复杂的变化发展过程，无论是烧伤创面的治疗观念还是处理原则，都发生了很大的改变。而这种改变对烧伤创面的修复治疗而言具有积极的意义，相信在相关的理论与技术逐渐成熟之后，烧伤创面的修复治疗技术将越来越多，而治疗效果也越来越好。

【小结】

烧伤外科是外科学的一个分支，它本身属于创伤外科学的领域，与其他学科相比虽然起步较晚，但发展迅速，并形成了一套适合我国国情的中西医治疗系统。尤其是近几十年来，随着基础科学的不断发展，对烧伤的病理生理、生物化学、免疫、代谢等方面的认识得到了一定提升，烧伤患者生存率显著提高。现代中医药治疗烧伤也在继承前人经验的基础上得到一定发展与创新，方法上由临床研究深入到实验研究，理论上从宏观认识发展到了微观分子水平，对剂型不断改进和针对性治疗方面有所发展。此外，现代烧伤治疗越来越重视创面的愈合质量，努力提高患者后期生活质量、尽可能恢复机体的各项功能，这也是烧伤治疗的最终转归。

（周济宏　黄子慧　王雪梅）

第三节　毒蛇咬伤

一、概述

毒蛇咬伤是指人体被毒蛇咬伤，其毒液由伤口进入人体内而引起的一种急性全身性中毒性疾病。本病发病急、变化快，若不及时救治常可危及生命。

目前，世界范围内每年被毒蛇咬伤的人数在 30 万以上，死亡率约为 10%。我国每年被毒蛇咬伤者约 10 万人次，蛇伤死亡率为 5%~10%，蛇伤致残率为 25%~30%。

早在河南安阳殷墟出土的 3000 年前的甲骨文中就有"止它"字，代表有毒蛇，是蛇咬伤人脚趾的意思。东汉·许慎《说文解字》中记载"上古草居患它（蛇），故相问无它（蛇）乎"。西汉·刘安《淮南子》的"说林训"中记载"蝮蛇螫人，傅以和堇则愈"，这是我国关于蛇伤治疗的最早记载。晋代·葛洪《肘后备急方》记载了多种毒蛇咬伤治疗方法，如"切叶刀，烧赤，烙之""捣薤，敷之""以独头蒜，酸草，捣，绞敷所咬处""捣鬼针草，敷上，即定"等。明·陈实功《外科正宗》中记载"蛇毒伤人，用雄黄末、兰叶捣汁，调敷肿上；内用半枝莲捣烂取汁二两，热酒四两和汁服之，盖汗为效，仍用渣敷伤处亦妙。又方随伤即用端午收采苍耳草末五钱，水煎一锺热服，盖汗即安，如无端午收采者，便用常日采取阴干，煎服一两，发汗亦效"。

二、病因病机

毒蛇咬伤是感受风火邪毒，风者善行数变；火者生风动血，耗伤阴津。风毒偏盛，每多化火；火毒炽盛，极易生风。风火相遇，则邪毒鸱张，必客于营血或内陷厥阴，形成严重的全身性中毒症状。

（一） 风毒

风为阳邪，其性开泄，易袭阳位。风邪侵入人体，先中经络，肌肉失去气血濡养，可见眼睑下垂、张口困难、颈项不适等；风毒深入中脏腑，气血逆乱，上冲于脑，可致烦躁、神志不清等；内闭于肺，则呼吸急促或变缓停止等。

（二） 火毒

心主火，主血脉，火毒之邪最易归心。热盛肉腐，肉腐成脓，可见肿胀、坏死、溃烂等；火毒可耗血动血，迫血妄行，致皮下瘀斑及各种出血；如火毒炽盛内攻脏腑，上扰心神，出现烦躁不安、惊厥、昏迷等；下损肾络，致气化开阖失司，则血尿、少尿。

（三） 风火毒

风助火势，火可生风。风者善行数变，可痹阻经络，深中脏腑；火者生风动血，耗伤阴精。风火相遇，出现溶血、出血等；热极生风，则有谵语、抽搐等。

毒蛇咬伤的病因病机示意图如下（图7-3）。

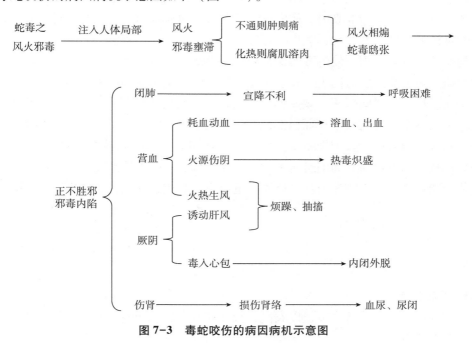

图7-3 毒蛇咬伤的病因病机示意图

三、发病机制

蛇毒的特点是成分复杂，不同的蛇种、亚种，甚至同一种蛇不同季节所分泌的毒液，其毒性成分仍存在一定的差异。蛇毒是由活性多肽和蛋白质产生广泛毒性作用的复杂混合物，含有出血毒、凝血毒、抗凝毒、心脏毒、细胞毒、神经毒、肌肉毒等。

神经毒可分为突触后神经毒素、突触前神经毒素以及其他类型神经毒素。突触后神经毒素的致病机制主要是通过与神经肌肉接头处 N 型乙酰胆碱受体结合而抑制化学神经递质乙酰胆碱与受体结合，从而阻断神经-肌肉的兴奋性。突触前神经毒素具有磷脂酶 A_2 活性，可破坏突触前膜，造成乙酰胆碱大量释放并耗竭，从而阻断突触间兴奋的传递。神经毒主要是产生肌肉运动障碍，如语言困难、吞咽困难、复视，严重者牙关紧闭、呼吸麻痹等，从中医学角度看，由风邪阻络所致，故中医将神经毒命名为"风毒"。

血循毒主要是对心血管和血液系统产生多方面的毒性作用。①心脏毒素毒性极强，可损害心肌细胞的结构和功能。高浓度心脏毒素能引起离体蛙心收缩期停跳，低浓度时反能兴奋。此毒素对哺乳动物心脏有极强的毒性作月，发生短暂兴奋后转入抑制，心搏动障碍，心室纤颤，心肌坏死，最后死于心衰。②出血毒素是一种血管毒，使血管通透性增加，而形态仍然完整，没有损害细胞作用，如尖吻蝮蛇、蝰蛇等含有出血毒素，可以引起广泛性血液外渗，导致显著的全身性出血，甚至肺、肾、心、肝脏实质出血而死亡。③溶血毒素含有直接或间接溶血因子，间接溶血因子为磷脂酶 A，能使卵磷脂分解出脂肪酸而成溶血卵磷脂。直接溶血因子与间接溶血因子有协同作用。近年来研究证明，直接溶血因子与心脏毒素是同一种物质。血循毒主要导致组织坏死、溃烂、内脏出血，严重者出现肝肾功能衰竭，从中医学角度看，由火毒炽盛、迫血旺行所致，故中医将血循毒命名为"火毒"。

酶蛇毒含有多种酶，使蛇毒的致病机理更为复杂，其毒性较大的主要有以下几种：①蛋白质水解酶能溶解肌肉组织和损害血管壁，引起蛇伤局部组织的坏死、出血，甚至深部组织溃烂。②磷脂酶 A 主要是间接溶血作用，它使卵磷脂分解成溶血卵磷脂，导致溶血，使毛细血管通透性增加而引起出血，使组织释放组胺、5-HT、肾上腺素、缓动素等，间接影响心血管及神经系统的功能。③透明质酸酶可以破坏结缔组织的完整性，促使蛇毒从咬伤部位向其周围迅速扩散、吸收。④三磷酸腺苷酶可以破坏三磷酸腺苷而减少体内能量供给，影响体内神经递质、蛋白质的合成，导致各系统生理功能障碍。

四、诊断及鉴别诊断

（一）诊断

1. 发病特点

毒蛇咬伤多发于夏秋季节，以农民、野外作业人员、涉蛇产业工人等为高发人群。

2. 临床表现

不同毒蛇咬伤的局部与全身症状不同。

（1）神经毒的毒蛇咬伤　局部不红不肿，无渗液，不痛或微痛，甚至麻木，淋巴结肿大和触痛。全身症状主要为神经系统受损害，发病略缓，大多在 1~6 小时后出现头晕、头重、眼花、四肢无力、肌肉酸痛，继而出现眼睑下垂、吞咽困难、流涎、舌僵难语、肌张力下降、反射减弱、胸闷、呼吸急促由快变浅慢、呼吸无力、气管分泌物多、紫绀等，最后呼吸肌麻痹，呼吸衰竭。

（2）血循毒的毒蛇咬伤 数分钟后即出现伤口剧痛，似刀割、火燎、针刺样；局部肿胀严重，可迅速向肢体近心端扩展，并引起局部淋巴结炎和淋巴管炎；伤口出血不止或皮下出血，形成瘀点瘀斑；局部发生水疱、血疱，甚至组织发黑坏死。全身症状主要表现为血液及循环系统受损害，潜伏期短，发病急，来势凶猛，发展迅速，常见头痛、胸闷、心悸、气促、畏寒、发热，严重者出现烦躁不安、谵语；全身广泛性的内外出血、皮肤和黏膜出现大片瘀斑；牙龈、鼻、眼结膜出血，以及吐血、咯血、便血、尿血等，甚至胸腔、腹腔和颅内出血，最后血压急剧下降，出现休克、循环衰竭。

（3）混合毒的毒蛇咬伤 局部即感疼痛，逐渐加重，有麻木感，伤口周围皮肤迅速红肿，可扩展到整个肢体，常有水疱，严重者伤口变黑坏死。全身症状主要表现为神经和血循环系统的损害，出现头晕头痛、寒战发热、四肢无力、恶心呕吐、全身肌肉酸痛、瞳孔缩小、肝大、黄疸等；严重者可出现心功能衰竭及呼吸停止。

3. 辅助检查

血常规可见白细胞计数升高、红细胞和血红蛋白减少；尿常规中可有红细胞、蛋白或管型；血清生化中谷丙转氨酶、谷草转氨酶、尿素氮、肌酐、乳酸脱氢酶、肌酸激酶、肌酸激酶同工酶、血糖等可升高，血清电解质紊乱失衡；凝血时间延长；重症患者血气分析会有改变。肌电图呈进行性肌电衰减（神经毒类毒蛇咬伤多见），心电图可有心律不齐、传导阻滞、ST-T 改变等。

（二）鉴别诊断

1. 无毒蛇咬伤

伤处只有锯齿状、浅小、多个、间密牙痕，疼痛不明显；出血少或不出血，无瘀斑或血疱；无肿胀或稍肿胀，不会扩大；除伤口有时感染外，无坏死；除精神紧张可出现虚脱外，无明显全身症状；实验室理化检查基本正常（图 7-4）。

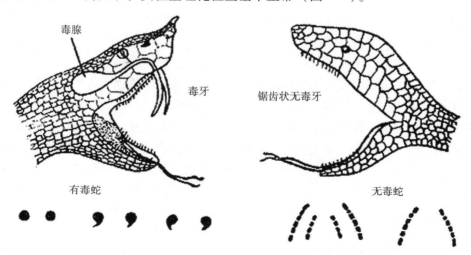

图 7-4 有毒蛇与无毒蛇咬痕

2. 蜈蚣咬伤

咬伤部位的皮肤出现两个瘀点，周围呈水肿性红斑，常伴继发淋巴结、淋巴管炎。自觉伤口剧痛和刺痒，严重者可并发全身性中毒症状。

3. 蜂螫伤

一般只表现为局部红肿疼痛，多无全身症状，数小时后即自行消退。若被成群蜂螫伤时，可出现全身症状，如头晕、恶心、呕吐等，严重者可出现休克、昏迷甚至死亡。

五、中西医治疗

（一）中医辨证治疗

根据不同类型毒蛇咬伤后出现不同症状，进行辨证施治。凡风毒（神经毒）者，宜活血祛风为主；火毒（血循毒）者，宜清热解毒、凉血止血为主；风火毒（混合毒）者，则活血祛风、清热解毒和凉血止血合用。

1. 风毒证

证候：局部伤口不红不肿不痛，仅有皮肤麻木感；全身症状有头昏头重、眼花、嗜睡、气急，严重者呼吸困难、四肢麻痹、眼睑下垂、张口不利、吞咽困难、神志模糊、神志昏迷；舌淡，苔薄白，脉略数。

治法：祛风解毒，活血通络。

方药：祛风活血汤（经验方）。药用半边莲、白菊花、川芎、白芷、丹参、威灵仙、防风、车前草、野菊花、徐长卿、大黄、白茅根、僵蚕、蝉衣、全蝎、蜈蚣、钩藤等。痰多者，加葶苈子、鱼腥草清热祛痰；小便不利者，加赤小豆利水消肿；颈项强直、抽搐者，加龙骨、牡蛎平肝潜阳，镇静安神。

2. 火毒证

证候：局部肿痛严重，常有水疱、血疱或瘀斑，甚至溃烂、坏死；全身症状可见恶寒、发热、头痛、头晕、烦躁、咽干口渴、胸闷心悸、胁肋胀痛、大便干结、小便短赤或尿血；舌质红，苔薄黄，脉滑数。

治法：泻火解毒，凉血止血。

方药：黄连解毒汤合五味消毒饮加减。药用半边莲、半枝莲、金银花、蒲公英、七叶一枝花、黄芩、栀子、虎杖、白茅根、当归、泽泻、生大黄、赤芍、生地黄、丹参等。呕吐者，加竹茹、陈皮和中止呕；兼腹部胀满、疼痛拒按、大便秘结不通者，加玄明粉、枳实、厚朴泻热；小便短赤者，加车前草、黄连清热利湿泻火；肢体红赤肿痛剧者，加红花、丹皮、三七以凉血活血止痛；兼尿血者，加旱莲草、茜草、车前子清热凉血利尿；脉细、舌红少苔者，加麦冬、玄参加强养阴清热之效；热毒入肝，出现身黄目黄尿黄、胸胁痞满之肝胆湿热者，加龙胆草、茵陈、田基黄清热退黄解毒。

3. 风火毒证

证候：局部红肿较重，一般多有创口剧痛，或有水疱、血疱、瘀斑、瘀点或伤处溃烂；全身症状有头晕、头痛、眼花、寒战发热、胸闷心悸、恶心呕吐、大便秘结、小便短赤；舌苔白黄相兼，后期舌质红，苔黄，脉弦数。

治法：清热解毒，凉血熄风。

方药：蛇伤解毒汤（经验方）。药用半边莲、半枝莲、白芷、野菊花、车前草、当归、重楼、徐长卿、白花蛇舌草、大黄、白茅根、生地黄、僵蚕、蝉衣、生甘草等。风邪偏重者，加防风、全蝎、蜈蚣、钩藤祛风息风；火邪偏重者，加黄芩、黄连、丹皮、赤芍清热凉血泻火；肿胀明显者，加泽泻、茯苓、赤小豆利水消肿；引经药：上肢加桑枝，下肢加川牛膝。

4. 蛇毒内陷变证

毒蛇咬伤后早期失治误治，或中毒过重，或旧有宿疾，可导致邪毒鸱张，正不胜邪，而致风火蛇毒内陷。风毒易闭肺，而火毒易入营血、陷厥阴或伤肾元，风火相遇更易形成一系列严重的内陷变证。

（1）风毒闭肺证

证候：胸闷烦躁，鼻翼扇动，呼吸促而无力，或呼吸停止，喉间痰鸣，口角流涎，唇色发绀，神志模糊甚至昏迷；舌紫暗，脉细数。

治法：宣肺开闭，祛风化痰。

方药：麻杏石甘汤合小陷胸汤加减。药用麻黄、杏仁、黄连、半夏、栝楼实、半边莲、生甘草等。咳嗽痰多者，加浙贝母、竹沥、天竺黄清肺化痰；咳喘气促者，加苏子、葶苈子降气平喘；口唇发绀者，加丹参、红花活血化瘀；痰黄热盛者，加黄芩、鱼腥草、虎杖清肺解毒；大便干结、苔黄舌红者，加黄连、生大黄（后下）、山栀苦寒直降里热，泻火通腑。

（2）毒燔营血证

证候：伤口出血不止，患肢肿胀严重，皮肤大片瘀斑；口、鼻、眼、二阴等窍孔出血；高热、躁狂不安、惊厥抽搐或神昏谵语；舌质红绛，脉弦数或细数。

治法：清营凉血，解毒益阴。

方药：清营汤加减。药用半边莲、水牛角粉、生地黄、元参、赤芍、牡丹皮、绿豆衣、麦门冬、竹叶心、丹参、黄连、银花、连翘等。呕血、黑便者，加地榆炭、茜草、白芨凉血收敛止血；尿血严重者，加大蓟、小蓟、车前草、三七末（冲服）清热凉血止血。

（3）内闭外脱证

证候：身体灼热，神志昏愦不语，汗多，倦卧，气息短促，舌质红绛少苔，脉细数无力或散大；甚者身热骤降，烦躁不宁，呼吸浅促，面色苍白，冷汗淋漓，四肢厥冷，脉微细欲绝。

治法：清热开窍，固脱救逆。

方药：安宫牛黄丸合生脉散、参附汤。药用黄芪、人参、炙甘草、桂枝、干姜等。安宫牛黄丸一粒温水送服。如冷汗自出、四肢厥逆者，加附子温中祛寒，回阳救逆；唇舌青紫、胸痛者，加丹参、川芎、赤芍、红花以活血化瘀。

（4）火毒伤肾证

证候：尿血，突然尿少或尿闭；伤口红肿、胀痛；发热，烦躁；舌暗红，苔黄，脉涩。

治法：活血祛瘀，清热利尿。

方药：小蓟饮子加减。药用小蓟、生地黄、白茅根、淡竹叶、车前草、当归、藕节、蒲黄、半边莲、黄柏、桃仁、栀子、赤芍、牛膝、赤小豆、茯苓皮、炙甘草等。排尿涩痛者，加灯心草、泽泻清热通淋；恶心呕吐者，加竹茹、陈皮、生姜理气止呕。

（二）西医急救治疗

毒蛇咬伤应在咬伤后短时间内采取急救措施，能否及时有效地进行抢救和处理，对其病情转归和预后影响很大。内外并治、排毒解毒、防毒内陷扩散为本病急救治疗宗旨。

1. 局部处置

（1）早期结扎　被毒蛇咬伤后，即刻用柔软的绳子或布带，或就近拾取适用的植物藤或茎叶等，在伤口上方超过 1 个关节结扎，结扎松紧度以能阻断淋巴液和静脉血的回流但不妨碍动脉血流为宜，每隔 15~20 分钟放松 1~2 分钟，以免肢体因缺血而坏死。结扎后即可用清水、冷开水、肥皂水等冲洗伤口，以洗去周围黏附的毒液。在应用有效的蛇药 30 分钟后可去掉结扎。如咬伤超过 12 小时，则不需结扎。

（2）扩创排毒　常规消毒后，沿牙痕纵行切开 1.5cm，深达皮下，或做"+"字形切口，如有毒牙遗留应取出，同时以 1：5000 高锰酸钾溶液或过氧化氢溶液反复多次冲洗，使伤口处蛇毒破坏；并挤出毒血，促进局部排毒，以减轻中毒。但必须注意，凡尖吻蝮蛇、蝰蛇咬伤后，伤口流血不止，且有全身出血现象，则不宜扩创。

（3）烧灼、针刺、火罐排毒　在野外被毒蛇咬伤后，可立即用 5~7 个火柴头放在伤口上点燃烧灼 1~2 次，以破坏蛇毒。在肿胀严重时，可用八风八邪穿刺法，即于伤肢手指缝间（八邪穴）或足趾缝间（八风穴）皮肤消毒后用刀片切开皮肤 0.5cm，再以钝头银针与皮肤平行向上刺入约 1~2cm，将患肢下垂，并由近心端向远端挤压以排除毒液。也可以用刺络拔罐法，即于伤肢肿胀严重处以三棱针多处点破至皮下，以拔火罐的方法吸除伤口内的渗液，达到减轻肿胀和排除蛇毒的作用。但被尖吻蝮蛇、蝰蛇咬伤时应慎用，以防出血不止。

（4）封闭疗法　毒蛇咬伤后及早应用局部环封。其方法是胰蛋白酶 2000U 加入 1% 利多卡因 5~20mL，在牙痕中心及周围注射达肌肉层或结扎上端进行套式封闭。根据病情，12~24 小时后可重复注射。

（5）局部用药　经排毒方法治疗后，可用 1：5000 呋喃西林溶液湿敷伤口，保持创口湿润，防止创口闭合。同时可以用季德胜蛇药研碎醋调外敷。野外情况下可用清热解毒的鲜草药，如半边莲、马齿苋、七叶一枝花、八角莲、蒲公英、芙蓉叶等，可选择 1~2 种捣烂敷于伤口周围肿胀部位。敷药时不可封住伤口，以防阻碍毒液流出，并保持药料新鲜与湿润，确保较长时间的疗效，避免局部感染。

（6）口服解毒药　伤后立即服用蛇药，首次剂量加倍。亦可一次性口服食醋 100~200mL。

2. 综合治疗

（1）抗蛇毒血清的应用　抗蛇毒血清是毒蛇咬伤患者的特效解毒药。我国目前有精制抗蝮蛇毒血清（每支6000U）、精制抗五步蛇毒血清（每支2000U）、精制抗银环蛇毒血清（每支10000U）、精制抗眼镜蛇毒血清（每支1000U）、精制抗金环蛇毒血清（每支5000U）、精制抗蝰蛇毒血清（每支5000U）治疗相对应的毒蛇咬伤。对致伤蛇种明确，但无相应抗蛇毒血清的选择，可根据其蛇毒组成情况与临床已有经验选择有交叉疗效的血清，如竹叶青蛇、烙铁头蛇咬伤可用精制抗五步蛇毒血清或精制抗蝮蛇毒血清替代；眼镜王蛇咬伤可用精制抗眼镜蛇毒血清合精制抗银环蛇毒血清替代；海蛇可用精制抗眼镜蛇毒血清替代。以上每支剂量是中和一条相应毒蛇的蛇毒的基本量，病情危重者24小时内可重复使用。患者入院时如诊断明确应在入院同时做相应抗蛇毒血清皮试，并打开静脉通道，若皮试阴性即刻注入抗蛇毒血清。若皮试阳性或阳性可疑者，需行脱敏注射法或分段稀释静滴法。对于急重危症蛇咬伤患者，时间就是生命，可采用改良分段稀释静滴法：把一个剂量的抗蛇毒血清混合于生理盐水250mL内，并加入地塞米松10mg，静滴前肌肉注射非那根25mg或扑尔敏10mg，用输液泵控制滴速，开始以10~15滴/分滴入，30分钟患者无不良反应可加快滴速于2小时内滴完全剂量。滴注时应密切观察，并备好抗休克、抗过敏及升压等急救药物于床边。

（2）肾上腺皮质激素的应用　可以补充肾上腺功能的耗竭，并可减轻蛇毒毒性反应，有利于病情缓解和康复。可选用氢化可的松或地塞米松。用药剂量视病情而定，一般成人用地塞米松10~30mg或氢化可的松100~300mg，加入补液中静注，连续应用2~3天，待病情稳定后逐渐减量至停药。对被判断为中毒程度较重的患者，应在早期加大使用剂量，在一定程度上可控制病情发展。

（3）利尿剂的应用　以血循毒为主的蛇咬伤，可在保证容量的情况下给予适当的利尿，静脉注射呋塞米10~20mg，或静脉滴注20%甘露醇100~250mL。保持一定的尿量，以利排毒和保护肾功能。如有血尿、蛋白尿表现者应常规静脉注射5%碳酸氢钠溶液以碱化尿液。

（4）抗生素的应用　主要是用于预防或治疗蛇伤后并发感染。一般采用广谱抗生素，要注意对肾脏等重要脏器功能有损害的抗生素不能选用。

（5）破伤风抗毒素的应用　须尽早应用，用法是肌肉注射破伤风抗毒素1500U，一般只需1次，用前需做过敏试验。

3. 危重症的抢救

（1）呼吸麻痹的处理　常见于含有神经毒素的毒蛇咬伤（如银环蛇、金环蛇、海蛇、眼镜王蛇、蝮蛇及眼镜蛇咬伤）的患者，这是由于神经毒素对呼吸肌的神经-肌肉接头阻断的结果，这种阻断是可逆的，只要有效的维持与恢复呼吸功能，就可度过或避免更严重情况出现。

一旦出现气促、呼吸困难、表浅而快的症状，应立即给氧，保持呼吸道通畅。并可以使用呼吸中枢兴奋药，如氨茶碱、尼可刹米、洛贝林、回苏林、利他灵等。早期应用呼吸兴奋剂是有帮助的，对呼吸肌已麻痹而停止自主呼吸的患者，则不宜再使用，否则弊大于利。如因缺氧引起脑水肿，可分次快速静脉滴入20%甘露醇或25%山梨醇（按1~3g/kg），严重者4小时1次，以后根据病情酌情延长；也可静脉推注呋塞米40mg，每日 2~4 次，或与甘露醇交替使用。此外，肾上腺皮质激素可减轻毛细血管的通透性，减少血浆外渗，从而减轻脑水肿；如出现酸中毒症状，可静脉推注 5% 碳酸氢钠 200mL，以后根据 CO_2 结合力情况应用，必要时可行气管切开术给予机械通气。机械通气指征：患者呼吸乏力、胸闷烦躁、口唇及指甲发绀、见呼吸三凹征、呼吸频率 <12 次/min。血氧分压 <60mmHg，即可给予做气管插管，如有抵触，可用少许安定药或肌松药，如气道痉挛、喉头水肿、插管困难可直接气管切开，气管插管必须坚决、果断，否则很容易丧失抢救时机。机械通气要注意呼吸道的护理，如定期吸痰避免肺部感染，气囊定期减压避免气道黏膜长期压迫后溃疡出血。待患者自主呼吸恢复、神志清楚、临床症状改善、血氧饱和度达 98% 以上、$FiO_2 \leqslant 40\%$、PaO_2 80~100mmHg 则可撤机。

（2）急性肾功能衰竭的处理　多见于被含血循毒和混合毒的毒蛇咬伤后（如尖吻蝮蛇、蝰蛇、蝮蛇等），引起急性肾功能损害较为常见，此种损害大多数为功能性障碍，如不及时纠正，则可发生肾小管坏死，形成急性肾功能衰竭。若不及时有效处理，患者可短期内死亡。治疗关键是要持续、平稳地纠正氮质血症及水、电解质紊乱。

肾功能衰竭早期静脉滴注 5% 碳酸氢钠 150mL 以碱化尿液，20% 甘露醇 100mL 或呋塞米 60mg 加入 50% 葡萄糖 20mL 内，静脉推注；当尿量增多时，可重复使用，保持尿量在每日 1500~2000mL，必要时可应用利尿合剂。利尿剂在肾功能衰竭已形成、肾实质损伤、肾小管坏死期慎用。肾上腺皮质激素有抑制抗利尿激素的作用、增加利尿和调节水电解质平衡的效果，因此可短期内大量使用。如静脉滴注地塞米松注射液 20~40mg/d，急性期过后应逐渐减量停药。人工透析疗法是治疗急性肾功能衰竭的有效措施之一，使用血液透析的指征：①每小时尿量小于 17mL，连续达 8 小时或每 24 小时少于 400mL，尿比重 <1.015、血清尿素氮 >25mmol/L、血肌酐 >350umol/L。②明显的水钠潴留，四肢浮肿、急性肺水肿，或充血性心力衰竭。③高血钾症：血钾 >6.5mmol/L。④严重酸中毒：二氧化碳结合力（CO_2CP）<13mmol/L，即可选择。一般认为，在有条件的情况下，较早给予血液透析有利于毒蛇咬伤后急性肾功能衰竭患者的恢复，血液透析可有效地清除大量炎性介质和细胞因子，从而改善预后。少尿期严格控制补液量，维持水、电解质平衡，以"量出为入，宁少勿多"为原则，如有发热，可略增补液。少尿期易出现高血钾症，低钠血症，多尿期易出现低血钾症，可按常规给予相应的治疗，以维持水电平衡。另外，低分子右旋糖酐、能量合剂等有保护和促进肾组织修复的作用，可根据情况选用。

（3）心力衰竭的处理　大多数含血循毒素的毒蛇对心脏有不同程度的损害，但被眼镜蛇、眼镜王蛇咬伤者表现较为严重。心力衰竭一旦诊断成立，轻症时，可用氨茶碱 0.25g 加入 25% 葡萄糖液 20mL，静脉缓注。如心率慢，可用阿托品 0.5~1.0mg 肌注。如出现心房纤颤（心率快），可用心律平 35mg~70mg 加入生理盐水 20mL 静推。心动过速，可用西地兰 0.4~0.8mg 加入 5%~10% 葡萄糖 20~40mL 内静推。对血压下降、休克者，在补液中加入阿拉明、多巴胺以维持血压。心力衰竭患者同时应给予吸氧，应用促心肌代谢的药物，如三磷酸腺苷、肌苷、辅酶 A 等，还应注意血钾及酸中毒。

（4）弥漫性血管内凝血（DIC）的处理　目前已知我国的蝰蛇、五步蛇、蝮蛇、竹叶青蛇等毒蛇可引起 DIC，而以五步蛇、蝰蛇的发生率最高。首先是使用有效的抗蛇毒血清和激素。当在高凝期可考虑静脉给予低剂量肝素，但必须证明确实血液处于高凝状态时在严密观察下才使用抗凝治疗。在消耗性低凝期可使用新鲜血、血浆以补充凝血因子，或直接输血小板以补充消耗。此外，还可用清开灵 40~60mL 加入 5% 的葡萄糖液中静滴。也可用低分子右旋糖酐、山莨菪碱等保护血管内膜、血细胞、血小板、降低血黏稠度，使微循环通畅。

六、护理

（一）饮食护理

饮食上忌辛辣、燥热、肥甘厚味之品，忌饮酒，保持二便通畅。

（二）心理调摄

对于患者的紧张恐惧情绪，应耐心做好解释和安慰工作。

（三）健康宣教

咬伤初期应让患者避免走动，以防毒液扩散。病情好转时患肢应适当抬高，以利于消肿，外敷药物不要遮盖伤口。

七、研究进展

由于蛇种的地理分布和每种毒素的不同成分，抗蛇毒血清的制造是在不同的地区针对不同的蛇种进行。各地的研究蛇毒的机构会大量繁殖当地的蛇种，在上万次的少量收集每一种蛇毒之后，把蛇毒分别注入专门为此饲养的动物，如马或羊，然后进行重复的抽血。由于制作的时间较长和人力成本的因素，每个完整的抗蛇毒血清疗程的费用高昂，这也导致了抗蛇毒血清的昂贵和短缺，使得最容易被蛇咬伤的生活在热带农村的群体成了最没能力负担疗程的群体。

为了降低抗蛇毒血清疗程的费用和普及其应用，英国利物浦热带医学院的 Nick Casewell 博士带领的研究团队对传统的制造抗蛇毒血清策略提出挑战，通过对 57 种蛇毒的促凝血活性的评估及抗蛇毒血清疗效的比较，他们发现多数促凝血的蛇毒的分子机制都针对凝血级联通路里的几个核心的蛋白。而有些抗蛇毒血清对多种不同的蛇毒有交叉反应，这些数据支持了用病理把蛇毒分类的设想，即不再把蛇毒以地理区域划分，而是在病理层面上把蛇毒划分为四类：①促凝血。②导致血流不止。③给神经系统带来损伤。④导致细胞组织坏死。假设把抗蛇毒血清按以上四类集中生产然后向各地输送，可大幅度地降低生产成本。该团队证明金属螯合剂乙二胺四乙酸（EDTA）也能够在小老鼠体内中和蛇毒，有助于制造抗蛇毒血清的经济替代品，从而让低收入的蛇咬伤者得到帮助。

【小结】

毒蛇咬伤是指人体被毒蛇咬伤，其毒液由伤口进入人体内而引起的一种急性全身性中毒性疾病。蛇毒是由活性多肽和蛋白质产生广泛毒性作用的复杂混合物，含有神经毒、血循毒、酶蛇毒等。本病发病急，变化快，若不及时救治，常可危及生命。内外并治、排毒解毒、防毒内陷扩散为本病急救治疗宗旨，抗蛇毒血清是特效解毒药。中医根据不同类型毒蛇咬伤后出现不同症状，进行辨证施治。凡风毒者，宜活血祛风；火毒者，宜清热解毒，凉血止血；风火毒者，则活血祛风，清热解毒，凉血止血。为了降低抗蛇毒血清疗程的费用和普及其应用，目前国内外学者开展了更深入的研究。

（杨万富）

第四节　外　伤

一、概述

外伤性疮疡，即西医学所指的外伤性创面，是机体在外界伤害因素作用下，导致皮肤组织完整性受到破坏的综合表现。损伤后一般都有局部皮肤组织破损及出血等临床表现，进而可由于损伤局部皮肤组织的血液循环障碍而出现缺血坏死，或合并感染而形成经久不愈的溃疡创面。

中医学对疮疡有"疮者创也，疡者伤也"的论述，认为外伤性疮疡是机体在致病因素作用下产生损伤病变的一种疾病。

二、病因病机

（一）病因

外伤性疮疡的病因主要是各种性质的外力伤害，另与伤后外感邪毒有一定关系。

外力作用可以损伤人体的皮肉筋骨而引起各种损伤，凡跌仆、坠堕、撞击、闪挫、压轧、负重、金刃、竹木等创伤所引起的损伤都可直接伤害人体，而致皮肉破损，血出脉外，引起局部气血凝滞、经络阻塞。《素问·缪刺论》曰："人有所堕坠，恶血留内。"《血证论·瘀血》曰："既是离经之血，虽清血鲜血，亦是瘀血。"郁久则化热、热胜则肉腐。外来伤害的致病特点是病起突然，皆为意外变故造成。无论人体正气强弱与否，外来伤害可直接损及皮肤、肌腠、筋骨，甚可引起全身脏腑气血的严重变证。

（二）病机

外伤性疮疡的发病机理主要涉及气血凝滞、经络阻塞、脏腑失和、邪正盛衰四个方面。

1. 气血凝滞

外力损伤、邪毒壅聚，皆可引起局部气血凝滞、营卫不和、经络阻塞，产生肿痛症状，《素问·生气通天论》曰："营气不从，逆于肉理，乃生痈肿。"说明气血凝滞还会进一步发生病理转变；如果局部气血凝滞不得消散，郁而化热，可致热胜肉腐而为脓，正如《灵枢·痈疽》曰："营卫稽留于经脉之中，则血泣而不行，不行则卫气从之而不通，壅遏而不得行，故热。大热不止，热胜则肉腐，肉腐则为脓。"

2. 经络阻塞

经络贯通内外，具有运行气血，联络脏腑、沟通表里的功能，故在外伤疮疡的发生、发展和传变过程中起着重要作用。经络同时也是传导毒邪的通路，故体表的毒邪，可沿经络由外传里，内攻脏腑，如疔毒内陷、疔疮走黄。《医宗金鉴·外科心法要诀·痈疽总论歌》曰："痈疽原是火毒生，经络阻隔气血凝。"经络阻塞和气血凝滞，两者密切相关，可互为因果。

3. 脏腑失和

由于人体是一个完整的统一有机体，因此外伤疮疡虽然绝大多数发于皮、肉、脉、筋、骨的某一部位，但与脏腑有着一定的联系。明·申斗垣《外科启玄》说："凡疮疡，皆由五脏不和、六腑壅滞，则令经脉不通而生焉。"《素问·至真要大论》曰："诸痛痒疮，皆属于心。"心为火脏，心主血脉而行气，若气血凝滞，则夹心火之热，而主痈疽之类；肺主皮毛，司气机宣发肃降、津液输布，肺经风热可致皮肤疾患；脾为后天之本，气血生化之源，脾虚气血生化不足，疮疡难脓难溃难敛；肝藏血主疏泄，条达气机，肝气郁结，血凝瘀滞，则瘤着难去；肾藏精，为先天之本，肾无实而多虚，病久伤肾，正虚则无力抗邪，故易致疾病缠绵难愈等。此即"有诸内必形诸外"、"有诸外必本诸内"之说。因此，外伤疮疡的发生、发展、治疗、预后无不与脏腑功能密切有关。

4. 邪正盛衰

正邪双方力量的对比变化，同样决定了外伤性疮疡疾病证候的虚实，如《素问·通评虚实论》曰："邪气盛则实，精气夺则虚。"同时，邪正盛衰还直接影响着疾病的预后与转归。若正能胜邪，可拒邪于外，疮疡消散。若正不胜邪，邪毒深壅，热胜肉腐，蒸酿为脓，此时治疗得当，则脓肿自溃或刀溃后，毒随脓泄，形成溃疡，腐肉渐脱，新肉生长，最后疮面愈合；如正需抗邪无力，脓水清稀淋漓，时流血水，肿痛不减，久不收口，迁延难愈，甚至毒邪内陷而为败证。

三、发病机制

外伤性创面是指机体正常皮肤组织在外界致伤因素作用下，导致皮肤完整性受到破坏的综合表现，分为急性创面和慢性创面。

（一）急性创面

急性创面的形成通常有一个或多个较为明确的致伤原因，由于致伤因素和外力大小、作用方式不同，伤情可有很大的差异，有的损伤较轻，仅对身体的局部造成影响；有的损伤较重，威胁到生命。常见的致伤原因分类有：开放性创伤、绞轧碾挫伤、撕脱伤等。

1. 开放性创伤

皮肤黏膜屏障的完整性遭到破坏的创伤，与之对应的为闭合性创伤。开放性创伤都伴出血。按照造成创伤的不同受力方式，可以再把开放性创伤分成以下几类。

（1）擦伤　由皮肤在粗糙表面摩擦后产生的创伤。例如，摔倒使得皮肤压向地面，而平行于地面的位移使得皮肤与地面摩擦造成皮肤的创伤。创面典型表现为同行进方向的条痕，伴皮肤点状渗血。如果压力和速度过大则可能进一步造成皮肤完全破裂或者深部软组织的创伤，形成裂伤或者挫伤。

（2）裂伤　裂伤是由于机械力量牵拉皮肤导致的皮肤完整性断裂而形成的创伤。由于产生裂伤的力量很强，因此往往伴随有皮肤深部组织的损伤，形成挫裂伤或者撕脱伤。裂伤形成的伤口往往不规则，一方面与人体撞击到的硬物形状相关，另一方面裂口一般沿皮肤软组织较薄弱的结合部裂开。裂伤伤口往往污染较重，伴较多的创伤坏死组织，并发感染的概率较高。

（3）切割伤　相对于以上两种钝性损伤，切割伤是锐器划开皮肤形成的创伤，如刀割伤、刀砍伤。伤口整齐规整，因切割力度不同而深浅不一，进而损伤深部的皮下组织、神经、血管、肌肉肌腱，甚至可导致深部解剖腔隙的破坏和开放。如果切割伤伴有较强的冲击力，也可导致骨骼的破裂和骨折。由于切割伤对周围组织的损伤轻，创周坏死组织少，因此不易形成凝血血栓，伤口出血较多，但可通过局部加压闭合伤口处血管断端止血。

（4）刺伤　同为锐器伤，刺伤一般伤口较小但创伤深度较深。此类伤口容易伤及深部组织并带入异物和细菌，形成深部组织感染，组织脏器破裂出血，并发厌氧菌感染可形成气性坏疽（彩插图7-5）。

（5）枪弹伤　多为子弹或弹片等所致的投射伤。创口大小范围、深度与投射物的速度和爆炸力强弱有直接关系。

2. 绞轧碾挫伤

多由重物压榨，车轮碾压或机器绞轧等所致。随着交通事故的频繁发生，车辆碾压导致的碾压伤占有很大的比例。碾压过程会产生两种力学损伤：一是压迫导致的挤压伤，二是摩擦导致的皮肤与皮肤、皮肤与皮下组织之间分开形成裂伤。皮肤撕裂形成开放性创伤；而皮肤未撕裂，只是皮下组织撕裂的则形成闭合性创伤或血肿。严重的绞轧碾压伤不仅累及皮肤、皮下组织，肢体部位严重碾压伤常伤及肌肉、肌腱、韧带、骨骼，骨折多为粉碎性或多段骨折，损伤组织多半失去活力，严重者可以形成创伤性断肢；伤及大血管导致大量出血可到失血性休克；多发性创伤碾压伤伤及头颈部、胸腹部时可合并重要脏器损伤，死亡率很高。因此，在诊断碾压伤时要重点检查和排除上述部位的损伤，特别是闭合性损伤。

3. 撕脱伤

由于撕扯、挤压、碾压等外力作用下造成的复合性外伤，导致皮肤和皮下组织从深筋膜深面或浅面强行撕裂、剥脱、分离，同时可伴有不同程度的软组织碾挫伤、裂伤或坏死，严重者可出现皮肤软组织毁损、肌肉撕裂、血管神经损伤、肌腱关节损伤、骨折等，可引起较严重的功能障碍，甚至需要截肢。严重者并发出血性休克、感染、脓毒血症、多器官衰竭甚至死亡。撕脱伤多见于交通、工矿事故及日常意外。造纸、印染、电子、制模等行业的机械作业工人在进行车床、滚筒、传动带的操作中，不慎将肢体卷入机器即造成损伤。受伤部位以下肢、手部、头部发生率较高，其他部位如耳部、会阴等亦有发生。

（1）发生机制　包括滚动损伤、单向滑动损伤、单向切力损伤、多向或旋转切力损伤、拉扯分离损伤、脱套损伤、双向滚轴损伤等。不同的损伤机制导致的损伤后果亦不同，详细了解损伤发生的具体情况，有助于伤情的判断和针对性诊疗计划的制定。

（2）分类　根据受伤形式，撕脱伤可分为完全性撕脱伤、不完全性撕脱伤（又分为顺行与逆行撕脱伤）、潜行撕脱伤（皮肤与皮下组织潜行分离，皮肤表面可无或仅有小的损伤）和混合性撕脱伤。根据受伤部位，可分为头皮撕脱伤、肢体撕脱伤、手部撕脱伤、会阴部撕脱伤等；根据受伤范围，可分为小面积撕脱伤和大面积撕脱伤；根据伤情，可分为单纯撕脱伤和复杂撕脱伤。

（二）慢性创面

急性创面迁延不愈则演变为慢性创面，其发病机制涉及内在、外在、全身和局部等方面，主要有以下原因。

1. 严重的基础疾病。主要合并血管或神经病变损伤、糖尿病、全身感染、放射性损伤以及免疫性疾病等，导致全身或局部抵抗力下降，营养不良，影响创面愈合。

2. 严重的组织创伤或缺损。创面坏死组织多，引流不畅，严重者伴有粉碎性骨折以及骨、肌腱外露。

3. 严重的创面感染。创面细菌培养阳性，且菌群常变化，多为耐药菌株。

4. 微循环障碍，肉芽组织老化及生物膜、纤维板形成，血管及微循环损伤或病变，造成组织缺血缺氧，导致创面分泌物中各种生长因子表达降低，且增加感染的概率，延缓创面愈合；创面长期暴露，病程越长，纤维板及炎性肉芽老化越严重，更加剧组织缺血缺氧及营养不良，降低局部抗感染力，而生物膜是细菌保护屏障，影响了抗菌效果，是导致细菌耐药的重要因素。

5. 创面组织生长缓慢，对生长因子等治疗反应差。

四、诊断

（一）病史

外伤性疮疡患者都有较为明确的外伤史，如开放性创伤、绞轧碾挫伤、撕脱伤等，应当详细了解受伤史，分析所受外力致伤因素的性质、致伤机制，从而判断创面的类型，同时需了解外伤时间，治疗经过，有助于判断创面的新旧、急慢等性质。

（二）临床表现

1. 全身症状

（1）急性创面　有的损伤较轻，仅对身体的局部造成影响；有的损伤较重，可能出现危重并发症，出现全身临床表现，常见的有：低血容量性休克，当严重的碾压伤、撕脱伤、开放性创伤、火器枪弹伤等发生时，会出现四肢湿冷、呼吸急促、意识障碍、脉搏快、血压低、少尿等表现；急性肾功能衰竭，少尿、无尿或肌红蛋白尿、血红蛋白尿，高血钾等临床表现；急性呼吸窘迫综合征，进行性的呼吸困难，呼吸增快，动脉血氧分压降低，最终可致昏迷、甚至死亡。

（2）慢性创面 主要在于合并的基础疾病本身和严重的并发症，如糖尿病肾病，慢性肾衰长期进行透析的患者，这些患者常常伴有心脏和肺部的并发症；又如由创面感染引发的全身感染，出现寒战发热，局部红肿，血液白细胞升高等。有时慢性创面可能没有上述典型的全身感染表现，而仅仅是些全身营养不良等表现，如创面愈合进程受损、不适、食欲减退、嗜睡等。

2. 局部症状

（1）急性创面 在开放性损伤中局部的伤口常常是最突出的临床表现，伤口内有不同程度的出血，局部软组织或有缺损、撕脱，或有擦伤、挫伤，伴有不同程度的组织坏死，或伴有不同程度的污染。若合并有骨折或脱位，受伤部位出现畸形及功能障碍。较为严重的损伤创面为撕脱伤，需注意撕脱皮肤组织是否完全离体或残留附着，受伤部位有无碾压等复合伤，撕脱皮肤组织或创面颜色可呈淡红、暗红、青紫、灰白、苍白灰黑或黑色等不同表现，可有水疱或焦痂形成；不同程度疼痛、麻木或痛觉消失；皮温增高、降低甚至冰冷；肢体肿胀、渗液、干瘪或畸形；深部组织如肌肉、肌腱、神经、血管、骨关节不同程度损伤，如变性、坏死、断裂、外露、功能障碍，肢体糜烂毁损等。

（2）慢性创面 主要表现在创面的迁延不愈，需注意的观察的有创面的部位和大小、渗液、气味、创面床色泽、肉芽质地、创面深度和边缘等。适合进行创面修复的创面应当表现为创面床红润，呈均匀颗粒状、触之易出血，无分泌物，无创周炎。

（三）辅助检查

1. 实验室检查

创面局部出现炎症反应、脓液、创面愈合延迟等临床表现，需做出创面感染的诊断。实验室检查中，白细胞计数增加、中性粒细胞比例增加，C反应蛋白增加，血沉增快和降钙素原（PCT）升高均可提示感染的存在，部分创面早期感染或者创面感染较轻局限、全身炎症反应不明显的患者，可以没有上述临床表现。因此，创面细菌学检查和组织学检查是诊断创面感染的重要的诊断标准。

2. 影像学检查

对于复杂的创伤和复合伤，借助B超、X线摄片、CT、MRI等有助于排除合并骨折、筋伤、颅脑损伤、胸腹盆腔脏器损伤。

五、治疗

（一）中医治疗

外伤性疮疡在创面中期、后期，疮疡红肿、脓成或破溃经久不愈者，常需内治和外治法相结合，均可按其阶段辨证施治。较轻或范围较小的浅部疮疡，有时仅用外治收功；而疮疡重症则需要内治、外治法相结合。

1. 辨证论治

（1）热毒蕴结证

证候：疮周皮肤红肿灼热，疼痛较著，创面出血，血色鲜红；或伴有身热恶寒、口渴、小便短赤、大便秘结；舌红，苔薄黄，脉弦数。

治法：清热解毒，和营托毒。

方药：黄连解毒汤加减。方中黄连清泻心火，兼泻中焦之火，为君药；黄芩泻上焦之火，为臣药；黄柏泻下焦之火；栀子泻三焦之火，导热下行，引邪热从小便而出。全方共奏泻火解毒之功效。恶寒发热者，加荆芥；便秘者，加生大黄、枳实；溲赤者，加泽泻、车前子。

（2）毒盛酿脓证

证候：疮周焮红灼热，疼痛剧烈，创面可见脓性分泌物；或伴有高热烦躁、口渴喜冷饮、小便短赤、大便秘结等；舌红或红绛，苔黄腻，脉弦滑。

治法：清热解毒，托毒透脓。

方药：犀角地黄汤合透脓散。方中犀角咸寒，清热凉血解毒，临床以水牛角替代；生地黄甘寒，养阴清热，凉血止血；赤芍苦微寒，合营泻热，凉血散血，丹皮辛苦微寒，泻血中伏火，凉血散瘀，既能增强犀角、生地黄凉血之功，又可防止瘀血停滞，使止血而不留瘀。生黄芪益气托毒，鼓动血行，为疮家圣药；当归和血补血，除积血内塞；川芎活血补血，养新血而破积宿血；穿山甲消肿排脓，溃散坚结；皂角刺与穿山甲助黄芪消散穿透，直达病所，软坚溃脓，以达消散脉络中之积，祛除陈腐之气之功。纳差者，加淮山药、白术健脾护胃。

（3）气血亏虚证

证候：病程日久，创面久不愈合，肉芽黯红或淡红不鲜；或伴有肌肉萎缩、皮肤干燥、面容憔悴、形体消瘦、神情倦怠等；舌质淡胖，舌苔白，脉细无力。

治法：补气养血，活血生肌。

方药：十全大补汤。本方由四君子汤合四物汤再加黄芪、肉桂所组成。方中四君补气，四物补血，配伍补气之黄芪、少佐温煦之肉桂，共奏温补气血之功。阴虚者，加玄参、麦冬、黄精、石斛；阳虚者，加附子、仙灵脾、桂枝。

2. 外治

根据外伤性疮疡的不同时期证候特点，可选择不同的外治剂型、方药和方法辨证施治。

（1）红肿未成脓　宜箍毒消肿。可选用金黄膏、玉露膏、太乙膏、千捶膏外敷，并可加掺红灵丹、阳毒内消散，或用清热解毒消肿的新鲜草药，如蒲公英、紫花地丁、马齿苋、芙蓉花（叶、皮、根）、野菊花、叶一枝花等，任选1~2味，捣烂加少许食盐，敷患处，或煎汤湿热敷患部。

（2）脓成时期　强调创面的排脓引流，如有脓肿则应辨脓成时机适时行切开排脓，注意切开、切口位置和大小、切开方向和深浅等。

（3）脓溃不愈　先宜提脓祛腐，继则生肌收口。在疮疡腐肉未尽之际，阳证疮疡选用九一丹、八二丹等，阴证疮疡一般选用七三丹、五五丹。疮口脓水较多时，可用中药煎液湿敷。溃疡疮口太小，或腐肉不脱，或疮口僵硬或疮面胬肉凸出等，可用白降丹、千金散等治疗。在腐肉已脱、脓水将尽之时，可用生肌散、八宝丹、生肌白玉膏等。疮疡脓出不畅，或腐肉已尽，新肉已生，而皮肤与肌肉一时不能黏合者，可用垫棉压迫疗法。尚可运用扩创引流、砭镰、拖线、灌注、针刺、挑治等疗法。

（二）　西医治疗

1. 急性创面处理

急救的目的是挽救生命，在处理复杂伤情时，应优先解除危及伤员生命的情况，以生命体征平稳、全身情况稳定为先决条件，积极治疗严重并发症，使伤情得到初步控制，然后再进行后续处理，并尽可能稳定伤情，为转送和后续确定性治疗创造条件。

（1）常用的急救技术

1）复苏：心跳、呼吸骤停时，从现场开始行体外心脏按压及口对口人工呼吸；接着在急诊室（车）用呼吸面罩及手法加压给氧或气管插管接呼吸机支持呼吸；在心电监测下电除颤，开胸心脏按压；药物除颤，并兼顾脑复苏。气道发生阻塞可在很短时间内使伤员窒息死亡，故抢救时必须争分夺秒地解除各种阻塞原因，维持呼吸道的通畅。

2）止血：大出血可使伤员迅速陷入休克，甚至致死，所以必须及时止血。注意出血的性质有助于出血的处理。动脉出血呈鲜红色，速度快，呈间歇性喷射状；静脉出血多为暗红色，持续涌出；毛细血管损伤多为渗血，呈鲜红色，自伤口缓慢流出。常用的止血法有指压法、加压包扎法、填塞法和止血带法等。

3）包扎：包扎的目的是保护伤口、减少污染、压迫止血、固定骨折等。常用的材料是绷带、三角巾和四头带。绷带有环形包扎、螺旋反折包扎，"8"字形包扎和帽式包扎等。包扎要掌握"三点一走行"，即绷带的起点、止点、着力点（多在伤处）和走行方向顺序。包扎敷料应超出伤口边缘5~10cm。遇有外露污染的骨折断端或腹内脏器，不可轻易还纳。若系腹腔组织脱出，应先用干净器皿保护后再包扎，不要将敷料直接包扎在脱出的组织上面。

4）固定：骨关节损伤时必须固定制动以减轻疼痛，避免骨折端损伤血管和神经，并有利于防治休克和搬运后送。较重的软组织损伤，也应局部固定制动。固定前应尽可能牵引伤肢和矫正畸形，然后将伤肢放在适当位置，固定于夹板或其他支持物上（可就地取材如用木板、竹竿、树枝等）。固定范围一般应包括骨折处远和近端的两个关节，既要牢靠不移，又不可过紧。急救中如缺乏固定材料，可行自体固定法，如将上肢固定于胸廓上，受伤的下肢固定于健肢上。伤口出血者应先止血并包扎，然后再固定。开放性骨折固定时，外露的骨折端不要还纳伤口内，以免造成污染扩散。固定的夹板不可与皮肤直接接触，须垫以衬物，尤其是夹板两端、骨凸出部和悬空部位，以防止组织受压损伤。另外，急救时的固定多为临时固定，在到达救治机构经处理后，应及时行治疗性固定。

5）呼吸支持：维持呼吸道通畅，必要时行气管插管或气管切开。张力性气胸穿刺排气或闭式引流；开放性气胸封闭伤口后行闭式引流。如有多根肋骨骨折引起反常呼吸时，先用加垫包扎或肋骨牵引限制部分胸廓浮动，再行肋骨固定。

6）循环支持：主要是积极抗休克。对循环不稳定或休克伤员应建立一条以上静脉输液通道，必要时可考虑作锁骨下静脉或颈内静脉穿刺，或周围静脉切开插管。应尽快恢复有效循环血容量，维持循环的稳定。在扩充血容量的基础上，可酌情使用血管活性药物。髂静脉或下腔静脉损伤以及腹膜后血肿者，禁止经下肢静脉输血或输液，以免伤处出血增加。

7）镇静止痛和心理治疗：剧烈疼痛可诱发或加重休克，故在不影响病情观察的情况下选用药物镇静止痛。无昏迷和瘫痪的伤员可皮下或肌注杜冷丁 75～100mg 或盐酸吗啡 5～10mg 止痛。由于伤员可有恐惧、焦虑等，甚至个别可发生伤后精神病，故心理治疗很重要，使伤员配合治疗，利于康复。

8）防治感染：遵循无菌术操作原则。抗菌药在伤后 2～6 小时内使用可起预防作用，延迟用药起治疗作用，并需延长持续用药时间。对抗感染能力低下的伤员，用药时间也需延长，且常需调整药物品种。开放性创伤需加用破伤风抗毒素。

9）支持治疗：主要是维持水、电解质和酸碱平衡，保护重要脏器功能，并给予营养支持。

（2）创面的处理 擦伤、表浅的小刺伤和小切割伤，可用非手术疗法。其他的开放性创伤均需手术处理，目的是为了修复断裂的组织，但必须根据具体的伤情选择方式方法。伤口可分清洁伤口（cleaning wound）、无菌手术切口、污染伤口（contaminated wound）（有细菌污染而尚未构成感染）和感染伤口（infected wound）。清洁伤口可以直接缝合。开放性创伤早期为污染伤口可行清创术、直接缝合或延期缝合；感染伤口先要引流，然后再作其他处理；体内较深的创伤，手术中必须仔细探查和修复。伤口或组织内存有异物，应尽量取出以利于组织修复；但如果异物数量多，或者取出可能造成严重的再次损伤的异物，处理时必须衡量利弊。

1）浅表小伤口的处理：直径 1cm 左右的皮肤、皮下浅层组织伤口，先用等渗盐水棉球蘸干净组织裂隙，再用 70%酒精或碘附消毒外周皮肤。可用一条小的蝶形胶布固定创缘使皮肤完全对合，再在皮肤上涂碘伏，外加包扎。一周内涂碘伏 1 次／天，10 日左右除去胶布。

2）一般伤口的处理：开放性伤口常有污染，应行清创术（debridement），目的是将污染伤口变成清洁伤口，为组织愈合创造良好条件。清创时间越早越好，伤后 6～8 小时内清创一般都可达到一期愈合。清创步骤是：①先用无菌敷料覆盖伤口，用无菌刷和肥皂液清洗周围皮肤。②去除伤口敷料后可取出明显可见的异物、血块及脱落的组织碎片，用生理盐水反复冲洗。③常规消毒铺巾。④沿原伤口切除创缘皮肤 1～2mm，必要时可扩大伤口，但肢体部位应沿纵轴切开，经关节的切口应作"S"形切开。⑤由浅至深，切除失活的组织，清除血肿、凝血块和异物，对损伤的肌肉和神经可酌情进行修复或仅用周围组织掩盖。⑥彻底止血。⑦再次用生理盐水反复冲洗伤口，污染重者可用3%过氧化氢溶液清洗后再以生理盐水冲洗。⑧彻底清创后，伤后时间短和污染轻的伤口可予缝合，但缝合不宜过密、过紧，以伤口边缘对合为度。缝合后消毒皮肤，外加包扎，必要时固定制动。如果伤口污染较重或处理时间已超过伤后8~12小时，但尚未发生明显的感染，皮肤的缝线暂不结扎，伤口内留置盐水纱条引流。24~48小时后伤口仍无明显感染者，可将缝线结扎使创缘对合。如果伤口已感染，则取下缝线按感染伤口处理。

3）感染伤口的处理：用等渗盐水或呋喃西林等药液纱布条敷在伤口内，引流脓液促使肉芽组织生长。肉芽生长较好时，脓液较少，表面呈粉红色、颗粒状突起，擦之可渗血；同时创缘皮肤有新生，伤口可渐收缩。如肉芽有水肿，可用高渗盐水湿敷；如肉芽生长过多，超过创缘平面而有碍创缘上皮生长，可用10%硝酸银液棉签涂抹肉芽面，再用等渗盐水棉签擦去。

2. 慢性创面处理

（1）针对病因及基础疾病治疗 如去除异物或坏死组织、控制感染、改善循环、控制糖尿病等。

（2）创面床的准备（wound bed preparation，WBP） 慢性创面的特征就是愈合困难或停滞，创面床准备的目的是通过一系列的治疗措施将慢性创面的分子、细胞环境转换成类似急性可愈合的创面。2002年，Schultz等学者根据目前对创面愈合机制的认识和创面治疗经验的总结提出了创面床准备的"TIME"原则："T"指清除创面坏死组织（tissue），"I"指控制炎症、减轻感染（infection/inflammation），"M"指保持创面正常的湿度为肉芽组织生长和创面上皮化创造条件（moisture），"E"指去除创缘迁移受损的表皮（epidermis，nonmigrating）。而要达到"TIME"的4项原则，清创和负压封闭引流是一个不错的选择。

（3）择机修复创面 修复手术的时机的把握通常需要长期的临床经验的积累。慢性创面床在经过"TIME"准备后已经发生了明显的改变，这时创面床红润、肉芽组织呈均匀颗粒状、触之易出血、无分泌物、无创周炎。上述这些表现不会维持太长时间，若不及时进行手术覆盖创面，创面有可能再次变得颜色晦暗、苍白，肉芽水肿、纤维化、老化脓性分泌物、创面周围皮肤发红等慢性创面的改变，从而进入恶性循环之中，使创面更难处理。

慢性创面外科修复创面的常见方法有缝合植皮、皮肤扩张术、人工真皮与自体表皮复合移植、数字减影血管造影（DSA）血管扩张支架置入、血管旁路移植术等。

六、护理

在外伤性创面治疗过程中的护理，除了需要具备一般的护理知识和技能，更需要一定的疮疡专科的专业能力，如对伤口的评估和创面变化的描述能力；能够通过对影响创面愈合的因素进行分析，制定科学、合理、安全的护理计划，保持创面修复治疗的延续性，促进患者尽早康复。

（一） 创面的评估

针对各种急慢性创面，如何正确分类与评估非常重要，根据评估的结果给予合适的处置才能对症下药。常用的伤口测量工具包括无菌棉签、伤口尺、透明塑料薄膜、手套、手电筒、照相机、数字疼痛评估表、笔等。伤口观察测量评估的内容包括：创面与伤口的大小、深度、形状、颜色、渗出物、气味等等。正确伤口评估除了可以监测伤口进展外，也能减少医护对于伤口沟通上认知差异，提升伤口护理品质。

（二） 急慢性创面的护理

1. 急性创面的护理

（1）根据创面的性质制定换药方案，脓性分泌物多、感染重的创面，每日多次换药，可选用含银离子敷料提高疗效。

（2）观察肉芽是否健康，发现创面的感染，及时报告医生处理，若形成脓肿，协助医生行脓肿切开引流术的准备，脓肿切开后取脓液作细菌培养和药物敏感试验。

（3）保持引流条（管）通畅，清创后包扎时注意松紧适度，便于观察局部血液循环，也便于观察敷料是否被渗透，以及渗透液的性质与量。

2. 慢性创面的护理

慢性创面护理的原则是清除刺激源及坏死组织，控制感染、保护创面及周围组织，为创面提供湿润环境，管理渗液，护理目标是促进创面愈合。它与欧洲伤口协会提出伤口床准备"TIME"原则是一致的。

（三） 创面修复的疼痛护理

对外伤性创面疼痛程度的评估，有各种疼痛评分量表：①视觉模拟评分量表。②语言评价量表。③数字评价量表。④Wong-Banker面部表情量表法。

对疼痛护理方案贯穿于整个外伤创面治疗中各个阶段、可能出现的各种疼痛的处理措施，包括清创过程的镇痛药物、换药的方法和湿性敷料的选择、严密监测感染的症状体征、给予患者心理护理，提供心理支持等等。

（四） 健康宣教

根据患者文化程度，使用通俗易懂的语言告知患者疾病及创面的知识，并把每次换药时创面的进展告知患者，使其充满信心，从而增加患者的依从性及配合。

指导患者识别及报告提示创面恶化的症状，如渗液量增加、疼痛加剧，特别是对于门诊患者创面未完全愈合及存在复发的患者，指导家属与家属识别创面的变化，以利于及时接受治疗。

指导患者进行患肢功能锻炼，防止关节僵硬及深静脉血栓。

指导合理饮食营养，进食鱼、肉、猪肝、水果等高蛋白、高维生素类食物，促进创面愈合。

七、研究进展

随着人们对创面愈合机制研究的深入和创面处理经验的积累，创面床的准备对于创面修复的重要性越来越引起人们的高度重视。在世界范围内创面修复的研究方向甚广，包括病理生理愈合机制的研究、覆盖物或皮肤替代物的研究、各类外用药物对创面愈合的影响创面封闭技术的研究等。国内相关研究更加侧重于临床，主要包括创面外用药物的研究、新型创面覆盖物的观察、NPWT技术的应用、某些传统技术的改进等，基础研究主要集中于各种自体成分或药物在创面愈合过程中的作用机制探讨。随着人们的不断努力，很多新的治疗方法及新的材料也应用于创面修复，并取得了一定的疗效。20世纪90年代以来，创面修复的基础研究不断深入，生物技术的发展以及在基因制药领域的应用，加快了创伤修复治疗的进程，组织工程学的出现，使创面皮肤移植有了新的突破，也是创伤修复由被动治疗转化为主动干预的重要里程碑。随着干细胞研究、基因治疗研究的发展，干细胞技术、组织工程人工皮肤在促进创面愈合及改善愈合后功能等方面具有广阔的应用前景，相信再生医学研究将更有利于移植后受体创面组织的修复。

【小结】

外伤性创面是指因外界伤害，导致机体皮肤组织完整性受到破坏的综合表现。常见的外伤原因有开放性创伤、绞轧碾挫伤、撕脱伤等，根据受伤时间，可分为急性创面和慢性创面。急性创面的急救处理包括止血、包扎、固定、呼吸循环支持等，慢性创面的处理需重视创面床的准备，择机修复创面。常用的创面修复术有缝合植皮，皮瓣和肌皮瓣，游离皮瓣，皮肤扩张术等。中医认为，外伤性疮疡的发病机理主要涉及气血凝滞、经络阻塞、脏腑失和、邪正盛衰四个方面，中医药的辨证施治在外伤性疮疡的治疗中发挥重要作用。

（陈巨鹏）

第五节　手术相关性溃疡

一、概述

手术相关性溃疡是指由手术操作引起的局限性皮肤组织缺损，主要是指术后感染、脂肪液化、皮瓣坏死等，导致切口较长时间不愈合而形成的创面。常见原因多为异物残留，其中的异物可以为手术结扎的线头、术用补片等置入物，也可以是外伤清创后残存的外界异物。随着外科手术的扩展以及手术材料的发展，手术相关性溃疡有增多的趋势。

二、病因病机

根据中医学理论，可以将形成溃疡炎症、异物、瘘管壁等都归属"毒邪"的范畴。

手术为创伤性治疗，术中气血流失可导致气血不足，疮面愈合生长失荣，则生长缓慢；又因炎症、异物等毒邪留滞，失荣的气血难以将毒邪代谢排走，毒邪难祛，进一步损伤气血肌肤，导致溃破疮面久而不愈。对于气血充足之人，气血损失不重，手术带来的创伤致疮面离经之血停留，运行不畅，气为血帅，血为气母，气滞血瘀，复因炎症、异物等毒邪留滞交阻，也可导致肌肤愈合乏力，形成溃疡。

三、发病机制

（一）感染

感染是不利于切口愈合最常见的原因。常见致病菌有金黄色葡萄球菌、溶血性链球菌、大肠埃希菌、绿脓杆菌和结核分枝杆菌等，可直接损伤切口局部的细胞和基质，形成化脓性病灶，影响伤口的愈合。

（二）异物存留

任何异物残留在切口都会阻碍愈合过程，常见的异物包括自身坏死或难以吸收的组织碎片；医用手术缝合线；外界来源的颗粒性物质如灰尘、毛发或者其他物体、切口敷料残留物等。对难愈合的所有切口都应做相关检查，排除异物的可能。清洗切口，既要完全彻底，又要避免残留异物和对切口有损害的溶液，冲洗时一般使用等渗的生理盐水最合适，恶性病灶切除术后则使用低渗的灭菌注射用水冲洗创面。

（三）血液循环障碍

切口的缝合或者包扎过紧、较严重的休克都能使局部组织缺血缺氧且代谢产物不能及时清除，细胞增生受到抑制而影响手术切口愈合，进而形成溃疡。

（四）全身性因素

1. 营养不良

慢性消耗性疾病、长期进食受限或消化吸收不良、肝硬化、慢性肾功能衰竭等可引起低蛋白，使切口愈合所需的各种蛋白质和氨基酸不足，导致手术后溃疡。

2. 糖尿病

糖尿病患者的免疫功能低下、动脉硬化等因素可导致手术切口溃疡。

3. 年龄因素

年老体弱者应激能力下降，新陈代谢迟缓，伤口愈合也较慢。

4. 免疫力低下

如 HIV 患者和近期曾进行过化疗或长期使用糖皮质激素治疗者，也可导致手术相关性溃疡。

5. 肥胖

脂肪组织的血液供应相对较少，脂肪组织太多会导致切口的张力增加，更加阻碍切口局部的血液循环。

四、诊断及鉴别诊断

（一） 诊断

1. 病史

手术相关性溃疡，一般均有手术史。

2. 临床表现

创面多在原手术切口和引流管口处或者附近，反复破溃不愈合。

（二） 鉴别诊断

1. 糖尿病性溃疡

糖尿病性溃疡有糖尿病病史，伤口周围末梢神经感觉迟钝，创面生长缓慢，成为慢性溃疡。控制血糖加局部治疗后可以缓解。

2. 放射性溃疡

放射性溃疡有放射性物质接触史，皮肤角化过、皲裂或萎缩变薄，毛细血管扩张，指甲增厚变形，形成坏死溃疡，角质突起。

五、治疗

（一） 中医治疗

1. 辨证论治

根据手术相关性溃疡的创面特点及患者的全身情况，中医将其分为虚实两大类，具体辨证分型为气血不足、毒滞难化证和气滞血瘀、毒瘀交阻证。中医将形成溃疡炎症、异物、瘘管壁等归属"毒邪"的范畴，而气血运行则属于机体全身情况。

（1）气血不足、毒滞难化证

证候：溃疡面肉芽淡红，渗液清稀；伴神疲、乏力等；舌淡红，舌苔薄脉细。

治法：益气养血，排毒敛疮。

方药：八珍汤加减。方中人参大补元气，与滋阴养血的熟地黄配伍，达到益气养血的功效；白术和白茯苓能健脾祛湿；当归养心和营；白芍柔肝养阴；川芎具有活血行气的功效，使血运流通，补而不滞。气血既生，生发有源，创面愈合有望。

（2）气滞血瘀、毒瘀交阻证

证候：溃疡创面肉芽坚实紫黯，渗液暗红并夹杂坏死物；舌红有瘀斑，脉弦涩。

治法：活血祛瘀，化毒生肌。

方药：血府逐瘀汤加减。方中桃仁破血行滞而润燥；红花活血祛瘀，止痛；赤芍、川芎助君药活血祛瘀；牛膝活血通经，祛瘀止痛，引血下行；生地黄、当归养血益阴，清热活血；桔梗、枳壳，一升一降，宽胸行气；柴胡疏肝解郁，升达清阳，与桔梗、枳壳同用，尤善理气行滞，使气行则血行，桔梗并能载药上行，兼有使药之用；甘草调和诸药，合而用之，使血活瘀化气行毒祛肌生，则诸症可愈。

2. 外治

如溃疡局部疮面肉芽水肿淡白，渗出较多，换药初起则予以拔瘰丹提脓祛腐，需要时可予以丹剂药捻插入窦道中，使药粉充分接触窦道壁，进而加强脱腐的作用。腐肉不祛，新肉不生，脱腐一定要充分。待后期，溃疡疮面肉芽长实红活，渗出不多，脓液稠厚，则予以生肌收口为主，可予以生肌散外涂疮面，或用中药五凤草浸膏灌注窦道内，疮面空腔过大时可配合垫棉加压包扎。此时需要注意的是中医特色的"煨脓生肌"和新生肉芽伴少许脓液，不需将脓液擦去，避免损伤新生肉芽。

（二）　西医治疗

1. 手术时结扎或是缝合的丝线，手术时置入的补片、钛夹等引起机体的排异反应而形成的溃疡，在换药或者手术探查时取出排异的线结或者补片等。

2. 外伤后行清创手术后有残留的死骨、坏死组织或外来的异物，形成的手术相关性溃疡应再次手术探查，予以清除。

3. 手术后，脂肪组织切割后形成的液化、坏死，导致的溃疡，予以将液化坏死的脂肪组织清理干净后再次缝合或者清洁换药。

4. 手术后关闭切口时，在皮肤表面采用的黏合胶、闭合器、敷料等刺激皮肤引起的溃疡，予以及时清除引发溃疡的胶水或装置，局部进行抗过敏治疗。

5. 手术相关性溃疡予以再次清创后行封闭式负压吸引治疗，如果疮面过大，可配合皮瓣转移修复治疗，可促进创面血液循环、轻组织水肿、抑制细菌繁殖，以及对创面有机械性牵拉和减轻创伤后免疫抑制的作用。

六、护理

（一）　一般护理

1. 入院评估时，仔细询问病史，协助医生寻找相关病因。
2. 完善各项检查以发现可能的致病原因，

（二）　情志护理

1. 根据不同的致病因素导致的溃疡，对于患者和家属的误解、质疑，给予耐心、细致的解释，以取得患者及家属的理解和配合。
2. 有的溃疡要告知治愈的过程可能会相对较长，要有足够的耐心。
3. 需要再次手术的患者，讲解本次手术的目的、经过和所能达到的效果。

（三）　创面护理

1. 病灶切开引流之后，保持伤口敷料清洁干燥，及时更换潮湿的敷料。

2. 应用封闭式负压引流（VSD）时，保持负压在有效范围，每天测量引流量并记录。卧床期间，主动运动，预防静脉血栓的形成。

（四）饮食护理

1. 忌辛辣刺激性食物。
2. 宜食清淡、优质蛋白质、丰富维生素食物，利于溃疡的愈合。

（五）健康指导

1. 疾病痊愈后锻炼身体，增强体质。
2. 加强营养，多食益气养血之食物，以补益气血亏虚。

七、研究进展

有报道称，采取富血小板凝胶联合封闭式负压吸引对手术后溃疡起到很好的疗效，因血小板凝胶中含有血小板被钙凝血酶剂激活后释放的多种生长因子，对细胞的增殖、分化起着重要的作用，可促进细胞的有丝分裂，增加胶原合成，激活巨噬细胞和其他生长因子，还能促进新生毛细血管的形成，加速表皮组织的修复与再生，促进手术后溃疡的愈合。而且富血小板凝胶中含有大量纤维蛋白、纤维结合蛋白、玻连蛋白，其凝固后形成的纤维蛋白支架对促进细胞黏附、防止细胞流失有一定的作用。同时，由于富血小板凝胶中白细胞含量较高，可以抑制多种细菌的生长，用于缺损的创面后，可将组织相互黏合，还可防止生长因子流失，使生长因子在局部长时间缓慢释放，保持较高的浓度，更好地发挥组织修复作用。

【小结】

本节主要讨论的手术相关性溃疡多为手术相关的异物残留，异物包括手术结扎的线头、术用补片等置入物，也可以是外伤清创后残存的外界异物。随着外科手术的扩展和手术用材料的发展，手术相关性溃疡有增多的趋势。手术相关性溃疡的原因有感染、异物存留、血液循环障碍和全身因素。根据溃疡形成的具体原因，去除线结、异物或者再次清创缝合，或 VSD 负压吸引后皮瓣移植，效果满意。随着科学技术进步和新材料在医学领域的广泛应用，手术相关性溃疡有增多且复杂的趋势，但是治疗的手段亦是日趋进步的。

（傅良杰　王雪梅）

第八章　浆细胞性乳腺炎

一、概述

浆细胞性乳腺炎（plasma cell mastitis，PCM）又称乳腺导管扩张症（mammary duct ectasia，MDE）、导管周围乳腺炎（periductal mastitis，PDM），是一种以乳腺导管扩张、浆细胞浸润为主要病变的慢性非细菌性乳腺炎症疾病。其特点是多在非哺乳期或非妊娠期发病，常伴乳头凹陷或溢液，初起肿块多位于乳晕部，化脓溃破后脓中夹有脂质样物质，易反复发作，形成窦道或瘘管，经久难愈。临床上常表现为急性、亚急性和慢性炎症过程。病程长，反复发作，给患者带来极大的痛苦，对广大妇女身心健康造成严重伤害。近年来，浆细胞性乳腺炎患者有增多趋势，发病率占乳腺良性疾病的 1.41% ~ 5.36%。尚无证据表明本病可致恶变。

在对 PCM 研究历史中，不同时期产生了繁多而杂乱的多种病名，但每种病名仅反映本病发生发展过程中的某一病理阶段。1925 年，Ewing 首先提出该病是一种以非周期性乳房疼痛、乳头溢液、乳头凹陷、乳晕区肿块、非哺乳期乳房脓肿、乳晕部瘘管为主要表现的良性疾病，命名为管周性乳腺炎。1933 年，Adair 发现在该病的晚期阶段，由于扩张导管中刺激性物质溢出管外引起管周以浆细胞浸润为主的炎症反应，命名为浆细胞性乳腺炎，因浆细胞浸润是 MDE 重要病理改变之一，故此名称至今仍在使用。1951 年，Haagensen 首次以本病的起因使用乳腺导管扩张症这一病名，提出乳腺导管扩张是本病病理基础，多由乳管内脂质分泌排泄障碍引起，当病变发展到一定时期，管周才会出现浆细胞浸润为主的炎症。1959 年，本病于国内首次被报告。

中医古籍对浆细胞性乳腺炎未有明确的记载。1958 年，顾伯华教授首先将本病瘘管期命名为慢性复发性伴有乳头内缩的乳晕部瘘管，采用挂线疗法治疗取得满意疗效。1985 年，顾伯华教授首次将 PCM 作为一个独立的疾病纳入其主编的《实用中医外科学》中，中医命名为粉刺性乳痈，对其病因病机、临床表现和治疗方法等作了较详细的阐述。粉刺性乳痈的病名并沿用至今。

浆细胞性乳腺炎临床表现复杂多样，常分为隐匿型/溢液型、肿块型、脓肿型、瘘管型或窦道型。本书侧重介绍脓肿型、瘘管型或窦道型的诊治和进展。

二、病因病机

浆细胞性乳腺炎内因包括先天禀赋不足、七情内伤、饮食不节、冲任失调等；外因主要是外感风热邪毒或乳晕部外伤手术，多表现为本虚标实之候。

清·余听鸿《外证医案汇编》曰："乳症，皆云肝脾郁结，则为癖核；胃气壅滞，则为痈疽。"先天禀赋不足，乳头内陷，肝经气血不能正常疏泄，为本病发病基础；七情内伤，肝气郁滞，营气不从，气血瘀滞，或冲任失调，气血运行不畅，乳络不通，聚而为块；肝郁脾虚，湿浊内蕴，阻滞乳络，痰瘀互结成块；饮食不节，损伤脾胃，湿浊中阻，蕴结于胃，发为乳块，结块郁久化热，热盛肉腐成脓，溃后脓水不绝而成瘘。因此，浆细胞性乳腺炎发病部位在乳房，与肝脾胃及冲任有着密切关系，乳头凹陷、乳络失于通畅是发病基本条件，木郁土壅、肝郁胃热为主要病机。现代中医各家论述其病机有阴证和阳证两方面表现，临床应注意区分。

三、发病机制

浆细胞性乳腺炎的发病原因尚不清楚，多数研究认为与乳腺导管堵塞、排泄不畅有关。引起乳腺导管堵塞的主要原因有：①先天性乳头畸形或发育不良。②哺乳期有乳汁潴留或哺乳障碍。③既往炎症、外伤及乳晕区手术等使乳管管腔狭窄甚至闭塞。④中老年妇女乳房退行性变，导致管壁松弛，乳管肌上皮细胞退化而收缩无力导致分泌物淤积。⑤内分泌失调，尤其是泌乳素水平升高，长期溢乳可能引起乳管分泌物聚集、阻塞乳管引发乳管周围炎，继而发生本病。有学者研究发现，PCM 患者与服用抗精神病药物可引起血清泌乳素水平升高有关，提出血清泌乳素水平升高可能是浆细胞性乳腺炎的发病因素。另外泌乳素过度分泌可能与 PCM 的复发有一定关联。⑥细菌感染：1996年，Dixon 等报道在 PCM 患者脓液和乳头分泌物中检出厌氧菌。⑦自身免疫性疾病：由于大量患者发病无明显诱因，故有学者认为本病可能属于自身免疫性疾病。通过免疫学检测，病灶区存在大量淋巴细胞、浆细胞以及吞噬细胞的泡沫细胞等，显示自身免疫反应的存在。有实验结果表明患者外周血中 CD_4^+、CD_{25}^+、CD_{127}^- 调节性 T 细胞的数量以及功能均有所下降；CD_4^+ T 细胞中的 Th17 细胞百分率较正常值偏高，从而导致白细胞介素-17升高，促进体内 T 细胞发生炎性反应并诱导内皮细胞、上皮细胞分泌各种炎性介质及肿瘤坏死因子，加速推动炎性反应过程，同时增强细胞间黏附分子的表达。⑧吸烟：Dixon 通过对患者进行回顾性分析，发现91%经病理诊断的 PCM 患者有吸烟史，而MDE 患者23%有吸烟史，提出吸烟可能是 PCM 的重要发病因素，也是导致疾病复发的一个重要原因，而与 MDE 的关系不大。目前公认的发病机理是尼古丁直接或通过影响雌激素代谢间接影响泌乳素分泌，导致输乳管上皮化生，进而乳腺导管扩张。

病变通常从乳头下方大导管开始，炎症通过导管系统或乳腺小叶逐渐发展。病变早期病理表现为导管上皮不规则增生，导管扩张，管腔扩大，管腔内有大量含脂质的分泌物聚集，导管周围组织纤维化，并有淋巴细胞浸润。病变后期，导管内脂质分泌物分解，引起导管壁炎症、增厚及纤维增生，随后管壁结构被破坏，刺激性物质溢出，反复刺激管周组织和乳腺间质，引发脂肪坏死及化学性炎性改变，表现为局限性慢性炎性浸润病变，刺激多种炎症细胞和异物巨细胞积聚形成肉芽肿，病变区内可见大量组织细胞、中性粒细胞、淋巴细胞和浆细胞浸润，尤以浆细胞显著。乳管周围组织炎症是本病的主要原因，可以继发细菌感染，形成化脓性炎症，从无菌性炎症转化为细菌性炎症。

四、诊断及鉴别诊断

（一）诊断

浆细胞性乳腺炎目前尚缺乏诊断的金标准，主要依靠临床表现、组织病理学和辅助检查综合分析，排除乳腺结核和特异性肉芽肿性病变后做出诊断。由于目前的影像学检查尚不能确诊，组织病理学检查是本病明确诊断的重要手段，并为排除其他疾病的必要手段。临床症状典型者，如病理学上相符，可以确诊；临床表现非典型者，若病理学直接支持本病，亦可确诊。

1. 病史

患者多伴有先天性乳头凹陷或发育不良病史，或有哺乳障碍病史，或有乳房外伤史。

2. 临床表现及分期

（1）临床表现

1）多发于30~40岁左右的非哺乳期妇女。

2）大多数患者以乳房肿块首诊。肿块常位于乳晕深部，其长轴与乳腺导管走行一致，直径大多小于3cm，形状不规则，质地可韧硬，边界不清。急性期肿块迅速增大，亚急性期及慢性期逐渐缩小形成硬结。

3）部分患者出现乳头溢液，可为首发甚或唯一症状。

4）乳房肿块可与皮肤粘连，可伴乳头回缩和皮肤橘皮样变，临床需注意与乳腺癌相鉴别。

5）病程后期可形成脓肿、瘘管或窦道，流出的脓液常伴有粉渣样物排出，久治不愈。此时注意与乳房结核鉴别。

6）急性期乳房出现红、肿、热、痛症状，但全身炎性反应可能与局部症状变相不一致，有时较轻。

7）同侧腋淋巴结肿大，早期即可出现，质地较软，压痛明显，随病程缓解可逐渐消退。

（2）临床分期

1）急性期：可与急性乳腺炎表现类似，常在乳晕周围出现急性蜂窝织炎，红肿疼痛，伴轻度发热，全身炎症症状可不明显。此期一般持续约两周。抗生素治疗可有效，此期易反复发作。

2）亚急性期：急性炎症消退后出现乳房肿块，并与皮肤粘连；可继发细菌感染形成脓肿，破溃后形成瘘管。

3）慢性期：乳房肿块持续存在，质地坚实，橘皮样改变，可见乳头回缩或乳房变形。临床上一般需要病理活检与乳腺癌鉴别。

（3）临床分型

1）隐匿型/溢液型：本型常常以乳头溢液为首发或唯一症状，多为淡黄色浆液性溢液，很少是血性，为自发性或多发性，溢液可持续多年。

2）肿块型：此型最为常见，肿块多位于乳晕部，直径大多小于 3cm，以 2～4cm 多见。

3）脓肿型：在乳管扩张的基础上继发急性细菌感染而形成脓肿。

4）瘘管型：是脓肿型自行破溃或切开引流后形成的瘘管或窦道，经久不愈，需与结核性瘘管鉴别。

3. 辅助检查

（1）病理学检查　组织病理学检查是 PCM 确诊的主要依据，推荐空芯针穿刺活检（CNB）。病理表现为乳腺导管扩张，囊腔内充满粉红色颗粒状浓稠物质；扩张导管周围可见淋巴细胞、浆细胞和中性粒细胞浸润。

（2）影像学检查

1）B 超检查：是 PCM 患者首选的影像学检查方法。病灶位于乳晕后或乳晕周围，腺体内可探及边界不清，形态不规则的低回声区或囊实性混合性回声，病灶中心区回声相对强，边缘区回声弱，常伴有导管扩张。肿块内部回声不均匀、肿块无包膜、但无恶性特征，导管呈囊状，尤其是串珠样扩张。病灶内可见血流信号，纵横比<1。有瘘管形成者，乳晕处可见一虫蚀状低回声管道、管壁边界清楚、走形多不规则，挤压该低回声管道时，多可见分泌物流动（彩插图 8-1、彩插图 8-2）。

2）乳腺钼靶 X 片：显示病变大多位于乳晕及中央区，病灶区腺体为高密度阴影且密度不均匀，边界不清，周围结构紊乱，内部可见条状、囊状或蜂窝状透亮影，此为扩张的导管腔内含有脂肪物质所致；有时可见周围假"毛刺征"，以及粗颗粒圆形钙化，与乳腺癌根粗尖细的毛刺有所区别。

PCM 的乳腺 X 射线检查表现缺乏特异性，需结合临床表现方能提高诊断准确性。检查时对乳房的压迫作用可能导致肿块型和脓肿型 PCM 病情加重，应根据病情慎重使用。

3）磁共振成像（MRI）检查：增强 MRI 表现为 T1WI 为等、低混杂信号，T2WI 为等、高混杂信号，增强扫描表现为结节及团块状强化，病变周边可见斑片状及条索状高信号，部分患者可伴有皮肤增厚。MRI 检查费用高，可作为判断病灶的性质、范围，以及评估治疗效果和随访的影像学检查手段之一（彩插图 8-3）。

4）乳腺导管镜检查：无急性炎症表现的乳头溢液患者可选择乳管镜检查，主要排除导管内乳头状瘤、纤维囊性腺病和乳腺导管原位癌。

（3）实验室检查

1）血常规：主要用于炎症急性期的患者，注意其白细胞计数和分类计数的变化。

2）炎症因子：如红细胞沉降率（ESR）；C-反应蛋白（CRP）；风湿系列；血浆白介素-1β（IL-1β）、白介素-6、17、23（IL-6、17、23）和肿瘤坏死因子-a（TNF-a）水平。

3）内分泌激素：垂体泌乳素（PRL）。

4）免疫学检查：如 IgG、IgM、IgA；抗核抗体谱；Th 细胞及细胞因子如 Th17。

5）细菌学检查：对怀疑 PCM 的患者应积极留取病原学标本，通过镜检或细菌培养的方法寻找病原微生物存在的证据，有条件者可行核酸测序鉴定未知病原菌。

（二） 鉴别诊断

PCM 因其病因不明，临床表现复杂多变，因此误诊率为 56.9%～73.1%。最容易被误诊为乳腺癌，尤其是炎性乳癌，或将炎性乳腺癌误诊为乳腺炎。其次是几种非哺乳期乳腺炎自身类别的互相鉴别，鉴别诊断关键在于病理学诊断。随着对 PCM 广泛深入的研究和先进医疗器械的应用，其临床诊断符合率在不断提高。

1. 乳腺癌

PCM 急性期、慢性期需分别与炎性乳癌、乳腺硬癌鉴别。炎性乳癌多发生于妊娠期或哺乳期，乳房皮肤呈特征性的橘皮样改变，皮肤颜色呈红色或紫色，同时皮肤增厚、皮温高伴水肿，累及乳房 1/3 以上的皮肤。同侧腋窝淋巴结多肿大呈圆形，质地坚硬，位置固定。病变发展迅速，多在数周至数月间，一般不超过 1 年。部分 PCM 患者皮肤无红肿，彩超上呈"蟹足样改变"，影像与临床上很难与乳腺癌鉴别，需病理确诊。

2. 肉芽肿性乳腺炎 （granulomatous mastitis，GM）

两者都属于非哺乳期慢性炎症，在发病过程中均可出现类似的临床表现，如乳房肿块、乳头凹陷或溢液、乳房脓肿及溃后形成瘘管、窦道或溃疡，且经久不愈或反复发作。因此对这二者的鉴别显得尤为重要。GM 多发生在产后 2～4 年内，与妊娠哺乳、口服避孕药等因素有关，属器官特发性自身免疫性疾病。病变以乳腺终末导管小叶单位为中心，多灶性分布，病理特征是非干酪样肉芽肿性，伴有或不伴微脓肿，小叶内有多种炎症细胞浸润，以中性粒细胞浸润为主，无菌性炎症，抗酸染色无结核杆菌。临床上乳房肿块发生于乳晕区外的其他象限，病程较短，短期内可迅速增大，后期出现乳头凹陷，破溃后形成窦道，与乳头不相通。部分患者可合并下肢结节性红斑。抗生素治疗无效，肾上腺皮质激素或氨甲喋呤治疗可有效。

3. 乳腺结核

乳腺结核占乳腺外科疾病的 0.1%～3.0%。一般由结核杆菌通过乳腺皮肤破溃处侵入引起。多见于中青年已婚体弱妇女，发展缓慢，常伴潮热、盗汗、烦热、颧红、消瘦等全身表现，早期可触及实性结节，边界不清，同侧腋下淋巴结肿大。后期化脓溃破形成可结核性溃疡或窦道，脓液稀薄，内有干酪样或败絮样物。病灶活检可发现干酪样坏死，脓液涂片抗酸染色可查见结核杆菌。结核菌素试验阳性。

4. 急性细菌性化脓性乳腺炎

急性细菌性化脓性乳腺炎多见于哺乳期女性，初产妇多见，多有乳头损伤、皲裂、积乳病史。乳房局部结块，红肿热痛明显，成脓溃后脓出稠厚，伴恶寒发热等全身感染症状，白细胞计数升高。抗生素治疗效果好。

五、治疗

浆细胞性乳腺炎自限性差，病情易反复且时时呈进展趋势，故一经诊断应尽早治疗。根据对 PCM 病因病理的认识，按照溢液期、肿块期、脓肿期和瘘管期采用中西医结合方法进行分期治疗，临床可取得较为满意疗效。根据"急则治其标、缓则治其本"的治疗法则，对明显具有红、肿、热、痛的急性或亚急性发作的病例，先采取中西医结合非手术治疗以控制感染，尽可能减轻炎症；对炎症已经全部或大部消除的慢性或亚急性的病例可手术切除扩张的病变导管，降低复发概率。

（一）中医治疗

经过数十年探索研究，中医药治疗浆细胞性乳腺炎的方法不断丰富和完善，从单纯内治、外治发展到多种方法综合治疗，疗效显著。临床上总结出未溃偏重内治，已溃偏重外治的治疗经验，即溢液期和肿块期一般以内治为主，中药外敷为辅，脓肿期和瘘管期则当以外治为主，内治为辅。

由于中医各家对 PCM 病因病机认识各有差异，治疗也不尽相同，虽疗效显著但尚无统一的治疗方案或共识。在临床治疗过程中，应坚持辨病与辨证论治相结合、内治与外治相结合、扶正与驱邪相结合的治疗原则，按照中医外科对疮疡初期、中期、后期的认识，内治法以"消、托、补"为治疗原则，外治法以"消、溃、敛"为治疗原则；要充分发挥各种外治法在瘘管期的治疗作用，注重"提脓祛腐、生肌收口"这一疮疡后期疮面愈合规律在临床上的应用；并注意在疾病发展过程中阳证与阴证的转换，及时调整治疗原则。

1. 辨证论治

（1）热盛酿脓证（脓肿期）

证候：乳晕旁肿块红肿疼痛，或脓未熟，或病久迁延，脓肿多枚相连、可伴发热、头痛等；舌红，苔黄腻，脉滑数。

治法：疏肝清热，和营托毒。

方药：柴胡清肝汤合透脓散加减。常用生地黄、当归、白芍、川芎、柴胡、黄芩、栀子、天花粉、牛蒡子、连翘、甘草等。乳头有血性溢液者，加茜草炭、牡丹皮、仙鹤草等；乳头溢液呈水样者，加生苡仁、茯苓；结块红肿疼痛明显者，加白花蛇舌草、山楂；脓成者，加白芷、皂角刺等。

（2）余毒未清证（瘘管期）

证候：脓肿自溃或切开后久不收口，脓水淋漓，形成瘘管，时愈时发，局部可有僵硬肿块，或瘘口周围红肿和瘘口流脓；舌质淡红或红，舌苔薄黄，脉弦。

治法：益气和营，清化托毒。

方药：托里消毒散加减。常用人参、黄芪、川芎、当归、白芍、白术、银花、茯苓、白芷、皂角刺等。局部红肿者，加白花蛇舌草、蒲公英等；乳头见脂质样分泌物者，加生山楂、虎杖、丹参等。

2. 外治

（1）脓肿期

此时应及时切开排脓，使脓液排出，达到毒随脓泄、肿消痛减的目的，以免脓毒旁窜，产生更大的损伤。切口的选择应考虑到后期做瘘管切除术的需要，可选乳晕旁放射状切口。切开后排除脓液，清除坏死组织，保证引流通畅。术后每日给予清创换药，纱条引流或药线引流。一般在急性炎症得到控制或消退后即可行瘘管期治疗。切开引流法仅为脓肿期"急则治其标"的方法，待急性炎症消退后应积极处理乳晕部瘘管，否则会使病情反复发作。

（2）瘘管期

1）切开法：自疮口处插入探针从乳头处穿出，沿探针切开瘘管，充分搜刮清除疮口内腐烂坏死组织，用凡士林纱布填塞止血。术后脱腐阶段使用红油纱、八二丹或七三丹提脓祛腐；腐祛新生阶段使用九一丹或白玉膏、生肌散生肌收口，直至疮面愈合。对多个溃口的复杂性瘘管，尽量包含或仅以原溃口作切口，减少瘢痕形成；由于复杂性瘘管常有多个脓腔或坏死灶，相互间隔不通，清创时应注意打通脓腔间隔，通畅引流。

2）挂线法：适用于较深的单纯性瘘管。常规消毒麻醉，以银丝球头探针从溃口轻轻探入，顺管道由乳头孔穿出，再取丝线或橡皮筋系于银丝球端，然后由溃口徐徐退出银丝，将溃口与乳孔端的浅表皮肤切开，拉紧丝线或橡皮筋，丝线结扎固定，并应逐日收紧，产生慢性切割瘘管的作用，直至溃口端与乳头之间的皮肤完全挂开为止。

3）拖线法：拖线的本质是拖拉引流，适用于复杂性瘘管。常规麻醉消毒，以银丝球头探针探查后，将4号线4～6股贯穿瘘管腔道，每天搽九一丹于药线上，将丝线来回拖拉数次，使九一丹拖入管道内，10～14天后拆除拖线，加垫棉绑缚法7～10天，管腔即可愈合。对复杂性瘘管应用拖线法治疗，可避免或减轻乳房变形和疤痕。

4）垫棉绑缚法：垫棉法是指以棉垫或纱布折叠成块，衬垫于皮肤表面，再予以绷带或胸带绑缚，即借助加压的作用，使溃疡空腔皮肤与新肉得以黏合而达到愈合的目的。适用于瘘管期，腔内肉芽鲜嫩，脓液已净时采用。

（二）西医治疗

1. 药物治疗

（1）抗生素应用 急性期在未知感染菌种和药敏实验结果之前，可联合采用广谱抗生素联合甲硝唑控制。获得药敏结果后，依药敏结果选用敏感的抗生素。非急性期一般不需广谱抗生素治疗。

临床有用糖皮质激素与抗生素联合用药治疗PCM的报道，常用药物为口服甲泼尼龙联合广谱抗生素或口服地塞米松和甲硝唑。

（2）抗分枝杆菌治疗 对反复发作形成窦道、病理学检查确诊为PCM的患者采用抗分枝杆菌治疗临床多有报道，如临床怀疑存在非结核分枝杆菌感染，可采用抗分枝杆菌治疗。治疗方案可选择异烟肼、利福平、乙胺丁醇、吡嗪酰胺，并根据细菌亚群和药敏试验调整用药，平均疗程为9～12个月。抗分枝杆菌治疗对于部分PCM患者有较好的疗效，可因此免于手术；对于有多个严重乳腺瘘管或窦道，并与皮肤严重粘连形成较大肿块者，亦有取得较好疗效，避免乳腺切除的报道。

（3）纤维乳管镜系统（FDS）冲洗　应用生理盐水彻底冲洗管腔，然后向乳管内注入利福平加地塞米松注射液，间隔 5 天冲洗灌注药物 1 次，取得良好效果。

2. 手术治疗

手术是彻底切除 PCM 病灶唯一有效的方法，手术时机和手术方式的选择对治疗的成功的关键。

（1）手术原则　无论何种手术，必须充分彻底切除所有肉眼可见的病变组织，特别是必须清除乳晕下大导管内的病灶，范围应包括病灶和周围少量正常组织，尽可能保证完全切除病灶，否则极易复发。

（2）手术时机　手术应在无明显急性炎症表现、病情稳定且局限的情况下进行，应避免急性炎症期大范围腺体切除，以免造成不可逆的乳房毁形，或手术切除不彻底造成术后反复发作。乳晕部红肿热痛消失，可按肿块型行手术治疗；脓肿切开引流形成瘘管，经治疗炎症消退后，疮面脓腐组织已去，肉芽比较新鲜，周围组织肿胀基本消失，此时选择手术可明显减少术后感染或复发的机会，保证疮口顺利愈合，不必等待疮面愈合后再手术。

（3）手术方式　应根据 PCM 不同发展时期给予不同术式，主要有以下 6 种。

1）乳腺导管切除术：适用于乳头溢液反复发作者。将探针插入溢液的主导管内，采用放射状切口或乳晕旁弧形切口，以探针为中心切除病变导管及周围少量腺体组织。

2）乳腺区段（肿块）切除术：适用于乳晕旁肿块、无明显感染者。先自乳头凹陷/溢液处插入探针标记。采用乳晕旁弧形切口/放射状切口，以肿块为中心作梭形切除，切除肿块及周围至少 0.5~1.0cm 正常腺体组织，同时沿探针切除乳头下大导管直至乳头开口处。

3）脓肿切开引流术：适用于急性炎症期脓肿形成的患者，先行脓肿切开引流，术后常规换药至病灶区炎症局限，再行二次手术切除病灶。临床上可根据脓肿的位置、大小和患者的意愿选择在 B 超引导下乳腺脓肿穿刺冲洗术、脓腔置管冲洗引流术及脓肿切开引流术。

4）乳晕部瘘管切除术：是 PCM 在瘘管期的主要手术方式。采用乳头乳晕部放射状切口，自乳晕部溃口处插入探针，从乳头凹陷处穿出，沿探针做放射状切口，将整个瘘管包括乳头乳晕部一并切开，搜刮瘘管内脓腐组织，楔形切除瘘管及周围炎性组织、瘢痕组织，直至显露正常组织。同时应切除乳晕下主导管及乳头内陷部分的鳞状上皮。

5）皮下腺体切除术或单纯乳房切除术：适用于炎症反复发作、范围广泛的复杂性、难治性瘘管。此类患者在临床上有病程长、反复发作且发病部位不固定、形成多处瘘口或者瘘口与皮肤粘连严重的特点，炎症侵及范围超过两个象限。此术式要慎重选择，应在充分征得患者及家属同意后进行。患者可 II 期行乳房再造或假体植入术。

6）乳头矫形术：主要用于浆细胞性乳腺炎合并乳头内陷者，不论是隐匿期、肿块期和瘘管期均可使用。采用乳头乳晕部放射状切口，将乳头全层切开，搜刮疮腔内脂质样物、炎性坏死组织等，切除乳头内陷部分和扩张的大导管，修剪乳头边缘，切除多余的乳头皮肤，游离松解乳头基底部腺体组织，可吸收线半荷包缝合，乳头基底部间断缝合以重塑乳房外形。

六、护理

（一）术后及创面护理

保持伤口辅料清洁干燥。保持有效引流，关注切口处加压包扎的力度是否适当。应用祛腐生肌法换药时，注意观察有无过敏反应，如红斑、红肿、丘疹、水肿或水疱等；局部疼痛、坏死组织脱落、出血、发热等情况。

（二）饮食护理

饮食有节，戒烟，避免长期高脂肪、高蛋白、油腻、辛辣饮食。宜食粗纤维，营养丰富之食品，少食辛辣、炙烤食品。

（三）情志护理

医护人员对患者予以心理健康教育，提供心理支持，进行放松训练，如呼吸训练、冥想、渐进性肌肉放松、积极的想象训练等，帮助患者应对乳房疾患对的身心的影响。情绪紧张或失眠者，可予耳穴埋籽或穴位按摩。

（四）疼痛护理

正确评估患者对疼痛的耐受，给予止痛措施。患者疼痛时，穴位按摩方法如下。取穴：期门（患侧）、合谷（双侧）、肩井（双侧）。方法：每日 2 次，每穴位施术 3~5 分钟，以局部透热为度。

（五）用药护理

遵医嘱服药，不可擅自增减药物、停药、换药，密切观察用药后的不良反应发生；监测肝肾功能。

（六）健康指导

衣着宽松舒适，文胸应当大小合适、材质为棉质、增加换洗频率；保持乳头清洁，清除分泌物，避免感染以及对乳房造成不良刺激。指导患者正确进行乳房自我检查，定期复查乳腺超声及泌乳素。

七、研究进展

浆细胞性乳腺炎大多是一种非哺乳期、非妊娠期、非细菌性感染的乳腺慢性化脓性疾病。其病因复杂多样，发病机制尚不明确，临床常将其分为溢液期、肿块期、脓肿期、瘘管期，不同时期临床表现多样，患者多伴乳头凹陷、内翻等先天畸形病史。临床诊断以病理诊断为标准，临床诊断时需注意症状与病理相结合，且与其他疾病鉴别。

中医理论重视辨证论治，对于本病病变的不同阶段可采取不同的治疗方法。浆细胞性乳腺炎的肿块期或脓肿形成之前，内服中药可促进肿块及脓肿消散，配合中药外敷，可以取得较好疗效。若患者处于脓肿期或即将破溃，宜采用中医清创术配合祛腐药线引流，脓清后垫棉绑缚。中医辨证论治的思路贯穿本病治疗的各个方面。虽然中医治疗浆细胞性乳腺炎具有一定优势，但还需要在各个方面有新的突破：①个体化诊治与规范化诊治相结合，优化外治方法，改进术式，兼顾美容效果。②明确并统一中医外治法的诊疗操作规范。③改进研究方法，如建立浆细胞性乳腺炎中医诊疗数据库。④拓展研究范围，关注中医疗法对患者生存质量改善作用等。随着研究的不断深入，期待中医学对浆细胞性乳腺炎的治疗更加系统化和规范化。

【小结】

浆细胞性乳腺炎病因复杂，不同时期临床表现多样、误诊率高，临床诊断时需注意症状与病理相结合，且与其他疾病认真鉴别。由于国内外对于本病尚无完整规范的诊疗指南，故临床手段也均不相同，治疗时应采用内外结合、中西结合的方法，以提高治愈率，减少复发，保证外形美观，最大可能地减轻患者痛苦。同时，也应寻找新的治疗方法，并总结出一套规范的方案，以指导基层临床医生工作，恢复患者身心健康。

（杨毅　杨春睿　王裕玲）

第九章 其他溃疡

本章主要介绍放射性溃疡、恶性溃疡、瘢痕性溃疡、痛风性溃疡、窦道性疾患。其病因病机错综复杂，创面常迁延难愈，治疗需注意内治与外治相结合，正确处理伤口，以防毒邪深入营血脏腑。

第一节 放射性溃疡

一、概述

放射性溃疡是指机体皮肤或者局部受到放射线照射或者放射性核素沾染时引起的机体局限性缺损、溃烂。最初的放射性溃疡常发生在核事故，如核战争、核泄漏、核爆炸等，通常造成大范围的人员死亡和环境污染，而近代随着核技术研究水平的提高，大范围的核事故罕见，而工农业和医疗原因引起的放射性溃疡有所增多。现阶段放射性溃疡多见于应用放射线诊断和治疗某些疾病的过程中出现的失误和后遗效应，也可见于核工业生产、放射性实验室、农业核诱变育种、核电站的意外事故。引起放射性溃疡常见射线有 α 射线、β 射线、γ 射线、X 射线、粒子、电子、中子和质子等。放射线主要损害的是机体细胞的 DNA。放射性溃疡包括急性放射性溃疡、慢性放射性溃疡和癌性放射性溃疡三类。急性放射性溃疡是指身体局部受到一次或短时间（数日）内多次大剂量射线（x、γ 及 β 射线等）外照射所引起的急性放射性皮肤溃疡。慢性放射性溃疡是由急性放射性溃疡迁延而来，或由小剂量射线长期照射（职业性或医源性）后引起的慢性放射性溃疡。癌性放射性溃疡是指在电离辐射所致皮肤溃疡的基础上发生的皮肤癌。

中医古籍对本病没有相关的记载。中医学是一门症状学、经验学，很多疾病都是以症状命名。放射性溃疡的病因是放射性辐射，放射线损伤是一种热损伤，可属于中医学"火毒""热毒"的范畴。

二、病因病机

火热毒邪侵袭肌表，耗伤卫气或者卫气御敌乏力，热邪伤阴引起热蕴肌肤，而致脱屑、红斑、疹痒、溃疡等，毒邪损伤肌表形成溃破，火毒伤津，阴液亏虚，失于涵养，溃疡久不愈合。火毒持续入侵或溃破日久，进一步耗伤局部气血津液，以致气阴亏虚。相当于热毒外袭，内有郁热、耗伤阴津证，如《医宗金鉴》所言："痈疽原是火毒生，经络阻隔气血凝。"

三、发病机制

放射性溃疡的发病因素是放射线的电离辐射，不同的放射线具有不同的能量，所引起的放射性溃疡的严重程度和所需要的照射量也不完全相同（表9-1）。

表9-1　几种射线引起的人体不同程度急性放射性皮肤溃疡的剂量（Gy）

射线种类	不同程度急性放射性皮肤溃疡		
	Ⅰ度	Ⅱ度	Ⅲ度
软 X 线	≥3	≥10	≥15
硬 X 线	≥5	≥15	≥20
β 射线	≥3	≥10	≥15
γ 射线	≥5	≥15	≥20

放射性溃疡的严重程度和放射线照射的剂量、间隔时间有关。照射剂量越大、间隔时间越短，引起的放射性溃疡越严重。

放射性溃疡的严重程度还与不同年龄的皮肤的敏感性有关。儿童的皮肤比成年人的敏感性要高，女性皮肤比男性皮肤的敏感性要高，因此相同情况下儿童和女性放射性溃疡的严重程度比男性要重。此外不同部位的皮肤敏感性也有不同，按照敏感性高低依次为面部＞颈部＞腋窝＞四肢屈侧＞腹部，所以面颈部放疗后放射性溃疡较其他部位常见。

放射性溃疡的发生开始于放射线电离辐射至体表，皮肤吸收辐射能量并传递，皮肤及皮下组织细胞内物质代谢、酶活性、染色体形态和功能都受到影响和损害，从而使组织细胞出现渐进性、持久性和不可逆性的退行性改变和坏死。创面经过早期反应期，假愈期后才进入症状明显期，形成放射性溃疡，而且放射线对局部血管损害较重，导致溃疡创面愈合缓慢。皮肤放射损伤溃破后所致的坏死溃疡不同于一般的烧伤或溃疡创面。射线不仅造成皮肤的损害，而且透过皮肤引起深部组织的损伤。对于慢性放射性皮肤损伤，皮肤潜在的、进行性的纤维化及慢性放射性溃疡常常严重影响患者的生存质量。射线不仅引发血管损伤，造成微循环系统的闭塞性动脉内膜炎以致小血管的血液瘀滞和阻塞，也可导致成纤维细胞增生功能障碍。放射损伤处皮肤角蛋白细胞呈低分化状态、细胞增生的降低、血管生成障碍及持续基质金属蛋白酶的高表达都与皮肤放射损伤后不易愈合有关。放射损伤处角蛋白细胞与正常组织处的不同，涉及高分子量角蛋白 1 和 10 及低分子量角蛋白 5 和 14。在不愈合创面中转化生长因子（TGF）α 和 β1、成纤维细胞生长因子（FGF）1 和 2、角质化细胞生长因子（KGF）、血管内皮生长因子（VEGF）表达降低。基质金属蛋白酶 2、12、13 在角蛋白细胞和成纤维细胞中的表达降低。急性放射性溃疡组织内胶原合成减少、纤维组织结构异常以及肌成纤维细胞数量减少均与急性放射性皮肤溃疡收缩迟缓的机制有关。肌成纤维细胞是引起伤口收缩的主要动力，当肌成纤维细胞停止收缩或伤口完全闭合后，肌成纤维细胞内的 α-SMA 消失。辐射可诱导细胞凋亡，致使成纤维细胞的多种细胞数量减少和功能异常，从而使创口胶原合成减少，伤口抗拉强度降低，收缩延缓。

四、诊断及鉴别诊断

（一）诊断

放射性溃疡的诊断需要根据确切的放射线接触史、典型的临床症状和体征结合相关的辅助检查并参考放射性皮肤损伤的诊断标准做出诊断。

1. 急性放射性溃疡

因射线种类、照射剂量、剂量率、射线能量、受照部位、受照面积和身体情况等而异。依据下表做出分度诊断（表9-2）。

表 9-2　急性放射性皮肤损伤分度诊断标准

分度	初期反应期	BR 假愈期	LDPE 临床症状明显期	参考剂量（Gy）
Ⅰ 度			毛囊丘疹、暂时脱毛	≥3
Ⅱ 度	红斑	2~6 周	脱毛、红斑	≥5
Ⅲ 度	红斑、烧灼感	1~3 周	二次红斑、水疱	≥10
Ⅳ 度	红斑、麻木、瘙痒、水肿、刺痛	数小时~10 天	二次红斑、水疱、坏死、溃疡	≥20

2. 慢性放射性溃疡

慢性放射溃疡指照射后发生的持续较长一段时间的损伤。在照射条件上，它可来自持续的慢性照射或分次照射，也可来自急性照射；在出现时间上，它可以是照射后不久出现，然后迁延不愈的早发性损伤，也可经一段潜伏期后出现的晚发性损伤；在发生机理上，它可以是受照射组织细胞的原发损伤，也可以是（或包括）这些损伤在其他部位或全身引起的继发结果。慢性放射性溃疡早期症状不明显，由此潜伏期甚至可达 10 年之久。溃疡周边色素沉着，血供不佳，溃疡长期不愈合，且有扩大加深趋势。溃疡面疼痛敏锐，接近骨膜或者神经周围时疼痛更加剧烈。

慢性放射性溃疡可依据下表做出分度诊断（表9-3）。

表 9-3　慢性放射性皮肤损伤分度诊断标准

分度	临床表现（必备条件）
Ⅰ 度	皮肤色素沉着或脱失、粗糙，指甲灰暗或纵嵴色条甲
Ⅱ 度	皮肤角化过度，皲裂或萎缩变薄，毛细血管扩张，指甲增厚变形
Ⅲ 度	坏死溃疡，角质突起，指端角化融合，肌腱挛缩，关节变形，功能障碍（具备其中一项即可诊断）

3. 放射性恶性溃疡

放射性恶性溃疡是在原放射性损伤的部位上发生的皮肤溃破，溃破前表现为射线所致的角化过度或长期不愈的放射性溃疡，凡不是发生在皮肤受放射性损害部位的皮肤癌，均不能诊断为放射性恶性溃疡，发生在手部的放射性恶性溃疡其细胞类型多为鳞状上皮细胞癌。

（二） 鉴别诊断

1. 皮肤结核溃疡

皮损开始为一个小的、坚实的疣状丘疹，逐渐向周围扩大，形成坚实的红褐色疣状斑块。皮损中央可出现脓液及角化性皮屑，轻压有波动感，结节破溃后成为继发溃疡或形成窦道。PPD 多呈阳性，确诊后抗结核治疗可以缓解。

2. 瘢痕性溃疡

瘢痕性溃疡发病率较低，成年男性多发，好发于肢体，尤其是下肢和血液供应不足、易受创伤部位；多经过慢性、经久不愈和反复复发的溃疡阶段，有奇痒症状，通常需进行病理活检确诊。

五、治疗

（一） 中医治疗

1. 辨证论治

（1）火毒炽盛证

证候：肌表受辐射侵袭初期，局部红斑、烧灼感，口干，咽干，口渴欲饮，尿赤，便秘；舌质红绛而干，苔黄燥，脉洪数。

治法：清火解毒，养阴生津。

方药：银花甘草汤加减。常用药物有金银花、甘草、黄连石斛等，可加虎杖，清热利湿、解毒。

（2）气阴两虚证

证候：肌表受辐射侵袭日久，溃疡周围肤色暗淡，溃疡面局部肉芽轻浮，疼痛明显；全身乏力，精神萎靡不振，食欲差，夜寐欠安；舌质淡，苔光薄少苔，脉细数。

治法：益气养阴，扶正解毒。

方药：八珍汤合托里消毒散加减。常用药物有人参、黄芪、生地黄、玉竹、白术、沙参、麦冬等。

2. 外治

（1）火毒炽盛证　黄连、黄芩、黄柏、石榴皮煎水外洗；或以紫草油外用，收敛止痒，消肿止痛，促进伤口愈合。

（2）气阴两虚证　根据溃疡面肉芽情况选用丹剂换药。脓液清稀臭秽，则用加味Ⅰ号丹换药，待到肉芽新鲜，脓液稠厚后用Ⅱ号丹配合生肌散加减。换药过程中，应探查深部有无死骨等坏死组织，如有则予以清除。

（二） 西医治疗

1. 急性放射性溃疡

急性放射性溃疡处理原则为立即脱离辐射源或防止被照区皮肤再次受到照射或刺

激。疑有放射性核素沾染皮肤时应及时予以洗消去污处理。对危及生命的损害（如休克、外伤和大出血），应首先给以抢救处理。首先进行健康教育，嘱咐患者穿柔软全棉无领内衣，避免衣领与创面间的摩擦，保持皮肤清洁干燥，避免冷热刺激、肥皂洗擦、使用刺激性药膏、暴晒、抓挠、贴胶布等。

（1）全身治疗 皮肤损伤面积较大、较深时，不论是否合并全身外照射，均应卧床休息，给予全身治疗，应注意以下几点：①加强营养，给予高蛋白和富含维生素及微量元素的饮食。②加强抗感染措施，应用有效的抗生素类药物。③给予维生素类药物，如维生素 C、E、A 和 B 族。④给予镇静止痛药物。疼痛严重时，可用杜冷丁类药物，但要防止成瘾。⑤注意水、电解质和酸碱平衡，必要时可输入新鲜血液。⑥根据病情需要，可使用各种蛋白水解酶抑制剂，自由基清除剂和增加机体免疫功能的药物，如超氧化物歧化酶（SOD）、甲 2-巨球蛋白（α-2M）、丙种球蛋白制剂等。⑦必要时，可使用活血化瘀、改善微循环的药物，如复方丹参、低分子右旋糖酐等。⑧如合并内污染时，应使用络合剂促排。

（2）局部保守治疗 治疗方法包括：① I、II 度放射性皮肤损伤或 III 度放射性损伤在皮肤出现水疱之前，注意保护局部皮肤；必要时可用抗组织胺类或皮质类固醇类药物。②III、IV 度放射性皮肤损伤出现水疱时，可在严密消毒下抽去疱液，可用维斯克溶液湿敷创面，加压包扎，预防感染。③水疱皮有放射性核素沾污时，应先行去污，再剪去疱皮。④IV 度放射性皮肤损伤，水疱破溃形成浅表溃疡，可使用维斯克溶液外敷，预防创面感染；如创面继发感染，可根据创面细菌培养的结果，采用敏感的抗生素药物湿敷，进入恢复期后适时手术。

（3）手术治疗 注意事项如下：①急性期应尽量避免手术治疗，因此时病变尚在进展，难以确定手术的病变范围。必要时可进行简单的坏死组织切除、生物辅料和游离皮片覆盖术，注意保护局部功能，待恢复期后再施行完善的手术治疗。②位于功能部位的 IV 度放射性皮肤损伤或损伤面积>25cm^{2}的溃疡，应进行早期手术治疗。

2. 慢性放射性溃疡

处理原则：①I 度慢性放射性皮肤损伤患者，应妥善保护局部皮肤，避免外伤及过量照射，并做长期观察。②II 度损伤者，应视皮肤损伤面积的大小和轻重程度，减少射线接触或脱离放射性工作，并给予积极治疗。③III 度损伤者，应脱离放射性工作，并及时给予局部和全身治疗。对经久不愈的溃疡或严重的皮肤组织增生或萎缩性病变，应尽早手术治疗。

（1）局部保守治疗 ①I 度损伤：不需特殊治疗，可用润肤霜、膏保护皮肤。②II 度损伤：具有角质增生、脱屑、皲裂，使用含有尿素类药物的霜或膏软化角化组织或使用刺激性小的霜、膏保护皮肤。③III 度损伤：早期或伴有小面积溃疡，短期内局部可使用维斯克溶液或含有超氧化物歧化酶（SOD）、表皮生长因子（EGF）、Zn 的抗生素类霜和膏，并配合用甲 2-巨球蛋白制剂，能促使创面加速愈合；如创面出现时好时坏者，应及时手术治疗。

（2）手术治疗指征 手术治疗指征包括：①局部皮肤病损疑有恶性变时。②皮肤有严重角化、增生、萎缩、皲裂、疣状突起或破溃者。③皮肤疤痕畸形有碍肢体功能者。④经久不愈的溃疡，其面积较大较深，周围组织纤维化，血供较差者。

（3）手术方式　慢性放射性溃疡属于顽固性溃疡，很难自行愈合，对严重放射性皮肤损伤的创面，应适时施行彻底的局部扩大切除手术，切除溃疡及周围病变组织，再用血运丰富的皮片、皮瓣或肌皮瓣等组织移植，做创面修复。皮瓣移植是修复放射性溃疡最常采用的方法之一。理论上，溃疡的切除范围要足够大，边缘超出正常皮肤1cm左右，将周围萎缩、变薄、有色素改变的病变皮肤与溃疡一并切除，否则切口愈合不良，影响移植组织的成活。扩创的理想深度为基底露出正常质地和有活跃出血的组织，对一些变性的软骨或骨组织也应予清除，但慢性放射性溃疡的基底及周边常伴有严重的纤维化，有些累及重要器官、血管、神经的部位亦难以彻底清创，可行"姑息性切除"，即清创时只去除溃疡底部明显坏死组织和死骨，保留部分纤维化组织和变性的肌肉、肌腱、大血管、神经干和骨关节等重要结构，再选用血运丰富的皮瓣修复，改善局部营养状况，即使遗留少量的坏死组织，也可借修复后局部丰富的血供提供的酶和抗体将其清除，达到"生物学清除"的效果。

（三）　其他疗法

1. 高压氧治疗

针对溃疡的发病机制，高压氧治疗可提高血氧分压和血氧含量，有效纠正局部组织低氧状态；高压氧可促进神经细胞的轴突、树突再生，从而加速侧支循环的建立，使局部组织内氧供得以保证，改善局部营养状况，加速坏死组织的溶解、吸收；高压氧还可增加巨噬细胞的吞噬能力并促进肉芽组织生长。

2. 低能量氦氖（He-Nelaser）激光

小剂量氦-氖激光具有消炎、止痛、消肿和促进上皮组织再生的作用。激光进入生物体后，光能被组织吸收，并将其转变成热能，使局部组织温度升高，血管扩张，血液和淋巴循环改善，加快了病理代谢产物的消散和吸收，促进放射性溃疡的愈合。

六、护理

（一）　心理护理

做好心理干预工作，心理干预能够有效改善放射性溃疡患者的焦虑、抑郁情绪，有利于患者的康复。与患者建立良好的医患关系，合理运用心理治疗，重建患者正确认知。放疗之前，患者常有恐惧、焦虑等心理，因为大多数患者对于肿瘤知识认识不足以及存在一定的偏见，一旦听到肿瘤这样的词语会产生恐惧感，在身体有缺如的情况下会担心皮肤破溃、感染及疾病的转归，这就需要在平时护理过程中，对患者进行适当的健康教育。

（二）　饮食护理

在放射治疗期间，患者可能因为不同的原因出现食欲下降或恶心、呕吐等消化道不良反应，一般易并发低蛋白血症，应告知患者摄入一些健脾消食食物，补充高蛋白、高维生素、富含营养的无刺激食物，增强免疫力。

（三）放疗期间向患者及家属做好健康教育工作

放疗之前，嘱咐患者摘除金属制品，如假牙、项链、耳环、手表等，以免吸收过多的射线，加重皮肤的损伤；指导患者穿宽松、棉质衣服，不要摩擦、抓挠照射部位皮肤。照射野皮肤可用温水和软毛巾轻轻沾洗，局部禁用肥皂擦洗或热水浸浴，未经放疗医师许可，不得涂搽碘酒、乙醇等刺激性消毒剂，避免冷热刺激，如热敷、冰袋等。

七、研究进展

（一）应用自体细胞生长因子

对溃疡周围皮肤多点注射，有效地促进放射性溃疡的愈合。自体生物活性浓集物（ABioCTM）是自体细胞、生长因子、抗炎因子、纤维蛋白等生物活性物质的总称，是 PRP（platelet-rich plasma）的第二代技术，是基于自体细胞与生长因子的组织工程与再生医学技术。通过采集患者自身的外周血，在层流过滤除菌的 GMP 洁净环境中，进行分离、浓缩、激活、复合等操作，获得自体细胞生长因子，制备成液体和凝胶两种形状。生长因子液体注射在创面周围皮下，凝胶填充组织缺损处，两者共同促进创面局部组织细胞的生长、血管生成、细胞外基质的合成，促进溃疡创面愈合或者为进一步的植皮创造良好的条件。ABioCTM 组织再生技术是基于自体生物活性浓集物为基础的组织工程和再生医学技术，与传统的医疗技术融合使用，发挥出最佳的临床治疗效果。

（二）重组人表皮生长因子（EGF）衍生物

表皮生长因子是自身细胞产生的，其与基底层细胞的表皮生长因子受体（EGFR）结合发挥生物学作用。重组人表皮生长因子衍生物（rhEGF），其分子结构和生物学活性与人体内源性 EGF 高度一致，它能促进上皮细胞、中性粒细胞、成纤维细胞等多种细胞向皮肤创面迁移，为组织提供再生与修复的基础，缩短创面愈合时间，同时还具有增殖作用，能促进 RNA 和 DNA 的复制与蛋白质合成，促进创面细胞再上皮化，以加速创面愈合速度。金因肽（rhEGF）的结构和生物活性与人体内源性表皮生长因子高度一致，其生物学作用包括促进上皮细胞、内皮细胞等多类细胞生长及促进胞外基质生长。有研究者对比分析了应用金因肽喷涂疗法与干燥疗法分别治疗鼻咽癌放疗致急性放射性颈部皮肤溃疡的疗效，结果表明，应用金因肽局部喷涂治疗效果显著，溃疡愈合时间明显缩短。

【小结】

放射性溃疡多见于应用放射线诊断和治疗某些疾病的过程中出现的失误和后遗效

应，也可见于核工业生产、放射性实验室、农业核诱变育种、核电站的意外事故。放射性溃疡包括急性放射性溃疡、慢性放射性溃疡和癌性放射性溃疡三类。放射性溃疡需要根据确切的放射线接触史，典型的临床症状和体征结合相关的辅助检查并参考放射性皮肤损伤的诊断标准做出诊断。随着放射性物质防护的进步，因防护或操作失误导致放射性泄露而引起的放射性溃疡越来越少，而随着恶性肿瘤的放射治疗的增多，此种原因引起的放射性溃疡日益增多。在开展标准化治疗的同时，应加强中医药在放射性溃疡治疗中的应用以及加大研发创新材料和新技术在放射性溃疡未来治疗领域的应用。

（傅良杰　王裕玲）

第二节　恶性溃疡

一、概述

恶性溃疡是恶性肿瘤侵及皮肤所致的皮肤溃烂或慢性溃疡恶变形成的皮肤溃烂。由于恶性肿瘤生长迅速，患者自身免疫功能低下，营养不足，加之化疗、放疗、激光等方法的应用，使得皮肤恶性溃疡后的创口较难愈合，同时不断扩大的突出不规则的溃烂面易导致感染，出现渗液、流脓、腐败等。此外，恶性溃疡的局部创面易形成血管癌栓，阻碍血液循环，使得恶性溃疡面难以愈合。本病包括：①各种恶性肿瘤中晚期局部破溃所引起的溃疡。②皮肤恶性肿瘤如 T 细胞淋巴瘤、基底细胞癌、鳞状细胞癌、Bowen 等病程中出现皮肤破溃。③一些慢性溃疡创面因久拖不治或久治不愈，长时间炎症介质或因子刺激逐渐演变成恶性溃疡，近年随着社会老龄化，慢性难愈性创面越来越多，此类病例也呈高发状态。

恶性溃疡属于中医学"癌疮""失荣""岩"的范畴。明·薛己在《明医杂著》中记载"翻花疮者由病疡溃后，肝火血燥生风所致，或疮口胬肉突出如菌大小不同，或出如蛇头长短不一"，类似皮肤癌。清·高秉钧《疡科心得集》中记载"夫肾岩翻花者，俗名翻花下疳"，这是对西医学阴茎癌溃后的描述。明·陈实功《外科正宗》中记载"失荣者……坚硬如石，推之不移，按之不动；半载一年，方生阴痛，气血渐衰，形容瘦削，破烂紫斑，渗流血水。或肿泛如莲，秽气熏蒸"。这是对恶性淋巴瘤晚期局部破溃的描述。癌疮是一种发展缓慢、以皮肤损害为主要表现的恶性肿瘤，其临床特点是皮肤肿块凹凸不平，边缘不齐，坚硬不移，形如岩石，溃破后疮口中可凹陷很深，形如岩穴，血水淋漓，臭秽难闻，不易收敛，严重者危及生命。

二、病因病机

本病由内因、外因相合，致气滞、血瘀、痰凝而发。外因多责之湿、热、毒邪侵袭。内因多为正气虚损，不能荣达机体，机体阴阳失衡，功能失调，或因情志不畅，喜怒忧思，肝脾两伤，气郁血阻，痰凝湿聚，结滞肌肤，肌肤失于荣达，溃破不愈。正如宋·陈自明在《妇人大全良方》曰："积之岁月渐大，巉岩崩破如熟石榴，或内溃深洞，此属肝脾郁怒，气血亏损，名曰乳岩。"

三、发病机制

本病病因不明，可能与长期日晒、大剂量 X 线照射、烧伤、瘢痕、砷剂等有关。癌细胞或者癌栓管侵及皮下及皮下组织造成血管、微循环系统的闭塞性动脉内膜炎，导致小血管的血液瘀滞和阻塞，也可导致成纤维细胞增生功能障碍。癌性皮肤损伤处皮肤角蛋白细胞呈低表达状态、细胞增生的降低、血管生成障碍从而使创口胶原合成减少，伤口抗拉强度降低，收缩延缓。

四、诊断及鉴别诊断

（一）诊断

1. 病史

一般有皮肤恶性肿瘤或导致皮肤破溃的恶性肿瘤病史，或原有溃疡长期不愈合。

2. 临床表现

皮损时间较长，出现溃疡、臭秽，形如岩穴，触之易出血，边缘卷起，触之坚硬。晚期肿瘤患者全身恶病质表现或慢性消耗体征，如消瘦、乏力、食欲不振、反复发热等，溃疡局部血供丰富，组织脆弱，易出血，侵及感觉神经时疼痛剧烈，而且溃疡呈进行性增大，伴随厌氧菌感染时恶臭明显（彩插图 9-1）。

3. 辅助检查

血常规检查可见血红蛋白下降，溃疡合并感染时白细胞总数偏高。血沉加快，出现低蛋白血症时血生化检查可见白蛋白降低。血管内皮生长因子（VEGF）可有升高，外周血中 B 淋巴细胞、NK 细胞含量可有升高表现。相应的肿瘤指标增高。局部组织病理学有助于确诊断。

（二）鉴别诊断

1. 糖尿病性溃疡

因糖尿病血管、神经病变及机体抵抗力下降后并发皮肤软组织感染导致，主要特点是在糖尿病基础上出现皮肤软组织溃疡，可在全身各处发病，以足部多见，表现为皮肤软组织感染、坏死、坏疽等。

2. 瘢痕性溃疡

瘢痕性溃疡指瘢痕表面破溃后而形成的创面，以肉芽组织增生、局部慢性炎症为主要表现；部分表现为大小不一、形状各异的侵蚀性溃疡；大多数溃疡伴有脓性分泌物，有恶臭。因是开放性伤口，极易受到细菌污染且瘢痕局部血液供给差，感染后难以痊愈形成慢性炎症，后期可能形成瘢痕癌。

五、治疗

（一）中医治疗

1. 辨证论治

本病一旦诊断明确，建议治疗原发疾病。中医药作为恶性溃疡的辅助治疗，在改善症状、提高患者的生存质量等方面有较好疗效。中医根据自身的辨证思维及多年的临床经验，将其分为以下证型。

（1）血热湿毒证

证候：初起皮肤暗红色丘疹或者小结节，中央可结黄褐色或暗灰色痂，边缘隆起坚硬，日久病损可逐渐扩大，甚至形成溃疡，流液流血，其味恶臭，经久不愈；亦可形成较深溃口，如鼠咬状；舌质红，苔黄腻，脉弦滑。

治法：清热凉血，祛湿解毒。

方药：黄连解毒汤加味。血热湿毒积热，邪火妄行，故用黄芩泻肺火于上焦，黄连泻脾火于中焦，黄柏泻肾火于下焦，栀子通泻三焦之火，从膀胱而出。盖阳盛则阴衰，火盛则水衰，故用大苦大寒之药，抑阳而扶阴，泻其亢盛之火。常用黄芩、黄连、黄柏、栀子、半枝莲、仙鹤草、白花蛇舌草等。

（2）血瘀痰凝证

证候：皮肤表面可见丘疹或淡黄色小结节，硬结，逐渐扩大，中央部糜烂，结黄色痂，边缘隆起，有蜡样结节，边界不清，发展缓慢，舌暗红，苔腻，脉沉滑。

治法：活血化瘀，化痰散结。

方药：桃红四物汤合化坚二陈丸加减。桃红四物汤由四物汤桃仁、红花而成，功效为养血活血。研究表明，桃红四物汤具有扩张血管、抗炎、调节免疫功能。化坚二陈丸中陈皮、半夏可健脾化痰、理气散结；加僵蚕化痰散结。两方合用，共奏活血化瘀、化痰散结之功效。常用当归、赤芍、生地黄、川芎、桃仁、红花，陈皮、法半夏、茯苓、生甘草、黄连、僵蚕等。

（3）肝郁血燥证

证候：皮肤溃破，久不收口，边缘卷起，色暗红；伴性情急躁、心烦易怒、胸胁苦满等；舌边尖红，或有斑，舌苔薄黄或薄白，脉弦细。

治法：疏肝理气，养血活血。

方药：丹栀逍遥散加减。柴胡、当归、白芍、白术、茯苓、甘草、牡丹皮、栀子、丹皮清血中之火；而炒山栀尤善清肝热，并导热下行。

（4）气血亏虚证

证候：病变后期，溃疡疮面惨白，脓水清稀淋漓；形体消瘦，低热，气短懒言，乏力寐差，纳少，大便干结；舌质淡，苔薄白，脉细无力。

治法：补益气血，佐以解毒。

方药：托里消毒散加减。方中生黄芪、党参益气养血；当归、茯苓、金银花活血解毒；川芎、皂角刺、白术、白芍、白芷等活血解毒。本方补虚解毒并行，故适用于恶性溃疡后期，因气血不足不能助其腐化之证。服用本方可使其速溃，则腐肉易脱，而新肉自生。常用人参、川芎、当归、白芍、白术、茯苓、黄芪、白芷、桔梗、皂角刺、金银花、甘草等。

2. 外治

（1）拔瘰丹治疗 根据肿瘤的范围大小、深度，分次用拔瘰丹粉剂、加味Ⅰ号丹、拔瘰条插入坏死组织内，然后用敷料外盖，隔3~6日换药1次，待癌瘤逐渐坏死脱落后改用Ⅱ号丹和生肌散祛腐生肌，长皮收口。

（2）中成药金黄散、康复新液外敷 使用金黄散外敷和康复新液湿敷治疗癌性溃疡创面疗效明显，能使溃破创面缩小干燥结痂，减轻局部疼痛、减少渗出，提高患者的生活质量。

（3）皮癌净外敷 将该药粉直接撒于疮面上，纱布覆盖，每日或隔日1次，每次0.5~1g，待疮面焦痂四周翘起时，即可停药。焦痂自行脱落后，改用生肌散收口。

（二）西医治疗

1. 全身治疗

一旦组织病理确诊，应积极治疗。根据病理分型选择化疗方案、靶向药物。如全身一般情况较差时可予以补液营养支持、镇痛治疗。

2. 手术治疗

手术指征为：①浅表恶性肿瘤糜烂形成的癌性溃疡。②慢性溃疡经久不愈继发的溃疡癌变。相对指征为乳腺癌等原发病灶破溃或者术后切口再次溃破。

恶性溃疡由于位置表浅，选择何种治疗方法应根据肿瘤的恶性程度、临床分期，以及所在部位、年龄、机体抵抗力综合考虑。一般认为手术治疗为首选，基本治疗原则是病灶彻底切除。体表恶性溃疡常呈火山口状，边缘及基底较坚硬，表面为坏死组织覆盖并带有恶臭，容易诊断，早期广泛彻底切除病灶是首选的治疗方法。为防止复发，手术根除要求达到一定的广度和深度，切除范围包括创缘外2~3cm的正常组织或瘢痕组织，至深筋膜或骨膜，确切范围应以术中冰冻切片报告为参考。切除后利用皮瓣、肌皮瓣游离植皮是癌性溃疡切除后不可缺少的修复方法。而皮肤恶性病变的发生在肢体者，如浸润深部组织未发现远处转移，应尽可能地保留肢体。

3. 局部治疗

（1）外用药物 外用药物包括：①使用可外用化疗药物（顺铂）、抗生素（莫匹罗星软膏）等对肿瘤细胞进行杀伤作用。②能增强NK细胞的细胞毒性和直接抗病毒作用的干扰素局部喷洒。

（2）敷料 选择使用非黏着性但具有吸附性的敷料，如接触层敷料、非黏着纱布、亲水性凝胶或凡士林纱布、半透明泡沫敷料等，以达成无创性的敷料移除。在周围皮肤使用防护性保护膜，以减少伤口周围皮肤创伤。选用无创性胶带和网状纱布固定敷料，以避免周围皮肤在移除敷料过程时造成创伤。

吸收性的止血敷料及硝酸银棒可被特定用于控制小的出血点。藻酸盐敷料对大量渗出液的伤口有帮助。使用含银、碘或蜂蜜的敷料，协助控制伤口微生物附着。创面大量渗血，可使用吸饱 1∶1000 比例稀释的肾上腺素溶液纱布。

4. 其他疗法

其他还有如放疗、二氧化碳点阵激光外照射治疗、光动力疗法、红外线、微波、电烧灼、冷冻等治疗手段。

六、护理

恶性溃疡的护理以姑息与舒缓为原则，以减轻症状为目标，同时保护患者尊严及自尊以及尽最大可能地提高生存质量。

（一）疼痛护理

评估患者疼痛的程度，更换敷料前使用冰敷、局部麻醉或全身性止痛药物。

（二）心理护理

与患者或其家属做好沟通，让其知晓并理解关于治疗和护理的目标，以及方案选择方面的观点和意见，鼓励并聆听患者的表达与感受。考虑患者的美学需求，选用的外层敷料尽量能使患者舒适和美观。可选用接近皮肤颜色、柔软和顺应性好的敷料，这样容易与凹凸不平的伤口形状相吻合，也覆盖得较为平整，有助维护患者的自尊。外出时穿宽松的衣物，将伤口覆盖，注意安全，避免碰撞挤压。指导患者及家属勤通风、打扫，禁用咖啡渣、茶包、芳香剂等掩盖臭味。室内灯光明亮，尽量清除障碍物，避免跌倒、碰撞等意外事件发生。

七、研究进展

皮下埋植式化疗泵动脉介入化疗。有研究证明，将皮下埋植式动脉灌注大剂量顺铂和表阿霉素，并根据肿瘤的病理学特征结合其他药物应用于恶性溃疡的术前辅助治疗，能够有效缓解疼痛和控制肿瘤破溃造成的感染及出血。通过化疗策略术前控制软组织肉瘤为众多学者特别是欧洲广泛采取的一种治疗策略，待肿瘤缩小浸润边界清晰后手术，降低了再次手术的局部复发率。

此外，当前恶性肿瘤的诊治进展如火如荼，已广泛深入基因和生物工程领域，恶性溃疡已在治疗原发病的基础上得以有效的治疗。

【小结】

恶性溃疡是恶性肿瘤侵及皮肤或者慢性溃疡恶变所致的皮肤溃烂。随着恶性肿瘤的发病率增加，恶性溃疡的发病亦有所增多。恶性肿瘤的治疗在考虑生存率的同时也需要考虑病患的生活质量，所以以积极地治疗恶性溃疡有助于提高病患生活质量。临床确诊之后，在全身治疗的同时，局部也可采取多种方式手术治疗，而有些不具备手术指征或手术条件的患者，中医内治和外治结合亦能发挥很好的疗效。

（傅良杰　王裕玲）

第三节　瘢痕性溃疡

一、概述

瘢痕性溃疡是人体创伤后在修复过程中形成的瘢痕组织破溃而造成的创面。一般病程较久，瘢痕组织形成的早期，纤维母细胞增生和毛细血管扩张，外观发红增厚，呈现增生状态；之后瘢痕组织不断收缩，逐步瘢痕组织进入稳定后阶段，此时瘢痕变得软而薄，易破溃坏死，形成慢性溃疡。随病程迁延，溃疡面老化、边缘纤维环、基底纤维板由薄变厚和由软变硬。其下方的微血管血流无法穿越滋养表层细胞，造成表层细胞缺血缺氧、坏死液化、经久不愈、反复发作。此外，部分瘢痕愈合与破溃反复出现形成瘢痕溃疡，而瘢痕溃疡若经久不愈，长期的炎性刺激导致溃疡部位可呈现重度不典型增生，甚至发生恶变成为瘢痕癌。

早在《五十二病方》就有瘢的记载，被列入"诸伤""烂者"。《太平圣惠方》中有了瘢痕的病名，记载了"夫瘢痕者，皆是风热毒气，在于脏腑，冲注于肌肉，而生疮胗。及其疮愈，而毒气尚未全散，故疮痂虽落，其瘢犹黯，或凹凸肉起"。其阐述了瘢痕形成的病因病机，并提出"宜用消毒灭瘢之药以敷之"。《医宗金鉴·外科心法要诀》详尽描述了瘢痕的临床表现，形象地称之为"黄瓜痈"，记载了"黄瓜痈在背旁生，脾火色红黄瓜形，肿高寸余长尺许，四肢麻木引心疼"。近现代出现蟹足肿的名称，在顾鸣盛《中西合纂外科大全》中定义：其一继瘢痕组织而起，其一则系特发，继发者谓之伪性蟹足肿。将其分为真性蟹足肿和伪蟹足肿，即现瘢痕疙瘩和肥厚性瘢痕。

二、病因病机

素有湿毒内蕴或肺胃湿热，复有金刀、火毒和毒虫外伤，伤及肌肤，气滞血瘀，瘢痕增生，日久而成瘢痕疙瘩；或外伤、外邪侵袭，营卫不和，气滞血凝所致。

三、发病机制

（一）发病因素

1. 因瘢痕挛缩、关节过度活动导致瘢痕开裂并感染，迁延不愈形成瘢痕性溃疡。
2. 因瘢痕局部反复摩擦、创伤刺激后形成溃疡。
3. 因瘢痕痒，反复搔抓后破损糜烂，继而形成溃疡。
4. 因放射性因素，导致瘢痕溃烂形成溃疡。
5. 因血管性疾病，导致瘢痕溃烂形成溃疡。
6. 其他，如外伤、糖尿病、不典型厌氧菌感染、真菌感染、维生素 C 和锌缺乏等。

（二） 发病机制

人体受到创伤，在创伤修复过程中就会产生瘢痕，瘢痕是人体创伤修复过程中的必然产物。瘢痕组织分类依据为修复过程中是否由与原来损伤组织结构相同的细胞和组织来修复，可分为生理性瘢和病理性瘢痕。增生病灶局限于皮损区域内者称为增生性瘢痕，而病灶超出原皮肤损伤范围者称为瘢痕疙瘩。增生性瘢痕和瘢痕疙瘩都属于病理性瘢痕，其发病机制至今尚未完全明确，主要有以下几方面观点：①细胞因子的异常表达：转化生长因子-β（transforming growth factor-β，TGF-β）、白介素、胰岛素样生长因子-1、肿瘤坏死因子-α、结缔组织生长因子等些细胞因子参与病理性瘢痕的形成，在瘢痕的发生发展过程中发挥着重要的作用。②细胞外基质（ECM）过度沉积：ECM堆积及大量的 ECM 蛋白（如 I 型胶原、纤维蛋白和弹性蛋白等）表达过度是瘢痕的一大组织特点。

从病理上看病理性瘢痕的形成过程是成纤维细胞、肌成纤维细胞、多种细胞因子、细胞生长因子、胶原的代谢与排列失常、毛细血管生成、氧自由基、热休克蛋白及组织空间结构等多种因素共同参与创面修复与瘢痕组织的形成。绝大多数瘢痕性溃疡都难以愈合原因是组织缺损和血液循环障碍。外伤形成的瘢痕溃疡多数有组织缺损，而闭塞性动脉硬化症、下肢静脉淤血、结缔组织病及放射引起的溃疡都伴有血液供应障碍。瘢痕反复破溃，长期难以愈合，引起恶变的概率较高。基底细胞癌、鳞癌也可表现为皮肤瘢痕性溃疡。病理常表现为表皮增生→假上皮瘤样增生→癌变的过程。

四、诊断及鉴别诊断

（一） 诊断

1. 病史
患者多有外伤、烧伤、手术、皮肤及软组织化脓性感染等造成的创伤。

2. 临床表现
任何年龄及皮肤受损的身体任何部位都可发生增生性瘢痕，并伴有明确的烧伤、创伤史。而瘢痕疙瘩多发生于 3 岁以上的青少年，多发于前胸部、后背部、耳部、肩三角区及会阴部等。影响美观，常伴有疼痛、瘙痒等感觉，溃疡甚至造成功能障碍。瘢痕性溃疡是瘢痕表面破溃后而形成的创面，以肉芽组织增生、局部慢性炎症为主要表现；部分表现为大小、形态不一的侵蚀性溃病；大多数溃疡伴有脓性分泌物，有恶臭。

（二） 鉴别诊断

瘢痕性溃疡易与瘢痕癌相混淆。瘢痕性溃疡是萎缩性瘢痕受到外力作用易发生破溃，增生性瘢痕早期易发生水疱，而水疱感染等均容易形成瘢痕性溃疡。瘢痕癌发病率较低，成年男性多发，好发于肢体，尤其是下肢和血液供应不足、易受创伤部位；多经过慢性、经久不愈和反复复发的溃疡阶段有奇痒症状，通常需进行病理活检确诊。

五、治疗

（一）中医治疗

1. 辨证论治

瘀血阻络证

证候：瘢痕结块高凸，色暗滞，多发生在大关节处，破溃肉芽色暗，肿胀疼痛，影响活动；舌尖瘀点，苔薄，脉细。

治法：活血化瘀，通络止痛。

方药：桃红四物汤加减。方中桃仁、红花活血化瘀；熟地补血养阴；当归补血养肝，活血止痛；白芍敛阴柔肝，缓急止痛；川芎行气活血。

2. 外治

（1）局部贴敷法　溃疡面消毒后将药物贴敷于局部。多使用祛腐生肌作用的升丹、生肌散、生肌玉红膏等。

（2）箍围消散法　将药物外敷于疮面四周，中央不敷药，敷贴范围应超过肿势范围，敷药有一定厚度，保持适当的温度和湿度。溃疡面周围红肿者外敷清热解毒散结药物，可选择如意金黄散。

（3）熏洗法　将药物煎煮后在皮肤或患处熏蒸、淋洗，借助药力和热力，通过皮肤黏膜作用于机体，促使经脉调和，气血流畅，从而达到清洁疮面、解毒排脓、生肌收口、活血止痛之功效。

（二）西医治疗

1. 手术治疗

（1）病变局部切除　采用中厚皮片修复的治疗方法，中厚皮片适合于功能部位的新鲜创面、功能和外观要求较高部位的健康肉芽创面、痕或肿瘤切除后遗留的创面等。病变部位切除时应扩大切除，注意无瘤操作，切除过程防止坏死组织（或恶性细胞）脱落后沾染或种植在正常组织中；止血要彻底，防止术后皮下血肿。术后适度加压包扎，患处制动，根据皮片厚度及成活情况决定换药时间和次数，一般6~9天后第一次换药。

（2）保留瘢痕纤维板组织　游离刃厚皮片植皮修复瘢痕溃疡创面，刃厚皮片适合于感染肉芽创面、大面积皮肤缺损而非重要的功能部位或口腔鼻腔黏膜缺损等。其优点为皮片薄、易生长、抵抗力强。具体操作如下：刮除瘢痕溃疡表面的老化肉芽，直至基底增厚的纤维板层，如遇较大出血点可电凝止血；使用过氧化氢溶液、生理盐水、碘伏反复冲洗伤口，用刀片在坚韧的纤维板层做网状划痕，深度以划痕缓慢渗血为宜；肾上腺素纱布外敷包扎，取适量刃厚皮片，剪成直径约2cm大小，密植于创面；凡士林纱布外敷后加压包扎，制动。术后3天换药观察皮片存活情况，继续加压包扎，7~10天后解开包扎即可。

（3）将瘢痕连同溃疡一并切除，植皮或皮瓣转移修复创面　全厚皮片和含真皮下血管网皮片，适用于面部和功能部位皮肤的修复。最大缺点是不易存活，但一旦存活局部外观效果好。

（4）恶性瘢痕溃疡行局部广泛切除 根据不同类型的瘢痕癌的部位和范围大小、有无转移、皮肤软组织缺损情况选择运用游离皮片或血运丰富的肌皮瓣修复创面。皮瓣修复的质量高、创面复发率低。

2. 非手术治疗

（1）**注射疗法** 瘢痕内注射糖皮质激素曲安奈德（triamcinolone acetonide，TA）是增生性瘢痕、瘢痕疙瘩的一线治疗方法，也可选择 5-氟尿嘧啶、博来霉素、丝裂霉素 C 或 A 型肉毒杆菌毒素等药物。但是注射时伴有剧烈疼痛，患者耐受性差，注射后易出现皮肤脂肪萎缩、毛细血管扩张、色素异常、皮肤局部坏死等问题。

（2）**激光疗法** 激光对瘢痕有破坏血管、促进成纤维细胞凋亡、促进胶原重塑、促进药物渗透、减少疤痕体积等作用。剥脱性激光（包括 CO_2 激光和 Er：YAG 激光）和非剥脱性激光（Nd：YAG 激光、Er：Glass 激光和半导体激光等）通过激光照射产生热量，使皮肤层产生不同程度的热损伤，或在直接消融局部病灶组织的同时，刺激周围组织内的成纤维细胞增生、胶原再生与重建。脉冲染料激光（585nm/595nm），以血管中的血红蛋白为靶色基，经特定波长的激光照射后，被血红蛋白吸收而产生热凝固性坏死，损伤和封闭瘢痕组织内血管，同时抑制血管内皮细胞再生，减少瘢痕组织的血供，从而对早期充血的瘢痕进行治疗。

（3）**有机硅凝胶制品** 有机硅凝胶膜、硅凝胶薄片可有效预防瘢痕。硅凝胶可以起到皮肤角质层样的作用，减少水分通透性，进而减少对毛细血管的刺激，使得毛细血管增生减少，同时减少胶原生成，从而防止瘢痕过度增生。

（4）**放射治疗** 放射治疗用于瘢痕疙瘩或增生性瘢痕切除术后的辅助治疗，可以显著降低复发率。推荐瘢痕术后放射治疗每次分割剂量 3~5Gy，连续 5 天为 1 疗程，总剂量为 15~20Gy 为佳。放疗通过影响成纤维细胞起作用，包括预防手术切除后成纤维细胞再生、调节可以促进成纤维细胞生成的体液或细胞因子、抑制血管生成。

六、护理

（一）情志护理

瘢痕性溃疡影响患者的情绪和人际交往，治疗需要持之以恒。医护人员指导患者养成规律的生活作息，帮助患者克服焦虑、抑郁、悲观等心理障碍，树立战胜疾病的信心，建立良好的心理适应。

（二）饮食护理

控制饮食，减少辛辣刺激食物的摄取，避免烟酒。宜出现高蛋白过敏的患者，即进食虾、蟹产生皮肤过敏，减少引起皮肤过敏食物的摄取，避免皮肤过敏诱发瘢痕疙瘩的生长。

（三）　创面护理

保持创面清洁，减少诱发瘙痒、疼痛甚至感染的因素，出现瘙痒不要用手抓。减少户外活动，注意防晒；尤其夏季，避免潮湿和过高温度环境，避免蚊虫叮咬；衣着要透气性好吸汗，经常更换；高温引起局部痛痒症状加重时，适当的冷敷可一定程度的缓解痛痒症状；注意清洁卫生，可用棉签或细小柔软的毛刷清洁瘢痕缝隙，不让缝隙内有污垢存留。

对于有挛缩倾向的瘢痕，在指导下进行一定的按摩和牵拉。静态的牵拉即在休息位选用一定的支具或石膏，将关节固定在对抗牵拉的位置；动态的牵拉即积极的按摩和功能锻炼。

（四）　放疗护理

观察处理急性、慢性反射性皮炎。眼睑和眼周放疗时，应特别注意对眼的保护；肛门、会阴、阴囊、阴茎等部位放疗时，特别是对儿童及生殖年龄的男性，应特别注意保护睾丸；儿童患者，应注意照射部位的选择、减少照射剂量和深度，应避免选择胸腺、乳腺和甲状腺部位；在放射治疗期间及照射后的 3 个月内，应避免各种物理因子（日晒、热水烫洗）和化学因子（药物中的煤焦油、水杨酸、碘酊等）的刺激。

七、研究进展

瘢痕性溃疡的发病机制方面尚不完善，但已有新的发现：①基因调控异常：p53、c-myc 等抑癌基因突变，或 Bcl-2、c-fos 等与细胞凋亡相关的基因表达异常。总体结局是 FB 凋亡减少，细胞增殖过度，分泌过多的胶原和 ECM。②信号通路表达异常：13K/AKT/mTOR 途径、Notoch 受体及其配体、HDAC/TGF-β/Smads 途径、核转录因子信号通路等。

【小结】

瘢痕是机体受到创伤后修复过程中产生的病理产物，增生性瘢痕和瘢痕疙瘩两种类型的病理性瘢痕实质上都是以成纤维细胞为主的细胞增殖、活性增强，从而产生大量的胶原蛋白，使真皮层细胞外基质成分在组织中大量沉积，难以被机体吸收或重塑的病理状态。瘢痕的产生是由机体反馈机制异常导致，需从基因、细胞因子等角度对发病机制进行深入研究，并积极制作动物模型，才能进一步发现有效的治疗手段。

（李辉斌　王裕玲）

第四节　痛风性溃疡

一、概述

痛风是一种单钠尿酸盐（monosodium urate，MSU）沉积所致的晶体相关性关节病，与嘌呤代谢紊乱及（或）尿酸排泄减少所致的高尿酸血症直接相关，属于代谢性风湿病的范畴。痛风可并发肾脏病变，严重者可出现关节破坏、肾功能损害，常伴高脂血症、高血压、糖尿病、动脉硬化和冠心病等。痛风性溃疡主要是由于皮下的痛风石引起的局部破溃、组织坏死、感染所致。由于创面尿素盐水结晶的不断排出，常难以愈合，形成慢性难愈性溃疡，造成治疗困难。

痛风石是痛风慢性期的特征性改变，由于尿酸盐结晶沉积于人体组织，引起慢性炎症及纤维组织增生形成的结石，通常在痛风首次发作后的 3~8 年发生。痛风石常见沉积于关节滑膜、软骨、骨骼、肌腱、韧带、皮下脂肪和皮肤。多发生于关节、指、腕、肘和膝关节等处，导致严重的疼痛、功能障碍甚至致残。随着生活水平的提高，我国人群的痛风患病率明显增高，与饮食结构的改变有很大关系。

古代中医古籍对"痛风性溃疡"未有详细具体的阐述，而更加侧重"痛风"骨节走痛的症状描述。朱丹溪首次提出"痛风"的病名，他指出："彼痛风者，大率因血受热，已自沸腾，其后或涉冷水，或立湿地，或扇取凉，或卧当风，寒凉外搏，热血得寒，污浊凝涩，所以作痛，夜则痛甚，行于阴也。"他又指出："四肢百节走痛是也，他方谓之白虎历节风证，大率有痰，风热，风湿，血虚。"朱丹溪认为痛风是风、寒、湿、热、痰等外邪流注经络骨节，或气血亏虚、瘀阻经络所致。

二、病因病机

先天不足：患者先天禀赋不足，肾精亏虚，肾失开阖，酿生浊毒，则气血凝滞，经络阻塞。后天失养：脾气不健，化生气血不足，气血亏虚，运化不利，痰浊内生，痰浊阻滞经络，内不能壮养脏腑，外不能充养四肢。饮食不节：肆食肥甘，过饮酒浆，可致脾失健运，痰湿内生，痰浊阻于脉道，气滞血瘀，经脉痹阻。感受邪实：久居潮热环境，感受邪实；或长期吸烟染毒，导致气血凝滞，经脉痹阻，四肢失养。毒邪、血瘀日久，郁而化热，湿热浸淫，则关节红肿破溃而发病。房劳损伤：若房事不节或过服助阳之剂，则相火妄动，消灼阴液，毒聚肢端，筋炼骨枯而发本病。痛风的主要病机为湿热痹阻，浊瘀内阻，脾肾亏虚，导致经脉痹阻，湿热浸淫，出现四肢关节红肿疼痛，热盛肉腐而成溃疡。

三、发病机制

痛风石在显微镜下表现为一种慢性肉芽肿性病变，其中心是单钠尿酸盐晶体，周围围绕着单核和多核巨噬细胞，外层由致密的结缔组织包裹。组成痛风石的蛋白质成分包括与适应性免疫相关的蛋白质，如免疫球蛋白和补体因子、炎症蛋白、结缔组织和基质蛋白、载脂蛋白和组蛋白等。痛风石还可表达多种炎性因子，如白介素、肿瘤坏死因子、转化生长因子等。痛风石形成的核心是体内单钠尿酸盐晶体沉积。单钠尿酸盐晶体形成须 3 个关键步骤：①尿酸盐溶解度降低，即尿酸盐溶液过饱导致晶体析出。②晶体成核，即在溶液过饱和之前形成稳定的尿酸盐分子簇作为结晶中心。③晶体生长，即尿酸盐分子簇稳定后晶体持续增大。

痛风石的形成与尿酸盐溶液中各粒子浓度、环境温度、酸碱度、炎性因子等相关。单钠尿酸盐晶体的形成受到尿酸盐溶解度的影响，其基础是溶液中存在过量的尿酸盐离子。尿酸盐的溶解度除受溶液中尿酸盐离子的影响外，还受溶液中 Na^+、K^+、Mg^{2+}、NH^{4+}、Ca^{2+}、Cu^{2+} 等阳离子的影响。随着尿酸盐浓度的升高，单钠尿酸盐晶体成核越多；同时，提高溶液中 Na^+ 的浓度也可促进单钠尿酸盐晶体成核。当温度从 37℃ 降为 35℃ 时，尿酸盐的溶解度即从 0.68 降到 0.6mg/L；低于 25℃ 时，单钠尿酸盐在血浆中的溶解度迅速降至原来的 1/4。而人体许多外周组织和关节温度低于 37℃，即使在正常尿酸浓度下，这些部位血浆中的单钠尿酸盐也可能长期处于过饱和状态。痛风石常发生在四肢、耳郭等部位可能与此有关。微碱性环境促进痛风石的形成。炎性因子包含免疫球蛋白、炎性反应蛋白、基质蛋白、载脂蛋白等，可促进单钠尿酸盐成核和生长。痛风石大量形成后在皮下沉积，导致局部皮肤破溃，并发感染，导致了难以愈合的痛风性溃疡。

四、诊断及鉴别诊断

（一）　诊断

痛风性溃疡与一般难愈性溃疡相似，局部表现为溃疡面形成，伴发感染是局部溃疡周围红、肿、热、痛，溃疡较深时可见坏死物排出、骨外露等。与一般溃疡不同的是伤口溃疡处通常有乳白状、类泥沙样或豆腐渣样物质排出，一般无异味，合并严重感染时可有坏死臭味。同时溃疡附近及全身多处可见隆起痛风石。

诊断痛风的金标准是在偏振光显微镜下在患者关节液或痛风石中发现双折光的针状尿酸盐结晶。血尿酸增高被认为是痛风发病的基础，当患者血尿酸>420μmol/L，出现特征性关节炎、尿路结石或肾绞痛发作时，临床上可考虑诊断为痛风。

辅助检查：在痛风慢性期 X 线和常规 CT 检查可较好地显示患者的骨关节破坏情况，可见到穿凿样、虫蚀样特征性改变，特异度高。MRI 检查可以显示出痛风患者早期肉眼未看到的沉积晶体，显示层次清楚，诊断的敏感度和特异度较高，诊断价值较大。近年来，双源 CT、超声在痛风诊断中的作用，尤其是在早期诊断和治疗效果监测中的作用逐渐得到了临床认可。

（二）　鉴别诊断

1. 糖尿病性溃疡

糖尿病性溃疡由糖尿病血管、神经病变和机体抵抗力下降后并发皮肤软组织感染导致，主要特点是在糖尿病基础上出现皮肤软组织溃疡，可在全身各处发病，以足部多见，表现为皮肤软组织感染、坏死、坏疽等。

2. 外伤性溃疡

外伤性溃疡由外伤后皮肤软组织感染导致，出现皮肤软组织感染、坏死。溃疡创面无尿酸盐结晶。血尿酸正常，无关节炎表现。

五、治疗

（一）中医治疗

1. 辨证论治

（1）湿热蕴结证

证候：肢体关节高凸红肿，表皮破溃，可见黄白色分泌物和白色结晶样物质溢出，触痛明显；多兼有发热、口渴、心烦、喜冷恶热等；舌红，苔黄，脉弦滑。

治法：清热祛湿，通络止痛。

方药：二妙散合五苓散加减。方中苍术、黄柏清热燥湿；泽泻利水渗湿；茯苓、白术健脾利湿；桂枝温阳化气。

（2）肝肾亏虚证

证候：创面基底为黄白色坏死组织，可见肌腱、骨质外露，部分创面探查有窦道形成。

多伴有筋肉萎缩、面色淡白无华、形寒肢冷、弯腰驼背、腰膝酸软、尿多便溏等；舌淡白，脉沉弱。或伴烦躁、盗汗、头晕耳鸣、面赤、持续低烧、日晡潮热、腰酸膝软无力、口干心烦、纳少等；舌质红少苔，脉细。

治法：补益肝肾，除湿通络。

方药：独活寄生汤加减。方中独活祛风除湿，通痹止痛；细辛散寒除湿，搜风外出；秦艽祛风湿，舒筋络而利关节；桂心温经散寒，通利血脉；防风祛风胜湿；桑寄生、杜仲、牛膝以补益肝肾而强壮筋骨，且桑寄生兼可祛风湿，牛膝尚能活血以通利肢节筋脉；当归、川芎、地黄、白芍养血和血，柔肝缓急；人参、茯苓、甘草健脾益气。

2. 外治

（1）纱条引流法　清创后根据疮面大小裁剪凡士林纱布，外蘸药粉或药液浸润，填塞入窦道内。多使用祛腐生肌作用的升丹、生肌散、生肌玉红膏等。

（2）拖线法　以多股丝线贯于关节腔或疮面，丝线两端在体表打结，丝线形成的线圈不可过紧，便于拖拉转动。将祛腐生新药粉撒于丝线上，拖入疮面内，在疮面愈合缩小是可间断减少丝线数量，在完全拆除丝线后以加压包扎。

（二）西医治疗

1. 药物治疗

（1）全身治疗　痛风性溃疡创面形成合并感染时，应积极抗感染、营养和支持治疗，纠正贫血、低蛋白血症、水电解质失衡等

（2）控制血尿酸　早期控制血尿酸水平是预防尿酸盐结晶析出、痛风石和痛风性溃疡形成的主要手段。对痛风急性期患者的治疗宜早，进行高效止痛治疗以尽快控制痛风发作，减轻患者痛苦；对合并肾衰竭的患者可适当使用激素进行治疗，对关节肿胀严重的患者可抽取关节液。痛风急性期患者，除正在服降尿酸药物的患者外一般不建议进

行降尿酸治疗。对痛风发作缓解（间歇）期及慢性期患者的治疗，着重于控制其血尿酸水平，使血尿酸水平男性>420μmol/L，女性>360μmol/L。对血尿酸<540μmol/L 的患者需进行生活饮食指导，对血尿酸≥540μmol/L 的患者则需要直接进行药物干预。有痛风石形成的患者血尿酸应控制在 300μmol/L 以下。高血压、高血脂、肥胖症、2 型糖尿病等均可增加患者发生痛风的风险，在治疗痛风的同时应重视伴发疾病的治疗。

1）抑制尿酸生成药：通过抑制黄嘌呤氧化酶，减少尿酸的生成，适用于尿酸生成过多或不宜使用促进尿酸排泄药物的患者。常用药物有别嘌醇、非布司他。别嘌醇应从小剂量开始，初始剂量 100mg/d，最大剂量 600mg/d，根据血尿酸水平及肾功能调整剂量。常见不良反应有胃肠道反应、肝肾功能损害、发热、皮疹、骨髓抑制等。非布司他是非嘌呤类黄嘌呤氧化酶选择性抑制药物，有效性和安全性方面较别嘌醇更具优势。

2）促进尿酸排泄药物：通过抑制近端肾小管对尿酸盐的重吸收，促进尿酸盐排泄从而降低尿酸水平。适用于尿酸排泄障碍、肾功能良好患者（内生肌酐清除率<300mL/min 时无效）。不宜用于 24 小时尿排出尿酸盐>600mg 或者已有尿酸盐结石形成患者，易加速尿酸性结石的形成，造成尿路梗阻。常用药物有苯溴马隆、丙磺舒，苯溴马隆在有效性和安全性方面优于丙磺舒。使用苯溴马隆时，应从低剂量开始，过程中增加饮水量，碱化尿液，避免与其他肝损害药物同时使用。

3）碱性药物：碱化尿液，使尿酸不易在尿中形成结晶。常用药物是碳酸氢钠，治疗期间应监测尿液 pH 值。

2. 手术治疗

（1）传统手术方法切除痛风石，一般先选择痛风石最大、受压迫组织重要或即将溃破的部位进行手术。手术后可能出现切口延迟愈合，因为皮肤切缘感染或坏死、尿酸结晶残留。使用适用于结石位置表浅、皮肤组织情况良好的患者。手术的不良反应主要为关节活动度无改善和痛风石原位复发。

（2）软组织刮除器手术是痛风石微创治疗的一种，主要适用于痛风结石位置较深、结石较大、范围较广的患者。切除 1 块痛风石平均约需 15 分钟，该手术对术者的治疗经验和手术操作技巧有一定要求，操作不当时刮刀易损伤周围的正常组织。

（3）聚乙烯乙醇水化海藻盐泡沫敷料负压吸引可用于痛风性溃疡创面发感染，促进创面愈合，减少抗生素的使用时间。

六、护理

（一）情志护理

痛风患者病程比较长，饮食受到很大限制，甚至生活不能自理，往往是血尿酸偏高长期未得到有效控制，突然或反复病情加重的情况居多，患者常处于一种急于改善症状或自卑失望状态痛苦的状态，而这种情绪往往会加重病情。消极情绪的出现要求护理人员对患者施以有效的情绪护理，如暗示法、释疑法等。良好的心情有助于气血通畅，脏腑协调，提高抗病能力。护士应耐心给患者做思想工作，积极帮助患者保持愉悦的身心状态，让他们主动配合护理。对于伤口深、感染重、重要脏器受损的患者要谨慎，劝解其耐心长期治疗，同时也要及时将不良预后及对策（如手术截肢、透析）告知家属，逐步减轻其思想负担。

（二） 饮食护理

饮食宜清淡、易消化，忌辛辣和刺激性食物，严禁烟酒。控制体重，每天进食总热量应限制在 1200~1500kcal，饮水量每日 2000mL 以上，蛋白质控制在 1g/（kg·d）。避免进高嘌呤食物，如动物内脏、鱼虾类、蛤蟹、肉类、菠菜、蘑菇、黄豆、扁豆、豌豆、浓茶等。增加新鲜蔬菜的摄入，尤宜多食含维生素 B、C 和高钾低钠的碱性食物，如牛奶、鸡蛋、马铃薯、各类蔬菜、柑橘类水果，使尿液的 pH 在 7.0 或以上，减少尿酸盐结晶的沉积。

（三） 创面护理

使用水胶体、水凝胶、泡沫敷料等敷料，维持创面的湿润，促进创面边缘的生长，避免继发感染。动态观察患处肿胀、疼痛情况，皮肤苍白发绀等血运异常情况，尤其对足背动脉搏动情况、伤口局部组织红润与否、患处皮肤温度是否发冷做到每日评估，以尽早发现可疑坏死或血栓。

肿痛明显或分泌物渗出较多时避免患肢活动，分泌物减少时可逐步增加活动，如床边轻微屈曲或伸直肢体，避免长时间负重或挤压伤口。下肢肿胀患者，可用枕头适当垫高患肢，促进血液回流，注意伤口处避免沾水，督促其戒烟，减少对伤口生长和血液循环的不利因素；肾功能异常患者，观察肢体水肿和 24 小时尿量变化情况。创面愈合后，注意伤口保护，活动循序渐进，避免剧烈运动产生乳酸限制尿酸代谢途径，易使血尿酸波动导致痛风再发。修剪趾甲时避免甲沟炎形成或伤及足趾甲周痛风结节的皮肤，禁止自行挑破痛风结节，以防感染。若肿痛突发加重、局部皮肤发绀或分泌物增多有异味，应及时就诊。

（四） 用药护理

医护人员指导患者正确用药，观察药物疗效，及时处理不良反应。

1. 秋水仙碱一般口服，但常有胃肠道反应。若患者一开始口服即出现恶心、呕吐、水样腹泻等严重胃肠道反应，应立即停药。

2. 使用丙磺舒、磺吡酮、苯溴马隆的患者，可有皮疹、发热、胃肠道反应等不良反应。使用期间，嘱咐患者多饮水、口服碳酸氢钠等碱性药。

3. 应用非甾体抗炎药（NSAIDs）时，注意观察有无活动性消化性溃疡或消化道出血发生。

4. 使用别嘌醇者，除有皮疹、发热、胃肠道反应外，还有肝损害、骨髓抑制等不良反应；肾功能不全者，宜减半量应用。

5. 使用糖皮质激素时，应观察其疗效，密切注意有无症状的"反跳"现象。

（五）健康指导

1. 保持心情愉快，避免情绪紧张；生活要有规律；肥胖者应减轻体重；防止受凉、劳累、感染、外伤等诱发因素。

2. 保护关节　日常生活中应注意：①尽量使用大肌群，如能用肩部负重者不用手提，能用手臂者不要用手指。②避免长时间持续进行重体力劳动。③经常改变姿势，保持受累关节舒适。④若有关节局部温热和肿胀，尽可能避免其活动。⑤如运动后疼痛超过 1~2 小时，应暂时停止此项运动。

七、研究进展

有学者观察研究显示，尿酸盐结晶作为异物可触发机体自身免疫反应，引发其周围组织发生急性炎症反应，释放白细胞介素-1（IL-1）、肿瘤坏死因子（TNF-α）和单核细胞趋化蛋白-1（MCP-1）等炎症细胞因子，进而激活中性粒细胞，以及血管内皮细胞等细胞内的一氧化氮合酶和磷酸酯酶 A2，导致局部组织破坏，创面难以愈合。

【小结】

痛风是一种代谢性风湿病，遗传、肥胖、高尿酸血症、饮酒、高甘油三酯血症、高血压、高嘌呤饮食、吸烟等均可能增加痛风发病的风险，痛风患者血尿酸水平长期高于人体尿酸盐饱和度，尿酸盐结晶则会沉淀于组织及器官中，形成痛风结节和痛风石，痛风石的局部压迫和尿酸盐结晶刺激可导致皮肤破溃，并且常常合并感染，使得创面愈合困难，形成慢性溃疡和难治性溃疡，严重影响日常工作和生活。痛风石的形成机制并不明确，需进一步在基因、分子层面深入研究，探讨阻断痛风石的形成机制。

（李辉斌　王裕玲）

第五节　窦道性疾病

一、概述

窦道是深部组织通向体表的病理性盲管，只有外口而无内口相通。多由组织间隙的化脓感染、外伤、手术操作不当和植入材料的继发感染等所致。临床特点是虽经过反复清创、引流等治疗，破溃口肿痛流脓，迁延难愈。本病常见于先天性疾患，如鳃裂瘘；感染性溃疡窦道形成肛瘘；手术后伤口不愈所形成的窦道等。临床表现为体表破溃口疼痛不显著、溃口和管径狭长、走形多变、复杂窦道可有数个分支等。腐肉外翻，色苍白或紫暗，间断有脓性分泌物，日久破溃口周围皮肤可有湿疹样改变。急性发作期局部红肿疼痛会比较明显。如失治误治，则窦道反复破溃流脓，周围组织瘢痕增多，反复炎症刺激，也可引起恶变。

窦道属于中医学"漏"的范畴，《黄帝内经·痈疽》中描述："寒气化为热，热胜则腐肉，肉腐则为脓，脓不泻则烂筋，筋烂则伤骨，骨伤则髓消，不当骨空，不得泄泻，血枯空虚，则筋骨肌肉不相荣，经脉败漏，熏于五脏，脏伤故死矣。"《诸病源候论·诸瘘候》提出："脓血不止，谓之漏也。"其并认为"诸瘘者，谓瘘病初发之由不同，至于瘘成，形状各异，有以一方而治者，故名诸瘘，非是诸病共成一瘘也"。《备急千金要方》中提出："痈之后脓汁不止，得冷即是鼠瘘。"元·齐德之《外科精要》指出："疮疡为漏，皆因元气不足，营气不从，逆于肉里，或寒气相搏，稽留血脉，腐溃既久，阳气虚寒，外邪乘虚下陷，即成是患。"其认为疮疡成漏由先天禀赋不足、气血亏虚、后久溃不敛、阳气虚寒等所致。

本节探讨先天性疾患所形成的窦道，并选择临床最为常见的鳃裂瘘、甲状舌管瘘、耳前瘘管三个病种为阐述内容。以上三种疾患的中医病因病机和中医治疗原则大致相同，而发病机制和临床表现各有差异，分别予以阐述。

二、病因病机

本病一是先天因素；二是或因痈肿不溃，毒邪入里，浸淫而成，或因久病正气耗伤，气血不足，阴阳失调，局部湿热余毒留恋导致经脉阻滞，气血凝滞，复染毒邪后无力托毒外出，肌肤失养，破损溃腐，缠绵日久而成窦道，难以愈合。

三、发病机制

（一）鳃裂瘘

在胚胎发育至第三周时有 5 对鳃弓，鳃弓之间的凹陷称为鳃裂，胚胎发育过程中，若鳃裂口愈合而鳃裂不愈合则发生鳃裂囊肿，若鳃裂口及鳃裂均未消失则形成鳃瘘；鳃裂囊肿穿破后也可长期不愈，形成鳃裂瘘。鳃裂囊肿约占口腔颌面部囊肿的 4.98%，在胚胎发育过程中，鳃裂与鳃弓未完全融合或完全未融合所致，可表现为鳃裂囊肿，瘘或窦。鳃裂瘘常与鳃裂囊肿同时存在，好发于颈侧，通常以下颌角和舌骨为标志将颈侧分为上、中、下三区；因其各型鳃裂的途径和形成的组织不同，所以第一鳃裂囊肿和瘘与外耳道、腮腺内面神经关系密切，第二、三、四鳃裂囊肿和瘘与颈动脉鞘、颈总、颈内动脉和主动脉弓及右锁骨下动脉关系密切。

（二）甲状舌管瘘

状舌管瘘是指胚胎早期甲状舌管没有消失和退化、部分残留结构形成的甲状舌管囊肿（thyroglossal-duct cysts，TDC）和瘘管，或因囊肿感染破溃形成瘘道。本病可发生于颈前正中舌盲孔至胸骨切迹之间的任何部位，有时可偏向一侧，多为单发，是儿童常见的颈部先天性畸形，多在 7 岁前被发现，也可见于成人，通常表现为颈部中线近舌骨处的可压缩性肿块。胚胎时期随着位于舌根部结节下方的甲状腺始基的下降，构成一条细小的导管，形成甲状舌管，甲状舌管随同垂直向下延伸。甲状腺始基通常在妊娠 7 周末到达最终位置，甲状舌管在妊娠 5~10 周时萎缩，若甲状舌管未消失或未完全消失，则可形成甲状舌管囊肿或瘘管。

（三）　耳前瘘管

先天性耳前瘘管（congenital preauricular fistula，CPF）是临床上常见的先天性外耳疾病，大多数表现为耳轮升支前方的皮肤小凹。绝大多数患者不合并其他发育异常，不引起听力障碍，但是易发生感染。耳前瘘管通常无明显症状，偶有患处出现局部瘙痒、有白色豆渣样分泌物溢出。继发感染时出现局部红肿、疼痛，反复感染可形成囊肿或脓肿，破溃后可形成脓瘘，愈合后形成瘢痕。在不同人群中的患病率存在差别，美国为0.1%~0.9%，英国为0.9%，中国为1.2%~2.5%，非洲某些地区为4%~10%。

耳前瘘管的形成与耳郭胚胎发育异常有关。胚胎第4周的时候出现6对鳃弓，耳郭由第一、二鳃弓和第一鳃裂的中胚层和外胚层形成。异常发育的耳丘可能导致耳郭相应部位的大小出现异常，或缺失，或形成瘘管。耳前瘘管的确切胚胎发育依据尚不清楚，可能与以下3个因素相关，即第一鳃弓耳丘不完全融合、外耳形成过程时外胚层内折或者第一鳃裂背侧部分闭合缺陷。耳前瘘管可表现为散在发病，也可表现为家族遗传，遗传方式为常染色体显性遗传伴外显不全，还表现出高度的遗传异质性。25%~50%为双侧发病，大多有家族史，有隔代遗传现象，以及患病体侧的家族一致性。根据患者的表型，通常可分为无耳前瘘管以外表型的单纯性CPF和伴有其他异常表型的综合征型CPF，后者主要见于鳃-耳-肾综合征。

四、诊断及鉴别诊断

（一）　诊断

1. 临床表现

（1）鳃裂瘘　鳃裂瘘多在婴儿期被发现，而囊肿则容易在儿童或青少年期发。发生于颈上部及腮腺区者多源于第一鳃裂，为第一鳃裂残留胚胎痕迹，即从外耳道至颌下三角，其外瘘口多位于下颌角前下方，瘘管可与外耳道相通，临床上多表现为耳前痛性囊肿或在婴幼儿期耳前或耳后出现浅表囊肿。第二鳃裂囊肿为第二对鳃弓的鳃裂和咽囊在胚胎时期未能闭合或闭合不全所形成，多位于颈中上部胸锁乳突肌上1/3前缘甲状软骨水平或其上下处，可分为4型：①Ⅰ型位于胸锁乳突肌前缘，颈阔肌深面。②Ⅱ型较常见，位于胸锁乳突肌浅面，颈动脉间隙外侧，颌下腺后方（此为经典部位）。③Ⅲ型位于颈内外动脉之间；。④Ⅳ型位于咽旁间隙，紧邻咽壁。若伴有瘘管，外瘘口大多位于胸锁乳突肌前缘中下1/3交界处，内瘘口则在扁桃体窝或咽隐窝。第三鳃裂瘘管外瘘口多位于胸锁乳突肌前缘下部，内瘘口位于梨状窝；第四鳃裂瘘管外瘘口位于胸锁乳突肌前缘中下1/3交界处（与第二鳃裂瘘管相同），内瘘口位于食道上端。

（2）甲状舌骨瘘　通常先出现囊肿，可发生于颈前正中舌盲孔至胸骨切迹之间的任何部位，以舌骨体上下最常见，有时可偏向一侧。多呈圆形，生长缓慢，质软，边界清楚，多无自觉症状，以偶然发现为多，在囊肿与舌骨体之间有时可扪及一坚韧的条索状物，囊肿可随吞咽及伸舌等动作而上下移动；若囊肿位于舌盲孔附近时，当其生长到一定程度可使舌根部抬高，发生吞咽、言语功能障碍。囊肿合并感染时会出现疼痛，吞咽时疼痛加重。囊肿破溃或切除手术处理不当形成瘘管，破溃瘘管口长期间断流出淡黄色黏液或脓性黏液。甲状舌管瘘通常发生在以下 4 个部位，即甲舌区（60%）、舌骨上区（25%）、胸骨上区（13%）及舌根（2%）。

（3）先天性耳前瘘管　耳前瘘管按照临床表现可分为单纯型、分泌型和感染型。单纯型平时无自觉症状。分泌型是瘘管内皮屑及皮脂腺分泌物堆积导致瘘口经常有白色分泌物，可以引起局部皮肤瘙痒，局部隆起。感染型表现为局部红、肿、痛，瘘口溢脓液；；严重者出现周围软组织肿胀，形成脓肿破溃或者肉芽，反复感染经久不愈。典型的耳前瘘管通常位于耳轮升支的前缘，也有的位于耳轮升支的后上缘、耳屏、耳垂、耳轮脚、耳郭上或后方区域。

2. 辅助检查

（1）影像学检查　B 超、CT、MRI、窦道造影等以了解窦道的走向、瘘管主管、盲端分支、周围组织的关系以及脓肿的范围。

（2）病理学检查　瘘管管壁被覆角化过度或角化不全的复层鳞状上皮，具有毛囊、汗腺、皮脂腺等组织，管腔内常有脱落上皮、细菌等混合而成的鳞屑或豆腐渣样物。既往感染者和术后复发者的病理切片均可见远端瘘管结构走行不连续，瘘管管腔之间被条索状纤维组织分隔，管腔内含脱落上皮、细菌等混合而成的分泌物。

（二）鉴别诊断

1. 溃疡型淋巴结核

溃疡型淋巴结核好发于颈部，为结核分枝杆菌感染淋巴结，引起淋巴结肿大疼痛，易化脓破溃，形成窦道，伤口难愈，可伴有低热盗汗、消瘦等全身情况，多有肺结核病史。

2. 先天性颈正中裂

先天性颈正中裂可表现为颈中线的瘘管，临床罕见，主要临床特征是发生于颈部腹侧中线，在下颌骨及胸骨之间任意位置的纵行缺损，缺损的头侧可有皮肤突起结节，另一端有瘘管，以及缺损区皮下纤维组织条索或瘢痕；在组织学上，颈正中裂通常由角化不全的复层鳞状上皮构成，缺乏正常的皮肤附件。

五、治疗

（一）中医治疗

1. 辨证论治

（1）余毒未清证

证候：疮口脓水淋漓，疮周红肿疼痛，或瘙痒不适；可伴有轻度发热；苔薄黄，脉数。

治法：清热和营托毒。

方药：仙方活命饮加减。金银花清热解毒；乳香、没药、当归尾、赤芍、陈皮理气活血，消肿止痛；贝母、花粉清热散结，消肿排脓；山甲、皂刺通行经络，溃坚绝痛；白芷、防风疏风解表，消散疮肿；甘草清热解毒，调和诸药；酒煎散瘀消肿，以助药力。

（2）气血两虚证

证候：疮口脓水量少不尽，肉芽色淡无光泽；伴面色萎黄、神疲倦怠、纳少嗜差等；舌质淡，苔薄，脉细。

治法：益气养血，合营托毒。

方药：托里消毒散加减。方中人参、白术、茯苓、甘草补气健脾而利生肌；当归、川芎、白芍、生黄芪，补益气血，托毒排脓；金银花、白芷、桔梗清热解毒，提脓生肌；皂角刺消肿排脓，托毒敛疮。

2. 外治

（1）药线引流法　适用于窦道外口小，管腔直，引流不畅者。采用桑皮纸、丝棉纸，根据窦道大小裁剪纸张，外蘸或内裹药粉，搓成线形药线，将其插入窦道内，起到引流脓液外出，并利用药粉到达祛腐生新的作用，临床多使用九一丹、八二丹等丹剂。

（2）滴灌法　适用于复杂性窦道瘘管，病灶位置较深，管腔狭长，分支多，走形复杂者。采用注射器将药液推注入窦道内，所使用的药液多为中药水剂或油剂，在不同阶段采用不同作用的药液。

（3）纱条引流法　适用于窦道扩创引流后，或腔隙较大的窦道。根据疮面大小裁剪凡士林纱布，外蘸药粉或药液浸润，填塞入窦道内。多使用祛腐生肌作用的升丹、生肌散、生肌玉红膏等。

（4）拖线法　适用于脓肿或窦道、瘘管较为浅表者。以多股丝线贯穿窦道、瘘管中，丝线两端在体表打结，丝线形成的线圈不可过紧，便于拖拉转动。将祛腐生新药粉撒于丝线上，拖入管腔内，在管腔愈合缩小是可间断减少丝线数量，在完全拆除丝线后以加压包扎。

（二）西医治疗

1. 药物治疗

先天性瘘管合并感染时可酌情使用抗生素。

2. 手术治疗

（1）鳃裂瘘　外科手术是鳃裂瘘的有效治疗方法。完整切除是避免复发的重要环节。手术时机应选择在局部感染控制以后再进行。手术需注意以下几点：①第1鳃裂形成外耳道，所以第1鳃裂瘘管与外耳道关系密切。虽然面神经是第2鳃弓的组成部分，但在胚胎时第2鳃弓发育迅速，向上覆盖第1鳃弓区域，所以第1鳃裂瘘也与面神经关系密切。手术必须解剖面神经，主要是颈面干和总干，以免手术损伤面神经。在解剖面神经颈面干时将腮腺浅叶自下向上掀起，待瘘管切除后再复位，尽量保留腮腺组织不被切除。②第 2 鳃裂及第 3 鳃裂瘘与颈鞘关系密切，颈内静脉往往紧贴囊肿壁或瘘管。手术时要先显露颈鞘，再摘除肿物和切除瘘管；或者将囊液抽出部分减张后再分离，以防囊肿因张力过大破溃污染术野，或因术野显露不够损伤颈内静脉造成大出血和其他损伤。③瘘管及内瘘口的处理：鳃裂瘘手术往往较囊肿复杂，常因瘘管在分离过程中中断而致使手术不彻底，术后复发。可借助美蓝或探针辅助完整切除瘘管，对于内瘘口要尽可能切除行荷包缝合。

（2）**甲状舌骨瘘**　经典 Sistrunk 术式：切除范围为甲状舌管囊肿、舌骨中段和舌骨上肌群内的瘘道组织至舌盲孔，处理舌盲孔为中心的部位时，切除病变组织后环状结扎. 但仍有 3%～5% 的复发率。复发病例需行扩大 Sistrunk 术式，切除内容包括舌骨中段、带状肌和周围脂肪组织，残留舌骨，舌骨以上残留瘘管和舌底以舌盲孔为中心的部分组织一并切除，切除病变组织后环状结扎。近年来有医生通过腔镜完成手术，治愈率与开放手术相同，同时达到美观效果。

（3）**耳前瘘管**　感染型及分泌型耳前瘘管需手术治疗。可能影响耳前瘘管手术并发症和复发率的原因有术前的脓肿引流、窦道切排、术中感染表现、术后引流及术中软骨切除等。避免耳前瘘管复发的唯一有效方法就是手术完整切除瘘管组织，手术时机一般选择在急性感染得到控制后进行，也可以在急性感染期直接手术切除。

目前，耳前瘘管切除的主要手术方式可分为两种，即单纯瘘管切除法和耳前组织整块切除法。单纯瘘管切除法是指沿着瘘管的走形完整切除瘘管而不影响其周围组织的手术方法。耳前组织整块切除法是指将耳前瘘管及其分支、周围炎性和瘢痕组织以及颞筋膜浅层组织、耳轮软骨及软骨膜的一部分一并切除的手术方法。近年来患者对美观的要求较高，根据感染灶和瘘口的不同位置关系，设计不同切口，制作皮瓣修复创面，I 期缝合可以获得良好的手术效果。

六、护理

（一）情志护理

窦道性疾病由于病程较长，多次反复治疗，给患者尤其是患儿带来极大痛苦和心理创伤。应了解患者需求，予患儿亲密接触、抚摸、拥抱、引逗等满足其情感需求。

（二）创面护理

保持创面的清洁干燥。注意伤口有否渗血、渗液，缝线有无松脱和对合情况；伤口包扎情况，在医生指导下适当调整，以免过紧引起伤口、头部疼痛，过松以免引起伤口渗血。观察有无吐血痰及外耳道流血性液体。

（三）健康指导

窦道性疾病复发概率较大，要求患者定期复诊随访。保持口腔卫生，注意外耳道清洁，外耳道勿入水，不要随意掏耳。

七、研究进展

目前，此类先天性窦道的致病基因仍未明确。有学者对先天性耳前瘘管进行研究，将单纯性 CPF 定位于染色体 8q11.1-q13.3 和 1q32-q34.4 区域，也有学者将综合征型 CPF 定位在染色体 14q31.1-q31.3 区域，但都未在 EY1 上发现任何与疾病相关的遗传变异。

【小结】

本章介绍的腮裂瘘、甲状舌管瘘、耳前瘘管都是先天性疾病，在胚胎发育过程中为完全闭合或蜕化形成瘘管、窦道，其易反复感染，术后也有较高的复发率，给患者身心造成痛苦，需进一步在胚胎发生学、病理和解剖学方面深入研究，从而提高治愈率，服务患者。

（李辉斌 王裕玲）

附录一　中医外科常用方剂

二　画

八宝丹（《伤科补要》）

组成：珍珠、牛黄各 1.5g，象皮、琥珀、龙骨轻粉各 4.5g，冰片 0.9g，芦甘石 9g。

功用：生肌敛疮。

用法：上药为细末。共研极细，瓷瓶密贮。每用少许，掺疮面，上以膏药或油膏盖贴。

八珍汤（《正体类要》）

组成：人参、白术、茯苓、甘草、当归、白芍、地黄、川芎。

功用：补气养血。用于气血俱虚、营卫不和所致疮疡脓水清稀、久不收敛者。

用法：水煎服。

八二丹（经验方）

组成：煅石膏 8 份，升丹 2 份，研极细末。

功用：排脓提毒。用于一切溃疡脓流不畅，腐肉不化。

用法：将药粉掺入疮口中，或黏附于药线上，插入疮口中。

二妙丸（《丹溪心法》）

组成：苍术、黄柏。

功用：清热化湿。用于湿疮、臁疮等症属湿热内盛者。

用法：研为细末，水煮面糊为丸如梧桐子大，每服 9g，用淡盐汤送下。

九一丹（《医宗金鉴》）

组成：熟石膏 9 份，升丹 9 份，共研极细末。

功用：提脓祛腐。用于一切溃疡流脓未尽者。

用法：掺于疮口中，或用药线蘸药插入，外盖膏药或药膏，每日换药 1~2 次。

九黄丹（《朱仁康临床经验集》）

组成：煅石膏 18g，红升丹 9g，雄黄 6g，月石 6g，川贝母 6g，乳香 6g，没药 6g，朱砂 3g，冰片 1g，将上药各研为极细末，再研匀，贮瓶备用。

功用：提毒拔脓，祛瘀除腐，止痛平胬。用于一切痈疽已溃，脓流不畅，肿胀疼痛者。

用法：将药粉掺于患处，用膏药或油膏纱布盖敷。

七三丹（经验方）

组成：熟石膏 7 份，升丹 3 份，共研细末。

功用：提脓祛腐。用于流痰、附骨疽、瘰疬、有头疽等。

用法：掺于疮口上，或用药线蘸药插入疮中，外用膏药或油膏盖贴。

人参养荣汤《三因极一病证方论》

组成：黄芪、当归、桂心、炙甘草、陈皮、白术、人参、白芍、熟地黄、五味子、茯苓、远志、生姜、大枣。

功用：益气补血、养血安神。

十全大补汤（《太平惠民和剂局方》）

组成：人参、白术、茯苓、炙甘草、当归、川芎、熟地黄、白芍、黄芪、肉桂各 10g

功用：温补气血。用于气血不足证。

用法：水煎服。

三　画

大青膏（经验方）

组成：大青叶 60g，黄柏 10g，大黄 10g，乳香 10g，没药 10g，明矾 10g，樟丹 10g，黄连 10g，芙蓉叶 10g，铜绿 10g，胆矾 10g，五倍子 10g。

上药共研为细末，用凡士林调和成膏。

功用：清热解毒、消肿止痛。用于一切急性化脓性感染疾病，局部红肿热痛者，如疖、痈、蜂窝织炎、丹毒和急性血栓性浅静脉炎等。

用法：摊于消毒纱布上，外敷患处，每日或隔日换敷 1 次。

三妙丸（《医学正传》）

组成：苍术（米泔水浸、黄柏（酒炒）、牛膝。

功用：利湿退肿，引达下焦。用于湿热下注之皮肤湿烂。

用法：研为细末，水煮面糊为丸如梧桐子大，每服 9g，用淡盐汤送下。

千金散（《朱仁康临床经验集》）

组成：制乳香、炙没药、轻粉、飞朱砂、赤石脂、炒五倍子、煅雄黄、醋制蛇含石、煅白砒。

功效：腐蚀恶肉。

用法：共研细末，装瓶备用。将药末以冷开水调敷患处，外用纱布、胶布固定，3 天换 1 次。

千捶膏（经验方）

组成：蓖麻子肉 150g，嫩松香粉 300g（在冬令制后研末），轻粉 30g（水飞），铅丹 60g，银朱 60g，茶油 48g。先将蓖麻子肉入石臼中捣烂，再缓入松香末，俟打匀后，再缓入轻粉、铅丹、银朱，最后加入茶油，捣数千捶成膏。

功用：消肿止痛，提脓祛腐。用于一切阳证，如痈、有头疽、疖、疔等。

用法：隔水炖烊，摊于纸上，盖贴患处。

小陷胸汤（《伤寒论》）

组成：黄连、半夏、瓜蒌。

治法：清热化痰，宽胸散结。用于痰热互结之结胸证。

用法：水煎服。

小蓟饮子（《济生方》）

组成：生地黄、小蓟、滑石、木通、蒲黄、藕节、淡竹叶、当归、山栀子、甘草。

治法：凉血止血，利水通淋。用于热结下焦之血淋、尿血。

用法：水煎服。

四　画

公英解毒洗药（经验方）

组成：蒲公英30g，苦参12g，黄柏12g，连翘12g，木鳖子12g，金银花10g，白芷10g，赤芍10g，丹皮10g，甘草10g。

功用：清热解毒，活血消肿，祛腐排脓。用于一切化脓性感染疾病，红肿热病或破溃流脓甚多者，如疖、痈、丹毒、急性蜂窝织炎，以及血栓性静脉炎、血栓闭塞性脉管炎等。

用法：将上药共为粗末，用纱布包扎好，加水煎煮后，过滤去渣，趁热熏洗或溻渍患处，1~2次/日，20~30分钟/次。如有疮口，熏洗后，再常规换药。

六味地黄丸（《小儿药证直诀》）

组成：熟地黄240g，山茱萸、干山药各120g，牡丹皮、白茯苓、泽泻各90g。

上药为末，糊丸如梧桐子大。

功用：补肾水，降虚火。

用法：每日服9g，淡盐汤送下，或水煎服。

五神汤（《外科真诠》）

组成：茯苓、金银花、牛膝、车前子、紫花地丁。

功用：清热利湿。用于湿热凝结证。

用法：水煎服。

五味消毒饮（《医宗金鉴》）

组成：银花、野菊花、紫花地丁、天葵子、蒲公英。

功用：清热解毒。用于疔疮初起，壮热憎寒。

用法：水煎服。

五五丹（经验方）

组成：熟石膏5份，升丹5份，共研细末。

功用：提脓祛腐。用于流痰、附骨疽、瘰疬等溃后腐肉难脱、脓水不净者。

用法：掺于疮口中，或用药线蘸药插入，外盖膏药或油膏，每日换药1~2次。

太乙膏（《外科正宗》）

组成：玄参、白芷、归身、肉桂、赤芍、大黄、生地黄、土木鳖各60g，阿魏9g，轻粉 12g，柳槐枝各 100 段，血余炭 30g，铅丹 1200g（别名东丹），乳香 15g，没药 9g，麻油 2500g，除铅丹外将余药入油煎，熬至药枯，滤去渣滓，再加入铅丹（一般每 500g 油加铅丹 195g）充分搅匀成膏。

功用：消肿清火，解毒生肌。适用于一切疮疡已溃或未溃者。

用法：隔火炖烊，摊于纸上，随疮口大小敷贴患处。

五　画

白玉膏（亦名生肌白玉膏，经验方）

组成：尿浸石膏 90%，制炉甘石 10%，石膏必须尿浸半年（或用熟石膏），洗净。再漂净 2 个月，然后煅熟研粉，再加入制炉甘石粉和匀，以麻油少许调成药膏，再加入黄凡士林（配制此膏时用药粉约 3/10，油类约 7/10）。

功用：润肤，生肌，收敛。用于溃疡腐肉已尽、疮口不敛者。

用法：将膏少许匀涂纱布上，敷贴患处，并可掺其他生肌药粉于药膏上同用，效果更佳。

白降丹（《医宗金鉴》）

组成：朱砂、雄黄各 6g，水银 30g，硼砂 15g，火硝、食盐、白矾、皂矾各 45g

制法：先将雄黄、皂矾、火硝、明矾、食盐、朱砂研匀，入瓦罐中，微火使其烊化，再和入水银调匀，待其干涸。然后用瓦盆 1 只，盆下有水，将盛干涸药料的瓦罐覆置盆中，四周以赤石脂和盐卤层层封固，如有空隙漏气处，急用赤石脂和盐卤加封，再将炭火置于倒覆的瓦罐上，约过 3 炷香（约 3 小时）即成。火冷打开看，盆中即有白色药粉。

功用：腐蚀、平胬。治溃疡脓瘀难去，或已成漏管，肿疡成脓不能自溃，及赘疣、瘰疬等。

用法：疮大者用 0.15～0.18g，小者用 0.03～0.06g，以清水调涂疮头上；亦可和米糊为条，插入疮口中，外盖膏药。

平胬丹（《外科诊疗学》）

组成：乌梅肉（煅存性）、月石各 4.5g，轻粉 1.5g，冰片 0.9g。研极细末。

功用：有轻度腐蚀平胬之功。用于疮疡有胬肉突出，影响排脓，用之可使胬肉平复。

用法：掺疮口上，外盖膏药。

生肌散（经验方）

组成：制炉甘石 15g，滴乳石 9g，滑石 30g，血珀 9g，朱砂 3g，冰片 0.3g，研极细末。

功用：生肌收口。用于痈疽溃后脓水将尽者。

用法：掺疮口中，外盖膏药或药膏。

生肌玉红膏（《外科正宗》）

组成：当归 60g，白芷 15g，白蜡 60g，轻粉 12g，甘草 36g，紫草 6g，血竭 12g，麻

油 500g，先将当归、白芷、紫草、甘草四味入油内浸 3 日，大勺内熬微枯，细细滤清，复入勺内煎滚，入血竭化尽，次入白蜡，微火化开。用茶盅 4 个，预放水中，将膏分作 4 处，倾入盅内，候片时下研细轻粉，每盅投 3g，搅匀。

功用：活血祛腐，解毒镇痛，润肤生肌。用于一切疮疡溃烂脓腐不脱，疼痛不止，新肌难生者。

用法：将膏匀涂纱布上，敷贴患处，并依溃疡局部情况，可掺提脓祛腐药于膏上同用，效果更佳。

生肌珍珠散（经验方）

组成：乳香 9g，没药 9g，樟丹 9g，血竭 9g，儿茶 9g，煅龙骨 9g，芦荟 9g，煅象皮 9g，煅石决明 9g，煅海巴 9g，珍珠 0.6g，冰片 0.6g，轻粉 3g。

上药共研极细末，贮瓶备用。

功用：活血生肌敛口。用于化脓性感染创口的后期，坏死组织及脓液已净者，或慢性溃疡等。

用法：掺疮口中，外盖膏药或药膏。

生脉散（《医学启源》）

组成：人参、麦门冬、五味子。

治法：益气生津，敛阴止汗。用于耗气伤阴证。

用法：水煎服。

四君子汤（《太平惠民和剂局方》）

组成：人参、茯苓、白术（土炒）、甘草。

功用：补元气，益脾胃。用于疮疡中气虚弱、脾失运化者。

用法：生姜 3 片，大枣 2 枚，水煎服。

四物汤（《太平惠民和剂局方》）

组成：熟地黄、当归身、白芍、川芎。

功用：养血补血。用于疮疡血虚之证。

用法：水煎服。

四妙丸《成方便读》

组成：苍术、牛膝、黄柏（盐炒）、薏苡仁。

功用：清热利湿。

用法：水煎服。

四妙汤（《外科说约》）

组成：黄芪、当归、银花、甘草。

功用：扶正脱毒。

用法：水煎服。

四妙勇安汤《验方新编》

组成：大金银花、玄参、当归、甘草。

功用：清热解毒，活血止痛。

用法：水煎服。

四妙勇安汤加味（尚德俊经验方）

组成：金银花 30g，玄参 30g，当归 15g，赤芍 15g，牛膝 15g，黄柏 10g，黄芩 10g，栀子 10g，连翘 10g，苍术 10g，防己 10g，紫草 10g，生甘草 10g，红花 6g，木通 6g。

功用：清热利湿，活血解毒。用于湿热下注证。

用法：水煎服。

仙方活命饮（《医宗金鉴》）

组成：穿山甲、皂角刺、当归尾、甘草、金银花、赤芍、乳香、没药、天花粉、陈皮、防风、贝母、白芷。

功用：清热散风，行瘀活血。用于一切痈疽肿疡、溃疡等。

用法：水煎服。

玉露散（经验方）

组成：芙蓉叶不拘多少，去梗茎，研成极细末。

功用：凉血，清热，退肿。用于一切阳证。

用法：可用麻油、菊花露或凡士林调敷患处。

玉露膏

组成：用凡士林 8/10，玉露散 2/10，调匀成膏（每 300g 油膏中可加医用石炭酸 10 滴）。

功用：清热解毒。用于丹毒、疮痈等。

用法：外敷。

右归丸《景岳全书》

组成：大怀熟地、炒山药、山茱萸、枸杞、鹿角胶、菟丝子、杜仲、当归、肉桂、制附子。

功用：温补肾阳

用法：水煎服。

左归丸（《最岳全书》）

熟地 240g，山药 120g，山茱萸 120g，菟丝子 120g，枸杞子 120g，怀牛膝 90g，鹿角胶 120g，龟甲胶 120g。炼蜜为丸。

用法：补肝肾，益精血。

用法：每次 3~6g，日 1~2 次，淡盐汤送服。

六 画

安宫牛黄丸（《温病条辨》）

组成：牛黄、水牛角浓缩粉、麝香、珍珠、朱砂、雄黄、黄连、黄芩、栀子、郁金、冰片。

治法：清热解毒，镇惊开窍。用于热病、邪入心包、高热惊厥、神昏谵语等。

用法：口服。一次 1 丸，一日 1 次。

冲和膏（《外科正宗》）

组成：紫荆皮（炒）150g，独活 90g，赤芍 60g，白芷 30g，石菖蒲 45g，研成细末。

功用：疏风，活血，定痛，消肿，祛寒，软坚。用于疮疡半阴半阳证。

用法：葱汁、陈酒调敷。

红油膏（经验方）

组成：凡士林 300g，九一丹 30g，东丹（广丹）4.5g，先将凡士林烊化，然后徐徐将两丹调入，和匀成膏。

功用：防腐生肌。用于溃疡不敛。

用法：将药膏匀涂纱布上，敷贴患处。

红灵丹（经验方）

组成：雄黄 18g，乳香 18g，煅月石 30g，青礞石 9g，没药 18g，冰片 9g，火硝 18g，朱砂 60g，麝香 3g，除冰片、麝香外，共研细末，最后加冰片及麝香，瓶装封固，不出气，备用。

功用：活血止痛，消坚化痰。用于切痈疽未溃者。

用法：掺膏药或油膏上，敷贴患处。

回阳生肌散（《赵炳南临床经验集》）

组成：人参 15g，鹿茸 15g，雄黄 1.5g，乳香 30g，琥珀 7.5g，京红粉 3g。

上药研成粉末。

功用：回阳生肌，止痛收敛。用于慢性顽固性溃疡及属于阴疮久不收口者。

用法：薄撒于疮面上或制药捻用。

全蝎膏（经验方）

组成：全蝎 21 个，蜈蚣 3 条，冰片 6g，凡士林 375g。将凡士林熔化，入全蝎、蜈蚣煎熬，至冒出白烟为度，过滤去渣，待温后，再入研细之冰片，搅拌均匀，冷后成膏。

功用：祛腐生肌、活血止痛。用于急性化脓性感染疾病创口有坏死组织，血栓闭塞性脉管炎、闭塞性动脉硬化症发生肢体坏疽溃烂，有坏死组织，剧烈疼痛者。

用法：外涂疮口，或摊在消毒纱布上外敷疮口，每日换药 1~2 次。

托里消毒散（《医宗金鉴》）

组成：人参、川芎、当归、白芍、白术、银花、茯苓、白芷、皂角刺、甘草、桔梗、黄芪

功用：补益气血，托毒消肿。用于疮疡体虚邪盛，脓毒不易外达者。

用法：水煎服。

血府逐瘀汤《医林改错》

组成：桃仁、红花、当归、生地黄、牛膝、川芎、桔梗、赤芍、枳壳、甘草、柴胡。

功用：活血化瘀，行气止痛。

用法：水煎服。

阳毒内消散（《药蔹启秘》）

组成：麝香、冰片各 6g，白及、南星、姜黄、炒甲片、樟冰各 12g，轻粉、胆矾各 9g，铜绿 12g，青黛 6g。研极细末。

功用：活血，止痛，消肿，化痰解毒。用于一切阳证肿疡。

用法：掺膏药内敷贴。

竹叶黄芪汤（《医宗金鉴》）

组成：人参、黄芪、石膏（煅）、半夏（炙）、麦冬、白芍、川芎、当归、黄芩、生地、甘草、竹叶、生姜、灯心草。

功用：滋阴生津清热。用于头疽、阴液不足、热甚口渴等。

用法：水煎服。

七　画

阿魏麝香膏（经验方）

组成：阿魏五钱、麝香一钱、雄黄三钱、红蓼花子四两、人参一两、白术一两、肉桂五钱。

补阳还五汤（《医林改错》）

组成：黄芪、归尾、赤芍、地龙、川芎、桃仁、红花。

功用：补气，活血通络。用于气虚血瘀证。

用法：水煎服。

芙蓉膏（《中医外科证治经验》）

组成：芙蓉叶 60g，泽兰叶 60g，黄芩 30g，黄连 30g，黄柏 30g，大黄 30g。

上药共研为细末，用凡士林调和成膏。

功用：清热解毒、消肿止痛。用于一切急性化脓性感染疾病，红肿热痛、未溃、已溃均可应用。

用法：摊于消毒纱布上，外敷患处。

麦味地黄汤《疡科心得集》

组成：麦冬、生地黄、茯苓、五味子、郁金、白芍、乌药、丹皮、泽泻、萸肉、山药、归身。

功用：滋肾养肺。用于肺肾阴亏、潮热盗汗、咽干咳血、眩晕耳鸣、腰膝酸软、消渴等。

用法：水煎服。

八　画

拔瘰丹

组成：水银、火硝、明矾、食盐、皂矾等。

用法：共研末，外用。

功能：提脓祛腐，拔管除根。

苦参汤（《疡科心得集》）

组成：苦参 60g，石菖蒲 9g，白芷 15g，蛇床子 30g，金银花 30g，菊花 60g，黄柏 15g，地肤子 15g。

功用：祛风除湿，杀虫止痒。用于脓肿溃后、肛周潮湿瘙痒者。

用法：煎水熏洗。

金黄膏（《外科正宗》）

组成：黄柏 45g，大黄 45g，姜黄 45g，白芷 45g，天花粉 45g，生南星 15g，陈皮 15g，苍术 15g，厚朴 15g，甘草 15g。

上药共研为细末，用凡士林调制成 30%~50% 软膏，或用鲜马齿苋、鲜菊花叶、鲜大青叶等捣汁调膏，也可用蜂蜜、茶水调膏。

功用：清热解毒，消肿止痛。用于一切急性化脓性感染疾病，红肿热痛而未破溃者，如疖、痈、蜂窝织炎、急性淋巴管炎、急性乳腺炎和血栓性浅静脉炎等。

用法：摊于消毒纱布上，外敷患处，每日或隔日换敷 1 次。

金黄散（《医宗金鉴》）

组成：大黄、黄柏、姜黄、白芷各 2500g，南星、陈皮、苍术、厚朴甘草各 1000g，天花粉 5000g。共研细末。

功用：清热除湿，散瘀化痰，止痛消肿。用于一切疮疡阳证。

用法：可用葱汁、酒、醋、麻油、蜜、菊花露、银花露、丝瓜叶捣汁调敷。

金匮肾气丸（《金匮要略》）

组成：地黄、山药、山茱萸（酒炙）、茯苓、牡丹皮、泽泻、桂枝、附子（制）、牛膝（去头）、车前子（盐炙）。

功用：温补肾阳，化气行水。用于肾虚水肿、腰膝酸软、小便不利、畏寒肢冷等。

用法：水煎服。

青蒿鳖甲汤（《温病条辨》）

组成：青蒿 6g，鳖甲 15g，生地 12g，知母 6g，牡丹皮 9g。

功用：养阴透热。用于温病后期，邪伏阴分证。

用法：水煎服。

青敷膏

组成：大黄、姜黄、黄柏各 240g，白芨 780g，白芷、赤芍、天花粉、青黛、甘草各 120g

用法：共研末，外用。

参附汤（《圣济总录》）

组成：人参、附子、青黛。

治法：益气回阳，救脱。用于元气大亏、阳气暴脱证。

用法：水煎服。

参苓白术散（《太平惠民和剂局方》）

组成：人参（或党参）、茯苓、白扁豆（姜汁浸，去皮，微炒）、白术、炙甘草、山药、莲子肉、桔梗（炒另深黄色）、薏苡仁、缩砂仁。

功用：健脾补气，和胃渗湿。用于脾虚湿盛证。

用法：用枣汤调服。

泽漆膏

组成：泽漆。

用法：将药膏摊敷料上，贴患处。

功能：消肿止痛。

九 画

柏椿膏（经验方）

组成：侧柏叶、椿树叶各等份。

用法：将树叶捣烂，绞取汁，文火煎熬成膏，外用。

祛风活血汤（经验方）

组成：半边莲、白菊花、川芎、白芷、丹参、威灵仙、防风、车前草、野菊花、徐长卿、大黄、白茅根、僵蚕、蝉衣、全蝎、蜈蚣、钩藤。

功用：祛风解毒，活血通络。用于风毒证。

用法：水煎服。

香贝养荣汤（《医宗金鉴》）

组成：香附、贝母、人参、茯苓、陈皮、熟地黄、川芎、当归、白芍、白术、桔梗、甘草、生姜、大枣。

功用：养营化痰。

用法：水煎服。

十 画

顾步汤（《外科真诠》）

组成：黄芪、人参、石斛、当归、金银花、牛膝、菊花、生甘草、蒲公英、紫花地丁。

功用：清热解毒，养阴活血。用于热毒伤阴证。

用法：水煎服。

柴胡清肝汤（《医宗金鉴》）

组成：生地黄、当归、白芍、川芎、柴胡、黄芩、栀子、天花粉、防风、牛蒡子、连翘、甘草。

功用：清肝解郁。用于痈疽疮疡、由肝火而成者。

用法：水煎服。

润肌膏（经验方）

组成：当归 20g，生地黄 20g，紫草 10g，甘草 10g，凡士林 200g。将四味药放入凡士林内，煎枯为度，过滤去渣，冷却后即成润肌膏。

功用：润肤生肌。用于慢性溃疡、动脉缺血性溃疡、静脉瘀血性溃疡、烫伤、皮肤干裂等。

用法：常规换药时，外敷创口，或外涂患处，每日 1 次。

消肿洗剂

组成：苍术 30g，黄柏 15g，赤芍 10g，大黄 10g，野菊花 15g，川草乌 10g。

功用：清热除湿，消肿止痛。用于脓肿溃后、肿胀疼痛。

用法：煎水熏洗。

透脓散（《外科正宗》）

组成：当归、生黄芪、炒山甲、川芎、皂角刺。

功用：透脓托毒。用于痈疽诸毒内脓已成、不易外溃者。

用法：水煎服。

益胃汤（《温病条辨》）

组成：沙参、麦冬、细生地、玉竹、冰糖

功用：养胃益阴。用于疮疡胃阴不足者。

用法：水煎服。

十一画

萆薢渗湿汤（《疡科心得集·补遗》）

组成：萆薢、苡仁各 30g，黄柏 12g，茯苓、丹皮、泽泻各 15g，滑石 30g（包），通草 6g。

功用：清热渗湿，凉血活血。用于湿热下注证。

用法：水煎服。

黄连解毒汤（《外台秘要》引崔氏方）

组成：黄连、黄芩、黄柏、山栀。

功用：泄火解毒。用于疗疮及一切火毒热毒，伴发热、汗出、口渴等实证。

用法：水煎服。

黄芪鳖甲汤（《医学入门》）

组成：人参、肉桂、桔梗、生地黄、半夏、紫菀、知母、赤芍、黄芪、炙甘草、桑白皮、天门冬、鳖甲、秦艽、茯苓、地骨皮、柴胡。

功用：益气养阴。用于气阴两虚证。

用法：水煎服。

黄马酊（经验方）

组成：黄连 30g，马前子 30g（打碎）。将上药放入 75% 酒精 300mL 内浸泡 3~5 天，密封备用。

功用：消炎止痛。用于一切急性化脓性感染疾病，局部红肿热痛，炎症浸润硬块，如疖、痈、蜂窝织炎、脓性指头炎、丹毒、血栓性浅静脉炎，以及周围血管疾病肢体溃烂局部红肿热痛者。

用法：外涂患处，每日 3~5 次。

麻杏石甘汤（《伤寒论》）

组成：麻黄、杏仁、生石膏、甘草。

治法：辛凉宣泄，清肺平喘。用于外感风邪、邪热壅肺证。

用法：水煎服。

清骨散（《证治准绳》）

组成：银柴胡 5g，胡黄连、秦艽、鳖甲、地骨皮、青蒿、知母各 3g，甘草 2g。

功用：清虚热，退骨蒸。

用法：水煎服，或研末，每日 3 次，每次 9g，冲服。

清营汤（《温病条辨》）

组成：犀角（水牛角代替）、生地黄、银花、连翘、元参、黄连、竹叶心、丹参、麦冬。

治法：清营解毒，透热养阴。用于热入营分证。

用法：水煎服。

蛇伤解毒汤（经验方）

组成：半边莲、半枝莲、白芷、野菊花、车前草、当归、重楼、徐长卿、白花蛇舌草、大黄（后下）、白茅根、生地黄、僵蚕、蝉衣、生甘草。

治法：清热解毒，凉血熄风。用于风火毒证。

用法：水煎服。

十二画

溃疡洗药（经验方）

组成：金银花 30g，当归 30g，白蔹 30g，黄柏 24g，苦参 24g，乳香 12g，没药 12g，煅石决明 12g，赤芍 15g，连翘 15g，大黄 15g，甘草 15g。

功用：消毒排脓，祛腐生肌，收敛疮口。用于一切溃疡脓性分泌物较少者，或慢性溃疡，疮口经久不愈者。

用法：同公英解毒洗药。

普济消毒饮（《东垣试效方》）

组成：黄芩（酒炒）、黄连（酒炒）、陈皮（去白）、甘草（生）、玄参、连翘、板蓝根、马勃、牛蒡子、薄荷、僵蚕、升麻、柴胡、桔梗。

功用：散风温，清三焦，解热毒。用于锁喉痈、发颐、抱头火丹等。

用法：水煎服。如热毒重者可加大黄。

硝黄洗药

组成：芒硝 60g，大黄 30g，紫花地丁 30g，一枝蒿 30g，麻黄 10g。

功用：清热解毒，软坚消肿。用于肛门直肠周围脓肿初期。

用法：煎水熏洗。

犀角地黄汤（《备急千金要方》）

组成：水牛角屑（水磨更佳）、生地黄（捣烂）、丹皮、芍药。

功用：凉血清热解毒。用于一切疮疡热毒内攻、热在血分者。

用法：水煎服。

滋阴除湿汤（《外科正宗》）

组成：川芎、当归、白芍、熟地黄各一钱，柴胡、黄芩、陈皮、知母各八分，泽泻、地骨皮、甘草各五分。

用法：水二钟，姜三片，煎八分，食前服。

附录二　专业名词对照检索

M

N

O

Q

R

S

T

W

微波血管腔内闭合术　endovenous microwave therapy，EMT　179

主要参考书目

1. 陈红风. 中医外科学［M］. 北京：人民卫生出版社，2015.

2. 李竞. 中国疡科大全［M］. 天津：天津科学技术出版社，1999.

3. 吴介诚，周国雄. 疮疡经验录［M］. 北京：人民卫生出版社，1980.

4. 施洪飞，方弘. 中医食疗学［M］. 北京：中国中医药出版社，2016.

5. 刘志勇，游卫平，简晖. 药膳食疗学［M］. 北京：中国中医药出版社，2017.

6. 丁炎明. 伤口护理学［M］. 北京：人民卫生出版社，2017.

7. 蒋琪霞. 伤口护理实践原则［M］. 3 版. 北京：人民卫生出版，2017.

8. 胡爱玲，郑美春，李伟娟. 现代伤口与肠造口临床护理实践［M］. 北京：中国协和医科大学出版社，2017.

9. 李乐之，路潜. 外科护理学［M］. 6 版. 北京：人民卫生出版社，2017.

10. 徐荣祥. 2018. 创疡治疗大全. 北京：科学出版社

11. 吴在德，吴肇汉. 外科学［M］. 7 版. 北京：人民卫生出版社. 2008.

12. 杨蓉娅，戴耕武，潘宁. 皮肤外科学［M］. 2 版. 北京：人民卫生出版社，2015.

13. 陈兴平. 实用皮肤病诊疗学. 北京：中国医药科技出版社，2006.

14. 王根会. 中西医结合皮肤病学. 石家庄：河北科学技术出版社，2012

15. 刘万里，黄子慧. 淋巴结核中西医诊疗学［M］. 北京：中国中医药出版社，2018.

16. 赵雁林，逄宇. 结核病实验室检验规程［M］北京：人民卫生出版社，2015.

17. 成诗明，王国治，王黎霞，等. 结核菌素皮肤试验使用指导手册［M］. 北京：人民卫生出版社，2014.

18. 孙玉明. 骨伤常见病外治疗法［M］. 北京：中国中医药出版社，2017.

19. 王业皇，郑雪平. 实用肛瘘治疗学［M］. 南京：东南大学出版社，2014.

20. 安阿玥. 肛肠病学［M］. 北京：人民卫生出版社，2015.

21. 吴祥德，董守义. 乳腺疾病诊治［M］. 北京：人民卫生出版社，2009.

22. 詹红生，刘献祥. 中西医结合骨伤科学［M］. 北京：中国中医药出版社，2017.

23. Cronenwett JR，Johnston KW. Rutherford's Vascular Surgery（7th edition）［M］. 郭伟，符伟国，陈忠译. 北京：北京大学医学出版社，2013.

24. 侯玉芬，刘明，周黎丽. 实用周围血管疾病学［M］. 北京：金盾出版社，2005.

25. 王小平. 下肢静脉曲张性疾病的中西医结合治疗学［M］. 上海：上海交通大学出版社，2013.

26. 梅家才，郑月宏，马保金，等. 实用静脉曲张治疗学［M］. 南京：东南大学出版社，2017.

27. 王侠生，杨国亮. 皮肤病学［M］. 上海：上海科学技术文献出版社，2005.

28. 付小兵. 慢性难愈合创面防治理论与实践［M］. 北京：人民卫生出版社，2011.

29. 宋兆友. 疑难皮肤病性病诊疗学［M］. 北京：北京科学出版社，2003.

30. 蒋琪霞. 压疮护理学［M］. 北京：人民卫生出版社，2015.

31. 黎鳌. 烧伤外科学.［M］. 北京：人民卫生出版社，2013.

32. 吴孟超．外科学．［M］．北京：人民卫生出版社，2013.

33. 廖镇江．烧伤治疗学．［M］．杭州：浙江科学技术出版社，2006.

34. 黄跃生．烧伤外科学．［M］．北京：科技文献出版社，2010.

35. 付小兵．创伤、烧伤与再生医学［M］．北京：人民卫生出版社，2014.

36. 黄跃生．烧伤关键治疗技术及预防急救指南．［M］．北京：人民军医出版社．，2015.

37. 裘华德．负压封闭引流技术．［M］．北京：人民卫生出版社．2013.

38. 覃公平．中国毒蛇学［M］．2 版．南宁：广西科学技术出版社，1998.

39. 何清湖，秦国政．中医外科学［M］．北京：人民卫生出版社，2016.

40. 黄桂成，王拥军．中医骨伤科学［M］．北京：中国中医药出版社，2016.

41. 胥少汀，葛宝丰，徐印坎．实用骨科学［M］．北京：人民军医出版社，2005.

42. 梁智．创面修复外科［M］．北京：人民卫生出版社，2015..

43. 顾伯华．实用中医外科学［M］．上海：上海科学技术出版社，1985.

44. 林毅，唐汉钧．现代中医乳房病学［M］．北京：人民卫生出版社，2003.

45. 吴在德．外科学［M］．5 版．北京：人民卫生出版社，2002.

46. 黄选兆，汪吉宝，孔维佳．实用耳鼻咽喉头颈外科学［M］．2 版．北京：人民卫生出版社，2011.

彩插图

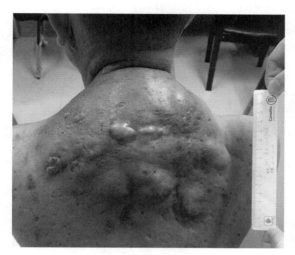

图 3-1 项背部痈

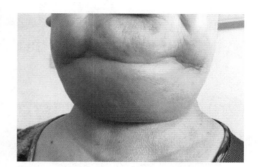

图 3-2 口底蜂窝组织炎

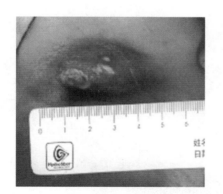

图 3-3 结核性脓肿，破溃口见败絮样坏死物附着

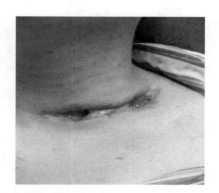

图 3-4 创面肉芽苍白，见窦道形成

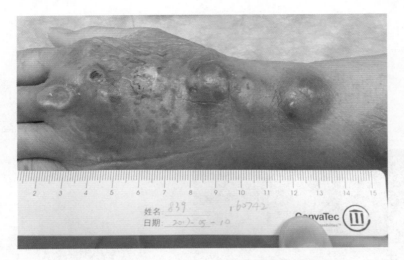

图 3-5　手背注射处感染结核，形成多发性脓肿

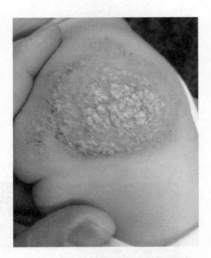

图 3-6　左上臂接种处溃疡，反复渗出不愈

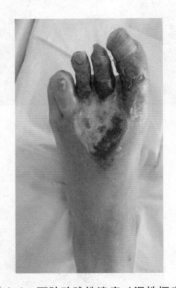

图 4-1　下肢动脉性溃疡（湿性坏疽）

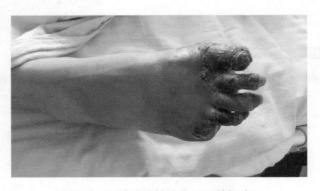

图 4-2　下肢动脉性溃疡（干性坏疽）

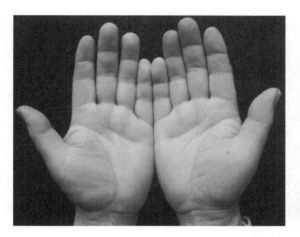

图 4-3　蓝指征

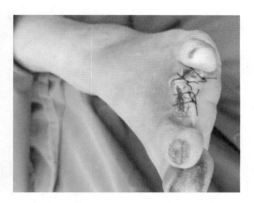

图 4-4　趾部分切除缝合术

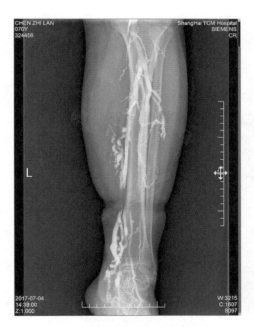

图 4-5　交通静脉功能不全
顺行性静脉造影图
（止血带未松解时）

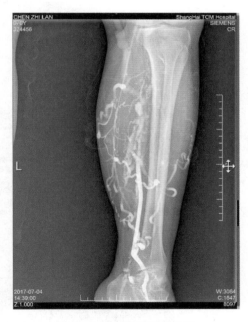

图 4-6　交通静脉功能不全
顺行性静脉造影图
（止血带松解后）

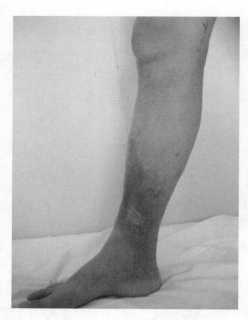

图 4-7　下肢静脉性溃疡

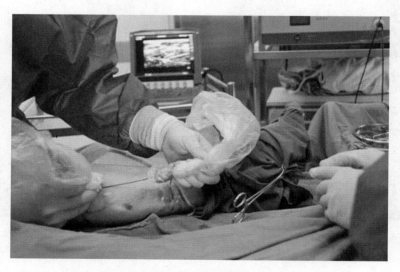

图 4-8　超声引导下微波消融病变穿通支静脉

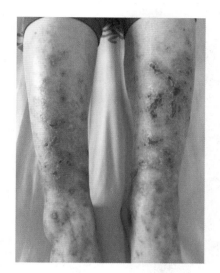

图 4-9　变应性血管炎患肢溃疡

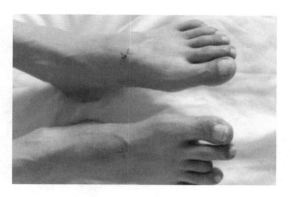

图 5-1　糖尿病足缺血

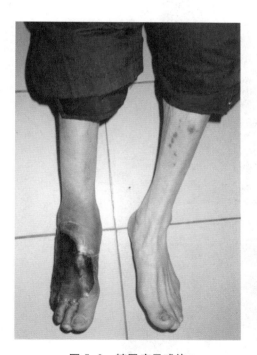

图 5-2　糖尿病足感染

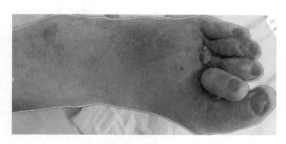

图 5-3　糖尿病足骨损

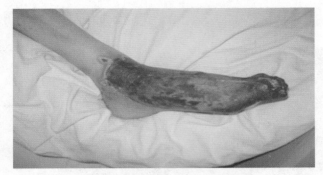

图 5-4　糖尿病足干性坏疽

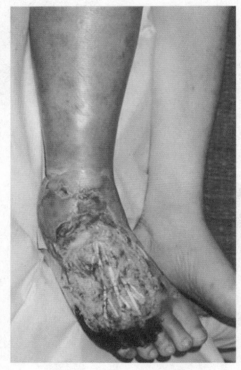

图 5-5　糖尿病足湿性坏疽

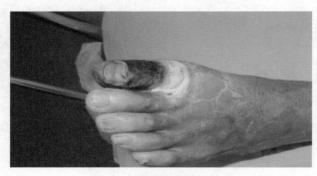

图 5-3　糖尿病足湿性坏疽

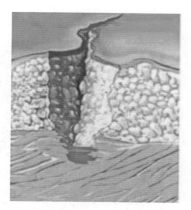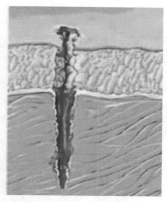

图 7-5　裂伤和刺伤

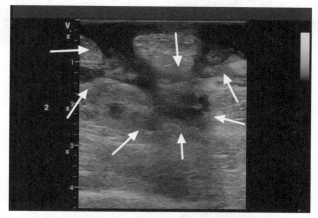

图 8-1　乳腺内见多发极低回声区，彼此相通，部分内见斑点及斑片状弱回声

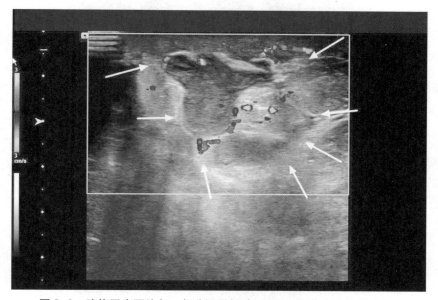

图 8-2　腺体回声不均匀，部分可见蠕动，CDFI 周边血流信号丰富。

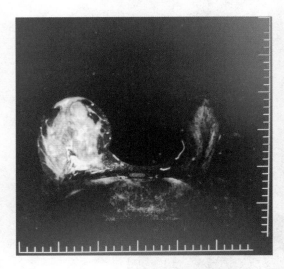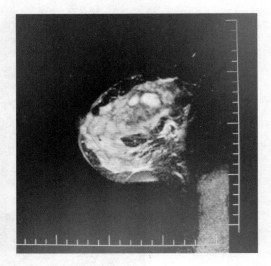

图 8-3　右侧浆细胞性乳腺炎，近全乳呈团块状强化

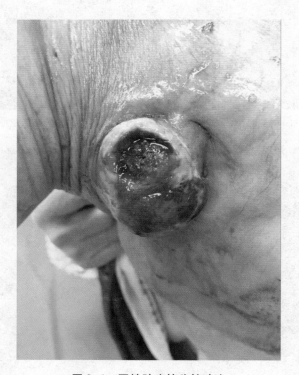

图 9-1　恶性肿瘤转移灶破溃